PHYSIOLOGIE
PATHOLOGIQUE.

II

DE L'IMPRIMERIE DE CRAPELET

RUE DE VAUGIRARD, N° 9

PHYSIOLOGIE
PATHOLOGIQUE

OU

RECHERCHES
CLINIQUES, EXPÉRIMENTALES ET MICROSCOPIQUES
SUR L'INFLAMMATION, LA TUBERCULISATION, LES TUMEURS,
LA FORMATION DU CAL, ETC.

PAR H. LEBERT,

Docteur en médecine et en chirurgie, Médecin à Lavey,
canton de Vaud, en Suisse, Membre titulaire de la Société helvétique
d'histoire naturelle, de la Société médicale et de celle d'histoire naturelle de
Lausanne, de la Société médicale allemande de Paris, Membre correspondant de la
Société philomatique et de la Société anatomique de Paris, de la Société
médicale de Genève et de la Société médicale
d'émulation de Lyon.

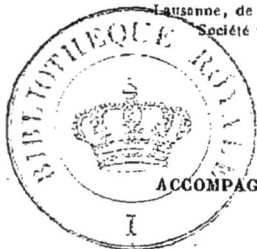

ACCOMPAGNÉ D'UN ATLAS DE VINGT-DEUX PLANCHES GRAVÉES.

TOME SECOND.

A PARIS,
CHEZ J.-B. BAILLIÈRE,
LIBRAIRE DE L'ACADÉMIE ROYALE DE MÉDECINE,
RUE DE L'ÉCOLE-DE-MÉDECINE, N° 17.
A LONDRES, CHEZ H. BAILLIÈRE, 219, REGENT-STREET.

1845.

PHYSIOLOGIE PATHOLOGIQUE.

RECHERCHES

CLINIQUES, MICROSCOPIQUES ET EXPÉRIMENTALES.

TROISIÈME PARTIE.

DES TUMEURS.

CONSIDÉRATIONS GÉNÉRALES.

Nous communiquerons dans ce second volume le résultat de nos observations sur les tumeurs, et nous donnerons ensuite plusieurs Mémoires sur divers sujets de pathologie.

Quant aux tumeurs, nous en avons toujours étudié et la structure anatomique et l'ensemble des caractères pathologiques avec d'autant plus de soin que leur examen fait passer en revue toutes les formes et toutes les phases de développement des sécrétions morbides.

Nous savons fort bien que le mot tumeur est peu significatif. Mais, de même que nous avons conservé le mot inflammation, qui, n'exprimant point de caractère spécial, est assez propre comme nom d'une famille naturelle de maladies; de même aussi le mot de tumeur peut fort bien être conservé pour le moment, comme nom générique de tous les tissus accidentels.

Des tissus accidentels et des tumeurs en général.

On peut classer les tumeurs accidentelles en deux catégories, dont l'une comprend celles qui renferment des élé-

ments qui se retrouvent à l'état normal dans l'organisme,
tandis que l'autre comprend celles composées d'éléments de
formation tout à fait nouvelle. Les premières, que nous
appellerons *homœomorphes,* représentent le développement
anormal des tissus tels qu'on les rencontre à l'état permanent, ou tels qu'on les trouve à l'état transitoire et embryonal. Nous sommes de plus en plus frappés de l'analogie qui
existe entre le mode de formation embryonal des tissus et
celui de leur production accidentelle et morbide.

La seconde classe de tumeurs, celles que nous appellerons *hétéromorphes,* comprend le cancer dont l'élément
caractéristique ne se trouve à l'état normal ni comme élément permanent ni comme transitoire.

Nous avons donc ainsi un caractère fixe qui distingue les
tumeurs de bonne nature des tumeurs malignes. Quant aux
caractères distinctifs qu'on en avait donné jusqu'à présent,
tels que leur tendance à récidiver, à envahir les tissus
environnants, à devenir constitutionnelles, à se transformer
en ulcères rongeants, etc., nous leur reconnaissons certainement une grande valeur, surtout lorsqu'ils sont réunis,
mais d'un autre côté nous n'y trouvons nullement des caractères exclusifs propres au cancer.

Nous verrons dans le courant de ce travail que des tumeurs
éminemment bénignes peuvent se ramollir et s'ulcérer, que
des tumeurs graisseuses, enkystées, mélaniques, peuvent
être constitutionnelles, et même parfois héréditaires. Il est
donc important de posséder un caractère fixe et invariable
qui distingue le cancer de toutes les autres productions accidentelles.

Notre classification des tumeurs de bonne nature, des
tissus accidentels homœomorphes, est bien simple, et prend
pour caractère distinctif l'élément essentiel qui en constitue
la base et la majeure partie.

Nous passerons successivement en revue dans ce premier
chapitre sur les tumeurs, 1° celles qui sont essentiellement
composées d'épiderme et d'épithélium ; ce sont les tumeurs

épidermiques; elles ne sont que fort incomplétement connues. Nous les avons étudiées avec d'autant plus de soin
que, présentant des aspects très-variés, elles sont souvent
prises pour des tumeurs cancéreuses, et nous montrerons
par la suite combien il importait de reconnaître leur véritable nature et toutes les variétés qu'elles peuvent offrir.
Nous n'en donnerons pas ici de plus amples détails, parce
que nous en parlerons très au long dans un paragraphe
spécial; et quant à la classification plus complète et plus
approfondie des tumeurs, nous préférons l'exposer dans
le résumé, après avoir mis sous les yeux du lecteur beaucoup de détails de nos observations sur les tissus accidentels. 2° Les tumeurs crypteuses ayant leur siége dans un
follicule de la peau ou de la membrane muqueuse, montrant l'occlusion de leur ouverture d'excrétion et renfermant
divers produits de sécrétion dans leur intérieur. C'est à cette
classe que se rapportent la plupart des tumeurs enkystées,
que l'on a désignées sous le nom de *loupes*. 3° Il y a un
autre genre de tumeurs enkystées, qui, dans le principe,
ne sont autre chose que du tissu cellulaire condensé en
kyste renfermant un liquide séreux. Ces tumeurs peuvent
subir divers changements, soit pour leur contenu, soit dans
leurs parois, qui peuvent devenir successivement fibreuses,
fibro-chondroïdes, et offrir même une apparence d'ossification. Ces tumeurs, fréquentes surtout dans l'ovaire, constituent les tumeurs enkystées d'origine fibro-cellulaire et
les cystosarcômes. 4° Le sang épanché dans le sein des organes et au milieu des tissus peut subir diverses transformations, et finit souvent par constituer des tumeurs circonscrites, enkystées ou non. Ces divers changements du
sang épanché constituent les tumeurs fibrineuses. 5° Lorsque par contre, une tumeur est composée de petits vaisseaux,
ordinairement dilatés, sans altération notable de leur contenu, mais constituant plutôt une augmentation vasculaire
locale bien notable, nous avons les tumeurs vasculaires ou
érectiles. 6° La graisse sous ses formes diverses, soit sous

celle de tissu adipeux, soit sous celle de granules, soit enfin sous celle de cristaux de cholestérine, constitue souvent des tumeurs désignées sous le nom de *tumeurs graisseuses*, dont le lipôme, le stéatôme et le cholestéatôme sont les principales formes. 7° La matière pigmentaire noire peut former des tumeurs assez volumineuses, dans lesquelles du tissu cellulaire hypertrophié renferme la matière colorante noire sous ses diverses formes. Cette production accidentelle constitue les tumeurs mélaniques. 8° Le tissu cellulaire se forme à l'état embryonal de globules qui s'allongent, deviennent fusiformes, et finissent par se transformer en fibres. Des tumeurs entièrement composées de ces éléments constituent les tumeurs fibro-plastiques ou sarcomatueses, ainsi que l'hypertrophie de plusieurs organes, qui, cependant, peut n'être qu'une simple exagération de nutrition. 9° Les tumeurs fibreuses ont une structure semblable à celle des tumeurs fibro-plastiques, mais le tissu fibreux complétement formé y prédomine beaucoup sur les éléments incomplets qui s'y trouvent. 10° La production fibreuse accidentelle est quelquefois accompagnée d'une sécrétion de substance gélatineuse et transparente, et constitue alors le tissu fibro-colloïde. 11° Le cartilage forme la base des tumeurs désignées sous le nom d'*enchondrôme*, et il y offre cela de particulier, que, loin de montrer une tendance à l'ossification, il constitue bien au contraire une transformation rétrograde de l'os en cartilage, qui, dans ces tumeurs, se rencontre souvent avec les caractères qu'il présente à l'état embryonal. 12° La dernière classe des tumeurs bénignes, enfin, est celle des tumeurs osseuses, caractérisées par l'hypertrophie locale des diverses parties constituantes du tissu osseux, ou par sa production accidentelle au milieu des parties molles.

Quant aux tumeurs hétéromorphes ou cancéreuses, nous en parlerons dans un chapitre spécial, et nous commencerons par l'analyse des tissus accidentels et des tumeurs homœomorphes.

CHAPITRE PREMIER.

DES TUMEURS HOMOEOMORPHES.

§ I. Des tumeurs épithéliales et épidermidales.

On sait que la surface de la peau, des membranes muqueuses et des membranes séreuses est recouverte de cellules qui, par leur juxtaposition serrée, y forment une couche membraneuse étendue. De même que nous avons déjà insisté sur l'analogie qui existe entre les parties tégumentaires externes et internes, entre la peau et la membrane muqueuse, de même aussi la couche qui les recouvre est dans l'une et dans l'autre de la même nature, et d'un développement toujours analogue. L'épiderme et l'épithélium ne constituent donc qu'un seul élément physiologique.

On a distingué plusieurs espèces d'épithélium, se rapportant surtout aux trois catégories suivantes :

1° L'épithélium *pavimenteux*[1], composé de cellules rondes ou ovales, aplaties, juxtaposées par leurs bords, et renfermant toujours un noyau et un à deux nucléoles, qui ne se perdent que lorsque l'épiderme, en vieillissant, prend un aspect feuilleté, irrégulier et devient de plus en plus corné. Les jeunes cellules d'épithélium pavimenteux ont de $0^{mm},0125$ à $0^{mm},015$. Les feuillets les plus volumineux peuvent atteindre de $0^{mm},05$ à $0^{mm},1$. Leurs noyaux varient entre $0^{mm},005$ et $0^{mm},015$.

2° Une seconde espèce d'épithélium est celui qu'on appele *cylindrique* à cause de sa forme allongée, ordinairement tronquée à son extrémité supérieure et plus ou moins pointue au bout inférieur, renfermant un ou deux noyaux avec des nucléoles. Ces cellules ne se touchent pas par leurs bords, mais elles sont plutôt appliquées les unes contre les autres dans le sens de leur axe. Leur longueur varie entre

---

[1] Henle, *Anatomie générale*, Paris, 1843, t. I, p. 231.

$0^{mm},015$ et $0^{mm},03$, leur largeur entre $0^{mm},0075$ et $0^{mm},015$; leurs noyaux ont à peu près le même volume que ceux de l'épithélium pavimenteux.

3° La troisième espèce d'épithélium est celui qu'on a appelé *vibratil*, à cause du mouvement vibratil continuel des cils qui se trouvent à son extrémité supérieure ; mouvement que nous avons vu se conserver encore pendant quarante-huit heures après la mort. Chez l'homme, l'épithélium vibratil ne diffère du cylindrique que par la présence des cils, qui sont pâles, fins, ayant à peine $0^{mm},001$ de largeur sur tout au plus $0^{mm},01$ de longueur.

S'il est nécessaire de distinguer ces diverses formes d'épithélium sous le rapport clinique du diagnostic, vu que d'après leur aspect on peut souvent juger de quelle partie interne elles proviennent, il faut cependant dire d'un autre côté qu'on trouve souvent des passages de l'une à l'autre. Il n'est surtout pas rare d'en rencontrer entre le pavimenteux et le cylindrique. La cause de leur différence tient peut-être en partie à ce que les cellules de l'un se touchent par le bord et celles de l'autre par leur face. Les cils vibratils ne sont que des appendices que l'on rencontre aussi bien dans des globules ronds que dans des globules allongés d'épiderme et d'épithélium. La forme arrondie d'épithélium vibratil est fréquente chez divers animaux, et surtout chez les batraciens. Ils ressemblent alors quelquefois, lorsqu'on les voit isolés et en mouvement, à certaines espèces d'infusoires.

Après ces remarques préliminaires sur la nature de l'épiderme et de l'épithélium, nous arrivons à la description d'un genre de tumeurs dont elles constituent le pricipal élément, et dont on a assez généralement méconnu la nature jusqu'à présent.

Nous allons, dans les pages suivantes, donner d'abord une description succincte des tumeurs épidermiques et épithéliales. Nous y joindrons ensuite celles constituées par diverses altérations des papilles de la peau et du tissu du derme, réservant cependant pour un chapitre particulier les tumeurs enkystées de diverse nature que l'on rencontre souvent dans le derme ou dans le tissu cellulaire sous-cutané, et qui renferment également des paillettes d'épiderme. Nous donnerons ensuite la description détaillée de quelques-unes de nos observations sur les tumeurs épithéliales et épidermiques, et nous analyserons celles des auteurs qui ont, dans leur diagnostic, joint l'examen microscopique à la méthode ordinaire d'investigation.

1° *Les tumeurs épithéliales* peuvent être entourées d'une membrane d'enveloppe, et celle-ci est ou fibro-cellulaire, ou toute composée de globules. Mais on rencontre aussi des tumeurs épithéliales qui ne sont pas entourées d'une enveloppe particulière, et qui constituent alors une vraie hypertrophie épithéliale. Telle est, par exemple, la nature du staphylôme opaque de l'œil. L'élément principal de ces tumeurs se compose de feuillets membraneux d'épithélium pavimenteux étroitement juxtaposés, dont les globules montrent en général fort bien leurs noyaux; les vaisseaux peuvent y exister en très-petite quantité. Ces tumeurs feuilletées sont ordinairement d'un blanc mat, quelquefois jaunâtre ; quelquefois la vascularité y est bien développée, et alors elles sont d'un jaune rougeâtre, et au microscope on y reconnaît de nombreuses arborisations vasculaires et de plus une infiltration sanguine provenant de petits épanchements capillaires. Les tumeurs épithéliales vasculaires sont naturellement bien moins consistantes que celles qui ne renferment que fort peu de vaisseaux. On y trouve de plus des éléments fibreux, quoique en petite quantité, et principalement sous la forme fibro-plastiques de globules fusiformes, de fibres élargies dans leur milieu et de fibres complètes. Nous avons examiné une tumeur épithéliale vasculaire qui avait son siége à la surface de l'utérus, et comme nous venons de le dire, nous avons trouvé aussi que l'épithélium y constituait, de même que dans le staphylôme, le principal élément. Nous ne connaissons pas dans les auteurs d'exemples de tumeurs épithéliales.

2° *Les tumeurs épidermiques* peuvent affecter diverses formes. La plus simple est l'épaississement local de la couche épidermique, ordinairement consécutive à une compression prolongée, et cette hypertrophie locale qui peut se rapprocher de la transformation cornée, constitue les callosités de la peau et les cors, surtout fréquents aux orteils. L'examen microscopique ne m'y a fait voir d'autres éléments que ceux de l'épiderme, offrant une densité considérable. Lorsqu'on en fait des tranches très-minces et qu'on les traite avec de l'acide acétique, on y voit très-bien les noyaux des cellules épidermiques qui les composent. Les *cors* et les *callosités* constituent donc une première espèce de tumeurs épidermiques, ayant pour caractère de ne pas montrer d'autres éléments que l'épiderme tassé et condensé. Les *condylômes* forment une seconde espèce de tumeurs épidermiques, et ne contiennent aussi, dans un grand nombre de cas, absolument rien d'autre que de l'épiderme. Ils offrent cependant une structure moins simple, puisqu'ils se montrent plus ou moins sous la forme papillaire. Il est possible que souvent le condylôme renferme aussi les fibres cellulaires du derme; mais dans ceux que nous avons examinés, nous n'avons trouvé dans les petites papilles rougeâtres, ou isolées, ou réunies sur une base commune, que des cellules épidermiques, rondes ou anguleuses à la surface, allongées ou fusiformes vers l'intérieur, et offrant alors avec de faibles grossissements, un aspect fibreux. Nous y avons trouvé une vascularité assez prononcée. Il n'existe point de canal central; mais, nous le répétons, nous ne pouvons pas encore classer tous les condylômes dans cette espèce de tumeurs épidermiques papillaires, n'en ayant pas examiné un assez grand nombre. Nous ne regardons cependant pas comme différents de ceux-ci les condylômes plats, parce qu'ils ne diffèrent que par une enveloppe, commune aux diverses papilles de la même base.

Une troisième espèce de tumeurs épidermiques pures, ayant aussi la forme papillaire, se trouve quelquefois sur diverses parties du corps, et ne reconnaît nullement toujours pour cause le virus syphilitique. Les tumeurs de cette espèce peuvent acquérir même un volume considérable, et devenir passablement vasculaires ; elles sont susceptibles de s'enflammer, de s'ulcérer et de suppurer. A l'œil nu, on les trouve alors couvertes d'abord d'une couche plus ou moins épaisse ; lorsqu'on enlève cette couche on y aperçoit un liquide jaunâtre, composé de globules du pus et d'épiderme et mêlé quelquefois de matières sébacées, ces tumeurs sont en général jaunes, ou d'un jaune rougeâtre, de consistance élastique, et composées de lobules papilliformes assez allongés ou réunis par groupes offrant l'aspect des choux-fleurs. Le microscope n'y montre que les éléments de l'épiderme et quelques vaisseaux, et dans les croûtes un mélange de pus et d'épiderme. C'est dans cette catégorie que nous classons un bon nombre de tumeurs de la lèvre inférieure, réputées cancéreuses, qui, à l'examen exact ne montrent nullement les éléments du cancer, mais se trouvent composées de papilles hypertrophiées faisant saillie dans une ulcération superficielle et siégeant sur une base indurée par suite d'une inflammation chronique.

Du reste, les chirurgiens avaient remarqué depuis longtemps que ces opérations du cancer de la lèvre étaient bien plus souvent suivies d'un succès durable que l'opération du cancer dans d'autres organes. Cela s'explique par le fait que nous venons de signaler, que beaucoup de ces prétendus cancers de la lèvre ne sont nullement des tumeurs de mauvaise nature, mais sont plutôt constitués par une hypertrophie épidermique et papillaire, souvent ulcérée à sa surface. Cependant cela ne met pas toujours les malades à l'abri d'une récidive locale, lorsque la disposition à l'hypertrophie des papilles persiste dans d'autres parties du derme de la lèvre inférieure. Mais je ne pense pas que ces tumeurs papillaires puissent donner lieu à une infection cancéreuse. Ne perdons cependant pas de vue que le véritable cancer peut aussi bien se rencontrer dans la lèvre que

partout ailleurs. Mais il me paraît ˹au moins bien prouvé
que beaucoup de tumeurs réputées cancéreuses des lèvres
ne sont que des hypertrophies papillaires.

Une quatrième espèce de tumeurs épidermiques est plus
composée, et on pourrait les appeler tumeurs *fibro-épidermiques*. Elles peuvent affecter la forme papillaire et on rencontre alors au centre des papilles une trame fibreuse concentrique, entourant souvent un canal central et renfermant
des vaisseaux et même des petits épanchements capillaires. La surface alors est recouverte d'une couche d'é-
piderme, et lorsque les papilles fibro-épidermiques et
vasculaires se trouvent entourées d'une capsule commune d'épiderme; elles constituent les verrues ordinaires.
Lorsqu'au contraire cette enveloppe manque, elles forment
une espèce de verrues qu'on a appelées *verruca achrocor-
don*. Dans ces dernières on rencontre quelquefois des éléments fusiformes et parfois même du tissu adipeux. Les
verrues peuvent être le siége d'une vascularité bien prononcée ; elles constituent alors le nævus verruqueux très-
bien décrit par Thomson[1] et par Rayer[2]. Ce sont de petites
tumeurs papilliformes remarquables par leur vascularité et
par l'abondance du sang qui en sort lorsqu'on les coupe.
J'ai rencontré un cas de ce genre dans lequel une verrue
érectile et vasculaire composée de plusieurs papilles existait
à l'extrémité du nez. Des verrues du même genre excisées
antérieurement, avaient beaucoup saigné, ce qui me décida
à traiter celle-ci par la ligature, qui, en effet, la fit bientôt
tomber.

Mon ami M. le docteur de Tschudi, qui a séjourné pendant plusieurs années dans le midi de l'Amérique, m'a
communiqué le fait bien intéressant, qu'il a observé dans
quelques provinces du Pérou. C'est le développement simul-

---

[1] Thomson, *Atlas of declinations of cutaneous eruptions*. London,
1829, p. 100.
[2] *Traité des Maladies de la peau*. Paris, 1835, t. III, p. 38-40.

tané d'un grand nombre de verrues, très-vasculaires sur diverses parties du corps. Les indigènes, qui désignent cette maladie sous le nom de *verroucas*, l'attribuent à une cause externe et surtout à la nature malsaine de l'eau de certaines localités dans lesquelles ce mal est endémique. Ces verrues deviennent quelquefois très-volumineuses, donnent lieu à des hémorrhagies capillaires assez abondantes et nécessitent l'extirpation, dans laquelle il faut avoir soin de faire les incisions dans les parties saines de la peau pour éviter l'hémorrhagie. M. de Tschudi m'a apporté une de ces tumeurs, mais malheureusement elle était trop altérée pour permettre de tirer des conclusions de son examen; et nous ne savons pas au juste s'il s'agit, dans ces cas, de tumeurs érectiles ou de verrues vasculaires; nous espérons du reste que M. de Tschudi publiera bientôt ses observations sur ce sujet intéressant. Le nævus verruqueux constitue donc une quatrième espèce de tumeurs épidermiques.

Une cinquième espèce, qui se rencontre très-rarement, est formée par le développement simultané d'un grand nombre de papilles accompagné d'hypertrophie des glandes sébacées, et constituant de larges tumeurs en forme de choux-fleurs, recouvertes d'un liquide sébacé ou purulent dans les parties de ces tumeurs qui s'ulcèrent. Nous en citerons plus bas un exemple fort remarquable.

Une sixième espèce de tumeurs épidermiques est formée par une trame fibreuse, ressemblant à celle qu'on rencontre dans le cancer. Mais cette trame, au lieu de renfermer le suc et le tissu propre au cancer, est remplie d'une substance blanchâtre et grumeleuse dans laquelle l'examen microscopique ne fait découvrir d'autres éléments que ceux de l'épiderme. C'est de ce genre qu'étaient plusieurs tumeurs décrites par M. Mayor, dont nous rapporterons plus bas les détails. Ces tumeurs peuvent quelquefois s'ulcérer, et constituent même, dans un certain nombre de cas, des ulcères de la face réputés cancéreux. Avant d'arriver à l'ulcération et à la suppuration, elles sont quel-

quefois formées par des petites grosseurs rougeâtres et vasculaires, qui présentent, lorsqu'on a occasion de les disséquer à cette période, les éléments fibreux et épidermiques
que nous venons de signaler.

Une septième espèce de tumeurs épidermiques serait formée par les kystes de la peau, dont l'enveloppe et le contenu sont formés d'épiderme. Nous en parlerons avec plus
de détails dans un paragraphe qui leur sera tout spécialement consacré.

Des productions cornées. La seule production de ce
genre que j'aie examinée au microscope, ainsi qu'une examinée par M. Mayor, interne des hôpitaux, montrait l'épiderme comme principal élément, et il est très-probable
que la plupart de ces productions cornées, signalées par les
auteurs, sont en bonne partie composées de ce même élément. Nous citerons ici le résumé de nos connaissances
actuelles sur ce sujet, d'après l'ouvrage de M. Rayer[1].

« Les productions cornées anomales, souvent conoïdes
« et prééminentes (cornes), quelquefois aplaties (lames
« cornées), de dimensions variées, qu'on observe à la sur-
« face de la peau, sont formées par une substance analogue
« à celle des ongles et de l'épiderme.

« Les productions cornées se développent le plus ordi-
« nairement à la tête et sur les parties de la peau pourvues
« de poils ou d'un grand nombre de follicules sébacés. La
« plupart de ces productions cornées sont le résultat d'une
« affection d'un de ces follicules. M. Astley Cooper a fait
« graver deux exemples de ces appendices nés dans la cavité
« d'un follicule distendu. On a même plusieurs fois observé
« le développement simultané des tumeurs folliculeuses et
« de ces appendices cornés. »

« Les productions cornées, sécrétées à la face interne des
« follicules, d'abord molles, deviennent bientôt dures et
« résistantes, dépassent ensuite le niveau de la peau, et

[1] *Traité des maladies de la peau*, Paris, 1835, t. III, p. 640-45.

« acquièrent en largeur et en hauteur des dimensions plus
« ou moins considérables ; on en a vu qui avaient plusieurs
« pouces de hauteur.

« Dans les premiers temps de leur formation, et lorsque
« leur volume est peu considérable, ces productions cornées
« sont enveloppées d'une membrane qui les fait paraître
« comme enkystées. Plus tard cette membrane embrasse
« seulement la base de ces appendices. Ces productions ne
« s'étendent pas en profondeur au delà des follicules, dans
« l'intérieur desquels elles paraissent comme enchâssées.
« Aussi sont-elles toujours mobiles, et participent-elles aux
« impulsions que la peau reçoit des muscles sous-cutanés.
« L'espèce de kyste dans la cavité duquel leur base est im-
« plantée est quelquefois le siége d'une inflammation chro-
« nique qui peut se terminer par des ulcérations plus ou
« moins profondes.

« Les productions cornées se développent aussi assez fré-
« quemment sur des parties atteintes d'inflammation chro-
« nique. M. Jules Cloquet a vu une large production cornée
« sur le front à la suite d'une brûlure. M. le professeur
« A. Dubois a soigné pendant longtemps, dans les salles de
« l'hospice de perfectionnement, une vieille femme qui
« portait sur le front une corne conoïde dont la base avait
« six à sept pouces de diamètre sur six pouces de hauteur.
« On peut voir le dessin de cette corne dans les cabinets
« de la Faculté de Médecine. Une contusion ou une solu-
« tion de continuité de la peau avait précédé l'apparition de
« cette tumeur. Cette femme se plaignait d'une céphalalgie
« habituelle dont l'intensité allait toujours croissant. Le
« sommet de la corne était solide ; sa base était d'une teinte
« plus claire et d'une consistance beaucoup moins considé-
« rable. Des couches circulaires indiquaient les dépôts suc-
« cessifs de la matière dont elle était composée, et formaient
« des inégalités semblables à celles qu'on remarque sur les
« cornes de quelques ruminants. L'épiderme se comportait
« sur la circonférence de la base de la tumeur comme sur

« les ongles, près de leur insertion à la peau, et dépassait le
« corium de quelques lignes. Des parties détachées de la
« tumeur mises en contact avec un corps en ignition brû-
« laient en répandant une odeur semblable à celle de la
« corne soumise à la même expérience. Cette tumeur avait
« fini par refouler les téguments du front et par abaisser
« les paupières, de telle sorte que les yeux étaient habi-
« tuellement couverts. La tête de cette femme répandait une
« odeur fétide.

« J'ai vu à l'hôpital de la Charité, chez le nommé Au-
« mont, ancien militaire, une production squameuse et
« nacrée à la jambe droite sur une cicatrice assez considé-
« rable, suite d'une blessure produite par une balle en 1806,
« ressemblant beaucoup aux écailles des carpes dont elle
« avait à peu près pris la même dimension. Détachées avec
« de l'eau tiède ou par les bains, ces écailles ne tardaient
« pas à se reproduire. Cet homme étant mort d'une maladie
« du cœur, j'examinai la cicatrice; le derme offrait une dis-
« position analogue à celle du derme des pattes de poule.

« Les productions cornées peuvent se montrer sur toutes
« les régions du corps. Sur soixante et onze cas de cornes
« développées chez l'homme, consultés par M. Villeneuve,
« trente - sept avaient été vus chez des femmes, trente-six
« sur des hommes, trois sur des enfants du premier âge. Les
« cornes avaient leur siége dans neuf cas à la tête, dans qua-
« torze au front, et dans douze à la cuisse. Dans les autres
« observations, elles étaient situées trois fois à la tempe,
« cinq au nez, deux à la joue, une fois à la mâchoire,
« quatre sur la poitrine, quatre au dos, trois à la verge et
« au gland, quatre à la jambe, deux au pied et une au
« talon. On en a vu aussi sur le dos de la main et au-dessus
« de l'oreille.

« Les cas de dégénérescence cornée de la peau sur diffé-
« rents points du corps, et de déformation monstrueuse ob-
« servée par Malpighi, Locke et Musæus, paraissent former
« un groupe à part et dépendre d'une sorte de disposition

« générale et diffèrent des affections cornées purement lo-
« cales.

« Indépendamment des productions cornées qui se déve-
« loppent dans la cavité des follicules, sur les cicatrices ou
« sur des parties enflammées, on voit quelquefois ces émi-
« nences succéder à une espèce de poireau ou de verrue.
« Rose Daveine, âgée de soixante-quatre ans, d'une bonne
« constitution, d'un tempérament sanguin, mère de sept
« enfants, demeurant près de Grandvillier (département de
« l'Oise), vint me consulter au bureau central des hôpitaux,
« le 31 août 1826; six ans auparavant il s'était développé
« sur la partie interne de la cuisse gauche, à la réunion du
« tiers inférieur avec les deux tiers supérieurs, deux petits
« boutons qui avaient suppuré, et sur les mêmes points il s'é-
« tait élevé un poireau qui s'était couvert d'une corne
« qu'elle avait fait tomber à l'aide d'une ligature. Depuis la
« chute de ce poireau il s'est formé une autre éminence
« qui ressemble à une corne jaunâtre de plus de deux pouces
« de longueur, dont la base était fixée sur une surface en-
« flammée. Cette corne n'occasionnait de gêne que dans la
« progression, à cause du frottement des vêtements. Les
« glandes de l'aine n'étaient point engorgées. Je conseillai
« de pratiquer l'ablation de la tumeur; j'ignore si elle a
« été faite, Voigtel, Conradi, J.-F. Meckel, Otto, etc., ont
« publié des observations et des remarques fort intéressantes
« sur les productions cornées multiples. On voit dans les
« cabinets de l'École de Médecine les mains et les pieds
« d'une vieille femme, déposés par Béclard, et qui sont
« couverts de lames cornées de grandeurs variées. Les faces
« dorsales des pieds et des mains sont surmontées de pro-
« ductions cornées moins longues que celles de la plante
« des pieds et de la paume des mains. De ces dernières sur-
« faces s'élèvent des excroissances, au nombre de cinq à six
« de la grosseur du doigt, et d'une longueur de huit à dix
« pouces. Ces productions sont très-friables et démontrent
« l'analogie de la substance de la corne et de l'épiderme.

« Le mode d'union de ces appendices avec la peau est moins
« bien connu que celui des productions cornées solitaires. »

Après ces remarques générales sur les tumeurs de nature
épidermique, nous allons en citer quelques exemples. Mais
observons auparavant que, pour ces tumeurs comme pour
tant d'autres, on commet facilement l'erreur de les regarder
comme cancéreuses ; erreur d'autant plus facile que, comme
nous l'avons déjà vu, elles sont susceptibles de s'ulcérer et
d'avoir alors, à l'œil nu, quelque ressemblance avec les tumeurs malignes. Nous venons de voir cependant que leur
composition ne montre aucun des éléments propres au
cancer.

1° *Tumeur épithéliale de la surface de l'utérus.*

Cette tumeur enlevée par M. Lisfranc, à l'hôpital de la
Pitié, est du volume d'un petit haricot, elle a 15 millimètres de longueur sur un centimètre de largeur. Elle est entourée d'une membrane d'enveloppe dans une partie de sa
circonférence. La tumeur est fortement adhérente à la surface externe du museau de tanche.

La partie périphérique de la tumeur, d'un jaune rougeâtre, est traversée par des lignes et des plaques blanches ;
elle est composée de plusieurs couches membraneuses dont
la plus extérieure est composée de feuillets de $0^{mm},04$, contenant un noyau de $0^{mm},014$ dans l'intérieur duquel on voit
encore parfois un nucléole (Pl. x, fig. 1). La surface de
ces feuillets est tout à fait plate, et paraît finement ponctuée ; la disposition en membrane s'y fait par imbrication.
Dans une seconde membrane d'enveloppe moins complète,
les feuillets, d'une forme plus ou moins rhomboïdale, présentent les caractères de l'épithélium pavimenteux ; ils sont
mêlés avec des fibres très-fines de $0^{mm},0025$, s'entre-croisant
dans tous les sens ; il y a de plus des formes intermédiaires
entre les globules et les fibres, des fibres ventrues, des cellules appendiculées et des cellules ovales avec ou sans noyau ;
les feuillets rhomboïdaux n'y sont plus aussi intacts que

dans la membrane plus extérieure; la paroi cellulaire d'un certain nombre d'entre eux s'est confondue avec celle des cellules voisines, et on n'en voit que les noyaux.

L'intérieur de la tumeur est mou, mais élastique, se déchirant difficilement; il est d'un rouge vif, ce qui est en partie le produit de la vascularité, et en partie celui d'une infiltration sanguine; cette portion est composée de fibres et de cellules qui ont les caractères des noyaux épithéliaux, et dont plusieurs même sont encore munis de leur membrane d'enveloppe; les endroits les plus rouges du centre sont ramollis.

Il paraît donc que cette tumeur est primitivement due à un développement épithélial, et que les vaisseaux, qui plus tard s'y sont distribués, ont amené une structure fibreuse, qui s'est mêlée et a même en partie remplacé la sécrétion épithéliale. Nous avons donc affaire à une hypertrophie épithéliale enkystée.

2° Hypertrophie épithéliale de la surface de l'œil. Staphylôme.

Un garçon âgé de onze ans eut une ophthalmie scrofuleuse qui se termina par un staphylôme de la cornée. Cette difformité l'empêchait de fermer l'œil et entretenait une inflammation chronique de la surface de l'œil et des paupières; cela engagea M. Guersant fils, chirurgien de l'hôpital des Enfants, à en faire l'ablation.

Examen de la pièce. La cornée est composée de fibres fines réunies en faisceaux. Ces fibres sont tortueuses et s'entre-croisent dans tous les sens; les fibres fines ont des contours marqués; il y en a de plus pâles et plus larges ayant jusqu'à 0^{mm},005. La surface de la cornée est revêtue d'une membrane fine, hyaline, sans structure bien visible au microscope; c'est probablement la membrane de Descimet.

La partie moyenne et interne de la cornée, et en général toute la substance propre du staphylôme, sont composées de feuillets étroitement unis ensemble comme des cellules végétales, feuillets ronds ou anguleux de $0^{mm},0162$ à $0^{mm},02$, pâles, contenant dans leur intérieur un noyau de $0^{mm},006$ (Pl. x, fig. 2); plus on se rapproche de l'intérieur de la tumeur, moins on voit de ces cellules qui y sont remplacées par la structure fibreuse.

L'iris est irrégulièrement adhérent à la partie interne de la cornée. Dans sa partie libre, il ne montre plus sa structure rayonnée ; on y reconnaît bien une structure fibreuse très-effacée, mais ni fibres, ni faisceaux bien nets ; sur les bords on distingue la membrane séreuse; la couleur de l'iris est d'un jaune pâle bien décoloré : dans quelques endroits on reconnaît plus distinctement la structure propre de l'iris, après avoir bien détaché la membrane séreuse.

L'uvée a conservé sa structure normale. Dans les endroits dans lesquels elle est libre et flottante, elle est formée d'une membrane fine, hyaline, recouverte de cellules pigmentaires dont les grains exprimés par la compression montrent un mouvement moléculaire vif ; la place que doit avoir occupée la pupille est recouverte de lambeaux irréguliers de l'uvée. Au milieu de cette membrane il y a une place irrégulière d'environ cinq millimètres de longueur sur un millimètre de largeur, d'une coloration blanchâtre, montrant sous le microscope une structure fibreuse manifeste, composée de fibres longitudinales ternes, s'entre-croisant sous des angles très-aigus. C'est probablement un reste de produit d'inflammation. Ce développement fibreux dans le milieu de l'uvée est fort remarquable.

Il paraît donc que le staphylôme est en bonne partie une hyperplastie épithéliale dont les éléments sont sécrétés en surabondance aux dépens de la nutrition des parties sous-jacentes qui ont perdu leurs fonctions.

3° *Cornée staphylomateuse ; cristallin opaque.*

Cette pièce intéressante m'a été communiquée par mon ami, M. le docteur Théodore Maunoir, de Genève.

La cornée épaissie était d'un blanc bleuâtre, ne montrant

que peu de transparence vers sa partie inférieure; dans son milieu, elle est tout à fait opaque. Sa surface externe est recouverte de cellules d'épithélium pavimenteux aplaties et anguleuses par juxtaposition. Leur diamètre moyen est de $0^{mm},025$, et elles renferment un noyau à contours fortement marqués de $0^{mm},0075$; dans quelques-uns on voit un nucléole, tout autour des noyaux s'aperçoit un pointillé fin. Au-dessous de cette couche s'en trouve une autre dont les globules épithéliaux sont fusiformes et allongés, ayant jusqu'à $0^{mm},0375$ de longueur sur $0^{mm},01$ de largeur, et ressemblant ainsi à l'épithélium cylindrique. Avec de faibles grossissements leur disposition imbriquée offre un aspect fibreux, ce qui cependant n'est qu'une apparence trompeuse. Dans les couches les plus profondes de la cornée se voient des fibres fines qui ont jusqu'à $0^{mm},005$ de largeur, à contours pâles; entre les fibres s'aperçoit partout une masse finement granuleuse. Entre la cornée et la membrane de Descimet se trouve une couche d'épithélium mixte, de globules pavimenteux et d'autres globules qui offrent une apparence cylindrique. La structure de l'iris est fortement altérée, et dans beaucoup d'endroits on ne reconnaît plus bien ses fibres. Les adhérences qui existent entre l'iris et la cornée sont assez intimes à l'endroit transparent de la cornée, et l'iris y est très-aminci; mais tout autour elles sont assez lâches. La sclérotique est épaissie près de la cornée; sa composition n'a pas changé et consiste en faisceaux de $0^{mm},01$ de largeur, qui renferment des fibres fines et tortueuses. Les faisceaux s'entre-croisent dans tous les sens et sont étroitement enchevétrés.

Le cristallin est opaque, jaunâtre, tirant légèrement sur le brun. Sa structure est tout à fait feuilletée, et on y reconnaît très-bien les fibres cylindriques qui ont jusqu'à $0^{mm},01$ de largeur. En les examinant avec de forts grossissements on reconnaît très-bien leurs bords crénelés, et par places elles semblent être composées d'une série longitudinale de petits globules. Dans l'intérieur des cylindres, on voit des

raies transversales fines et ondulées dont quelques-unes ont
une ressemblance éloignée avec celles que l'on observe à la
surface des faisceaux musculaires. Dans d'autres cylindres
ces raies transversales affectent plutôt une forme spirale
ou circulaire parallèle. L'ensemble des fibres cylindriques
est bien plus opaque que les cylindres regardés isolément, et dans beaucoup d'endroits on trouve entre eux
des masses finement granuleuses et beaucoup de petits
granules libres et détachés. La membrane capsulaire est
saine.

Comme les cas d'examen microscopique du cristallin
affecté de cataracte sont assez peu nombreux dans la science,
nous allons en citer ici deux autres dont l'un a déjà été
rapporté dans une de nos observations sur la phlébite.
L'autre est tiré d'un ouvrage récent de M. Vogel.

Le premier se rapporte à une femme de trente-trois ans
qui avait été opérée de la cataracte. Il survint une inflammation de l'iris qui nécessita une saignée. La veine piquée
s'enflamma, et la malade succomba à l'infection purulente,
ce qui nous a permis d'examiner le cristallin opaque, déjà
en voie de résorption. La cataracte avait été opérée par
abaissement.

Le cristallin offre un aspect lactescent, mou, peu cohé-
rent à sa circonférence, plus jaune et un peu plus ferme
dans son centre; on reconnaît encore bien sa structure primitive de feuillets concentriques, composés de cylindres de
$0^{mm},01$ à $0^{mm},0125$ de largeur, longs, droits, parallèles,
à bords crénelés, étroitement juxtaposés; on y reconnaît
de plus les globules pâles de $0^{mm},02$ qui forment la liqueur
de Morgagni avec le sérum cytoblastique qui leur donne
naissance. Mais ce qui constitue véritablement l'opacité
du cristallin, c'est une infiltration d'un jaune blanchâtre
et lactescent de petits granules qu'on trouve même dans
l'intérieur des fibres, dans quelques places en quantité suffisante pour masquer complétement la structure du cristallin.
Il n'y a point d'autre élément d'opacité.

Quant à l'observation de Vogel[1], en voici la traduction :
« Le cristallin opaque de l'œil droit d'un vieillard fut opéré
« par l'extraction. La cataracte était complète, le cristallin
« tout à fait opaque et d'une coloration jaune brunâtre,
« tirant légèrement sur le rouge. Des petites portions de la
« surface montrent sous le microscope les restes des fibres
« prismatiques transparentes et presque normales. On y
« trouve entre elles une quantité notable de granules de
« couleur foncée, montrant un mouvement moléculaire
« constitué probablement par des granules pigmentaires
« qui leur adhèrent accidentellement (il serait bien pos-
« sible que ces granules fussent de la même nature que ceux
« que nous avons rencontrés dans les cristallins opaques).

« Pour trouver le siége de l'opacité, on prit des tranches
« fines du cristallin au moyen du couteau double, tranches
« dont la direction était parallèle à l'axe, et allant de la
« surface antérieure à la surface postérieure. Les fibres
« prismatiques étaient incolores et transparentes, mais vers
« le milieu, elles étaient de plus en plus opaques. Leur as-
« pect était grenu et on y voyait de plus des stries longitu-
« dinales parallèles et opaques. C'étaient donc les fibres du
« cristallin qui avaient elles-mêmes perdu leur transpa-
« rence, et on pouvait voir tous les degrés intermédiaires
« entre celles-ci et l'opacité complète.

« L'acide acétique ne changeait pas sensiblement les fi-
« bres, il diminuait seulement un peu l'opacité de celles qui
« en montraient le plus. L'ammoniaque liquide avait sur
« elles une action semblable.

« L'examen microscopique de plusieurs autres cristallins,
« examinés immédiatement après l'extraction, a fourni des
« résultats analogues. L'opacité existait toujours dans les
« fibres elles-mêmes et était surtout prononcée au centre, et
« bien moins à la circonférence. »

[1] Vogel, *Icones histologiæ pathologicæ*. Lipsiæ, 1843, p. 125 et
26, tab. xxvi, fig. 8.

. Il résulte de toutes ces observations que l'opacité du cristallin provient de ce que les fibres qui le composent perdent
leur transparence, soit par infiltration granuleuse, soit par
la formation de raies transversales, soit par celle de raies
longitudinales. Il se dépose de plus des masses finement granuleuses entre les diverses couches de ses fibres.

Nous venons de passer en revue quelques exemples de
productions épithéliales anormales, se montrant soit comme
tumeurs circonscrites, soit comme hypertrophie diffuse, et
nous avons terminé la description de ces observations par
une digression sur l'opacité du cristallin. Nous arrivons à
présent aux détails de nos notes sur les tumeurs épidermiques.

4° *Condylomes, tumeurs épidermiques papillaires.*

M. S...., âgé de quarante et un ans, a eu plusieurs gonorrhées, la dernière environ dix mois avant qu'il vînt me consulter. Lorsque je le vis pour la première fois, il n'avait
plus d'écoulement, mais le gland et le prépuce étaient couverts de condylomes, et il portait à l'aine gauche un engorgement glandulaire qui offrait cela de particulier, qu'il
suintait par plusieurs points de sa surface une sérosité purulente, en s'affaissant peu à peu ; cet engorgement était le
siége d'un abcès en voie de résorption dont les parties les
plus liquides transsudaient en partie par la surface sans sortir par une ouverture en communication directe avec le
foyer. Je pus observer pendant plusieurs semaines la marche
progressive de la guérison de cette tumeur, ne voulant pas
troubler un travail de la nature si bien commencé.

Les excroissances condylomateuses existaient en nombre
très-considérable et variaient depuis le volume d'une lentille
jusqu'à celui d'une petite fève, étant rouges et composées
de nombreuses papilles qui, dans les plus petites, étaient
recouvertes par une couche épidermique commune, tandis
qu'elles étaient libres dans celles qui étaient plus volumineuses. La cautérisation locale et l'usage interne d'une so-

lution d'iodure de potassium ne produisant point d'effets bien rapides sur ces végétations, j'en fis l'ablation avec des ciseaux courbes sur le plat, ce qui en effet déblaya, au bout de peu de temps, toutes les parties malades.

Examen des pièces. Les papilles libres et réunies sur une base commune ont de un à deux millimètres de longueur, sur un tiers à un demi-millimètre de largeur. (Pl. x, fig. 3.) Dans leur intérieur on reconnaît déjà avec des grossissements faibles des arborisations vasculaires (Pl. x, fig. 4) et autour de leur base commune on aperçoit de nombreux follicules sébacés.

Avec de forts grossissements, ces papilles montrent une espèce d'écorce à couches concentriques et une substance intérieure, qui ne diffèrent l'une de l'autre que par leur densité, car en effet outre l'élément vasculaire, on n'y rencontre que des cellules épidermidales; dans les couches les plus externes, ces cellules sont beaucoup plus serrées, et montrent une forme plus allongée et plus étroite, ce qui au premier aspect leur donne une apparence fibreuse. Les parties plus intérieures sont composées également de cellules épidermiques étroitement juxtaposées, mais qui sont encore rondes, et montrent une ponctuation fine à leur surface. Les cellules allongées des couches superficielles ont jusqu'à $0^{mm},03$ de longueur sur $0^{mm},01$ de largeur; celles de l'intérieur ont en moyenne $0^{mm},02$ de diamètre, et leur noyau ne dépasse en général pas $0^{mm},005$. (Pl. x, fig. 5 et 6.)

Ces condylomes ne sont donc autre chose que des papilles épidermidales développées, il est vrai, sous l'influence d'une cause spécifique de la gonorrhée; mais dans leur composition anatomique, ils ne montrent pas une grande différence avec celles de certaines verrues papilliformes. N'oublions pas de noter que l'acide acétique, en rendant leurs éléments microscopiques plus transparents, en facilite l'examen.

5⁶ *Grosseur dans la peau ne contenant qu'une inflamma-*
tion suppurative et un développement fibreux et épider-
mique assez notable.

Une femme de quarante ans, d'une bonne constitution,
portait depuis quelque temps à la joue gauche, dans la région zygomatique, une tumeur présentant une dureté considérable à la circonférence, et une fluctuation obscure vers
son centre. La tumeur fut enlevée par excision, et on cau-
térisa le fond de la plaie. Les os n'étaient pas malades. On
avait pris cette grosseur pour une tumeur squirrheuse en
voie de ramollissement; cependant elle n'en offrait guère
les caractères anatomiques, et nous citons cette observation,
tout incomplète qu'elle est, pour montrer combien souvent
on se trompe sur la nature maligne d'une tumeur, et à quel
point on est alors sujet à tirer des fausses conclusions du
résultat de l'opération.

La tumeur n'était pas bien circonscrite ; elle avait le volume d'une petite noix. Dans son intérieur elle était le
siége de la suppuration. Le tissu dur, d'apparence squirrheuse, qui en constituait la base, était blanchâtre, jaune
par places, élastique, et criant sous le scalpel, et offrant
au toucher, dans quelques endroits, une résistance presque
calleuse.

L'examen microscopique montre dans les places les plus
denses un tissu fibreux, enchevétré et entrelacé dans tous
les sens. Dans d'autres places ce tissu offre beaucoup moins
de densité. Les fibres y sont moins serrées, et entre leurs
mailles on reconnaît de nombreux globules finement ponctués de $0^{mm},015$ renfermant un noyau de $0^{mm},005$ qui contient parfois un nucléole. Quelques-uns de ces globules sont
beaucoup plus grands et plus aplatis, et ils offrent en général tous plus ou moins les caractères de jeunes cellules
épidermiques. Dans plusieurs endroits de ses interstices
ainsi qu'à sa surface ce tissu fibreux épidermique montre de
nombreux globules de pus.

Nous sommes indécis si nous avons sous les yeux une tumeur fibro-épidermique suppurée ou une inflammation chronique d'une portion de la couche profonde du derme avec développement accidentel du tissu fibreux, dense et calleux, accompagnée d'une forte sécrétion épidermique. En tous cas, la tumeur n'était pas cancéreuse.

Nous arrivons à présent à nos observations sur les tumeurs papillaires épidermiques d'apparence cancéreuse, et prises ordinairement pour du cancer, qui cependant, à l'examen exact, ne montrent d'autres éléments qu'une hypertrophie épidermique et papillaire de la peau, quelquefois accompagnée d'un développement considérable des follicules cutanés, dont la surface offre ordinairement un aspect ulcéreux, et est souvent recouverte de croûtes plus ou moins épaisses. Comme nous l'avons déjà dit plus haut, un bon nombre de tumeurs de la lèvre, qu'on regarde comme cancéreuses, sont formées par ce genre d'altération, ce qui est très-important à connaître puisqu'il en résulte des conséquences pratiques importantes. Le pronostic est naturellement tout différent pour une tumeur épidermique que pour une tumeur cancéreuse ; ensuite les doctrines qui en résultent par rapport à la nature locale ou constitutionnelle du cancer dépendent du diagnostic plus ou moins juste de la nature de ces tumeurs. Si ces tumeurs de la lèvre étaient réellement de nature cancéreuse, ce serait un phénomène extrêmement bizarre que d'y rencontrer moins souvent la tendance aux récidives, puisque la lèvre est entourée de vaisseaux et de ganglions lymphatiques, qui produiraient tout aussi facilement l'infection générale de toute l'économie que le cancer du sein et celui du testicule. Nous répétons, du reste, que nous sommes bien loin de prétendre que le véritable cancer ne se rencontre point dans les lèvres.

Quant aux récidives, on n'a pas jusqu'à présent assez tenu compte de toutes les circonstances qui les accompagnent, et les récidives sur place sont dues bien souvent au développement ultérieur de la maladie dans une partie

dans laquelle elle n'existait qu'en germe au moment de
l'opération, et nous ne croyons pas aller trop loin, en affirmant que toutes les doctrines sur les tumeurs et sur le cancer en particulier, soit à revoir et doivent être examinées
avec beaucoup plus d'exactitude, et un esprit bien plus
sévère que cela n'a été fait jusqu'à présent.

Nous passerons maintenant aux détails de quelques-unes
de nos observations. Les deux premières nous ont été com-
muniquées par M. Blain des Cormiers, élève de M. Velpeau.
Nous les citons en entier, en indiquant le nom et l'adresse
des malades, pour que le lecteur soit à même de prendre
directement par la suite des renseignements pour savoir si
les opérations ont été suivies de récidive ou non.

6° *Tumeur épidermique ulcérée de la lèvre.*

Le 11 février 1845, au n° 35 de la salle Sainte-Vierge
(hôpital de la Charité, service de M. Velpeau) est couché le
nommé Lauveray (Louis), journalier, né à Boutigny (Eure-
et-Loir), entré le 10 de ce mois.

Cet homme assez robuste dit n'avoir jamais été malade.
Sa vie est régulière et sobre. Il fume beaucoup depuis 33
ans, et il se sert assez souvent de pipes très-courtes.

Il y a près de deux ans, pendant l'été, il s'aperçut tout
d'un coup d'une fissure verticale sur le milieu de la lèvre
inférieure ; cette fissure était très superficielle. Pendant un
an entier, elle ne s'agrandit pas sensiblement, seulement
il en suintait de temps à autre quelques gouttes de sang.
Cette petite plaie, du reste, n'inquiétait en rien le malade.

Un an après, il se manifesta sur le lieu même de la ger-
çure une petite tumeur de la grosseur d'une lentille, qui
resta à peu près stationnaire pendant cinq mois. Au mois
de septembre dernier, la tumeur prit tout à coup un accroissement considérable, et fit éprouver au malade une démangeaison insupportable. Elle avait alors environ un diamètre
de 15 millimètres en tout sens. Elle proéminait, d'après le

dire du malade, de un centimètre environ au-dessus du niveau de la lèvre.

Une femme du pays, qu'il consulta, appliqua successivement sur cette tumeur cinq emplâtres, qui en détruisaient seulement la superficie, tout en faisant éprouver au patient d'atroces douleurs. Enfin, le mal se renouvelant toujours, il prit le parti de venir à Paris, et bientôt il entra à la Charité.

Aujourd'hui, la tumeur occupe toute la partie antérieure et externe de la lèvre inférieure sur la ligne médiane. Son diamètre vertical est de 24 millimètres ; son diamètre horizontal est de 20 millimètres ; enfin, elle fait une saillie de plusieurs millimètres. Sa surface est rugueuse, parsemée de petits tubercules à sommet jaunâtre, irréguliers, de mauvais aspect.

M. Velpeau opère cette tumeur le 12 février. Il incise de haut en bas obliquement, de dedans en dehors et de dehors en dedans toute l'épaisseur de la lèvre. La plaie représente assez exactement un V ouvert en haut. Il passe trois épingles dans les chairs et les assujettit avec des fils entortillés absolument comme pour l'opération du bec-de-lièvre. Le 13 février l'épingle inférieure est retirée. L'état du malade est très-satisfaisant. Le 14, on enlève la deuxième épingle. Le 15, on ôte la troisième. Déjà la guérison est parfaite, seulement, pour empêcher la trop grande tension des bords de la cicatrice, M. Velpeau passe au-dessous des joues une bande de diachylon, qui, prenant son point d'appui sur la nuque, refoule les parois des joues en avant. Le 17, l'opéré sort parfaitement guéri sans aucune difformité.

Examen de la pièce. La structure de cette tumeur regardée à l'œil nu (Pl. x, fig. 7), offre à sa surface au-dessous d'une croûte purulente un aspect papillaire. Les papilles sont en partie très-minces et simples, en partie plus composées, et paraissent comme ramifiées à leur extrémité. Un certain nombre de ces papilles offrent à leur insertion une base commune. D'autres sont unies ensemble par leur sommet. Elles sont vasculaires dans leur intérieur ; leurs ramifications sont beaucoup plus manifestes au sommet qu'à la base. Au sommet de quelques-unes existent même des ecchymoses. La structure de ces papilles offre la plus grande analogie avec celle que nous trouvons dans les tumeurs papillaires de la peau. Elles renferment quelques fibres, soit ordinaires, soit élastiques, qui, par places, forment des réseaux, dont l'apparence avec de forts grossissements microscopiques, pourrait faire croire qu'ils constituent des réseaux vasculaires très-fins (Pl. x, fig. 11).

Les papilles montrent comme principal élément des cellules épidermiques, soit sous forme de larges feuillets à petits noyaux, soit sous celle de feuillets déformés ou allongés par juxtaposition, ou comme roulés sur leur axe (Pl. x, fig. 8, A, B et C.) Nulle part cette tumeur ne montre trace d'éléments cancéreux. Dans quelques endroits ce tissu se trouve complétement infiltré de globules de pus (Pl. x, fig. 9). Dans d'autres endroits la structure fibreuse, masquée en général par l'abondance de l'élément épidermique, se montre plus distincte et bien isolée (Pl. x, fig. 10). Les glandes de la peau sont bien visibles dans le tissu et surtout au bord des papilles.

Il est à remarquer que le tissu musculaire qui se trouve au-dessous de la tumeur, est parfaitement sain, et ne montre pas les intersections et les altérations que ce tissu éprouve lorsqu'il se trouve dans le voisinage du cancer.

Si nous cherchons à nous rendre compte du développement de ces tumeurs, nous y trouvons bien comme élément général une hypertrophie épidermique, mais l'élément de la peau le plus particulièrement affecté est constitué par les papilles ; et il est bien possible que ce soit à leur développement qu'est due d'abord la saillie couverte d'épiderme qui caractérise le début de ces tumeurs, et que les malades désignent comme un bouton, qui, plus tard, s'ulcère. Il m'a paru que ce prétendu cancer de la lèvre était bien plus fréquent chez l'homme que chez la femme, et il faudrait voir si l'action de la pipe n'y entre pas pour quelque chose.

7° *Tumeur ulcérée de la lèvre.*

Le 26 janvier 1845 est entré au n° 35 de la salle Sainte-Vierge (hôpital de la Charité, service de M. Velpeau), le nommé Michel, cordier, demeurant au Havre (Seine-Inférieure).

Cet homme, d'une constitution ordinaire, habituellement bien portant, dit n'avoir jamais eu d'affection vénérienne ni cancéreuse, ni aucune maladie organique. Il ajoute que ni son père ni sa mère n'en ont été atteints. Il y a sept ans environ, il remarqua une pellicule d'un jaune pâle qui apparaissait sans cesse sur la lèvre inférieure, et qu'il arracha toujours. Depuis deux ans, à cette pellicule a succédé une plaie très-petite d'abord, mais dont les dimensions se sont accrues avec assez de rapidité. Le malade ne sait, du reste, à quelle cause l'attribuer; seulement il nous apprend que depuis de longues années il fume beaucoup, et que, de plus, il se sert souvent de pipes très-courtes.

Aujourd'hui la lèvre inférieure est attaquée extérieurement dans presque toute sa hauteur, à gauche de la ligne médiane dans une étendue de 25 millimètres. On y observe une fente horizontale dont l'étendue en largeur est aussi de 25 millim., la profondeur de 4 millim., la largeur de 3 millim. Les bords de cette plaie sont saillants, pâles, tantôt unis, tantôt revêtus de petits tubercules jaunâtres de mauvais aspect. Le fond en est rugueux, irrégulier, sillonné de stries longitudinales. On a jusqu'ici attaqué le mal par des topiques et des caustiques peu énergiques. Le teint jaune de cet homme, ses yeux légèrement injectés nous portent à lui demander s'il n'est pas atteint d'un ictère, mais il répond négativement. Du reste, la percussion nous apprend

que son foie est à l'état normal. Le 28 février le malade est
purgé au moyen d'une bouteille d'eau de Sedlitz.

M. Velpeau fait l'opération le 29 ; il emploie le même
procédé que pour un simple bec-de-lièvre. Pour cela, avec
un bistouri droit, pendant que la lèvre est tendue au moyen
d'érignes et de pinces, il incise obliquement et de haut en
bas, d'abord de dehors en dedans, puis de dedans en
dehors. Il enlève un lambeau cunéiforme ; les deux bords
avivés de la plaie forment alors un V ouvert en haut, d'une
hauteur de trois centimètres environ. L'écartement des
deux branches du V paraît aussi de trois centimètres supé-
rieurement. Les bords de la plaie sont ensuite réunis au
moyen de quatre épingles placées perpendiculairement à la
direction de cette plaie. Des fils entortillés consolident la
réunion, et la rendent plus exacte.

Le 30, l'état du malade ne présente rien de particulier.
Fièvre à peine sensible.

Le 31, les épingles placées pour maintenir en contact les
bords de la plaie ont déterminé une légère irritation ; l'é-
cartement considérable de ces bords ayant nécessité, afin
d'obtenir une réunion immédiate, une traction assez forte
des joues, une épingle est enlevée. De plus, pour obvier à
l'inconvénient que nous venons de signaler, on place sur
les joues des compresses graduées, en pressant d'arrière
en avant, et on entoure ces compresses d'une bande de diachylon fixée à la nuque.

Le 1er février, la seconde épingle est enlevée ; le malade
est dans l'état le plus satisfaisant.

Le 2, on ôte les deux dernières épingles. Les petites
escarres que leur présence avait déterminées, sont tom-
bées et la plaie est mondifiée. La bouche est à peu près régulière ; il n'y a plus qu'une légère difformité, résultant de la
trop grande tension des tissus. C'est ce qui détermine à
continuer encore la compression des joues avec les bandelettes.

Le 10, on enlève définitivement les bandelettes. La plaie

est parfaitement cicatrisée. Par suite des tractions faites sur les parois buccales, la lèvre inférieure a repris son état normal.

Le raccourcissement, qui est à peine de 3 millim., n'offre aucune difformité. L'opéré sort de l'hôpital parfaitement guéri.

Comme dans l'observation précédente, nous avons examiné la pièce fraîche immédiatement après l'opération.

Examen de la pièce. La tumeur, coupée par le milieu, offre l'aspect suivant : sur la plus grande partie de son étendue, elle est d'un jaune pâle, blanchâtre, lisse, paraissant homogène, d'une assez bonne consistance. Dans d'autres parties elle est parsemée de très-petites taches d'un blanc terne, ayant à peine le volume d'un grain de chènevis. A sa partie antérieure, celle qui était la plus rapprochée de la surface, elle offre une structure lobulée. Les lobules sont d'un jaune rosé, arrondis, quelques-uns sont allongés, n'ayant en moyenne que un à deux millimètres d'épaisseur et montrant surtout dans leurs interstices des arborisations vasculaires fines. Ce sont des papilles fort développées. Dans bien des endroits, on reconnaît l'insertion des poils, mais cependant pas dans le tissu lobulaire que nous venons de décrire. Nulle part la compression n'en fait sortir de suc ressemblant au suc cancéreux.

En examinant ce tissu avec de faibles grossissements microscopiques, on trouve, surtout dans les couches un peu superficielles, et aussi, quoique en moindre quantité, dans les couches profondes, de petits follicules sébacés, et d'autres glandes offrant à leur extrémité inférieure une forme de grappe, et s'ouvrant par leur conduit excréteur dans l'enveloppe d'un poil.

Avec des grossissements un peu plus forts, nous trouvons les feuillets sébacés revêtus dans leur intérieur d'une couche régulière d'épiderme, ayant une forme arrondie d'apparence concentrique, et constituant des petits creux arrondis. Nous retrouvons les mêmes éléments dans l'enveloppe de la base et du bulbe des poils. Nous insistons sur ce fait parce que nous retrouvons ces mêmes globules épidermiques dans toutes les parties de la tumeur, mais montrant les formes diverses qu'on leur connaît dans les phases successives de leur évolution. On rencontre un certain nombre de noyaux de ces globules qui ont à peine $0^{mm},005$, et qui montrent, lorsqu'ils sont un peu plus volumineux, un nucléole dans leur centre. Les globules eux-mêmes varient entre $0^{mm},02$ et $0^{mm},04$, sont très-aplatis, et cela d'autant plus qu'ils sont plus volumineux, et plus anciens; ils montrent alors des bords froncés et renversés. L'acide acétique les rend très-transparents et les dissout en partie. Nous notons encore ici l'absence complète d'éléments graisseux et granuleux, éléments que l'on rencontre presque constamment dans le véritable cancer.

8° *Tumeur papillaire épidermique, siégeant sur les parois de la poitrine.*

Un homme âgé de trente et un ans, d'une bonne constitution et jouissant habituellement d'une bonne santé, portait depuis douze ans, sur les parois de la poitrine, une petite tumeur qui ne le faisait pas beaucoup souffrir ; mais, ayant été probablement irritée par le frottement, elle s'enflamma, et lorsqu'on en fit l'ablation, elle était depuis quelque temps recouverte d'une croûte noirâtre épaisse. Cette tumeur offrait assez l'apparence d'une petite tumeur cancéreuse, et était fortement adhérente aux parties environnantes du derme. Son volume n'était guère plus grand que celui d'une cerise; une croûte sèche et noirâtre, dure et de plusieurs millimètres d'épaisseur, en recouvrait la surface. Cependant, il ne fut pas difficile de la détacher, et il n'existait aucune communication, ni cellulaire ni vasculaire, entre elle et la surface de la tumeur à laquelle elle était simplement adhérente par une espèce d'agglutination purulente. En délayant quelques parcelles de cette croûte dans un peu d'eau et en réduisant ces parcelles à des cou-

ches assez minces pour pouvoir être examinées au microscope, on n'y découvre d'autres éléments que des feuillets et
des cellules d'épiderme et les divers éléments du pus : granules, sérum desséché et globules déformés.

La tumeur bien isolée est d'un jaune rougeâtre, assez
consistante, un peu plus que le tissu du derme à l'état
normal. Elle offre sur une base commune des lobules
de plusieurs millimètres de largeur dont quelques - uns
sont allongés sous forme de papilles ; et en les coupant
par le milieu on y reconnaît, outre quelques arborisations
vasculaires, un tissu d'un blanc jaunâtre. Mais l'examen
microscopique le plus attentif ne pouvait m'y faire découvrir
d'autres éléments que ceux de l'épiderme, et il ne s'y trouvait pas trace de globules cancéreux. Par places la structure
épidermique est presque méconnaissable à cause de l'étroite
juxtaposition des cellules, qui en se comprimant ainsi mutuellement prennent par cela même une forme allongée,
un aspect fusiforme, et par places une fausse apparence
fibreuse. Dans bien des endroits, cependant, il n'est nullement difficile de reconnaître tous les détails des globules
épidermiques dans les diverses phases de leur évolution.

9° *Tumeur volumineuse siégeant sur le pubis, constituée
par une hypertrophie de tous les éléments de la peau.*

Je dois l'examen de cette pièce intéressante à l'obligeance
de M. Denonvilliers, qui en fit l'ablation au printemps de
1843, sur une malade, dans son service à l'Hôtel-Dieu.

La femme Hudson, Anglaise, âgée de cinquante-sept ans,
d'une assez bonne apparence de santé, est née de parents qui
sont arrivés à un âge assez avancé sans faire de maladies
graves. Elle a perdu deux sœurs de phthisie pulmonaire.

Pendant son enfance, elle a joui d'une bonne santé ayant
les maladies ordinaires propres à cet âge. A l'époque de la
puberté, qui est survenue entre treize et quatorze ans, elle
a été chlorotique ; cependant, le traitement mis en usage a
rétabli sa santé. Elle s'est mariée à l'âge de dix-sept ans et

a eu six enfants. Ses couches ont toujours été heureuses ;
une fois seulement elle a eu un mal au sein pendant vingt-
cinq jours à la suite des couches. A l'âge de cinquante-deux
ans ses règles ont cessé; sa santé depuis cette époque a
d'ailleurs continué à être bonne.

A l'âge de cinquante et un ans, elle s'est aperçue qu'elle
portait une petite tumeur au-dessus du pubis ; celle-ci
cependant ne se développa que très-lentement et à la fin de
1842 elle n'avait encore que le volume d'une noix. A cette
époque, la malade entra comme domestique dans une maison dans laquelle elle était obligée de frotter tous les jours
le plancher de deux chambres. Elle le faisait, comme cela
se pratique ordinairement, au moyen d'une brosse attachée
sous chacune des plantes des pieds ; cela la fatiguait beaucoup et irrita surtout considérablement la tumeur par les
mouvements d'écartement des jambes, mouvements qui
communiquaient des secousses et à la région sur laquelle
siégeait la tumeur.

Cette dernière en devint douloureuse, et augmenta si
rapidement de volume, qu'au bout de deux mois elle avait
près de quatre pouces de largeur sur un peu moins de hauteur ; elle était le siége de douleurs qui n'étaient pas lancinantes et passagères, mais plutôt sourdes et continues. Du
reste, la santé générale de la malade était restée bonne ;
elle n'avait pas perdu ses forces, elle n'avait point maigri,
son teint ne s'était pas altéré ; en un mot, elle ne présentait
aucun des signes généraux d'une affection cancéreuse.

L'ablation de la tumeur n'entraîna aucun accident, et la
guérison de la plaie s'opéra sans entrave.

Examen de la pièce. La surface de la tumeur est recouverte d'un liquide sébacé, d'apparence purulente dans quelques endroits. Sa surface est lobulée, et les lobules forment
des végétations qui ressemblent à des choux-fleurs. L'épaisseur des lobules varie d'un à cinq millimètres, et leur longueur de cinq à six. Ces lobules sont réunis à leur base par
groupes de quatre à cinq pour former un lobe plus consi-

dérable. La coloration de ceux qui ont encore une bonne consistance est d'un jaune rougeâtre ; elle est grise dans ceux qui commencent à se ramollir. Dans leur intérieur on reconnaît des arborisations vasculaires ; cette injection est surtout vive dans le centre de la tumeur, dont l'épaisseur totale est de 22 millimètres. Autour de cette injection vasculaire le tissu est ramolli. Pour bien étudier les diverses altérations, je fis une série de coupes verticales en commençant par les parties saines de la peau, en prenant ensuite le tissu de la circonférence, et en me rapprochant de plus en plus de son milieu. Alors il me fut facile de suivre tous les passages entre l'état sain et les altérations les mieux caractérisées.

La peau saine a un peu moins de trois millimètres d'épaisseur ; elle est d'un blanc jaunâtre. A mesure qu'on se rapproche de la tumeur, elle offre plus d'épaisseur, mais sa surface y est encore unie, seulement ses glandes sont considérablement développées. Cette hypertrophie des follicules est plus caractérisée dans les endroits où la tumeur offre déjà sa forme lobulaire, et on peut même sortir du tissu du derme ses cryptes entiers intacts. Mais leur conduit excréteur court chez les uns, en forme de spirale chez d'autres, et paraît généralement oblitéré. Quelques glandes plus composées montrent une forme de grappe. L'aspect grenu qu'offre cette tumeur sur toutes les coupes, ne provient même que de ces glandes, qui ont considérablement augmenté de volume. Les lobules eux-mêmes ne sont autre chose que des papilles hypertrophiées, et en les disséquant pour les examiner au microscope, on reconnaît que leur intérieur est composé de fibres qui se montrent sous deux formes différentes. Les unes sont des fibres cellulaires ordinaires, les autres des fibres plus larges, à contours plus marqués, des fibres élastiques. La partie externe de toutes ces papilles se compose des éléments de l'épiderme que l'on y rencontre sous toutes leurs diverses formes et phases de développement, comme cellules à noyaux, comme feuillets un peu plus étendus, et enfin comme lambeaux sans forme distincte. Ces couches épidermiques s'enfoncent dans toutes les anfractuosités de la tumeur, qui, dans les endroits ra- mollis, se montre infiltrée de pus.

Nous avons donc sous les yeux la description d'une tu- meur qui offre une hypertrophie de presque tous les élé- ments de la peau, et surtout une hypertrophie des papilles, des glandes et de l'épiderme; et c'est bien la tumeur épider- mique la plus composée que nous ayons rencontrée, quoique offrant une grande analogie avec celles du prétendu cancer de la lèvre. Dernièrement encore, nous avons eu occasion d'examiner une tumeur extirpée comme cancer ulcéré de la face, et qui siégeait près de la paupière supérieure. Le tissu d'un blanc jaunâtre qui constituait le fond de cet ul- cère était formé d'une trame fibro-aréolaire. De ces aréoles, la compression faisait sortir une matière blanche ressem- blant à du gruau cuit, et se montrant au microscope com- posée entièrement de feuillets d'épiderme bien caractérisés. On y voyait aussi des cryptes épidermiques montrant une disposition serrée et concentrique de feuillets d'épiderme, et formant comme des espèces de petites excavations.

Ici aussi on croyait avoir affaire à une tumeur cancéreuse. En général, un grand nombre des tumeurs que nous avons vu enlever comme cancéreuses dans divers hôpitaux de France, d'Allemagne et de la Suisse, n'ont été que des tumeurs de bonne nature, mais dont souvent l'examen à l'œil nu ne pouvait pas déterminer la nature.

Pour compléter les observations microscopiques sur les tumeurs épidermiques, nous allons citer les recherches microscopiques faites sur ce sujet par M. Vogel, à Gœttin- gue, et par M. Mayor, interne des hôpitaux de Paris.

Les deux observations de M. Vogel contiennent surtout la description de tumeurs verruqueuses.

La première [1] est celle d'une verrue pédiculée, qui avait

---

[1] *Op citat.*, tab. vii, fig. 9, p. 31-32.

son siége dans le creux de l'aisselle. D'abord très-petite , elle avait ensuite acquis le volume d'une grosse lentille recouverte d'épiderme; son pédicule était mince; sa surface était recouverte d'une couche d'épiderme, dont les cellules se montraient sous forme de feuillets aplatis sans noyaux; la couche plus profonde montrait des cellules épidermidales moins grandes, moins aplaties, et renfermant des noyaux. Son intérieur était composé d'un tissu fibreux, dense, dans lequel on distinguait des faisceaux ondulés et un certain nombre de noyaux cellulaires propres aux diverses périodes de formation du tissu cellulaire.

La seconde observation renferme l'anatomie des verrues ordinaires [1]. Celles dont M. Vogel donne la description avaient été enlevées aux doigts. Une coupe transversale, parallèle à la surface, y montre des tuyaux irrégulièrement groupés ensemble. Chaque tuyau est creux dans son centre, et dans cette espèce de cavité on voit dans plusieurs une goutte de sang coagulé (Pl. xi, fig. 1). Les parois des tubes sont formées de couches minces et concentriques d'apparence fibreuse (Pl. xi, fig. 2). On peut facilement séparer ces tuyaux les uns des autres. Dans les coupes verticales de ces verrues, les tuyaux sont ouverts dans le sens de leur longueur, et on voit aussi du sang coagulé dans les canaux longitudinaux. La substance entre les canaux est fibreuse. Les fibres montrent une direction transversale (Pl. xi, fig. 3). Ces dessins sont copiés de la planche citée de l'ouvrage de M. Vogel.

Les observations de M. Mayor se trouvent dans les *Bulletins de la Société anatomique* [2]. Elles ont rapport à deux cas de tumeurs que l'on avait prises pour des tumeurs cancéreuses, qui, cependant, comme on pourra se convaincre par les détails que nous allons communiquer, ne contenaient aucun élément caractéristique du cancer.

---

[1] *Op. cit.*, tab. xxv, fig. 1-3, p. 118.
[2] *Bulletins de la Société anatomique*, année 1844, p. 218-224.

Ces observations ont de l'importance, tant sous le rapport clinique que sous celui de l'anatomie pathologique. L'examen microscopique y est en même temps indiqué avec beaucoup de précision. Nous allons les rapporter en entier.

Première observation. « Fossard (François), marin en
« retraite, âgé de cinquante-huit ans, est entré le 26 fé-
« vrier 1844, dans le service de M. Bérard, à l'hôpital
« Saint-Antoine (salle Saint-François, n° 11), pour s'y faire
« opérer d'une tumeur qualifiée par les médecins de son
« pays, de *cancer des lèvres.* Cet homme a toujours joui
« d'une excellente santé ; il affirme n'avoir jamais eu la
« moindre affection vénérienne ; depuis vingt-cinq ans il
« fume le brûlot et 12 à 15 grammes de tabac par jour ; il
« porte indifféremment sa pipe d'un côté ou de l'autre de
« la bouche. Il y a un an une petite grosseur, qu'il compare
« à une verrue, s'est développée sur la lèvre inférieure du
« côté gauche ; elle était de couleur rouge noir, dure et
« indolente. Au bout de quatre mois la tumeur avait acquis
« le volume d'une noisette ; un chirurgien qu'il consulta,
« fit sur la tumeur quatorze applications caustiques qui
« n'entravèrent point le développement de la maladie. Il
« vint alors à Paris ; le diagnostic cité plus haut fut con-
« firmé, et l'ablation de la tumeur regardée comme néces-
« saire. Un érysipèle qui survint retarda l'opération, qui
« fut pratiquée le 12 avril 1844. A cette époque la tumeur
« occupait la lèvre supérieure dans l'étendue de trois centi-
« mètres, et l'inférieure dans celle d'un centimètre ; autour
« d'elle existait une induration diffuse qui était la suite de
« l'érysipèle, et qui n'avait pas encore disparu. La tumeur
« elle-même avait la dureté des tumeurs squirrheuses, était
« très-légèrement bosselée, donnait à la joue une épaisseur
« double de son épaisseur normale, et paraissait avoir en-
« vahi tous les tissus depuis la peau jusqu'à la muqueuse
« inclusivement. La peau était un peu rouge, violacée, mais
« sans aucune ulcération.

« L'opération, qu'il est inutile de décrire, porta sur les

« tissus encore indurés par suite de l'érysipèle. La réunion,
« par première intention, fut tentée, mais ne réussit point.
« Alors on laissa la cicatrice des deux lèvres de la plaie se
« faire isolément ; elle fut longue à se faire ; pendant ce temps
« l'induration ambiante persistait, prenait même de l'accrois-
« sement ; de petits abcès développés sous l'épiderme ou dans
« les couches les plus superficielles se formèrent et s'ouvrirent
« derrière l'angle de la mâchoire, où s'étendait l'indura-
« tion. Des injections d'orge miellée vineuse et des cata-
« plasmes de farine de lin ont été employés jusqu'à ce jour.

  « Aujourd'hui, 28 mai, la plaie, suite de l'opération, est
« complétement cicatrisée, sauf un point où existe une pe-
« tite ouverture fistuleuse ; l'induration s'étend assez loin
« tout autour de la plaie ; sous la mâchoire et derrière l'an-
« gle maxillaire, existe une plaque de peau épaissie, indurée
« et percée çà et là de petits ulcères anfractueux d'où s'é-
« chappe un liquide sanieux, purulent, mêlé de petits gru-
« meaux blancs, abondant, par la petite fistule dont j'ai
« parlé. Un liquide semblable s'écoule surtout quand on
« presse sur une petite bosselure dure qui existe au-dessous.
« Les lèvres ne peuvent se rapprocher complétement au
« niveau de la cicatrice.

  « L'état général du malade, quoique ne présentant rien
« de la cachexie cancéreuse, n'est pas très-satisfaisant ; le
« malade s'ennuie ; il a maigri et pâli ; néanmoins les deux
« portions qu'il mange chaque jour sont bien digérées, et
« son sommeil est paisible ; il n'éprouve pas de douleurs, à
« moins qu'on ne presse sur la peau malade.

  « La tumeur enlevée me fut remise par M. Boucher, notre
« collègue, de qui je tiens les détails de cette observation ;
« je l'ai présentée dans le temps à la Société anatomique.
« Sa coupe avait de l'analogie avec la coupe de l'encépha-
« loïde, et on peut, pour la décrire, distinguer, comme on le
« fait pour l'encéphaloïde, un tissu et une matière contenue
« dans les mailles de ce tissu ; le tissu était fibro-celluleux,
« blanc, plus ou moins injecté. La matière était plus

« blanche, plus opaque, moins humide que la matière en-
« céphaloïde; elle était accumulée dans certains points par
« de petites masses arrondies du volume d'une noisette ; là,
« elle avait alors tout à fait l'aspect de la matière caséeuse
« contenue dans les kystes sébacés, et cette analogie n'était
« point trompeuse comme on le verra. Elle était granuleuse,
« se délayait dans l'eau sans s'y dissoudre. Placée en masse
« dans l'eau, elle gonflait, blanchissait et se désagrégeait ;
« dans l'acide acétique étendu, elle gonflait, se désagré-
« geait aussi et acquérait une certaine transparence. Cette
« matière, placée au foyer du microscope, ne s'est montrée
« composée que de cellules épidermiques, réunies proba-
« blement par un peu de matière grasse. Ces cellules étaient
« reconnaissables à tous leurs caractères. Elles étaient
« aplaties, polygonales et plus ou moins irrégulières, les
« unes se rapprochant de la forme circulaire, les autres
« allongées et fusiformes; leurs dimensions, qui variaient
« en raison du degré de leur évolution, atteignaient jusqu'à
« $0^{mm},04$ et $0^{mm},06$ (1/25 à 1/16 de millimètre) dans leur
« plus grand diamètre. Elles étaient la plupart pourvues
« d'un noyau très-marqué devenant plus net sous l'influence
« de l'acide acétique, ayant de $0^{mm},005$ à $0^{mm},007$. Le
« noyau avait un ou plusieurs petits nucléoles; d'autres
« nucléoles étaient çà et là dans les cellules. Un certain
« nombre de cellules n'avait plus de noyaux. Aucun élé-
« ment anatomique, microscopique, normal ou patholo-
« gique ne présente ces caractères. Les globules cancéreux
« qui s'en rapprochent le plus sont sphéroïdes ou un peu
« aplatis, oblongs, très-pâles, et ont de 1/80 à 1/55 de milli-
« mètre, et sont pourvus de un, deux ou trois nucléoles
« généralement excentriques. Lorsque ces globules s'enve-
« loppent d'une seconde cellule, ils sont encore sphériques
« et ont au plus 1/40 de millimètres. (V. Lebert, *Bulletin*
« *de la Société anatomique,* mai 1843.)

« Sans prolonger plus longtemps cette comparaison, je
« dirai que l'épiderme sain qui recouvrait la même tumeur,

« légèrement macéré pour faciliter la désagrégation de ses
« cellules, et placé au foyer du microscope, montrait l'i-
« dentité parfaite des deux substances. Dans aucun point
« de la tumeur je n'ai pu trouver de globules cancéreux.

« J'ajouterai que les petites masses d'épiderme ne m'ont
« point paru enveloppées d'un kyste particulier ; mais seu-
« lement déposées dans les aréoles du tissu cellulo-fibreux
« épaissi. Quant-au liquide sanieux, purulent et granuléux
« que j'ai dit s'écouler des ulcères de Fossard, il se com-
« pose de globules de pus, de sang et de lamelles épider-
« miques qui flottent dans le sérum ; ces dernières consti-
« tuent par leur agglomération les petits grumeaux blancs
« dont j'ai parlé. »

Deuxième observation. « Le 8 mai 1844, entre à l'hôpital
« de la Pitié (salle Saint-Antoine, n° 15), dans le service de
« M. Lisfranc, le nommé Compigny Alphonse, âgé de qua-
« rante-deux ans. Cet homme, fort bien musclé, a toujours
« joui d'une fort bonne santé, n'a jamais eu d'écoulements
« ni de chancres. Depuis douze ans il a l'habitude de fumer
« le brûlot, il ne prise point et n'est pas plus sujet qu'un
« autre aux coryzas. Il y a deux mois, un petit bouton,
« que le malade a sans cesse excité, s'est développé sur
« l'aile gauche du nez. Actuellement, une tumeur dure, de
« la grosseur d'une petite noix, occupe toute l'épaisseur de
« l'aile. Sa surface est granuleuse et de couleur rouge
« brun ; la muqueuse paraît saine, mais le bord inférieur
« de la narine affectée présente une petite ulcération dont
« les bords sont un peu décollés, le fond anfractueux d'où
« s'écoule un peu de sanie purulente. M. Lisfranc décide
« qu'il faut opérer ; il le fait le 18 mai, et note sur la pan-
« carte du malade : extirpation d'un cancer du nez ; la
« tumeur qui paraissait profonde était superficielle. La
« plaie fut cautérisée le lendemain de l'opération. Le 23 ,
« une escarre couvrait la plaie, et tout allait bien. Mais
« bientôt les bords de la plaie se sont tuméfiés, et peu à peu
« une tumeur semblable à la première s'est reformée. Au-

« jourd'hui, un mois après l'opération, une tumeur arrondie,
« plus volumineuse que la première, existe à sa place. Elle
« est rouge, granuleuse, et sécrète çà et là un pus à petits
« grumeaux blancs tout semblable à celui que sécrètent les
« ulcères de Fossard.

« La petite tumeur enlevée chez cet homme me fut re-
« mise par M. Duchosat, interne du service auquel je dois
« l'observation, et le résultat de mon opération fut de me
« convaincre de l'identité parfaite de cette tumeur avec la
« première que j'ai décrite. Sa ressemblance avec de l'en-
« céphaloïde m'a paru beaucoup moins marquée, ce qui tient
« peut-être à ce que j'étais prévenu. Je ne répéterai pas la des-
« cription que j'ai déjà faite, je noterai seulement quelques
« points. Dans aucune partie de la tumeur, les petits amas
« d'épiderme ne dépassaient le volume d'une tête d'épingle ;
« mais dans d'autres on voyait la matière comme infiltrée
« dans une trame, ce qui donnait plus de solidité à la tumeur.

« Dans certains points se trouvaient accumulées des cel-
« lules parfaites ; dans d'autres des noyaux primitifs qui
« offrent, je dois le dire, quelque ressemblance avec les
« globules cancéreux, puisqu'ils sont formés d'une cellule
« contenant un, deux ou trois nucléoles ; mais ils sont beau-
« coup plus variables dans leur volume, légèrement colorés.
« De plus, on les voit s'entourer de la cellule secondaire
« qui, d'abord, retraçant les contours du noyau, s'en va
« s'agrandissant et s'aplatissant à mesure que le noyau dis-
« paraît ; et ainsi l'on trouve à côté les uns des autres tous
« les degrés d'évolution de la cellule épithéliale. J'ajou-
« terai ici que l'alcool, qui altère et déforme complétement
« les globules cancéreux, laisse intacts les noyaux et les
« cellules d'épithélium. Ainsi, des noyaux primitifs, des
« cellules à noyaux ou des lamelles, tous les termes du dé-
« veloppement des cellules épidermiques, remplissant la
« trame cellulo-fibreuse du derme, formant par places de
« petits amas isolés plus ou moins considérables : telle était
« la composition de cette tumeur comme de la précédente.

« De la description des deux tumeurs dont je viens de
« rapporter l'histoire détaillée, il me paraît ressortir d'une
« manière évidente, qu'on ne peut, sans vouloir faire une
« confusion fâcheuse, leur appliquer le nom de cancer. Au
« point de vue anatomo-pathologique, il faut les séparer
« des tumeurs dans lesquelles le microscope fait reconnaître
« une tout autre composition. Rien de plus dissemblable,
« en effet, que les globules des diverses formes du cancer et
« les lamelles épidermiques. »

Ce malade a bien guéri plus tard, d'après les renseignements qui m'ont été donnés.

Nous citerons enfin ici une troisième observation non
moins importante, tirée encore du travail de M. Mayor, et
qui a rapport à une tumeur cornée composée également
d'épiderme.

« Depuis la présentation de la note précédente à la So-
« ciété, j'ai eu occasion d'étudier une troisième tumeur de
« même nature, que je dois encore à l'obligeance de mon
« ami M. Duchosat, et qui aussi a été enlevée à titre de
« cancer par M. Lisfranc. Cette tumeur, qui siégeait à la
« partie postérieure et inférieure de l'avant-bras chez un
« homme de cinquante-six ans, était développée dans l'épais-
« seur même de la peau, sans adhérence avec les parties pro-
« fondes ; elle avait le volume d'une petite noix ; sa base
« formait un bourrelet un peu rouge, sensible ; son sommet
« était comme tronqué, dur, corné, insensible, et le malade
« le coupait tous les huit jours comme l'on fait pour un
« cor. Elle était souvent le siége de douleurs lancinantes,
« comparées par le malade à des coups de canif, et avait
« débuté, il y a treize mois, sous la forme d'une verrue. A
« la coupe, elle avait le même aspect que celle de Compi-
« gny ; mais vers la surface, l'épiderme seul devenait plus
« abondant, et plus loin, constituait seul la tumeur ; de blanc
« opaque et mou qu'il était dans le centre de la tumeur, il
« était devenu jaune, sec et formait là une excroissance cornée
« qui s'exfoliait d'elle-même lorsque le malade ne la coupait

« pas. On le voit, cette tumeur montre l'identité probable des
« productions cornées avec les tumeurs que portaient Fossard
« et Compigny; seulement, chez le premier la matière épider-
« mique ne s'était pas fait jour à l'extérieur, et chez le second,
« la communication avec le dehors n'avait eu lieu qu'à la fa-
« veur d'un travail inflammatoire, qui, en amenant une sé-
« crétion constamment humide, empêchait sa dessiccation.

« Résumant maintenant les faits que j'ai exposés, je dirai
« que l'épiderme sécrété en quantité anormale peut deve-
« nir l'origine de tumeurs diverses.

« Dans les unes, l'épiderme hypersécrété est enveloppé
« d'une poche membraneuse distincte, et ces tumeurs ren-
« trent dans la classe des kystes. Dans les autres, l'épiderme
« semble renfermé dans les mailles du derme. Dans ce cas,
« tantôt un travail inflammatoire met en communication le
« foyer épidermique avec l'extérieur : de là des ulcéra-
« tions sécrétant un liquide sanieux, purulent, au milieu
« duquel on peut reconnaître l'épiderme sous forme de
« petits grumeaux blancs; tantôt, aucun travail inflamma-
« toire ne se montre, et l'épiderme, chassé des mailles du
« derme qu'il a dispersées pour ainsi dire, arrive au contact
« atmosphérique, s'y dessèche et donne lieu à une excrois-
« sance cornée; tantôt enfin, l'accumulation d'épithélium
« reste soustraite à la vue, et donne lieu à des tumeurs dont
« les caractères extérieurs et même les symptômes peuvent
« être ceux des tumeurs cancéreuses. »

Au moment où nous finissons la rédaction de cet ouvrage,
on nous communique un Mémoire fort intéressant de M. Ec-
ker d'Heidelberg, Mémoire publié dans la *Médicinische
Vierteljahrsschrift de Roser et Wunderlich*, 3 t., *Heft.*
p. 380-84.

Ce travail, déjà publié l'année dernière, a pour but de
démontrer qu'un certain nombre de tumeurs réputées cancéreuses de la lèvre ne sont constituées que par une hypertrophie des éléments normaux du tissu de la lèvre.

Nous regrettons bien vivement de ne pouvoir reproduire

ces observations sur lesquelles nous tenons cependant beaucoup à attirer l'attention des chirurgiens.

Nous ajouterons, à la suite des tumeurs que nous venons
de décrire, une observation qui ne pourrait mieux trouver
sa place qu'ici; c'est l'hypertrophie du derme dans une
certaine étendue, affection que l'on a décrite depuis longtemps sous le nom d'*éléphantiasis des Arabes*, nom qu'on
devrait remplacer par celui d'*hypertrophie du derme*, ou
celui de *pachydermie*, proposé par Fuchs. D'après les recherches des auteurs qui s'en sont spécialement occupés,
le tissu du derme, le tissu cellulaire sous-cutané, le corps
papillaire, en un mot la plupart des éléments de la peau et
des tissus sous-jacents peuvent devenir le siége d'une augmentation notable de nutrition, quoique rarement tous au
même degré. Dans quelques cas, les muscles s'atrophient
ou subissent une dégénérescence graisseuse; parfois même
les os se ramollissent ou deviennent encore le siége d'une
hypertrophie.

Avant de poursuivre nos remarques générales sur ce sujet,
nous citerons les détails de l'examen microscopique d'une
pièce de ce genre que nous avons recueillie, il y a quelques
mois, dans notre pratique.

C'était une jeune fille de Pully, canton de Vaud en Suisse,
âgée de dix-huit ans, qui est entrée au mois de juillet dernier à notre hôpital de Lavey. Elle avait bonne mine et
paraissait être d'une forte constitution. Cependant, d'après
les renseignements qu'elle m'a donnés elle-même sur la santé
de sa famille, les maladies scrofuleuses paraissent y être héréditaires. Elle a perdu une sœur d'une affection de l'épine
dorsale, probablement d'une carie vertébrale; un de ses
frères est mort jeune, après avoir eu successivement une
carie de plusieurs os des membres. La jeune personne elle-
même a été bien portante jusque vers le milieu de décembre dernier. Elle n'a eu ses époques que depuis le mois d'octobre 1843; elle a toujours été bien réglée depuis lors.

Vers le milieu de décembre, elle dit qu'elle s'est planté

une épine dans un des doigts de la main droite, et que c'est à la suite de ce petit accident que son doigt a commencé à enfler. Cependant, après l'avoir interrogée avec soin, je me suis convaincu que je ne pouvais attribuer que peu de valeur aux renseignements qu'elle me donnait. Elle dit qu'elle n'a pas senti entrer cette épine, mais que, cependant, voyant au bout de quelque temps un point noir sur le trajet de la première phalange du doigt médius, elle a voulu la faire ôter avec une épingle; elle prétend qu'alors on est allé trop profondément et qu'on a piqué les nerfs (tendons).

Quoi qu'il en soit, le doigt a rapidement augmenté de volume, au point d'écarter les deux doigts voisins. Peu de jours après, les autres doigts et bientôt toute la main étaient tuméfiés. Il s'est formé un abcès au dos de la main, que l'on a ouvert. Il n'en est sorti que peu de pus et la main n'a pas désenflé. Le mal, après avoir oscillé pendant quelque temps entre l'augmentation et la diminution de l'enflure, a commencé depuis le mois de mars à faire des progrès rapides. La compression fit momentanément diminuer l'enflure, mais dès qu'on la cessait la main enflait de nouveau. Les douleurs ont été presque continuelles et quelquefois assez vives.

Huit jours avant son arrivée à Lavey, on lui a pratiqué deux longues incisions le long du dos de la main qui n'ont amené aucun soulagement. A son entrée à l'hôpital, elle était dans l'état suivant :

La santé générale est satisfaisante; le bras et l'avant-bras sont sains jusqu'à deux pouces au-dessus de la jointure du poignet; de là, jusqu'à l'extrémité des doigts, existe une enflure générale très-considérable, assez molle et élastique. Le jeu de la jointure du poignet est conservé, quoique moins étendu qu'à l'état normal. La main est quatre fois plus épaisse et presque deux fois plus large que celle de l'autre côté. L'enflure paraît beaucoup plus dure dans la paume qu'au dos de la main. Les phalanges supérieures de tous les doigts sont gonflées, mais particulièrement celles du médius;

ce doigt offre à sa partie supérieure plus de quatre centimètres de largeur. La jointure métacarpo - phalangienne est ankylosée d'une manière à peu près complète. Les autres jointures phalangiennes et métacarpo-phalangiennes sont encore un peu mobiles, mais très-gênées dans leurs mouvements. La malade ne peut imprimer que peu de mouvements au pouce et à l'index. Les trois autres doigts sont immobiles. Les douleurs continuent à être vives, et elle éprouve souvent des picotements dans la main et dans l'avant-bras. L'amputation dut être pratiquée.

Après avoir disséqué soigneusement la main, nous avons pu nous convaincre que le siége principal du mal était dans l'épaisseur du derme et que nous avions affaire à une hypertrophie cutanée, à une espèce d'éléphantiasis qui avait suivi une marche rapide. C'est surtout dans la paume de la main que la peau est la plus épaissie, et le derme y offre quinze millimètres d'épaisseur. Le tissu cutané malade est le siége d'une infiltration séreuse abondante. Le tissu du derme lui-même est d'un blanc lactescent, fibreux, élastique, se montrant au microscope composé de faisceaux et de fibres cellulaires entre lesquelles sont déposés de très-nombreux granules, beaucoup d'éléments graisseux et des éléments fibro-plastiques abondants. Les noyaux fibro-plastiques y sont assez petits, ayant de $0^{mm},005$ à $0^{mm},0075$; quelques-uns sont elliptiques et ont alors jusqu'à $0^{mm},01$ de longueur, et on voit toutes les formes intermédiaires entre les cellules et les fibres. Dans quelques parties de ce tissu blanc se trouvent des aréoles remplies d'une substance plus transparente, presque gélatineuse, qui ne diffère du tissu principal que par une moins grande densité; et au microscope on y voit des fibres fines, peu serrées, et renfermant dans leurs interstices des globules graisseux et fibro-plastiques, et de plus une substance inter-cellulaire, transparente, sans structure particulière. Les fibres primitives de ce tissu ont à peine $0^{mm},001$ de millimètres. Les faisceaux ont jusqu'à $0^{mm},025$. Les globules fibroplastiques complets ont jusqu'à $0^{mm},0125$. Cependant, il

n'en existe que fort peu de bien développés, et en général,
on n'y rencontre que leurs noyaux ronds ou elliptiques.
L'épiderme et les papilles de la peau n'étaient point altérés.

Cette absence de développement papillaire se retrouve
dans un cas d'éléphantiasis du bras, décrit par Hanke [1];
mais, dans ce cas, les muscles étaient malades, les os ramollis, et la peau hypertrophiée était le siége d'ulcères et de
fistules.

Fuchs [2], dans son ouvrage sur les maladies de la peau,
cite quatre cas dans lesquels le liquide renfermé dans le
derme hypertrophié ressemblait à du lait. Dans une de ses
observations, le mal avait son siége dans la cuisse ; dans les
trois autres, au scrotum. Un de ces quatre cas provient de
la clinique de Schœnlein, alors à Zurich, dans laquelle je me
rappelle fort bien avoir observé ce malade pendant plusieurs
mois de l'été et de l'automne de 1833. C'était un jeune homme
qui avait une hypertrophie du derme du scrotum, sur laquelle
se formaient de temps en temps des vésicules qui suintaient
un liquide qui offrait toutes les apparences du lait. Je
regrette de ne pas avoir avec moi, en ce moment, mes notes
sur ce cas et la thèse sur ce sujet publiée à cette époque, à
Zurich, par M. Koller. Je me rappelle que Schœnlein me
montra ce liquide au microscope, et je crois qu'il renfermait des globules semblables à ceux du lait. Cependant
je n'en ai pas un souvenir assez net pour oser l'affirmer.
Mais un autre fait qui a été publié, dont, du reste, je ne
veux point assumer la responsabilité, c'est que M. Lœwig,
chimiste distingué à Zurich, a obtenu de ce liquide du
beurre, du caséum et du sucre de lait.

Dans une thèse intéressante sur l'éléphantiasis, M. Sinz [3]

---

[1] De nonnullis Elephantiasis exemplis. Diss. inaug. Halae, 1837.
[2] Fuchs, Ueber die krankhaften Veraenderungen der Haut und
ihrer Anhaenge. Gœttingen, 1840, p. 707.
[3] Sinz, De Elephantiasi Arabum. Tiguri, 1842, p. 24.

donne le résumé suivant de deux cas qu'il a observés à Zurich, et dont il a examiné les pièces au microscope : *Jam ubi eventus anatomicæ examinationis horum duorum casuum, qui tam diversi inter sese esse videntur, comparantur, tamen constans phænomenon apparet;* 1° *defectus omnium partium, in quibus alioquin materiæ dyscrasicæ deponi solent;* 2° *mutatio solarum earum partium quæ extra vaginas musculorum sitæ sunt : hæc mutatio præcipue quidem hypertrophia unius vel alterius partis cutis cernitur, sed omnes variis in casibus aggredi potest. Ita in priori nostro casu ex parte hypertrophiam epidermidis, hypertrophiam papillarum cutisque at inopiam adipis : altero autem in casu per partes epidermidis hypertrophiam, singularem quandam folliculorum pilorum metamorphosin ingentem adipis evolutionem et substantiæ pecularis densæ, fibrosæ generationem invenimus. Pili et glandulæ sudoriparæ in utroque casu in partibus morbo laborantibus deerant. Musculi utrinque atrophici erant, sed eorum substantia immutata et ossium et cartilaginis status erat normalis.*

Après les détails que nous venons de donner sur les tumeurs épidermiques et cutanées, et sur quelques autres altérations qui ont leur siége dans les éléments de la peau, nous arrivons à un genre de tumeurs sur la nature desquelles les opinions les plus diverses ont été émises par les pathologistes. Comme c'est presque toujours le cas en médecine, le grand nombre d'opinions différentes était en rapport direct avec la pénurie d'observations exactes. Nous voulons parler des tumeurs dites enkystées. Nous ne traiterons dans ce paragraphe que de celles que nous regardons comme provenant d'un développement insolite des cryptes de la peau avec divers produits de sécrétion dans leur intérieur.

§ II. Des tumeurs enkystées d'origine crypteuse.

Ce genre de tumeurs enkystées a été regardé par beaucoup de chirurgiens, comme le produit d'une formation

tout à fait nouvelle. Cependant déjà A. Cooper émit l'o-
pinion qu'elles pouvaient résulter d'une hypertrophie des
follicules de la peau, avec occlusion de leur orifice. On les
a généralement classées d'après leur contenu; c'est ainsi
qu'on les a appelées *hygrômes*, lorsque leur contenu était
plus ou moins liquide; *athérômes*, lorsqu'il était grumeleux, semblable à du gruau cuit; *mélicéris*, lorsqu'il avait la
consistance du miel. A ces trois classes, Abernethy ajouta
les *tumeurs cornées*, ayant observé que ce qu'on a décrit
comme cornes de la peau provenait souvent dans le principe d'une tumeur enkystée. D'autres auteurs enfin, et
entre autres Langenbeck, ont établi encore une cinquième
espèce dont le contenu ressemblait au lard fondu, et que
cet auteur désigne sous le nom de *tumor steatomatodes
saccatus*.

Nous devons, avant tout, nous élever contre la manière
de voir, tout à fait contraire à la saine physiologie, d'envisager les tumeurs enkystées comme une classe particulière
de tumeurs. Toutes les tumeurs peuvent être enkystées. On
a prétendu que les tumeurs enkystées, proprement dites, se
distinguaient des autres tumeurs accidentellement enkystées,
en ce que ces dernières montraient de nombreuses adhérences entre le contenu et le kyste. Cependant, les tumeurs fibrineuses, suites de certains épanchements sanguins, peuvent
tout aussi bien être énucléées, sans montrer de traces d'adhérence organique avec leur enveloppe, que les tumeurs
athéromateuses ou mélicériques. D'un autre côté, la classification de ces tumeurs, d'après leur ressemblance avec de
l'eau, du miel, du lard ou du gruau, se ressent par trop
de l'enfance de la science.

Nous ne traiterons pas dans ce paragraphe de toutes les
tumeurs enkystées; nous parlerons seulement de celles que
nous regardons comme le développement des glandes sébacées ou autres, que l'on rencontre dans le tissu du derme;
nous analyserons ensuite, dans le paragraphe suivant,
celles qui sont la conséquence d'une condensation cellu-

laire sous forme de kyste séreux, et dont les parois, après avoir acquis un certain volume, peuvent devenir le siége de diverses transformations.

Il n'y a rien de plus variable que le volume de ces engorgements crypteux; quelquefois pas plus gros qu'un petit pois, ils ont d'autres fois un décimètre de diamètre et même davantage; en moyenne, leur volume varie entre celui d'une noisette et celui d'une noix. Nous savons, par l'anatomie générale, que ces petites glandes sont formées par une couche épithéliale interne, par une membrane moyenne qui n'offre point de structure distincte, et par une couche externe de fibres cellulaires, ainsi que de vaisseaux qui fournissent, par transsudation, les éléments de sécrétion de ces glandes. En comparant les dessins microscopiques de cryptes, entre autres un de M. Valentin, dans le *Dictionnaire de Physiologie*[1], on trouve une singulière ressemblance entre les follicules et les tumeurs que nous analysons dans ce moment, et on peut se convaincre de leur analogie de structure. Ces tumeurs se développent quelquefois en assez grand nombre et peuvent même être héréditaires, ce dont nous citerons plus bas un exemple. Mais Rust va évidemment trop loin en les regardant, dans un bon nombre de cas, comme une maladie constitutionnelle.

En général, ces tumeurs constituent un mal peu grave, et ne s'enflamment guère sans cause irritante externe. J'ai cependant observé, dans le courant de l'été dernier, un cas de ce genre. C'était chez un de mes amis, qui portait depuis longtemps une tumeur enkystée au-dessus du téton gauche. Ayant fait un voyage de montagnes pendant plusieurs jours, pendant lesquels il portait un sac dont les courroies frottaient sur la tumeur, celle-ci s'enflamma, et il s'y forma un abcès que j'ouvris. Après avoir vidé le pus, je

---

[1] Rud. Wagner, *Handwoerterbuch der Physiologie*. Braunschweig, 1842, 6º liv., pl. v, fig. 74 *a*.

fis sortir, par compression, la masse grumeleuse contenue
dans le kyste, et je fis ensuite l'extraction d'une partie de
ses parois au moyen de pinces. Pendant plusieurs jours encore, pendant lesquels la suppuration fut entretenue au
moyen d'une mèche, il sortit de la plaie des grumeaux et des
débris de membranes, qui montrèrent, comme principal
élément microscopique, des cellules épidermiques, ayant
une disposition pavimenteuse surtout dans les pellicules
qui provenaient des parois du kyste. Après que tout le
contenu du kyste fut sorti, l'ouverture se ferma et, dès
lors, la tumeur n'a point récidivé.

Si nous jetons à présent un coup d'œil sur les éléments
que le microscope fait découvrir dans ces tumeurs, nous
trouvons qu'ils ne varient que dans la quantité de leur mélange, mais que leur qualité et leur nature est presque
constamment la même. Ils sont d'autant plus blancs et grumeleux qu'il y a davantage d'épiderme, tandis que le contenu jaune et cireux est formé, par prépondérance, d'une
espèce de graisse cérumateuse ; une masse feuilletée et nacrée que l'on y rencontre quelquefois, montre, comme principal élément, des cristaux de cholestérine. Il est rare que
le contenu soit tout à fait séreux. Cependant, M. Bérard[1]
a extirpé une tumeur enkystée de la joue qui était toute
remplie d'un liquide séreux. Mais ces cas sont infiniment
rares, et ordinairement on y reconnaît les éléments suivants :

1° Le plus constant et le plus abondant est l'épiderme,
que l'on y rencontre sous toutes ses formes différentes ; sous
celle de jeunes cellules assez petites ; sous celle de globules plus développés ; sous celle, enfin, de feuillets et de
lamelles desséchées. Disposés par grumeaux dans l'intérieur des tumeurs, ces globules forment de véritables couches épithéliales superposées les unes aux autres, et concentriques à la circonférence et dans la paroi d'enveloppe.

2° On y rencontre souvent des grumeaux finement gra-

[1] *Archives générales de médecine*, avril 1857.

nuleux, ayant tous les caractères des matières grasses, cireuses et sébacées, et se dissolvant en partie dans de l'éther. Cette substance constitue, après l'épiderme, la plus grande masse de ces tumeurs. -

3° Les cristaux de cholestérine y sont aussi très-abondants, et se trouvent au milieu des éléments décrits, et même entre les feuillets des parois. En fait de cristaux, M. Pappenheim y a signalé l'existence de ceux du phosphate calcaire.

4° La graisse s'y trouve quelquefois renfermée dans des vésicules et entourée de matière cireuse, ce qui produit un aspect tout particulier lorsqu'on examine cette matière au microscope.

5° La substance cornée qui s'amasse quelquefois dans ces tumeurs, et qui peut même traverser l'enveloppe au point de former des excroissances cornées à la peau, ne doit son origine qu'à des amas d'épiderme. On comprendra facilement qu'on s'expose à des récidives, lorsqu'en les opérant on n'extrait pas en même temps le kyste dans lequel la substance cornée a été primitivement sécrétée.

6° Ces petites tumeurs folliculeuses sont quelquefois traversées par des fibres, dans les mailles desquelles on rencontre des grumeaux fibrineux, et il est probable que dans un certain nombre de cas les tumeurs enkystées doivent leur origine à un épanchement fibrineux.

7° L'enveloppe des tumeurs enkystées est tantôt constituée par une condensation membraneuse de cellules, tantôt par une membrane composée de faisceaux et de fibres cellulaires, et renfermant des vaisseaux sanguins ; du reste, bien souvent on rencontre ces deux espèces d'enveloppe ensemble. Les loupes renferment quelquefois des matières pierreuses qui ne sont autre chose qu'une plus forte agglomération des matières minérales et cristallines qu'elles contiennent ordinairement.

Si le siége de ces tumeurs est en général le tissu du derme ou le tissu cellulaire, nous trouvons pourtant des tumeurs

analogues sur les membranes muqueuses ; et les petites tumeurs molles, remplies d'un liquide gluant et muqueux
que l'on rencontre dans les lèvres, sous la langue, sur le
col utérin et dans le vagin, ne sont souvent autre chose que
des follicules muqueux hypertrophiés avec occlusion de leur
orifice.

Comme les résultats de nos recherches sur ce genre de
tumeurs sont en désaccord avec ceux de la plupart des chirurgiens, nous croyons de toute nécessité de les corroborer
par quelques-unes de nos observations microscopiques, en y
ajoutant le résumé des observations analogues que nous
avons rencontrées dans les divers auteurs qui ont examiné
ces tumeurs au microscope. Nous sommes du reste bien
aise de trouver ces derniers en général d'accord avec nos
recherches, et d'y trouver des preuves à l'appui de notre
manière d'envisager la nature et l'origine de ces tumeurs
enkystées.

1° Tumeur enkystée du cou.

Un homme de trente-cinq ans vint à l'Hôtel-Dieu pour
se faire opérer par M. Roux d'une tumeur enkystée ayant
son siége dans la région parotidienne droite. La tumeur
était ovoïde, ayant à peu près le volume d'un œuf de pigeon ; elle fut extraite avec facilité, mais elle éclata pendant l'opération. Elle était remplie d'une substance peu
liquide, de consistance presque cérumateuse, blanche, tirant
légèrement sur le jaune, ayant à peu près la consistance de
savon à demi dissous. Cette substance était composée de
beaucoup de matière grasse contenue en grande partie dans
de larges feuillets de $0^{mm},03$ à $0^{mm}05$, qui offraient tous les caractères des feuillets d'épiderme et renfermaient des noyaux
de $0^{mm},0075$ à $0^{mm},0125$ (Pl. xi, fig. 4). Un certain nombre de ces feuillets, cependant, ne contenait point de matière grasse. Ils formaient par places de larges expansions
membraneuses. Nous avons ici une nouvelle preuve du fait
que les cellules peuvent se remplir de graisse et devenir

ainsi presque méconnaissables. La substance de la tumeur renfermait de plus beaucoup de grumeaux granuleux sébacés et de très-nombreux cristaux de cholestérine (Pl. xi, fig. 5 et 6). L'enveloppe de la tumeur est formée extérieurement par une couche dense de tissu fibro-cellulaire, vasculaire, et montrant des faisceaux très-réguliers. La couche interne est tapissée par une agglutination dense et membraneuse d'épiderme.

2° *Tumeur enkystée sébacée de la tête.*

M. A... de Gryon, canton de Vaud, âgé de trente-cinq ans, jouissant d'une bonne santé, portait depuis assez longtemps une loupe à la tête. Cette affection est héréditaire dans sa famille; j'ai extirpé six de ces tumeurs à sa mère qui les portait à la tête et derrière les oreilles, grosseurs dont le volume variait entre celui d'une fève et celui d'une petite pomme.

La tumeur extirpée à M. A... avait son siége sur l'os pariétal gauche. Elle avait deux centimètres de longueur sur autant de largeur et douze millimètres d'épaisseur, offrant la forme d'une petite châtaigne, ronde à sa partie supérieure, aplatie à sa base. La couleur de la surface est d'un blanc jaunâtre uniforme.

Sur une coupe fraîche on distingue une membrane d'enveloppe de deux à trois millimètres d'épaisseur, et un contenu de la consistance de l'axonge figée. Une teinte jaune ocracée y alterne avec un jaune pâle. Toute cette substance offre la consistance et l'aspect des matières sébacées. Au microscope on la trouve composée: 1° de cristaux de cholestérine faciles à reconnaître par leurs groupes de feuillets rhomboïdaux; 2° de beaucoup de grumeaux minéraux durs, mais amorphes; 3° de beaucoup de granules graisseux; 4° de feuillets nombreux à contours tout à fait irréguliers, n'étant probablement autre chose que des feuillets épidermiques très-altérés (Pl. xi, fig. 7). La partie interne de la membrane d'enveloppe est composée de ces mêmes feuillets superposés les uns aux autres d'une manière imbriquée ; et montrant par places des lignes concentriques irrégulièrement rondes qui ressemblent aux coupes de très-petits follicules. Si ces feuillets ne sont plus bien caractérisés, on rencontre cependant, en examinant divers endroits de la membrane d'enveloppe, des places dans lesquelles on reconnaît un épithélium pavimenteux beaucoup plus régulier, entre les feuillets duquel se trouvent également des cristaux de cholestérine, et quelques fibres cellulaires. Ces dernières constituent en majeure partie la membrane fibro-cellulaire extérieure d'enveloppe.

3° *Tumeur enkystée de la paupière.*

Cette tumeur, extirpée par M. Lisfranc, avait son siége à la paupière inférieure gauche. Son enveloppe était formée d'un kyste rougeâtre assez épais, de nature cellulo-vasculaire. Le contenu était d'un blanc jaunâtre ayant la consistance de la graisse figée.

Sous le microscope cette matière offre un aspect fort remarquable. On reconnaît de grandes aréoles transparentes au milieu d'un tissu grenu et opaque, le tout ressemblant à certains tissus cellulaires végétaux. Ces aréoles ne sont pas autre chose que des vésicules graisseuses entourées d'une masse granuleuse sébacée traversée par des fibres cellulaires. Ces grandes vésicules ont de $0^{mm},025$ à $0^{mm},035$. La substance granuleuse intermédiaire varie de largeur entre $0^{mm},015$ et $0^{mm},0225$ et forme des réseaux au milieu desquels on reconnaît entre les granules des fibres cellulaires très-ténues (Pl. xi, fig. 8).

4° *Tumeur enkystée au front.*

Une tumeur mélicérique siégeant au front, opérée par M. Velpeau, contenait dans son intérieur une substance blanchâtre, de consistance butyreuse. Au microscope, elle se montra composée de cellules probablement de nature graisseuse de $0^{mm},02$ à $0^{mm},04$, dont l'ensemble offrait un fort bel aspect d'expansion cellulaire, ressemblant beaucoup au tissu cellulaire végétal (Pl. xi, fig. 9).

5° *Tumeur enkystée du vagin.*

Cette tumeur, de sept centimètres de longueur sur deux à cinq de largeur, formée par un kyste, n'offrait d'autre particularité que la couleur jaune verdâtre de son contenu, dont l'aspect ressemblait tout à fait à celui des matières fécales. Au microscope j'y trouvai des granules, des globules agminés, quelques feuillets d'épithélium et des éléments de pus concret décomposé.

6° *Tumeur crypteuse se trouvant dans un sac herniaire.*

Une femme de quarante ans portait depuis longtemps à l'aine droite une tumeur d'un décimètre de longueur sur quatre à cinq centimètres d'épaisseur, qui, du reste, ne la faisait pas souffrir, et n'offrait pas les signes d'une hernie. Tout à coup les symptômes d'une hernie étranglée s'y manifestèrent. Elle fut transportée à l'hôpital de la Charité, où M. Velpeau l'opéra à peu près quatre jours après que les premiers symptômes d'étranglement étaient survenus. Il rencontra d'abord une masse graisseuse noire, ensuite au-dessous de celle-ci le sac herniaire; après l'avoir ouvert, il y trouva une anse d'intestin du volume d'un marron. Il fut frappé d'y rencontrer un petit corps libre qui avait tout à fait l'aspect d'un petit pois. Aussi M. Velpeau crut au premier moment qu'il avait affaire à une gangrène intestinale avec perforation. Bientôt cependant il put se convaincre que l'intestin était en assez bon état. Il continua donc le débridement, fit la réduction et excisa la graisse. Ce pois, qu'il eut la bonté de me donner à examiner, m'a montré tous les caractères d'un follicule sébacé fortement hypertrophié et rempli de masses sébacées et fibrineuses.

Il offre une forme parfaitement sphérique, et a sept millimètres de diamètre. Il est entouré d'une membrane d'un blanc jaunâtre, lisse, et montre sur un de ses côtés une

espèce de hylus de quatre millimètres de longueur, à bords
un peu renversés. La tumeur est remplie dans son intérieur
d'une masse grumeleuse jaunâtre, ayant la consistance de
la cire et des matières sébacées qui remplissent les follicules
hypertrophiés de la peau.

Examinée avec de forts grossissements microscopiques,
elle offre, outre les éléments gras et amorphes, une trame
irrégulièrement fibreuse, finement grenue, ayant plusieurs
des caractères des productions fibrineuses, et l'on voit des
stries s'entre-croisant dans tous les sens, sans qu'on puisse
les rapporter à une forme distincte. Lorsqu'on traite cette
matière avec de l'éther pur, on voit une bonne partie des
matières grasses se dissoudre, et alors la masse fibrineuse
prédomine. L'enveloppe de cette tumeur est composée d'un
tissu fibreux et granuleux, et offre un certain nombre de
couches fibreuses superposées les unes aux autres. Ces éléments ont surtout une texture plus dense dans la partie ouverte, qui ressemble à un hylus.

En résumé, la tumeur est formée par un follicule de
structure fibreuse, renfermant un mélange de substances
sébacées et de quelques éléments fibrineux, et rappelle invo-
lontairement l'aspect des follicules sébacés hypertrophiés.
Les masses fibrineuses peuvent tenir ou à des cloisons rudi-
mentaires ou à des épanchements fibrineux. Le hylus rappelle la forme très-amplifiée de l'ouverture d'un follicule.

Si nous jetons maintenant un coup d'œil sur les observations microscopiques sur ces tumeurs crypteuses, que nous
trouvons chez divers auteurs, nous en rencontrons d'abord
plusieurs dans l'ouvrage de Gluge [1].

1° Dans une tumeur enkystée mélicérique, la masse interne, molle, de la consistance et de la couleur du miel
était composée de très-petites vésicules graisseuses, entou-

---

[1] Gluge, *Anatomisch-physiologische Untersuchungen zur Pathologie*, t. I, Minden, 1838; t. II, Jena, 1841 (Voy. t. I, p. 134, et t. II,
p. 137 et 190).

rées d'une masse granuleuse, jaune, qui ne fut altérée ni par l'acide acétique ni par l'acide nitrique, tandis que l'éther sulfurique la dissolvait (t. I, p. 134).

2° Les follicules pilifères hypertrophiés qui constituent des tumeurs enkystées, surtout fréquentes aux paupières, se trouvent composés, d'après le même auteur, de cellules rondes ou hexagonales (épiderme), de masses granuleuses et de cristaux.

3° Deux kystes situés sur les parois de la poitrine étaient composés d'une membrane d'enveloppe épithéliale formée par des feuillets placés à côté les uns des autres, de façon à former une membrane continue. La substance interne renfermait beaucoup de feuillets semblables, et de plus des kystes et des granules graisseux, ainsi que des feuillets rectangulaires (t. II, p. 137).

4° M. Gluge a extirpé une petite tumeur enkystée du volume d'une noisette, siégeant derrière l'oreille. La membrane d'enveloppe était composée de cellules juxtaposées. Le contenu, qui ressemblait à du gruau cuit, était formé de feuillets cristalloïdes et de feuillets ronds ou anguleux, homogènes ou finement ponctués; il y existait de plus une grande quantité d'éléments graisseux. Ces matières étaient entourées d'une enveloppe de tissu cellulaire.

L'ouvrage de Vogel [1] renferme également sur ce sujet des observations bien intéressantes. Nous allons en donner un extrait.

1° Une tumeur enkystée siégeant derrière l'oreille gauche, fut extirpée par M. Breschet, en été de 1839. Le contenu d'un blanc jaunâtre offrait une réaction acide. Au microscope, il montrait des cellules pâles, assez volumineuses, dont la plupart renfermaient un noyau. L'acide acétique et l'éther ne les altéraient point. La potasse caustique les rendait d'abord plus pâles, et les dissolvait ensuite.

[1] Vogel, *Icones histologiæ pathologicæ*, tab. ix, fig. 1-8, et tab. xxiv, fig 12-13, p. 43-45, et p. 116-17.

Ces feuillets formaient à peu près les deux tiers de la tumeur.
On y trouvait, de plus, des cristaux de cholestérine dissol-
vables par l'éther, formant le quart de la masse entière.
Par-ci par-là, on y reconnaissait de très-jeunes cellules
épidermidales ressemblant un peu aux globules du pus. La
membrane d'enveloppe était composée de cellules et de feuillets cristalloïdes, montrant à la surface interne une couche
d'épithélium pavimenteux. Extérieurement elle était recouverte d'une couche de tissu cellulaire.

2° Une tumeur enkystée du volume d'une noisette siégeant au front, extirpée par M. Breschet, était remplie
d'une substance onctueuse formée d'une matière amorphe ou
finement granuleuse, et de cristaux de cholestérine. L'enveloppe du kyste montrait une couche cellulaire, recouverte en
dedans d'une membrane épithéliale.

3° Une tumeur enkystée du volume d'un œuf de poule
siégeant au-devant de l'œil droit, extirpée par M. le professeur Wilhelm de Munich, était composée d'une enveloppe
fibro-cellulaire recouverte intérieurement d'épithélium et
d'une masse granuleuse blanchâtre, dans laquelle le microscope montrait des cellules ovales, incolores, des cristaux
de cholestérine, et une masse amorphe et granuleuse. L'analyse chimique montra les éléments suivants :

		sur 1,000 parties.
Eau (avec traces d'acide butyrique)....................		751
Graisse (cholestérine et graisse butyrique à parties à peu près		
égales)...		38
Extrait alcoolique avec acide lactique..................		92
Extrait aqueux.....................................		27
Substance cellulaire sèche (peut-être avec trace d'albumine).		92
Sels fixes		traces
Somme...............		1,000

4° Une autre tumeur enkystée du volume d'une noisette,
extirpée par M. le professeur Wilhelm, à une jeune fille qui
la portait au bord orbital externe était formée d'un kyste
cellulaire et épithélial et était recouverte de poils; il s'en

trouvait même aussi dans l'intérieur, il y avait beaucoup
de vésicules graisseuses, et de plus des cristaux de cholestérine et une masse graisseuse finement granuleuse.

5° Cette observation diffère des précédentes, et montre
quelque analogie de structure avec les tumeurs fibro-plastiques.

Il y est question d'une tumeur située dans le tissu cellulaire sous-cutané près du sternum, et qui fut extirpée à une
dame. Le volume de la grosseur était celui d'une cerise. Son
enveloppe était fibreuse, montrant par places une couche
épithéliale. Le contenu était mou et athéromateux, de consistance pulpeuse, de couleur blanche jaunâtre. Au microscope on n'y découvrait d'autres éléments que des cellules
fusiformes pointues aux deux bouts, renfermant un noyau
et des nucléoles, et se dissolvant en partie dans l'acide acétique. Nulle part on n'y trouvait des feuillets ni d'épiderme,
ni de cholestérine.

Nous trouvons dans le répertoire de Valentin [1] la description d'une tumeur mélicérique volumineuse située près de
l'épaule et extirpée à une femme de cinquante-huit ans. Le
contenu ressemblait à du gruau cuit et était essentiellement
composé de feuillets épidermiques desséchés, de quelques
cellules épidermiques plus récentes et de gouttelettes
d'élaine. L'analyse chimique y montrait la composition suivante :

	100 parties du résidu sec.	de la masse mélicérique fraîche
Cholestérine	3,12	0,352
Élaine avec de l'oléate de soude	28,50	8,216
Stéarine	1,36	0,222
Albumine liquide et potasse	9,17	1,035
Chlorure de sodium	1,96	0,221
Chaux	1,88	13,93 / 0,212 / 1,527
Magnésie	0,92	0,104
Albumine concrète	52,49	5,923
Eau	0,0	88,715
	100	100

[1] Valentin, *Repertorium*, t. III, 1838, p. 307-309.

M. Pappenheim [1] a décrit une tumeur enkystée de l'o-
reille moyenne composée d'épiderme, de corium, recouverte de poils et de matières sébacées. Le contenu blanchâtre, farineux, légèrement nacré, était composé de cristaux
de cholestérine, de globules graisseux, de vésicules épithéliales, de cristaux de phosphate calcaire, de fibres, et d'une
masse finement granuleuse. Le même auteur décrit, dans
son ouvrage sur l'œil [2] des tumeurs enkystées de la tête dans
lesquelles il a trouvé des éléments analogues à ceux que
nous venons de mentionner.

Nous trouvons enfin dans le Mémoire déjà cité de
M. Mayor [3] le passage suivant, qui prouve que ses résultats
aussi sont tout à fait conformes aux nôtres. « Deux kystes
« sébacés ou tannes que j'ai examinés, n'étaient pas com-
« posés autrement que ces tumeurs ; car des cellules épider-
« miques, réunies par un peu de matière grasse formaient
« la masse caséeuse qui fut extraite de ces poches. Cette déli-
« mitation par un kyste était, au fond, la seule différence
« entre les tumeurs et les tannes. Or, rien de plus innocent
« que l'extirpation d'un kyste sébacé. »

§ III. Des tumeurs enkystées cellulaires.

Nous venons de passer en revue les tumeurs enkystées
qui avaient pour origine un développement anormal d'une
crypte de la peau ou d'une membrane muqueuse. Il existe
un autre genre de tumeurs enkystées très-variables dans leur
forme, qui ont pour principale cause le développement de
tissu cellulaire qui, se condensant sous forme de kyste d'enveloppe, renferme un liquide plus ou moins séreux, quelquefois gluant et d'une consistance assez épaisse. Ces kystes sont
surtout fréquents près des membranes séreuses, et près des

---

[1] Pappenheim, *Caspers Wochenscrift*, p. 216-17.
[2] *Gew\eblehre des Auges*, p. 35.
[3] *Bulletins de la Société anatomique*, 1844, p. 224.

parties glandulaires. C'est ainsi qu'on les rencontre dans les ventricules cérébraux, dans les reins, dans les ovaires, dans la glande mammaire, etc. On a, du reste, compris dans cette classe les tumeurs les plus diverses. Cependant, en jetant un coup d'œil sur les tumeurs décrites comme enkystées, simples ou composées, il est facile de donner à chacune la place qu'elle doit occuper dans le cadre nosologique. En analysant avec soin les faits que nous avons eu occasion d'observer, nous avons pu suivre tous les passages entre une vésicule séreuse presque miliaire, et des kystes énormes multiloculaires, à parois épaisses, charnues, ou d'apparence osseuse; passages importants à signaler, parce qu'en montrant les liens physiologiques qui les unissent entre eux, on se rend aisément compte de leur mode de formation.

Ces kystes peuvent être simples et n'exister qu'isolément, ou se rencontrer en assez grand nombre chez le même individu. Ils sont quelquefois multiples, montrant des kystes secondaires sur les parois d'un kyste principal, ou multiloculaires offrant un certain nombre d'intersections dans les parois du kyste principal.

La forme la plus simple de ces tumeurs est donc constituée par une condensation de fibres cellulaires sous forme d'un kyste qui renferme un liquide transparent. Ces fibres très-fines peuvent exister en plus grande quantité, et former une membrane d'enveloppe dense, peu transparente, et constituer même un certain nombre de couches fibro-cellulaires dont la séparation cependant n'est qu'artificielle. Lorsque ces kystes séreux acquièrent un certain degré de développement, il n'est pas rare de voir des arborisations vasculaires à leur surface; quelquefois on rencontre à leur face interne une espèce de couche épithéliale.

Les parois de ces kystes peuvent subir diverses transformations : 1° leur tissu peut se condenser et acquérir une consistance telle qu'il ressemble tout à fait au tissu fibreux accidentel.

2° Lorsque cette hypertrophie fibreuse des parois continue à augmenter, l'aspect du tissu devient blanc, lactescent et très-dur, et peut acquérir l'apparence d'une transformation cartilagineuse. Cependant, comme nous avons déjà eu occasion de le faire remarquer plusieurs fois, le microscope n'y montre pas les vrais éléments du cartilage.

3° Des sels minéraux se déposent entre les éléments fibreux et forment quelquefois des plaques assez larges et ossiformes ; ces plaques ne sont cependant pas constituées par du véritable tissu osseux, quoiqu'elles puissent cependant en offrir l'apparence par leur disposition aréolaire, et par une certaine régularité dans le groupement de leurs éléments. Nous en citerons plus bas un exemple. Ce genre de transformation se montre assez souvent dans les kystes ovariens, ainsi que dans ceux de la glande thyroïde.

4° Les parois de ces kystes peuvent subir une transformation charnue, qui, lorsqu'elle se rencontre sur des kystes volumineux et multiloculaires, est propre à induire en erreur sur la véritable nature de la tumeur. Nous avons vu un cas de ce genre être pris pour une tumeur cancéreuse. La substance d'un jaune rougeâtre, molle et vasculaire que l'on rencontre en cas pareil, ne renferme pas d'autres éléments que ceux que nous désignons sous le nom de fibro-plastiques. C'est pour ce genre de tumeurs que le nom de cystosarcôme n'est pas mal choisi.

Quant au contenu des tumeurs enkystées d'origine fibro-cellulaire, on y rencontre tantôt un liquide transparent et presque homogène, ressemblant à de l'eau ordinaire, tantôt un liquide plus gluant, tirant sur le jaune, renfermant des granules et des globules granuleux qui ont jusqu'à $0^{mm},02$, et dans l'intérieur desquels nous avons rencontré une fois des granules pigmentaires noirs. Le liquide peut être épais au point de ressembler à de la gélatine ; dans ces cas, il faut être sur ses gardes, et ne pas prendre pour des kystes les aréoles des tumeurs fibreuses remplies de gélatine. Quelquefois, enfin, on y rencontre des grumeaux irréguliers qui feraient presque supposer que ces kystes doivent leur origine à des épanchements fibrineux. Nous reviendrons, du reste, sur ce fait à l'occasion des tumeurs fibrineuses.

Quant à l'origine de ces kystes, nous avons vu que, dans un certain nombre de cas, on peut l'attribuer à du tissu cellulaire condensé; mais, dans quelques organes, ils paraissent provenir de l'hypertrophie et de la condensation membraneuse de diverses parties physiologiques. C'est ainsi, par exemple, que nous supposons que les kystes de la glande thyroïde se forment par la condensation des aréoles polyédriques; celles-ci, en se fermant de tous côtés, finissent par constituer un corps sphérique dont l'intérieur peut devenir un organe de nouvelle sécrétion, ou le siége d'épanchements sanguins et fibrineux, et dont les parois peuvent devenir fibreuses, fibro-chondroïdes, et fibro-ossoïdes. Quant aux kystes de l'ovaire, nous ne pouvons pas nous empêcher de supposer qu'ils se forment par l'hypertrophie et l'altération des vésicules de Graaf, qui existent en plus grande quantité dans l'ovaire de la femme et des mammifères qu'on ne le supposerait lorsqu'on ne les a pas examinés au microscope. La disposition anatomique de ces vésicules rendrait en même temps assez bien compte de leur multiplicité et de leur forme multiloculaire, dans le cas où le développement simultané de plusieurs kystes finit par établir une certaine confluence analogue à celle que des vésicules pulmonaires dilatées éprouvent dans l'emphysème pulmonaire, dans lequel, comme on sait, elles finissent souvent par former des cavernes aériennes à éperons multiples.

Les kystes que nous venons de décrire peuvent quelquefois persister pendant assez longtemps sans devenir très-volumineux et sans entraîner d'accidents graves. Il n'est pas rare, par exemple, de rencontrer dans les reins et dans les ovaires de femmes très-âgées un ou plusieurs kystes, quelquefois même volumineux, dont aucun signe morbide n'aurait fait soupçonner l'existence pendant la vie. D'un autre côté, les kystes ovariens constituent souvent des maladies fort graves qui entraînent la mort. Cependant ces-

kystes volumineux peuvent diminuer après la ponction
plusieurs fois répétée. Nous avons vu, dans un cas, un kyste
très-volumineux se rompre et occasionner une péritonite
grave ; la maladie cependant fut suivie d'une guérison
complète.

Après ces remarques générales nous rapporterons quelques-unes de nos observations, et nous donnerons ensuite
l'extrait de l'excellent travail de Muller sur les cystoïdes
et sur les cystosarcomes.

1° *Granulations séreuses dans les ventricules du cerveau.*

Une femme, âgée de quarante ans, était entrée à l'hôpital de la Pitié pour une affection cérébrale avec contracture
du muscle sterno-mastoïdien et perte de la parole. Elle ne
pouvait rendre compte de son état, et elle succomba au bout
de trois jours.

A l'autopsie, faite à peu près vingt-trois heures après la
mort, le cerveau offre une consistance plus forte qu'à l'état
normal, et nous trouvons un épaississement considérable
de l'arachnoïde fortement adhérente à la pie-mère dans plusieurs endroits. Les ventricules latéraux sont élargis et renferment beaucoup de sérosité. A la surface interne des ventricules latéraux et du quatrième ventricule, se voient des
granulations particulières, qui ont leur siége dans la membrane séreuse. Elles ont un à deux millimètres de largeur,
sont d'une transparence parfaite, et par places groupées
ensemble, comme les vésicules de la miliaire et de l'herpès.
En détachant des surfaces cérébrales une portion de la pie-
mère, on enlève un certain nombre de ces vésicules intactes. Leur centre est un peu moins transparent et un peu
plus opalescent que la circonférence. La substance de ces
petits kystes séreux est composée de fibres irrégulières,
s'entre-croisant dans tous les sens, renfermant des granules
dans leurs interstices, mais aucun élément globulaire. Le
contenu n'est que du sérum pur sans globules. Dans quelques places, la surface montre l'apparence de réseaux très-

fins, sur la nature desquels je ne puis arriver à avoir d'opinion arrêtée.

Nous avons rencontré quelquefois des granulations semblables dans le cerveau des enfants; mais nous regrettons bien vivement de ne pas avoir noté chaque fois les détails anatomiques et les circonstances dans lesquelles nous les avons trouvées. Quoiqu'elles aient toujours fixé notre attention, nous préférons cependant ne rien en dire de plus ici, puisque nous ne pourrions le faire que d'après de simples souvenirs.

2° *Kystes séreux dans la pie-mère.*

Un enfant de deux ans et demi, qui, du reste, pendant la vie, n'avait point présenté de symptômes cérébraux, succomba à une tuberculisation générale. A l'autopsie nous trouvons la pie-mère infiltrée de beaucoup de sérosité, une injection des méninges plus vive qu'à l'état normal, le cerveau d'une bonne consistance, absence de phlegmasie, de granulations et de tubercules dans les méninges, ainsi que dans la substance cérébrale. Dans chacun des ventricules latéraux se trouve un kyste séreux très-vasculaire à la surface, ayant deux centimètres de diamètre. La membrane d'enveloppe est finement fibreuse. Son contenu est composé de granules isolés ou groupés, et de globules granuleux de $0^{mm},02$, dont plusieurs contiennent des granules de pigment noir. Quelques globules ne contiennent que peu de granules, et d'autres en sont complétement remplis.

Remarquons à cette occasion que ces kystes séreux, qui n'ont rien de commun avec les hydatides d'entozoaires, sont assez fréquents dans le plexus choroïde des enfants, et qu'en général ils ne donnent pas lieu à des symptômes cérébraux.

3° *Kystes séreux dans l'ovaire.*

Le kyste en question avait son siége sur une partie malade d'un ovaire, qui avait subi une dégénérescence encéphaloïde. Le kyste lui-même avait 35 millimètres de diamètre, était sphérique, fortement enchâssé par sa base dans la substance de l'ovaire, dont il ne pouvait être séparé qu'incomplétement; il était formé par une membrane cellulaire que l'on pouvait séparer par la dissection en plusieurs lamelles. C'est une trame de fibres cellulaires assez serrées, ayant de $0^{mm},0025$ à $0^{mm},0033$ de largeur. La surface de la tumeur est couverte d'arborisations vasculaires. Sa surface interne présente comme une espèce d'épithélium, composé de cellules de $0^{mm},01$, dont un bon nombre renferme des noyaux. Le liquide contenu dans la tumeur est jaune, un peu gluant, très-pauvre en cellules, et ne fait voir que quelques corpuscules granuleux rares.

4° *Kystes nombreux de l'ovaire d'une vieille femme.*

L'ovaire droit d'une femme fort âgée, dont je vis l'autopsie à la Salpêtrière, sans avoir pu me procurer sur sa santé des renseignements, qui, du reste, n'auraient pas une bien grande valeur pour le mal en question, montrait de très-nombreux kystes séreux. L'un était assez volumineux, et avait près de deux centimètres, tandis que les autres n'avaient que cinq à huit millimètres. La substance dans laquelle ces vésicules se trouvaient était comme une membrane cellulaire et vasculaire; on aurait dit un ovaire atrophié et déplissé avec développement kysteux des follicules de Graaf.

Ces kystes étaient formés par une enveloppe fibro-cellulaire et par un liquide montrant des granules et des globules granuleux et des grumeaux ressemblant aux corps fibrineux que l'on rencontre quelquefois dans les jointures.

5° *Transformation charnue de la paroi d'un kyste abdominal.*

Une femme de quarante ans qui portait depuis longtemps une tumeur volumineuse dans l'abdomen, succomba avec tous les signes d'une péritonite intense. A l'autopsie, on trouva un énorme kyste de l'ovaire gauche rempli d'un liquide séro-purulent; il s'était enflammé, puis ulcéré, et avait versé son contenu dans la cavité abdominale, ce qui avait nécessairement entraîné la mort.

Les parois de ce kyste, dont le volume dépassait celui d'une tête de fœtus à terme, étaient irrégulières, montrant par places des saillies larges et épaisses. Dans quelques endroits elles avaient jusqu'à deux centimètres d'épaisseur, et offraient un aspect lobulé à lobes multiples et étendus, et composés d'un tissu mou d'un jaune rougeâtre. Observons en passant qu'on avait pris cet état des parois du kyste pour une dégénérescence encéphaloïde, diagnostic qui est le *Deus ex machina* des chirurgiens lorsqu'ils ne savent pas reconnaître la véritable nature d'un tissu accidentel.

Au microscope, ce tissu montre la composition suivante:

1° Des globules fibro-plastiques, ronds ou allongés, de $0^{mm},90125$ à $0^{mm},015$, contenant un noyau de $0^{mm},005$ à $0^{mm},006$ qui renferme un à deux nucléoles.

2° Des corps fusiformes qui forment l'élément le plus abondant, et dont un certain nombre montrent encore des noyaux elliptiques, tandis que d'autres offrent plutôt l'aspect de feuillets allongés et finement granuleux.

On n'y trouve point de véritables fibres; de nombreux vaisseaux traversent la paroi du kyste dans tous les sens.

Nous avons donc bien évidemment affaire ici à une inflammation chronique des parois du kyste avec organisation charnue et fibro-plastique des éléments de l'exsudation. Nous reviendrons, du reste, encore bien souvent, dans le courant de cet ouvrage, sur la nature de ce tissu méconnu dans sa nature, et bien souvent confondu avec le tissu médullaire cancéreux.

6° *Kyste de l'ovaire montrant une transformation osseuse et cartilagineuse.*

J'ai vu la pièce qui fait le sujet de cette observation dans le *Cours d'anatomie pathologique* de M. Barth; elle provenait d'une femme de quarante-six ans qui était entrée en l'automne de 1841 dans le service de M. Chomel, à l'Hôtel-Dieu, et offrait à cette époque un développement considérable du ventre, provenant d'un kyste abdominal. Cette tumeur continuant toujours à faire des progrès, nécessita la ponction, qui fit sortir à peu près deux seaux d'un liquide rougeâtre. Quatre mois après, une seconde ponction devint nécessaire. Après chaque ponction on pouvait naturellement examiner avec attention le volume et la position de la tumeur. Au mois de juin 1843, une troisième ponction devint nécessaire, et on put se convaincre que la tumeur avait diminué de moitié; cette diminution continua pendant quelques mois. Pendant la vie on put constater, au moyen de la palpation, que la tumeur était composée en partie d'un tissu ferme et résistant, et en partie de plaques ossiformes. A l'autopsie, on trouva un kyste multiloculaire renfermant un liquide albumineux, et montrant par places une surface interne lisse. Une partie de l'intérieur s'était enflammée et avait suppuré; il s'était formé une ulcération et une perforation qui avait causé la mort. L'utérus et la vessie étaient déplacés. Le péritoine montrait les signes d'une inflammation chronique. Les parois du kyste offraient, par places, un aspect charnu fibro-plastique; dans d'autres endroits, un aspect cartilagineux, et enfin, dans un endroit, une plaque osseuse assez étendue. Cette plaque a plus de sept centimètres de longueur sur cinq de largeur. Elle est lisse à sa surface, recouverte d'un feuillet finement fibreux, et a son siége entre les feuillets des parois du kyste. Sciée transversalement par le milieu de sa surface, elle montre un intérieur aréolaire ressemblant un peu au tissu spongieux des os. Mais, en soumettant des tranches minces de cette substance à l'examen microscopique, on voit qu'elle est composée d'une quantité notable de corps minéraux, sphériques de $0^{mm},03$ à $0^{mm},12$, ronds, opalescents, dégageant de l'acide carbonique lorsqu'on les traite avec l'acide chlorhydrique, et étant alors réduits à l'état de sphères

bien isolées, à couches concentriques, dont plusieurs ont
l'air de renfermer un noyau. Ces sphères ellipsoïdes forment
des agglomérations qui se touchent par quelques points de
leur circonférence, et laissent par places des intervalles
aréolaires (Pl. xi, fig. 10).

La partie de la paroi de la tumeur qui offre une apparence cartilagineuse, n'est composée que d'un tissu fibreux
très-dense, dans lequel le microscope ne fait découvrir aucun élément du véritable cartilage.

Je terminerai ces observations par celle d'une femme dont
la guérison d'un kyste ovarien constitue un des faits les
plus curieux que j'aie rencontrés jusqu'à présent dans ma
carrière médicale.

7° *Kyste ovarien guéri.*

Madame S...., âgée de quarante-six ans, d'une bonne
constitution, avait joui d'une bonne santé jusqu'en 1836.
Elle avait toujours été assez bien réglée. A cette époque,
elle remarqua qu'elle avait une tumeur dans le côté gauche
du ventre, à peu près au milieu de l'espace qui se trouve
entre le pubis et la crête illiaque ; cette tumeur avait le volume d'une petite pomme, ne donnait pas lieu à des douleurs spontanées, mais était sensible au toucher. La malade
crut plusieurs fois que cette tumeur avait disparu par suite
de purgation, ce qui tenait probablement à ce qu'étant
sujette à la constipation, elle pouvait mieux sentir la tumeur
lorsque les intestins étaient pleins, que lorsqu'ils étaient
vides. Plus tard, elle sentit la tumeur d'une manière permanente, et lorsque je vis la malade pour la première fois
dans l'été de 1837, la tumeur avait déjà près d'un décimètre de diamètre. Elle offrait au palper une consistance
élastique, et s'était rapprochée depuis le côté gauche vers le
milieu du ventre, dont les parois étaient un peu distendues.
J'avais vu madame S.... en consultation avec M. le docteur
Recordon, et nous décidâmes de lui faire prendre des dou-
ches sur l'abdomen et des pilules fondantes de calomel et

d'extrait de ciguë. Ces remèdes cependant ne produisirent aucun changement, et la malade n'éprouvant presque point de douleurs, ne fit plus aucun traitement, ce qui était le meilleur parti à prendre. Du reste, je la rencontrai souvent et je pus me convaincre que l'état général de sa santé ne s'altérait point.

Quelquefois, seulement, à la suite de fatigues ou de refroidissements, la malade éprouvait de violents maux de ventre, des douleurs dans les reins et dans la région de l'utérus; elle comparait ces douleurs à celles de l'accouchement. Son teint devenait alors jaune pendant quelques jours. Des frictions d'huile chaude, des cataplasmes, des boissons émollientes et chaudes suffirent ordinairement pour faire passer ces accès. De temps en temps, au milieu d'un état passable de santé, elle éprouvait des frissons et des accès irréguliers et très-passagers de fièvre. Elle n'a jamais perdu l'appétit.

Le volume du ventre alla toujours en augmentant. La dureté devint générale, et surtout plus sensible au toucher dans le côté gauche. Les urines renfermaient souvent un dépôt abondant qu'elle comparait à du blanc d'œuf. Je cessai alors de voir cette dame en qualité de médecin, mais, chaque fois que je la rencontrai depuis, je fus frappé de voir son ventre plus gros et développé comme celui d'une femme enceinte, car je savais qu'elle avait perdu ses règles depuis plusieurs années.

Au commencement d'avril de l'année dernière, je fus appelé à la hâte pour voir cette malade. Je trouvai ses traits fort altérés ; le ventre très-ballonné et très-sensible; le pouls petit et accéléré; les douleurs étaient continuelles et très-violentes. Après avoir bien examiné tous les symptômes, je diagnostiquai une rupture du kyste ovarien avec péritonite consécutive ; et je mis en usage un traitement antiphlogistique des plus énergiques. On avait eu la rare imprudence de ne pas me dire, par l'effet d'une fausse honte, la véritable cause de la maladie, et ce ne fut que le lendemain que je l'appris par une des parentes. Après une promenade, la malade s'était assise sur une petite pente de gazon, lorsque l'idée lui vint de se rouler en bas, ce qu'elle fit en effet. Mais, au moment où elle arriva au bas de cette pente, qui n'était ni rapide, ni élevée, elle ressentit une douleur excessivement violente, des envies de vomir, la respiration gênée, et ne put plus se relever. On fut obligé de la porter dans sa maison. Pour ne pas m'étendre sur des détails inutiles, je dirai, en résumé, que, pendant deux jours, les douleurs de ventre furent continuelles et violentes. Le volume de l'abdomen augmenta rapidement. Elle eut de fréquents vomissements ; la face grippée ; pendant vingt-quatre heures je pouvais à peine sentir et compter le pouls. Je la vis souvent pendant le jour et dans la nuit, et d'une visite à l'autre, je craignais de ne plus la retrouver vivante. Cependant, le seul traitement rationnellement indiqué, était l'emploi des antiphlogistiques. Je fis plusieurs saignées ; je fis appliquer successivement un grand nombre de sangsues en ayant soin d'entretenir l'écoulement du sang par des bains tièdes et prolongés. Des frictions mercurielles furent faites quatre à cinq fois par jour sur tout l'abdomen. Je lui donnai alternativement du calomel et de l'huile de ricin, après avoir diminué les vomissements par une potion effervescente un peu laudanisée.

Le troisième jour la malade commença à être un peu mieux. Le pouls se releva et devint moins fréquent. Le ventre diminua de volume, et conjointement avec mon collègue, M. le docteur Thomas, de Bex, que j'avais appelé en consultation, nous constatâmes une fluctuation bien évidente qui occupait toute la partie inférieure de l'abdomen à partir du nombril. Peu à peu la fluctuation diminua, et au bout de quelques semaines, pendant lesquelles la convalescence continua à marcher sans entraves, les signes de l'épanchement avaient presque disparu.

J'eus plusieurs fois occasion de revoir cette malade et je pus me convaincre du fait très-curieux, qui ne frappa pas moins la malade elle-même, que la tumeur avait complète-

ment disparu et que le ventre avait repris son volume normal. La malade a joui, du reste, après cette maladie aiguë,
d'une meilleure santé que depuis bien longtemps, et les
accès de fièvre et de coliques n'ont pas reparu.

Après ces observations sur les diverses espèces de tumeurs
enkystées, nous terminerons ce paragraphe en communiquant un extrait de la partie de l'ouvrage de M. Muller[1]
sur la structure des tumeurs, dans lequel il parle d'une
manière très-complète et très-détaillée des cystoïdes composés et du cystosarcome.

Les cystoïdes composés ont été très-bien décrits par
Hodgkin[2], et il désigne surtout sous ce nom les tumeurs
enkystées dans lesquelles de petits kystes se forment dans les
parois mêmes de kystes plus volumineux. Il distingue deux
formes. Dans la première, les kystes nouveaux se forment
dans les parois mêmes sans faire saillie dans la cavité. Dans
la seconde, au contraire, ils y font des saillies piriformes
et pédiculées. La membrane du kyste primitif est continue
avec celle des kystes secondaires dans lesquels on trouve un
liquide séreux et gluant et de nouvelles excroissances, qui
formeront plus tard des kystes tertiaires. Lorsque les kystes
secondaires se développent en grande quantité, ils font
éclater le kyste primitif. Ces kystes sont susceptibles d'inflammation et peuvent ainsi contenir du pus ; en même
temps, les grappes secondaires peuvent contracter des
adhérences intimes avec le kyste primitif. Observons, à cette
occasion, que nous avons rencontré ce mode de formation
exactement comme Hodgkin le décrit dans plusieurs cas
d'hydatides d'ecchynocoques, et même lorsqu'on n'a pas
l'habitude de trouver ces entozoaires ou isolés ou renfermés
dans de petites vésicules microscopiques, on peut bien
facilement se tromper et prendre les kystes primitifs, se-

---

[1] Muller, *Ueber den feineren Bau und die Formen der krankhaften Geschwulste*. Berlin, 1838, p. 54-60.

[2] Hodgkin, *Medico-chirurgical transactions*, t. XV, p. 2.

condaires et tertiaires, provenant d'hydatides animées, pour
des cystoïdes de nature non animale. Nous insistons d'autant plus sur ce point, que les ecchynocoques et leurs hydatides peuvent se rencontrer dans presque tous les organes
dans lesquels les cystoïdes composés ont été signalés, et que
ces petits animaux échappent facilement à l'observation.
M. Muller s'élève avec raison contre la trop grande géné-
ralisation du chirurgien anglais, qui attribue également la
formation du cancer à un développement cystoïde analogue.

La substance des parois des kystes composés est blanche
et fibreuse ; leur contenu est séreux ou plus consistant et
moins transparent. Ces caractères sont surtout propres à la
première des deux espèces.

Quant à la seconde, celle dans laquelle on observe une
formation endogène, les petites saillies des parois internes
sont souvent entièrement solides. Nous avons vu un kyste
ovarien dont la surface interne était toute couverte de
petites grappes, de petits corps fibreux arrondis, de 2 à
4 millimètres de diamètre, constituant le germe de ces
kystes secondaires. M. Muller y a trouvé des fibres et des
globules analogues à ceux des sarcomes, ce qui prouverait
que le mode de formation indiqué par Hodgkin n'est pas
général. M. Muller a surtout vu un certain nombre de préparations intéressantes de ce genre à *Guy's hospital*, à
Londres. Ces tumeurs provenaient, en général, des ovaires
ou des autres parties génitales internes.

L'auteur passe ensuite à la description des excroissances
fongueuses des parois internes des kystes. Dans une de ces
tumeurs de la glande thyroïde, il y avait beaucoup de cellules de une à deux lignes de diamètre, remplies d'une matière solide et transparente. Quant aux excroissances fongueuses des kystes, nous supposons qu'elles doivent souvent
offrir de l'analogie avec celles que nous avons décrites
dans notre cinquième observation, et que nous envisageons
comme résultant d'une inflammation chronique, avec disposition à l'organisation fibro-plastique.

Si M. Muller décrit les cystoïdes composés en partie d'après Hodgkin, il donne, par contre, la description des cysto-sarcomes en bonne partie d'après ses propres observations. Il désigne sous ce nom des tumeurs composées d'une masse solide et fibreuse plus ou moins vasculaire renfermant au milieu de leur tissu des kystes isolés. Il les croit surtout composés d'une substance albumineuse. On les rencontre principalement dans les ovaires ou dans leur voisinage, dans le testicule ou dans le sein. Il en distingue trois formes : le *cystosarcome simple*, le *cystosarcome prolifère* et le *cys-tosarcome phylloïde*. Dans la première les kystes sont formés par une membrane d'enveloppe simple. Quelques pièces décrites par A. Cooper sous le nom de tumeur hydatique du sein, sont de ce genre.

Dans la seconde forme, la masse sarcomateuse est bien la même, mais les kystes renferment dans leur intérieur des petits kystes secondaires, pédiculés et creux dans leur intérieur, renfermant quelquefois de la cholestérine.

La troisième forme, le cystosarcome phylloïde, offre une surface étendue, inégale, une substance fibro-cartilagineuse très-dure. Au milieu de cette masse se trouvent des cavités et des fissures sans membranes propres, renfermant peu de liquide. Au fond de ces cavités se trouvent des excroissances larges, verruqueuses et foliacées, ne renfermant ni kystes ni loges. Leur disposition est très-irrégulière. Une fois, l'auteur les a observées régulièrement crénelées comme une crête de coq. Tantôt ces excroissances sont plus développées et offrent la forme de choux-fleurs ; tantôt les plaques foliacées prédominent ; quelquefois les deux se rencontrent ensemble. Une tumeur de ce genre extirpée par M. Graefe et provenant du sein, se trouve dans le musée de Berlin (n° 8906). De ce genre était aussi une tumeur que nous décrirons à l'occasion des tumeurs fibreuses sous le nom de fibro-colloïde du sein.

Une tumeur de ce genre, qui se trouve dans la collection de Meckel, contenait dans un kyste une masse de cholestérine: M. Muller n'a rencontré de tumeurs pareilles que dans le sein, et là en général avec un caractère bénin, ou bien quelquefois chez de jeunes femmes, et alors elles avaient contracté des adhérences avec la peau et les muscles, tout en laissant le mamelon intact. Elles n'ont point de tendance au ramollissement; elles croissent lentement, atteignent un volume considérable et finissent par s'ulcérer. C'est alors surtout qu'elles peuvent prendre un aspect cancéreux et que l'opération peut amener une guérison parfaite. Au commencement, M. Muller lui-même croyait qu'elles étaient cancéreuses; mais à mesure qu'il a eu davantage l'occasion de les étudier, il s'est de plus en plus convaincu qu'elles étaient de bonne nature.

La plupart des tumeurs décrites comme *cancer mammæ,* hydatides, sont de ce genre, et il cite comme tel un cas décrit par Charles Bell[1]. Cependant il conserve encore des doutes, et il exprime l'opinion qu'il s'agissait peut-être dans ce cas d'un cancer alvéolaire du sein. Il classe parmi les cystosarcomes une autre observation communiquée par Travers[2] que celui-ci a décrite aussi comme cancer médullaire du sein.

Il rapporte enfin à ce genre d'altération celle que Chélius[3] décrit comme dégénérescence stéatomateuse et sarcomateuse du sein et regarde aussi comme une tumeur de bonne nature. Les tumeurs de cette espèce se caractérisent par leur volume considérable, par leur forme saillante non globuleuse, plutôt quadrangulaire, à surface inégale sans altération du mamelon. Le plus grand diamètre ne correspond pas à la base, mais se trouve dans une partie plus éloignée. Elles offrent au toucher une consistance dure par places, élastique et même fluctuante dans d'autres; elles sont mobiles dans toutes les directions, et, quoique volumi-

---

[1] *Medico-chirurgical transactions*, vol. XII, p. 1. London, 1822.
[2] *Medico-chirurgical transactions*, vol. XVI et XVII, p. 316.
[3] Chélius, *Heidelberger klinische Annalen* IV, 499-517.

neuses, elles réagissent peu sur la santé générale, et on n'y
rencontre point d'engorgement des glandes axillaires. Nous
renvoyons pour la description de ce cas au passage cité de
Chélius, et à l'ouvrage de Muller (page 68). Quant à la
curabilité de ces tumeurs par l'opération, l'auteur cite plusieurs cas de guérison, d'abord celui opéré par Chélius,
ensuite ceux décrits par A. Cooper, ainsi que deux cas conservés dans le musée de Halle, et enfin celui observé par
M. Muller. Une de ces tumeurs de Halle, envoyée par
M. de Brum, de Kœthen, et qui avait été opérée par
M. Schmœdig, de la même ville, provenait du sein d'un
homme. Il cite enfin un dernier cas opéré par M. Baschwitz
de Driesen qui avait extirpé du sein d'une femme une
tumeur très-volumineuse et ulcérée, qui fut également
guérie par l'opération. M. Muller termine ce chapitre intéressant par la remarque que quelquefois le cancer réticulaire
du sein peut contenir de la gélatine, et donner lieu ainsi à des
erreurs de diagnostic, pouvant alors être confondu avec les
tumeurs sus-décrites. Comme un des signes du diagnostic, il
indique le volume beaucoup plus considérable des tumeurs de
ce genre que celui du cancer du sein. On rencontre cependant
des exceptions à cette règle, et nous communiquerons dans
un des chapitres suivants l'observation d'un cancer encéphaloïde du sein qui avait le volume d'une tête d'enfant;
cependant c'est une exception qui n'infirme en rien le fait
signalé par Muller. Dans le cas opéré par Chélius, la tumeur s'était développée depuis dix ans; dans un autre, opéré
par Cooper, elle s'était formée depuis treize ans. Ces tumeurs
se développent en général à une autre époque de la vie que
le cancer du sein. Elles sont peu douloureuses, et ne montrent de la fluctuation que là où il se forme des kystes. Tous
ces caractères sont bien propres à établir le diagnostic dans
des cas douteux.

Nous soupçonnons fort que la plupart de ces tumeurs,
qu'on rencontre dans la mamelle, doivent tout simplement leur origine à une hypertrophie de la glande mam-

maire et au tissu cellulaire qui l'entoure, ainsi qu'aux divers liquides déposés dans les interstices de ce dernier.

Comme la glande mammaire et les parties qui l'entourent sont peut-être les parties du corps humain le plus fréquemment atteintes de tumeurs, soit de bonne, soit de mauvaise nature, nous avons suivi, malgré nous, dans nos recherches, l'exemple donné par la plupart des chirurgiens, d'étudier d'une manière toute spéciale les tumeurs du sein. Aussi, ne voulons-nous pas terminer nos observations sur les kystes, sans donner un résumé du très-bon travail que renferme, sur ce sujet, l'ouvrage de M. Bérard[1] sur le diagnostic des tumeurs du sein. Il distingue d'abord les kystes multiloculaires qui siégent ordinairement dans le tissu cellulaire qui entoure la mamelle, et rarement dans l'épaisseur de la glande. Leur contenu est séreux ou gluant, transparent ou trouble. Leurs parois peuvent devenir épaisses et offrir même une apparence cartilagineuse ou osseuse, ce dont M. Velpeau a décrit un exemple. Leur volume peut devenir considérable. La seconde forme constitue les kystes multiloculaires, comprenant deux variétés, dont l'une a été indiquée par A. Cooper, Cumin, Warren, et l'autre par M. le professeur Velpeau. La première, décrite sous le nom d'hydatides celluleuses, est constituée par une tumeur solide dans les mailles de laquelle se développent un certain nombre de poches indépendantes les unes des autres, et dont l'intérieur contient, outre le liquide, de petits corps fibrineux, quelquefois même des grappes formées par l'agglomération de ces grains, qui augmentent de volume et forment des kystes secondaires. Ces tumeurs peuvent devenir très-volumineuses. A. Cooper en a enlevé une qui pesait neuf livres, et une autre qui avait trente-cinq pouces de circonférence; et M. Warren a pratiqué la même opération pour une tumeur qui ne pesait pas moins de treize livres.

[1] Bérard, *Diagnostic différentiel des tumeurs du sein.* Paris, 1841, p. 66-84.

Cependant, ce sont des cas fort rares. Ces tumeurs peuvent s'ulcérer et ressembler beaucoup au cancer, quoique les ganglions de l'aisselle demeurent exempts de toute altération.

La seconde variété des kystes multiples diffère de la précédente, en ce que les kystes se trouvent épars dans le tissu même de la mamelle sans qu'aucune matière de nouvelle formation soit interposée entre eux. Elle a été décrite par M. Velpeau sous le nom de kystes séro-sanguins, à cause de la nature du liquide que ce professeur a rencontré dans ceux de ces kystes qu'il a eu occasion d'examiner. Ils se développent ordinairement à la suite d'une violence extérieure ou d'un trouble dans la menstruation.

M. Bérard, après avoir indiqué les principaux caractères qui, avant l'opération, peuvent faire distinguer ces tumeurs enkystées de toutes les autres productions accidentelles du sein, passe ensuite à l'exposé des tumeurs hydatides de la mamelle. Nous savons aujourd'hui qu'elles renferment toujours des ecchynocoques; ces hydatides se développent rarement dans le sein. Le kyste qui les renferme peut être situé derrière la glande mammaire ou dans son épaisseur. Elles sont formées par une poche à parois épaisses et fibreuses, entièrement adhérente aux tissus environnants. Cette poche renferme un liquide assez limpide, et un ou plusieurs acéphalocystes, ayant, du reste, en général, les caractères qu'on leur connaît, et sur lesquels nous ne nous étendrons pas davantage ici. Elles sont tantôt indolentes, tantôt douloureuses; et, contre toute prévision, elles offrent, au toucher, une dureté considérable qui, cependant, diminue à mesure que le kyste se développe; elles excitent quelquefois l'inflammation et la suppuration tout autour. M. Bérard rapporte ensuite un exemple remarquable d'une tumeur de ce genre, qui, étant un des plus curieux que nous connaissions dans la science, mérite bien que nous le citions en entier.

« Madame ***, demeurant rue Croix-Nivert, à Grenelle, « fit une chute dans laquelle le sein droit frappa sur le bord

« d'un baquet. Ce ne fut que plusieurs mois après qu'elle
« commença à éprouver dans cet organe un sentiment de
« pesanteur, bientôt accompagné de douleurs. Forcée à
« des travaux pénibles, elle continua à souffrir sans se
« plaindre, bien que le volume du sein augmentât assez
« rapidement. Elle se contenta de le soutenir. Ce ne fut
« que lorsqu'au poids, devenu énorme, se joignirent des
« douleurs de plus en plus intenses, qu'elle se décida à mon-
« trer son sein. Il y avait alors plus de huit mois que l'ac-
« cident avait eu lieu. Cet organe avait un volume double
« de celui de l'autre sein, naturellement très-développé; il
« était dur dans toute son étendue, inégal et douloureux à
« trois ou quatre pouces en arrière et au-dessus du mame-
« lon. Cette partie était rouge, luisante, comme érysi-
« pélateuse. On appliqua successivement des cataplasmes
« émollients, puis des sangsues à plusieurs reprises. Elles
« parurent diminuer le volume du sein, qui devint moins
« douloureux. Ou pratiqua des frictions avec la pommade
« mercurielle, simple d'abord, puis additionnée d'extrait
« de belladone. Le soulagement fut si marqué que la femme,
« qui se croyait en voie de guérison, continua les frictions
« sans plus faire voir son sein. Mais, trois semaines après, il
« avait repris son volume primitif. La douleur était redevenue
« insupportable; des élancements se faisaient sentir; la proé-
« minence remarquée au-dessus et en arrière du sein avait
« augmenté, elle était devenue rouge, fort douloureuse; on
« remarquait à la partie supérieure une élévation à travers
« laquelle on percevait une légère fluctuation. Aucune du-
« reté, aucune douleur dans le trajet des vaisseaux lympha-
« tiques de l'aisselle. État général bon. La femme conserve
« sa fraîcheur et son embonpoint. L'extrémité amincie de
« cette petite tumeur laisse enfin suinter un liquide clair,
« séreux, qu'une légère pression fait sortir en plus grande
« abondance.

« Ce fut à cette époque que je fus appelé pour examiner
« la malade. Je constatai la dureté extrême du sein dans

« tous ses points. Le volume était diminué depuis l'ouver-
« ture de la tumeur, mais il était encore d'un tiers plus gros
« que celui du côté opposé. Il continuait à s'écouler en abon-
« dance par l'ouverture spontanée une liqueur séreuse.
« En outre, on découvrait, à travers cette ouverture, une
« masse blanche, membraneuse, résistante, semblable à du
« blanc d'œuf coagulé, et qui paraissait vouloir s'échapper à
« travers l'ouverture spontanée. De légères tractions furent
« exercées sur cette membrane et amenèrent, au dehors,
« une espèce de sac lisse et uni sur sa face convexe,
« offrant, au contraire, sur la face interne des lamelles de
« plus en plus molles et transparentes modérément unies à
« la poche principale. L'épaisseur de cette membrane pou-
« vait être de 4 à 5 millimètres; sa dureté était beaucoup
« plus prononcée à mesure qu'on approchait de sa face
« externe; nous ne remarquâmes pas d'autres tumeurs
« globuleuses, qui auraient pu être renfermées dans la
« poche principale. Néanmoins, je ne conservai aucun
« doute sur la nature hydatique de la tumeur.
    « Une fois cette poche diminuée, il resta dans le sein une
« vaste caverne dont les parois étaient formées par une
« membrane très-lisse à sa face interne, qui avait été en
« contact avec la face externe de l'hydatide, mais qui était
« en dehors intimement adhérente aux tissus ambiants; son
« épaisseur était à peu près égale à celle de la poche hyda-
« tique, sa structure fibro-cartilagineuse, et sa résistance
« telle que les parois de la poche demeuraient écartées mal-
« gré une pression modérée exercée sur le sein. Il nous
« sembla qu'il convenait d'enlever cette membrane. La dis-
« section en fut faite avec soin, de telle sorte qu'il n'en res-
« tât aucune partie.
    « La cicatrisation fut retardée au bout de douze ou quinze
« jours par un écart de régime auquel on remédia par
« l'administration de deux vomitifs. La plaie reprit bientôt
« un aspect favorable, et le vingt-cinquième jour, la cica-
« trisation était achevée. »

§ IV. Des tumeurs fibrineuses.

Nous arrivons ici à un des sujets le moins généralement connus de la pathologie chirurgicale, et quoique M. Velpeau ait attiré l'attention des chirurgiens sur ce sujet il y a plus de douze ans, et que sa brillante exposition des divers phénomènes sur la contusion [1] ait même très-nettement désigné l'épanchement sanguin comme point de départ de diverses altérations dont la pathogénie avait été jusque-là fort obscure, nous avons cependant à regretter de ne pas avoir vu entrer dans la science, ces faits et les conclusions qui en résultent, comme doctrines généralement applicables à tous les produits des épanchements sanguins. Avant de communiquer le résultat de nos propres recherches, et quelques-unes des observations que nous avons eu occasion de faire sur les tumeurs fibrineuses, nous allons donner un court résumé des diverses formes d'épanchements fibrineux indiqués par M. Velpeau dans le travail cité. Il indique comme d'origine fibrineuse : *a*, la transformation séreuse, qui consiste en ce que la fibrine disparaît en bonne partie, et qu'il ne reste de l'épanchement sanguin que de la sérosité dans laquelle se trouvent quelques grumeaux ; *b*, des collections fluctuantes, offrant l'apparence d'abcès, ne sont remplies que de sang coagulé ; *c*, les loupes au-devant de la rotule, et en général tous les kystes à couches stratifiées ; *d*, des corps fibrineux des cavités synoviales doivent leur origine aux épanchements sanguins. M. Velpeau explique très-bien leur surface lisse par le frottement des surfaces articulaires ; *e*, les petits corps cartilagineux libres dans les articulations ont une origine analogue. Ici cependant, nous nous permettons un doute. Nous comprenons bien que des corps fibrineux à structure irrégulièrement fibreuse peuvent avoir cette

---

[1] Velpeau, *De la contusion dans tous les organes*, thèse de concours.

origine, mais dans les petits corps-cartilagineux libres,
nous avons reconnu la structure du véritable cartilage, et
par conséquent ils ne peuvent pas être le produit de la transformation de ces grumeaux sanguins.

L'auteur décrit ensuite comme d'origine fibrineuse : *f*, des
corps libres dans les cavités séreuses ; *g*, certaines concrétions de la tunique vaginale qui sont souvent les restes d'hé-
matocèles ; *h*, quelques tumeurs de la matrice, des masses
fibrineuses, des produits enkystés, ne doivent leur origine
qu'à des épanchements sanguins ; *i*, M. Velpeau a reconnu
que les prétendus squirrhes du placenta ne sont autre chose
que les restes de caillots ; *k*, il y a enfin certaines tumeurs
de prostate qui ne reconnaissent point d'autre cause.

On verra combien ces remarques du célèbre professeur
de chirurgie sont justes et bien fondées, et combien nous
avons pu les confirmer, en majeure partie, par nos observations. Nous espérons cependant rapporter quelques faits
nouveaux pour l'étude des tumeurs fibrineuses.

Il faut distinguer avant tout deux genres de tumeurs
fibrineuses : celles qui sont le résultat d'un épanchement
sanguin, interstitiel, et celles qui sont versées sur une surface libre et surtout dans une cavité close.

Nous avons vu dans nos remarques générales sur l'inflammation que l'hémorrhagie capillaire était une conséquence
fréquente de l'hyperémie phlegmasique. Nous croyons cependant que ce genre d'hémorrhagie est bien rarement le
point de départ des tumeurs fibrineuses. Nous savons d'un
autre côté aujourd'hui, tant par les études chimiques sur le
sang que par la juste appréciation de tous les divers phénomènes de l'apoplexie, que celle-ci est bien loin de reconnaître l'inflammation pour dernière cause.

L'apoplexie est certainement le point de départ d'un bon
nombre d'épanchements fibrineux, et c'est à cette cause que
nous attribuons ceux que nous avons fréquemment rencontrés dans les poumons, dans la rate et dans les enveloppes
du cerveau. C'est à cette cause qu'on a attribué, ces der-

nières années, les épanchements fibrineux si fréquents dans les cancers. L'apoplexie méningienne avec les divers phénomènes de transformation fibrineuse, et leur apparence souvent pseudo-membraneuse, est de tous les épanchements fibrineux celui qui a été le mieux étudié dans ces derniers temps par MM. Rilliet et Barthez et par M. Boudet.

D'un autre côté les causes externes, telles que les contusions, la rupture de vaisseaux par suite d'une fracture, etc., donnent souvent lieu aux épanchements sanguins.

Il n'est pas difficile de reconnaître comme produit hémorrhagique, une tumeur ou une infiltration interstitielle de nature sanguine et fibrineuse, lorsqu'elle est encore noire ou d'un rouge brun, et lorsqu'on y reconnaît encore des couches d'un jaune grisâtre qui constituent l'aspect normal de la fibrine coagulée, ou enfin lorsque l'épanchement offre l'aspect de la gelée de groseille. Mais il faut avoir suivi tous les passages entre ces épanchements sanguins bien caractérisés et d'autres formes bien moins faciles à déterminer, telles que des masses d'un blanc jaunâtre d'apparence fibreuse, ou des kystes remplis d'une masse sarcomateuse, etc., pour bien saisir la véritable nature des tumeurs fibrineuses.

Les masses fibrineuses que l'on rencontre dans les poumons, dans la rate et dans les tumeurs cancéreuses, ont quelquefois complétement perdu leur couleur sanguine, et l'on n'y voit qu'une masse plus ou moins circonscrite, jaune ou blanchâtre, irrégulièrement fibro-fasciculaire ou même grenue, ou enfin granuleuse. Souvent cette matière offre un aspect parfaitement homogène, et il n'est pas rare de la trouver enkystée. D'autres fois ces petites tumeurs peuvent avoir conservé un peu plus de rougeur, et l'apparence souvent trompeuse d'une certaine régularité de structure peut les faire prendre pour des tumeurs érectiles. On voit quelquefois des tumeurs d'un blanc jaunâtre, élastiques, à surface irrégulière, et dans lesquelles le microscope ne fait découvrir quelles éléments de la fibrine, être expulsées de la matrice; et ces prétendus polypes ne sont autre chose que des restes de caillots. Un moyen de bien étudier la régularité des formes que peuvent affecter les coagulations fibrineuses, c'est d'examiner attentivement les couches concentriques qui tapissent la paroi interne d'anévrismes volumineux.

Les épanchements sanguins qui s'entourent d'un kyste simple ou multiple, peuvent subir les transformations les plus diverses et être pris alors pour des tumeurs d'une nature tout à fait différente de celle à laquelle ils doivent leur origine. Nous attirons l'attention des praticiens surtout sur deux formes de ce genre de tumeurs.

La première comprend les cas dans lesquels un épanchement fibrineux solidement enkysté est resté pendant longtemps dans l'organisme vivant. Les parties liquides et dissolubles peuvent alors, en majeure partie, être dissoutes, tandis que les parties minérales et les sels restent et peuvent se grouper d'une manière assez régulière pour en imposer au point d'être prises pour des tumeurs osseuses, pour des exostoses; ce qui, en cas pareil, aide à établir le diagnostic, c'est l'absence de tissu fibreux, de tissu fibro-plastique, de tissu cartilagineux, de véritable tissu osseux, l'absence des éléments du pus, du cancer ou du tubercule, en un mot, l'absence de tout produit organisé. D'un autre côté, on n'y découvre que des masses dures ou molles, amorphes, que le microscope peut facilement faire distinguer des productions fibreuses ou osseuses auxquelles elles ressemblent.

La seconde forme, non moins importante, comprend les tumeurs enkystées à kystes multiples que nous avons trouvées une fois dans le sein, et qui montrent dans les parois du kyste une structure fibro-vasculaire régulière, et dans leur intérieur un tissu ferme, assez homogène et rougeâtre, et que pourtant l'examen attentif ne montre composé que des éléments du sang. Ces tumeurs, déjà décrites par A. Cooper, ont été quelquefois prises pour des tumeurs cancéreuses. Nous rapporterons plus bas un exemple de ce genre.

Nous passons ici sous silence les tumeurs sanguines du crâne des enfants nouveau-nés qui ont été décrites par les chirurgiens et les accoucheurs, et entre autres par M. Velpeau, qui a fort bien reconnu leur nature.

Si nos remarques sur les tumeurs fibrineuses sont incomplètes, c'est que nous tenons à ne pas trop nous écarter de notre sujet, parce que nous avons affaire ici à une espèce d'altération dont l'étude ne regarde plus spécialement la pathologie des tumeurs, car les tumeurs fibrineuses ne sont qu'une des terminaisons des épanchements sanguins, dont l'étude rentre plutôt dans celle des phénomènes de la contusion et de l'hémorrhagie ; sujet entièrement étranger à celui de notre travail actuel.

Nous finirons ces remarques par la communication de quelques-unes de nos observations sur les tumeurs fibrineuses.

1° *Tumeur fibrineuse de la rate.*

Nous avons plusieurs fois rencontré des tumeurs fibrineuses dans la rate, tant chez des enfants que chez des adultes. Le cas dont nous parlons ici se rapporte à un homme de cinquante-cinq ans dont nous avons pris l'observation à l'hôpital de la Pitié, dans le service de M. Gendrin, qui, pendant la vie, avait diagnostiqué un rétrécissement de l'orifice auriculo-ventriculaire gauche avec induration et occlusion peu considérable des valvules aortiques, hypertrophie avec dilatation du ventricule gauche, œdème, bronchorrhée et engorgement du foie consécutif. A l'autopsie nous avons trouvé le cœur augmenté du tiers de son volume, surtout dans sa partie gauche, offrant un aspect qui se rapprochait de la forme sphérique, montrant à la surface des taches blanchâtres qu'on pouvait enlever sous forme de membranes. L'aorte était un peu élargie à sa base, et présentait en dehors cet aspect raboteux qui est l'indice des plaques indurées dans son intérieur. Le ventricule droit était dilaté sans hypertrophie. Le ventricule gauche offrait un épaississement considérable de sa paroi, montrant un tissu ferme et consistant; sa cavité était peu agrandie. Les valvules mitrales étaient saines, sauf quelques places opaques; l'oreillette gauche un peu hypertrophiée et dilatée avec épaississement de sa membrane interne; les valvules sigmoïdes de l'aorte épaissies, mais assez flexibles. De l'eau versée dans l'aorte s'échappe lentement par cet orifice. L'aorte, dans tout son trajet, présente des plaques calcaires et fibreuses. Ces dernières prédominent à mesure qu'on se rapproche de sa bifurcation. Le foie est gorgé de sang, et sa substance jaune a une teinte très-foncée. La cavité abdominale renferme un épanchement plus considérable. Les poumons sont gorgés de sang, surtout le droit, dont une partie est transformée en une masse noirâtre ressemblant à un caillot de sang. On voit au-dessous de la plèvre, dans cette partie du poumon, des taches irrégulières d'ecchymoses. Les ramifications de l'artère pulmonaire présentent à leur surface interne une teinte jaunâtre, étant saines d'ailleurs.

La rate, d'un rouge foncé, présente au-dessous de son enveloppe fibreuse plusieurs noyaux bien circonscrits d'un blanc jaunâtre, pénétrant dans son parenchyme, et ayant le volume d'une noisette. A l'œil nu elles offrent sur une coupe fraîche un aspect grenu et granuleux, étant, du reste, d'une assez bonne consistance. Au microscope on y reconnaît quelques fibres irrégulières, des granules moléculaires, des grumeaux irréguliers et des feuillets granuleux de matière colorante. En traitant cette substance avec l'acide acétique, on n'y reconnaît pas non plus d'éléments microscopiques réguliers.

Nous avons trouvé exactement la même composition dans les masses fibrineuses bien circonscrites que nous avons rencontrées dans les poumons, et que leur structure amorphe distinguait facilement de toute autre production morbide. ....

Nous sommes entrés dans quelques détails sur les lésions

des autres organes dans cette autopsie pour démontrer que cet épanchement fibrineux était de nature apoplectique, suite d'une maladie du cœur. Si nous n'avions pas rapporté les autres détails, on serait en droit de se demander si nous avions eu affaire réellement à un épanchement sanguin décoloré, ou à une simple transsudation d'un liquide fortement fibrineux,

2° *Couches fibrineuses d'une poche anévrismatique.*

Un homme, âgé de 46 ans, meurt avec les symptômes d'une gêne extrême de la respiration, une véritable asphyxie pulmonaire à laquelle étaient venus se joindre des crachements de sang ; il n'avait du reste pas beaucoup maigri. Je ne suis pas sûr que l'anévrisme de l'aorte eût été reconnu pendant la vie. Je ne pus avoir que des renseignements incomplets sur ce malade à l'autopsie duquel je n'assistai que par hasard.

Le poumon droit est hépatisé dans son lobe inférieur, recouvert à sa surface de fausses membranes anciennes de plusieurs millimètres d'épaisseur. Au-dessous de ces fausses membranes se trouve une espèce d'exsudation fibrineuse mêlée de globules granuleux de 0^{mm},02 à 0^{mm},025, remplis en partie de granules pigmentaires et à la surface de la fausse membrane un morceau assez étendu de tissu adipeux, tout composé de vésicules graisseuses.

Le poumon gauche est tout à fait comprimé et réduit à la moitié de son volume normal. L'anévrisme de l'aorte avait son siège un peu au-dessus du bulbe ; il était d'un volume très-considérable. Les membranes de l'artère malade sont épaissies et ramollies, et peuvent être séparées en un assez grand nombre de feuillets, mais ne montrant plus distinctement leur structure fibreuse.

La paroi interne de l'anévrisme est revêtue de couches nombreuses superposées et très-régulières de fibrine. Les plus rapprochées de la paroi peuvent surtout être détachées sous formes de feuillets larges et minces. Elles sont infil-

trées de matière colorante du sang, et composées d'un réseau
jaunâtre, à mailles longitudinales, et persemées de beaucoup
de papilles du volume d'une tête d'épingle.

Au microscope, ces couches montrent la structure irrégulièrement fibreuse de la fibrine, et on y reconnaît quelques fibres à calibre et à surface inégale, qui paraissent s'a-
nastomoser les unes avec les autres ; entre elles se voient de
nombreux granules ; la même composition se montre dans
d'autres couches d'un jaune grisâtre et d'une consistance
presque gélatineuse. Nulle part ces couches ne sont réunies
par des adhérences cellulaires ou vasculaires, ni entre elles,
ni avec les parois du vaisseau.

Il est bon d'avoir pu étudier cette forme de type d'organisation fibrineuse pour pouvoir ensuite la reconnaître dans divers états qui s'en rapprochent plus ou
moins.

3° *Tumeur fibrineuse de l'utérus.*

Une jeune dame de trente ans, d'une forte constitution,
eut dès le commencement de sa première grossesse des nau-
sées et des vomissements qui allèrent toujours en augmentant, et ne cédèrent ni aux calmants narcotiques, ni à l'o-
pium, ni aux poudres effervescentes. Après trois mois ils
cessèrent enfin à la suite de deux saignées. Pendant quelque temps, la santé de la malade parut se remettre, mais
dans le courant du quatrième mois de la grossesse, elle fit
une fausse couche. Toutes les parties de l'œuf furent
expulsées, et je pus me convaincre de la sortie complète
de tous les produits de la conception. Les douleurs de ventre, comme c'est toujours le cas, continuèrent encore pendant quelque temps. Cependant je fus frappé de leur téna-
cité malgré un traitement actif mis en usage.

Six semaines environ après la fausse couche, la malade
eut de fortes coliques utérines qui se terminèrent par l'ex-
pulsion d'une tumeur allongée à peu près du volume d'un
marron blanche, élastique, assez lisse à sa surface, offrant

à l'œil nu une apparence fibreuse. A l'examen microscopique, je ne pus y découvrir d'autres éléments qu'une trame fibrineuse composée de mailles irrégulières, de fibres à diamètre inégal renfermant une substance finement granuleuse, et par places, un amas de globules sanguins.

Voilà donc encore un cas qui prouve que des épanchements fibrineux et des caillots sanguins peuvent se modifier au point de prendre la forme et l'aspect de tumeurs d'une organisation beaucoup plus élevée.

Nous nous sommes souvent posé la question, énoncée du reste par d'autres chirurgiens, si des tumeurs de ce genre ne pouvaient pas se transformer en véritables tumeurs fibreuses ou sarcomateuses.

Plus nous avons examiné la fibrine sous toutes ses formes lorsqu'elle n'est plus sous l'influence vitale de la circulation, plus nous avons acquis la conviction qu'elle ne pouvait changer d'aspect qu'en s'altérant et en se désorganisant, et qu'elle n'était nullement capable d'un travail d'organisation. Nous comprenons qu'un épanchement fibrineux excite autour de lui un travail phlegmasique, et qu'il s'entoure d'une membrane d'enveloppe en condensant le tissu cellulaire qui l'entoure. Nous comprendrions même qu'un travail d'hypertrophie et de sécrétion d'un tissu accidentel pût être excité par une tumeur fibrineuse, mais jamais la fibrine elle-même ne peut subir de transformation organisatrice.

Ce que nous venons de dire ici est conforme aux opinions que nous avons émises sur les transformations des fausses membranes.

4° Tumeur fibrineuse de l'encéphale.

Cette tumeur provenait d'un individu qui était mort à l'Hôtel-Dieu d'une maladie cérébrale, compliquée d'amaurose. A l'autopsie, on trouva à la face inférieure du cerveau une tumeur du volume d'un petit œuf, pas bien régulière de forme, qui, sur une coupe fraîche, montrait dans son centre un aspect rougeâtre de couleur de sang; cette couleur allait en diminuant à mesure qu'on approchait de la périphérie, et par places même il y avait une coloration jaunâtre. La tumeur avait une consistance plus ferme que celle de l'encéphaloïde; elle se désagrégeait en grumeaux par une légère compression; aucun suc ne l'infiltrait. Sa structure était fibroïde, c'est-à-dire composée de couches irrégulièrement fibreuses, ressemblant beaucoup aux concrétions de fibrine coagulée. On apercevait, de plus, de nombreux grumeaux irréguliers qui, par places, offraient une forme régulière de globules; un certain nombre de globules sanguins y étaient restés presque intacts. En un mot, nous y rencontrons les éléments des tumeurs fibrineuses, et point de tissu fibreux ni de tissu encéphaloïde.

5° *Tumeur fibrineuse de l'œil.*

La tumeur a 24 millimètres de diamètre, une forme très-régulière, tout à fait sphérique; elle est située au-devant de la choroïde et probablement de la rétine et a refoulé en avant les membranes extérieures de l'œil. Sa couleur est d'un jaune ocracé. Elle est entourée d'une membrane d'enveloppe assez dense et solide, dans laquelle même les plus forts grossissements microscopiques ne font point découvrir de structure fibreuse; c'est une expansion membraneuse finement granuleuse et offrant un aspect hyalin et homogène. Outre les granules, qui sont très-fins et ont à peine $0^{mm},002$, il s'y trouve des feuillets irréguliers, arrondis, d'un jaune plus foncé que le reste, ayant $0^{mm},04$ à $0^{mm},06$ et au delà, à bords nettement dessinés sans structure distincte.

L'intérieur de la tumeur est assez compacte et d'une bonne consistance, montrant à l'œil nu un aspect homogène, mais au microscope on constate l'absence complète de globules. On y reconnaît une structure aréolaire très-distincte; ces aréoles, de forme plus ou moins ronde ou irrégulière, sont composées d'éléments fibrineux. On voit en outre dans cette tumeur beaucoup de cristaux ; ce sont des aiguilles ou des prismes allongés, tronqués à leur extrémité.

Cette tumeur n'offre pas les caractères du cancer. On reconnaît comme son principal élément une membrane granuleuse, et dans son intérieur une trame fibroïde. Elle offre les caractères d'une tumeur fibrineuse enkystée, suite d'un épanchement sanguin développé au-devant de la choroïde et de la rétine.

6° *Tumeur fibrineuse de l'œil.*

J'ai eu occasion d'examiner dernièrement une tumeur fibrineuse semblable qui avait eu son siége au-devant de la rétine et provenait probablement de l'hémorrhagie d'un des vaisseaux de la choroïde. La tumeur avait à peu près le volume d'une cerise ; elle était d'un rouge noirâtre dans son intérieur, ce qui fait supposer qu'elle était d'une date encore récente. Au milieu de cette masse noirâtre, facile à déchirer, se trouvent des endroits d'une teinte jaune grisâtre offrant complétement l'aspect de la fibrine coagulée. Au microscope on ne découvre dans cette tumeur que des coagulations de fibrine finement granuleuses, condensées sous forme de faisceaux musculaires. On y voit de plus une quantité considérable de globules sanguins, qui ont perdu en partie leur couleur rouge, et sont plus pâles qu'à l'état normal. On comprend aisément qu'au bout d'un certain temps, les épanchements fibrineux soient décolorés et plutôt d'un blanc jaunâtre que tirant sur le rouge, si l'on réfléchit avec quelle facilité la matière colorante quitte les globules et se dissout dans le liquide nutritif qui transsude continuellement dans tous les organes ; on rencontre en effet dans les productions-fibrineuses tous les degrés intermédiaires entre la teinte pâle et jaunâtre et le rouge noirâtre le plus foncé. Les tumeurs fibrineuses de l'intérieur de l'œil ont été quelquefois prises pour des tumeurs encéphaloïdes.

7° *Corpuscules fibrineux gélatiniformes dans l'intérieur d'une jointure.*

C'est à l'obligeance de M. Deville que je dois l'examen de cette production morbide.

Ces corpuscules s'étaient formés en très-grande quantité dans la jointure du poignet. Ils avaient la forme de pepins de poire, et avaient de deux à cinq millimètres de longueur sur un à trois de largeur. Ils étaient lisses, d'un blanc jaunâtre, offraient au microscope une stratification de feuillets irréguliers, sans structure fibreuse et renfermaient une foule de globules sans noyaux. Soumis à l'ébullition, ces corps ne se fondaient qu'en partie, et en brûlant ils exhalaient une odeur de corne brûlée. Il est probable qu'en cas pareil on a affaire à des corps fibrineux qui doivent leur origine à un épanchement sanguin dans la cavité articulaire et s'arrondissent ensuite à leur surface par le frottement des surfaces articulaires.

8° *Corps fibrineux d'un kyste du coude.*

Ces corps sortis d'un kyste qui avait son siége au coude ont une forme irrégulière et allongée. Ils sont d'un blanc jaunâtre, d'une consistance élastique; assez denses et fermes ils nagent dans un liquide albumineux. Leur composition est fibrineuse et ressemble beaucoup à celle des fausses membranes et surtout des papilles d'origine exsudative, que l'on a décrites sous le nom de *corpus villosum*. Entre ces fibres on rencontre des globules qui ressemblent aux cellules fibro-plastiques. On y trouve de plus des feuillets irréguliers et grenus ressemblant à l'albumine coagulée.

Ces corps sont donc à peu près les mêmes que ceux que nous venons de décrire dans l'observation précédente, avec la seule différence que la fibrine y est plus condensée et ressemble beaucoup plus au tissu fibreux.

9° *Tumeur fibrineuse, sanguine, enkystée du sein.*

La femme L..., âgée de soixante ans, a joui d'une bonne santé jusqu'il y a trois ans, époque à laquelle elle fit une chute sur toute la partie antérieure du corps, qui porta en partie sur le sein. Après que les premiers accidents de la contusion furent passés, il s'y forma une tumeur du volume de la moitié d'un œuf. Pendant six mois, cette tumeur n'augmenta que très-lentement, sans qu'il y eût jamais eu d'engorgement ganglionnaire tout autour. Une ponction exploratrice faite dans la tumeur n'en fit sortir qu'une eau rougeâtre. La tumeur ayant acquis un volume considérable, commença à inquiéter la malade, qui n'en souffrait cependant pas ; elle fut opérée à l'hospice de la Salpétrière, par M. Manec, au mois d'octobre 1842. La plaie se cicatrisa rapidement, et à part des douleurs goutteuses auxquelles la malade était sujette et qui parfois la faisaient beaucoup souffrir, elle jouissait d'une santé passable, et avait surtout un bon teint.

La peau qui recouvre la tumeur n'est point altérée. La tumeur, du volume de deux poings, se compose d'un certain nombre de kystes qui ne communiquent pas les uns avec les autres. Un des plus grands kystes, coupé par le milieu, montre un tissu consistant, élastique, rougeâtre, tirant sur le jaune, d'un rouge plus foncé par places ; les places plus rouges doivent cette couleur à une infiltration de matière colorante du sang. C'est un tissu granuleux qui, sous le microscope, se montre composé de nombreux cristaux de cholestérine ; on y aperçoit des fibres fines formant une trame irrégulière ; de grands globules granuleux jaunâtres de $0^{mm},0175$ à $0^{mm}025$ s'y trouvent en grande quantité. Mais l'élément principal est constitué par de petits globules ; ils sont ronds, de $0^{mm},0075$. Leur couleur est d'un jaune rougeâtre. Le kyste a le volume d'un œuf de poule, et son contenu est intimement adhérent à sa paroi d'enveloppe de nature fibro-cellulaire. Le contenu des

autres kystes moins volumineux n'est pas aussi dense, et
on peut facilement l'énucléer. Les éléments qui le composent sont du reste les mêmes. Il est probable que la matière de cette tumeur n'est qu'une transformation de sang
épanché. Les globules du sang y sont bien conservés, presque comme dans le caillot d'une saignée ; les parties fibro-
albumineuses sont coagulées ; il s'y est formé des globules
granuleux d'inflammation, dus probablement à un travail
fluxionnaire dans les parois des kystes. On y voit de plus
des cristaux cholestériques. Nous avons donc affaire ici à
une tumeur du sein de bonne nature, fibrineuse, provenant
de caillots de sang qui ont été entourés de kystes multiples.

Les tumeurs sanguines du sein ont été décrites par plusieurs chirurgiens, parmi lesquels nous citerons surtout
sir A. Cooper, MM. Velpeau et Bérard. Et nous ne pourrions mieux résumer ces observations, qu'en transcrivant le
passage suivant du beau travail de M. Bérard [1] sur les tumeurs du sein.

« Sous le nom de tumeurs fibrineuses du sein, M. Vel-
« peau décrit une espèce de tumeurs formées par l'accumu-
« lation d'une matière fibrineuse logée dans un ou plu-
« sieurs kystes. Les tumeurs fibrineuses comprennent des
« altérations que subit le sang épanché dans la mamelle.
« Quand on les coupe, leur aspect est celui des concrétions
« fibrineuses anciennes; elles sont friables et faciles à sépa-
« rer de la poche qui les renferme.

« Ces tumeurs ont un volume variable; il y en a comme
« une noisette; d'autres atteignent des dimensions énor-
« mes. Placées tantôt à la superficie du sein, tantôt vers sa
« face profonde, le plus souvent à sa circonférence, elles
« sont ordinairement bosselées, irrégulières. Leur consis-
« tance est plus ou moins grande, et donne la sensation

[1] A. Bérard, *Diagnostic différentiel des tumeurs du sein.* Paris,
1842, p. 100 et 101.

« d'élasticité. Véritables corps étrangers, elles agissent sur
« les parties voisines en les étalant et les aplatissant.

« Lorsque ces tumeurs sont le résultat d'une transforma-
« tion que subit un ancien foyer sanguin, déterminé par
« une contusion de la mamelle, elles peuvent apparaître
« indifféremment à toutes les époques de la vie des femmes;
« mais, lorsque la maladie est spontanée, elles se présen-
« tent plus fréquemment chez les jeunes femmes et chez
« celles qui ne sont pas mariées.

« N'est-ce point à des tumeurs de ce genre qu'il faut
« rapporter ce que A. Cooper a décrit en parlant d'engor-
« gements qui s'observent chez les femmes sujettes aux ec-
« chymoses spontanées du sein?

« On voit, en effet, dans sa quatre cent quatre-vingt-
« dixième observation, qu'une fille de vingt-deux ans, at-
« teinte depuis deux ans d'une ecchymose spontanée au sein,
« offrait une petite tumeur dans un des points de la glande.

« On trouve également dans l'observation suivante que
« la mamelle gauche, tuméfiée, incommode par son poids,
« offrant une tension générale et sujette à des douleurs
« vives, qui s'exaspéraient par le toucher, sous l'influence
« du froid, ou à l'approche des règles, présentait de petites
« nodosités en différents points, en même temps que, d'ail-
« leurs, on observait, à certains intervalles, la coloration
« bleuâtre et noirâtre qui caractérise l'ecchymose. »

§ V. Des tumeurs érectiles.

Après l'étude des tumeurs qui sont le produit de l'épanchement sanguin, nous arrivons tout naturellement à celles
qui ont pour principal élément et pour base les parois vasculaires, tumeurs que l'on a désignées sous les divers noms
de *tumeurs érectiles, tumeurs vasculaires, tumeurs fongueuses sanguines,* etc. Les tumeurs de ce genre ont été
souvent confondues avec les tumeurs cancéreuses. On trouve,
il est vrai, des cancers très vasculaires, qui montrent

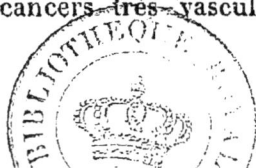

même dans leur intérieur des épanchements apoplectiques et fournissent pendant la vie des hémorrhagies abondantes et fréquemment répétées; ils ont été désignés sous le nom de *fungus hæmatodes.*

Il n'y a rien cependant de plus différent que le cancer fortement vasculaire et les tumeurs qui ne sont composées que de vaisseaux dilatés entre lesquels on trouve tout au plus des fibres cellulaires.

N'ayant pas eu occasion d'examiner beaucoup de tumeurs érectiles, et ne voulant cependant pas laisser une lacune dans un sujet aussi important, je donnerai ici le résumé de l'article dans lequel M. Roux[1] décrit fort bien les diverses espèces de tumeurs fongueuses sanguines.

Il leur assigne, comme principal caractère, un tissu spongieux aréolaire semblable au tissu caverneux de la verge et formé par l'entrelacement de vaisseaux capillaires dilatés et altérés. Il distingue plusieurs espèces : la première, qui comprend les tumeurs artérielles et anévrismatiques, offre elle-même deux variétés : *a*, dans l'une, un tronc artériel d'un volume moyen subit d'abord une altération de ses parois qui, plus tard, sont percées de beaucoup de trous et autour desquelles les parties adjacentes se transforment en tissu spongieux et mollasse; ce genre de tumeurs érectiles a surtout été décrit par Pott; il a même reçu d'après lui le nom d'*anévrisme par érosion* de Pott. Cet auteur l'a observé à la partie postérieure de la jambe sur le trajet de l'artère tibiale postérieure.

Nous avouons que nous trouvons dans cette description un fait difficile à expliquer. Comment le sang pourrait-il circuler dans une artère percée de trous dans ses parois? Comment, en cas pareil, ne fournirait-elle pas d'énormes épanchements sanguins? Il est probable que, dans ce genre d'altération, ces trous ne sont que les ouvertures d'entrée de loges et de petits culs-de-sac annexés aux parois artérielles, mais assez

---

[1] *Dictionnaire de Medecine*, t. XXIX, p. 822-838.

résistants pour empêcher les épanchéments. M. Robin nous
a cité l'exemple curieux d'une tumeur érectile dans laquelle il existait, le long du trajet des vaisseaux, de nombreux
petits culs-de-sac dans lesquels on pouvait faire entrer et
sortir le sang à volonté en pressant et relâchant alternativement une parcelle de la tumeur entre deux verres de microscope. Ces culs-de-sac existaient le long de petits vaisseaux de un cinquième de millimètre et au-dessous; on les
voyait déjà en regardant à contre-jour, entre deux verres,
la petite portion de tumeur disséquée. A un grossissement
de quinze diamètres, les choses étaient très-distinctes, et
l'on voyait que les petits culs-de-sac étaient plus rétrécis à
leur point d'adhérence avec le vaisseau ou collet qu'à leur
fond; ils avaient une longueur double de la largeur du
vaisseau, et chacun d'eux était plein de sang, que la pression faisait rentrer dans le vaisseau principal. La tumeur
avait le volume d'une noix et avait été enlevée par M. Veyne
au bras d'un ancien soldat, âgé de cinquante-cinq ans, et
de bonne santé du reste; b, dans l'autre variété, les tumeurs
fongueuses anévrismatiques sont composées de vaisseaux capillaires dilatés, et forment plus tard des tumeurs érectiles
lorsqu'elles acquièrent un volume considérable. Elles sont la
transformation directe d'un nævus, ou bien elles se sont développées primitivement dans le tissu cellulaire sous-cutané.

La seconde espèce de tumeurs fongueuses sanguines comprend les tumeurs *veineuses* variqueuses qui sont constituées,
ou par les veines les plus déliées, ou par un petit tronc qui
se crible de trous comme cela arrive dans l'anévrisme artériel de Pott. M. Roux en a observé un exemple dans lequel
la tumeur, placée sur la partie latérale du cou et de l'épaule,
était traversée par la veine jugulaire externe considérablement dilatée, et dont les parois épaissies étaient criblées
d'une infinité d'ouvertures d'où s'écoulait le sang pendant
la vie, et par lesquelles jaillissait, après la mort, la matière
d'une injection. Les tumeurs veineuses, formées par des veinules déliées, sont les tumeurs érectiles les plus fréquentes.

Elles débutent souvent par une tache d'un bleu violet au-
dessous de laquelle se forme une petite tumeur noirâtre qui
ensuite se montre récouverte et entourée de veines volumineuses. On les rencontre aussi dans le tissu cellulaire sous-
cutané quoique plus fréquemment dans le tissu du derme.
Quelquefois ces tumeurs restent stationnaires, et elles peuvent même diminuer et disparaître spontanément. Ce mode
de guérison a été observé par Wardrop, dans un cas dans
lequel une tumeur érectile fut éliminée par gangrène.

La troisième espèce enfin, comprend des tumeurs fongueuses sanguines qui ont un caractère mixte et qui sont véritablement intermédiaires entre les deux espèces dont nous
venons d'exposer les caractères les plus essentiels. Elles commencent par le système capillaire; mais il y a dilatation si-
multanée des artérioles et des petites veines; seulement, ces
tumeurs mixtes sont tantôt plus anévrismaiques que veineuses et tantôt plus veineuses qu'artérielles.

Quant au tissu intermédiaire qui réunit entre eux les petits
vaisseaux dilatés, il paraît que c'est surtout du tissu cellulaire mélangé de corps fusiformes et d'éléments fibro-
plastiques. Cela paraît au moins résulter d'un dessin qui se
trouve dans l'ouvrage de M. J. Muller sur les tumeurs
(Pl. III, fig. 17), dessin dans lequel il représente des cellules fusiformes à noyaux, provenant d'une télangiectasie d'un
rouge violet, qui avait eu son siége sous la peau de la face
d'un enfant. Nous avons copié (Pl. XI, fig. 11 et 12) les
deux dessins (Pl. III, fig. 16 et 17) de l'ouvrage de
M. Muller. La première de ces deux figures représente l'aspect des vaisseaux dilatés d'une tumeur érectile, provenant
de la tête d'un fœtus hémicéphale. L'autre figure représente
les corps fusiformes que l'on rencontre dans ces tumeurs.

§ VI. Des tumeurs graisseuses.

Les tumeurs graisseuses constituent une des formes les
plus bénignes des tissus accidentels; et si quelques chirur-

giens ont prétendu en avoir observé la dégénérescence, ils
ont commis probablement une erreur de diagnostic; soit
qu'ils aient pris des tumeurs graisseuses ulcérées par l'emploi des caustiques pour des ulcères cancéreux (les lipômes ne sont pas disposés à l'ulcération spontanée), soit qu'ils
aient pris pour des tumeurs graisseuses des tumeurs primitivement malignes, qui peuvent quelquefois, au début,
offrir une apparence lardacée et ressembler au genre de tumeurs que l'on a décrit sous le nom de stéatôme. Ordinairement la peau reste mobile et sans altération au-dessus
des tumeurs graisseuses. En général, elles constituent un
mal tout à fait local; cependant on trouve quelques exemples qui prouvent qu'elles peuvent tenir à une disposition générale. J'ai donné des soins à un malade qui était
venu me consulter pour une affection de la peau et qui
avait un grand nombre de tumeurs graisseuses au cou, au
dos, aux bras et aux jambes.

Il y a peu d'espèces de tumeurs capables d'acquérir un
volume aussi considérable que les tumeurs graisseuses.

Nous distinguons trois formes de tumeurs graisseuses:
le *lipôme*, le *stéatôme* et le *cholesteatôme*. A l'œil nu, le
tissu du lipôme offre les caractères du tissu adipeux ou
graisseux, structure généralement connue.

Le stéatôme offre un aspect plus homogène, jaunâtre,
d'apparence lardacée.

Le cholestéatôme se reconnaît déjà à l'œil nu par son
aspect feuilleté et nacré.

L'enveloppe cellulaire qui entoure ces tumeurs est composée de fibres et de faisceaux cellulaires parmi lesquels se
ramifient des vaisseaux sanguins, qui souvent pénètrent
dans l'intérieur. Leur forme est arrondie ou lobulée; dans
des cas exceptionnels, elles peuvent même être pédiculées,
ce dont nous rapporterons un exemple.

Les éléments microscopiques renfermés dans les tuméurs
graisseuses peuvent présenter la graisse sous des formes diverses: *a*, un seul kyste graisseux dilaté renferme de la

graisse demi-liquide ou concrète; *b*, des vésicules graisseuses, telles qu'on les observe dans le tissu adipeux, peuvent
être étroitement juxtaposées, analogues au tissu cellulaire
végétal, traversées, du reste, par de nombreuses fibres cellulaires. Ces vésicules peuvent être groupées par lobules;
et ces lobules peuvent former des tumeurs arrondies, quelquefois arborescentes. M. Muller cite deux exemples de
lipômes pareils qui avaient leur siége dans le genou, et
dont les ramifications faisaient saillie dans la jointure; *c*, la
graisse peut y exister sous forme de granules ou de masses
compactes dans lesquelles on ne distingue pas une disposition vésiculaire régulière; *d*, il peut y exister des cellules
anguleuses beaucoup plus petites que les vésicules de la
graisse et formant des réseaux polyédriques, cellules que
M. Muller a rencontrées dans le cholestéatôme. Nous les
avons observées aussi dans des tumeurs crypteuses mélicériques de la peau; *e*, la masse entière de l'intérieur de la
tumeur peut être formée en majeure partie de cristaux de
cholestérine; *f*, on y trouve quelquefois des cristaux allongés en forme d'aiguille; *g*, nous y avons rencontré une fois
des feuillets irréguliers présentant la forme d'un éventail;
h, M. Gluge y a rencontré du tissu colloïde.

Quant à la classification des tumeurs graisseuses, elle repose, comme nous avons vu plus haut, sur la forme sous laquelle la graisse s'y trouve. Le lipôme est la tumeur dans
laquelle la graisse se trouve renfermée dans les vésicules
adipeuses; il peut être simple, lobulé ou ramifié. Le stéatôme est la forme dans laquelle la graisse se montre sous
forme de granules ou de masses concrètes, non renfermées dans des vésicules particulières. Du reste, en lisant
les descriptions que les divers auteurs ont données du stéatôme, on peut se convaincre qu'ils ont désigné, sous cette
dénomination, des tumeurs de nature diverse et même
parfois des tumeurs cancéreuses, ce qui rendrait compte
des observations rapportées sur la dégénération du stéatôme.

Enfin, une troisième espèce de tumeurs graisseuses est le cholestéatôme, composé, comme nous venons de le dire, en bonne partie de cristaux de cholestérine, et offrant un aspect feuilleté et nacré. La description la plus complète que nous connaissions de ces tumeurs se trouve dans l'ouvrage de M. J. Muller [1]. M. Cruveilhier [2] avait attiré l'attention des médecins sur elles. Nous renvoyons, pour de plus amples détails, à ces deux travaux ; nous mentionnerons seulement ici qu'on a rencontré le cholestéatôme dans l'intérieur des os, dans le cerveau, dans une tumeur située entre le rectum et l'utérus, dans un cystosarcome de la glande mammaire et dans des kystes sous-cutanés. Quelquefois il se développe sur des ulcères ; Dupuytren l'a rencontré dans des fistules urinaires, et Muller sur un ulcère cancéreux du sein. On n'a point trouvé jusqu'à présent dans ces tumeurs des vaisseaux sanguins.

Nous savons aujourd'hui que la cholestérine est une des parties constituantes du sang, et qu'elle existe en plus forte proportion dans les inflammations. Nous l'avons, de plus, trouvée dans un grand nombre de productions morbides de nature inflammatoire ou tuberculeuse, de même que dans des tumeurs bénignes et cancéreuses ; leur aspect nacré et leur structure feuilletée les fait facilement reconnaître. Ce qui prouve la fréquence de l'existence de la cholestérine dans les tissus accidentels, c'est que j'ai vu souvent ces paillettes nacrées en assez grande quantité à la surface de diverses pièces pathologiques conservées dans l'alcool, pièces dans lesquelles leur existence n'avait point été visible à l'état frais. Il n'y a donc rien d'étonnant qu'on les rencontre parfois en quantité assez notable pour former des tumeurs. Nous avons vu, à l'occasion de la péricardite et de l'artérite, qu'on rencontre des plaques de cristaux de cholestérine dans l'altération des parois des artères que l'on désigne

[1] *Op. citat.*, p. 39-54.
[2] *Anat. pathologique du corps humain*, liv. II, tab. vi.

sous le nom d'*ossifications;* une fois même nous en avons
signalé l'existence dans les parois du cœur.

Nous citerons quelques exemples qui feront mieux ressortir la diversité de structure des tumeurs graisseuses, et
nous terminerons ensuite leur description par quelques détails sur la dégénération graisseuse du foie.

1° *Tumeur graisseuse sous-cutanée.*

Une tumeur graisseuse extirpée de la fesse gauche avait à
peu près six centimètres de diamètre. La peau offrait son
aspect normal. L'enveloppe de la tumeur est composée d'une
membrane fibro-cellulaire dans laquelle les fibres primitives, d'environ $0^{mm},0025$ à $0^{mm},0033$, sont réunies en faisceaux parallèles et ondulés. Une couche plus profonde de
cette membrane contient beaucoup de vaisseaux sanguins
qui se distribuent dans tous les sens dans l'intérieur de la
tumeur. A la surface interne de la membrane qui enveloppe
la tumeur, il y a beaucoup de vésicules adipeuses entremêlées de fibres cellulaires. L'intérieur est formé d'une
masse graisseuse offrant les caractères du tissu adipeux. La
graisse est partout renfermée dans des vésicules de grandeur
très-différente, unies ensemble comme du tissu cellulaire
végétal, comme, par exemple, celui de la moelle du sureau.
Des fibres cellulaires et des vaisseaux sanguins traversent la
tumeur dans tous les sens.

2° *Tumeur graisseuse du cou.*

Une tumeur graisseuse, extirpée du cou par M. Velpeau,
était lobulée; elle avait son siége à côté de la glande thyroïde. Les nombreux lobules qui la composaient avaient
chacun une enveloppe formée par un feuillet cellulaire particulier, et il n'existait point d'enveloppe générale. Cette
disposition rend compte de l'apparence de fluctuation qu'on
trouve quelquefois dans ces tumeurs graisseuses sous-cutanées, au-dessus desquelles la peau est souvent amincie.

Cette tumeur avait à peu près cinq centimètres de diamètre. Elle était composée de tissu adipeux pur, et n'était traversée que par un très-petit nombre de fibres cellulaires. Les vésicules graisseuses avaient jusqu'à un huitième de millimètre. Elles étaient étroitement juxtaposées comme le tissu cellulaire végétal (Pl. xii, fig. 1).

3° Tumeur graisseuse pédiculée.

Voici le seul exemple que j'aie observé d'une tumeur graisseuse enkystée et pédiculée. Une femme de soixante ans, dont nous rapporterons l'observation à l'occasion du cancer, avait succombé à une infection cancéreuse générale consécutive à un cancer du sein. A l'autopsie, nous trouvâmes à la surface péritonéale de l'intestin grêle une tumeur graisseuse pédiculée (Pl. xii, fig. 2). Ce pédicule avait plus de quatre centimètres de longueur. Il était très-mince, fibrilleux dans son intérieur, renfermait quelques vaisseaux, et était entouré d'une membrane cellulaire. La tumeur graisseuse elle-même avait le volume d'une noisette. Elle était constituée par des vésicules graisseuses formant un tissu continu traversé dans tous les sens par des fibres cellulaires fines et tortueuses, réunies en faisceaux (Pl. xii, fig. 3). On y remarquait, de plus, de nombreux feuillets hyalins, minces, et se recouvrant sous forme d'éventail (Pl. xii, fig. 4). L'enveloppe de cette tumeur était fibro-vasculaire, les fibres formant des faisceaux de $0^{mm},03$ à $0^{mm},04$ de largeur. Les vaisseaux ne se ramifiaient point dans l'intérieur de la tumeur.

4° Tumeur stéatomateuse du cou.

Un homme portait au cou une tumeur volumineuse, qui, pendant la vie, avait comprimé le larynx et la trachée-artère, et avait produit des symptômes de suffocation. Les muscles qui l'entouraient étaient infiltrés de graisse et atrophiés. Son principal tissu était composé d'une masse d'apparence lardacée dans laquelle le microscope montrait surtout des granules graisseux. On n'y voyait point de tissu adipeux, et cette tumeur offrait les caractères du stéatôme. Je regrette de n'avoir pu l'examiner qu'incomplétement.

5° *Production stéatomateuse.*

Une jeune fille de quatorze ans subit l'amputation de la cuisse pour une tumeur blanche du genou. La plaie de l'opération se cicatrisa bien, mais, un an plus tard, la malade rentra à l'hôpital des Enfants pour un abcès qui s'était formé à l'aine. Cette collection purulente avait fusé en haut, et s'était fait jour dans le péritoine où elle avait provoqué une inflammation promptement mortelle. Pendant la vie, la malade avait présenté les signes d'un engorgement du foie, accompagné d'ictère. A l'autopsie, le foie montra en effet une augmentation de volume et un commencement de dégénérescence graisseuse. La graisse cependant n'existait encore qu'en petite quantité dans l'intérieur des cellules du foie ; mais, à la surface, il y avait dans plusieurs endroits une production accidentelle jaunâtre de plus de deux centimètres de longueur sur à peu près un de largeur, d'une bonne consistance, mais à surface irrégulière et bosselée. Ces masses étaient composées de granules graisseux que l'éther dissolvait après les avoir transformés en gouttelettes plus étendues.

Les reins offraient un aspect marbré ; des taches jaunâtres y alternaient avec un réseau rougeâtre ; la teinte jaune était probablement due à l'ictère dont la jeune malade avait été atteinte ; par places, on voyait des dépressions extérieures blanchâtres qui répondaient en dedans à des plaques blanches entourées d'une vive injection rougeâtre. L'aspect marbré se trouvait surtout dans la substance corticale dans laquelle on reconnaissait les corpuscules de Malpighi avec leur enveloppe. Les canaux urinifères et les capillaires du rein étaient remplis d'une masse granuleuse que l'éther dissolvait, et montrait par conséquent composée de graisse.

L'examen des canaux de Bellini fut facilité par l'acide acétique qui rendait les corpuscules de Malpighi plus transparents.

Nous avons donc ici deux exemples de tumeurs graisseuses qui ne sont composées que de granules probablement sans kystes graisseux, sans tissu adipeux. On pourrait réserver à ce genre d'altération le nom de stéatôme ; mais nous répétons que le stéatôme des auteurs comprend des altérations diverses, et qu'il faut être très-circonspect dans l'appréciation des observations des tumeurs de cette espèce.

6° Cholestéatôme.

Nous allons rappeler ici une observation d'une tumeur à laquelle M. Muller a donné le nom si expressif de cholestéatôme.

Cette tumeur, extirpée par M. Velpeau à un malade qui la portait à la région du muscle fessier gauche, offre à l'œil nu un aspect d'un blanc nacré et granuleux, remplissant une poche du volume d'un œuf de poule. Toute cette masse est composée de cristaux de cholestérine, qui se recouvrent par leurs bords, et offrent ainsi, par places, une apparence fibreuse ; il existe, de plus, beaucoup de granules graisseux, et des grumeaux petits et irréguliers (Pl. xii, fig. 5). La tumeur est enveloppée par deux membranes dont l'interne est hyaline, blanche, nacrée, semblable à la membrane du test de l'œuf de poule. La partie externe de l'enveloppe blanche est essentiellement composée de globules de $0^{mm},0075$ à $0^{mm},02$, munis d'un noyau de $0^{mm},0075$ à $0^{mm},01$, et de fibres qui ont des formes intermédiaires entre les fibres et les cellules.

Nous avons donc affaire ici à une tumeur composée essentiellement de cristaux rhomboïdaux de cholestérine, entourés d'une membrane d'enveloppe cellulaire différente des tuniques fibreuses qui enveloppent ordinairement ces tumeurs. Cette membrane peut être très-facilement séparée de la peau, et ce n'est qu'à sa jonction avec cette dernière qu'elle est entourée d'une couche mince de tissu fibrilleux cellulaire.

Nous avons dit plus haut que M. Gluge avait signalé la combinaison des tumeurs graisseuses avec le tissu colloïde. Nous croyons qu'il va évidemment trop loin, s'il regarde le tissu colloïde comme une transformation du tissu graisseux; mais nous discuterons cette question en parlant du tissu colloïde dans un paragraphe particulier.

Avant de terminer nos remarques sur les productions graisseuses accidentelles, nous communiquerons quelques détails sur la dégénérescence du foie.

Il est reconnu aujourd'hui que le foie gras, si fréquent chez les phthisiques, se rencontre aussi dans beaucoup d'autres affections, et surtout dans les maladies chroniques de l'estomac et des intestins. La graisse se dépose d'abord dans l'intérieur des cellules du foie, et plus tard elle se développe en quantité si considérable, que la structure cellulaire paraît avoir entièrement disparu, et que le foie tout entier paraît composé de vaisseaux, de canaux bilifères et de tissu graisseux. Le foie gras devient ordinairement anémique.

Nous allons citer quelques exemples des divers degrés de cette transformation graisseuse.

1° Le foie d'un enfant de dix ans, qui avait succombé à une tuberculisation générale, intense surtout dans les intestins, contenait beaucoup de graisse, quoiqu'il n'offrît pas, à l'œil nu, l'aspect jaune, pâle et décoloré du foie gras ordinaire. On reconnaît fort bien, dans ce premier degré de la maladie, que la graisse s'est déposée dans les cellules du foie qui ne sont pas détruites, et dont quelques-unes même montrent leurs noyaux, tandis que d'autres sont remplies de graisse à l'état liquide.

2° Dans un autre foie gras, la coloration d'un jaune pâle est bien prononcée. Il contient peu de sang. Du reste, ce foie provient d'un enfant qui a succombé à une anasarque, et chez lequel la plupart des organes internes étaient très-anémiques. La compression en fait sortir une quantité considérable de graisse. Au microscope, on voit qu'il n'y existe

plus que fort peu de cellules propres au foie, et qu'elles ont
été remplacées, en grande partie, par des globules graisseux dont la grandeur varie entre 0^{mm},014 et 0^{mm},020. Ils
sont opalescents et plus foncés que les globules graisseux
ordinaires; quoique leur intérieur ne soit point homogène,
il ne montre cependant point de noyau.

3° Le foie provenant d'un enfant de trois ans, qui a succombé à une dysenterie chronique, est à sa surface de couleur jaune pâle, entremêlé d'un pointillé d'un rouge pâle.
Par places, il offre une injection plus vive, partielle, formant
de petites îles vasculaires de quelques lignes d'étendue. La
surface péritonéale du foie est dans l'état normal. Ce foie peu
vasculaire offre sur une coupe fraîche un aspect jaune rosé; des
plaques d'un jaune pâle y alternent avec des places rougeâtres.
La compression n'en fait sortir que peu de sang liquide et
pâle, dont les globules, du reste, n'offrent rien de particulier,
mais paraissent mêlés avec de petits globules graisseux.

L'injection qu'on voit dans quelques endroits ne se
trouve qu'entre le péritoine et la substance du foie dans
laquelle elle ne pénètre point. Le foie graisse le scalpel
avec lequel on l'incise. Examinée avec un faible grossissement, sa substance paraît en grande partie composée de
cellules graisseuses que la compression fait éclater; il en
sort alors beaucoup de graisse liquide. Les vésicules graisseuses qui le composent sont, en moyenne, de 0^{mm},015
à 0^{mm},025; elles ont une membrane d'enveloppe assez dense,
et un tissu d'un blanc grisâtre. La substance propre du foie
ne se retrouve presque plus; on voit bien les interstices des
vaisseaux et des petits lobules du foie, mais, même avec les
coupes les mieux faites et les plus transparentes, on rencontre à peine quelques vestiges de ses cellules particulières, à
moins de regarder comme telles des places plus jaunes dans
lesquelles les globules graisseux sont moins apparents. Ces
cellules graisseuses les plus petites ont des contours moins
nettement dessinés, et n'ont que 0^{mm}, 01 à 0^{mm},0125. Dans
ce tissu graisseux, les cellules sont très-étroitement unies;

cependant il paraît qu'il existe entre elles une substance inter-lobulaire hyaline, très-finement grenue.

4° Le foie d'un autre enfant offre également les carac- tères de la dégénérescence graisseuse ; mais, ici, c'est encore une autre nuance. Il est un peu plus rouge, quoique moins vasculaire, que le foie à l'état normal, et sa substance est plutôt d'un jaune safrané. Dans ce foie, les éléments nor- maux sont mieux conservés ; on y rencontre quelques cellu- les du foie, une vascularité un peu plus prononcée et beau- coup de canaux biliaires qui ont $0^{mm}, 05$ à $0^{mm}, 01$ de largeur, et dans l'intérieur desquels on trouve des globules graisseux mêlés aux éléments jaunes de la bile. Quant au tissu graisseux lui-même, il offre les mêmes caractères que dans les cas précédents ; par places, cette graisse est colorée en jaune.

5° Un autre morceau de foie gras, pâle et très-anémique, n'offre rien de particulier, si ce n'est qu'il montre les glo- bules du sang dans les vaisseaux mêlés à de petites vésicu- les graisseuses. Ce mélange de la graisse à l'état libre avec les globules du sang dans le torrent même de la circulation, est un fait important à signaler parce qu'il montre que la dégénérescence grasse du foie trouve sa dernière cause dans une altération du sang lui-même, et qu'on ne peut pas en- visager la transformation graisseuse du foie chez les phthi- siques comme un simple dépôt des parties grasses résorbées dans d'autres parties du corps.

Quelques auteurs ont cru que la cirrhose du foie déri- vait souvent de sa transformation graisseuse. Nous nous prononçons d'une manière bien positive contre cette ma- nière de voir ; nous ne la discuterons pas ici, vu que nous consacrerons un chapitre spécial à la cirrhose.

Nous mentionnerons, en passant, à la fin de ce chapitre, le cas d'une tumeur graisseuse d'une grosseur énorme, qui s'était développée dans le sein, et qui nous a été communi- quée par M. le docteur Bécourt, de Thann, qui en avait fait l'opération. Cette tumeur ayant été conservée dans l'alcool, ne put être examinée d'une manière complète, mais elle offrait aussi tous les caractères du lipôme. Nous ne mentionnons ce fait que pour montrer que toute espèce de tumeur peut se rencontrer dans le sein.

§ VII. De la mélanose et des tumeurs mélaniques.

La mélanose est une altération si frappante qu'elle a, depuis longtemps, occupé les pathologistes; mais on est tombé dans de nombreuses erreurs dans les opinions qu'on a émises sur sa nature. C'est ainsi que Bayle en a fait une espèce particulière de phthisie, et qu'aujourd'hui encore presque tous les chirurgiens admettent le cancer mélanique comme une espèce distincte de cancer.

Le microscope nous a été d'un grand secours pour reconnaître les caractères essentiels de la mélanose. Nous ne pouvons pas la regarder comme constituant un véritable tissu. Les fibres qu'on y rencontre souvent ne lui sont pas propres et ne sont que des fibres cellulaires.

Nous ne pouvons pas non plus partager l'opinion des pathologistes qui regardent la mélanose comme une matière amorphe et inorganisée. Nous nous sommes déjà prononcé plusieurs fois à cet égard. Il n'y a d'amorphe dans le corps vivant que les produits de la décomposition; et toutes les parties qui jouissent encore d'une vie propre, montrent une organisation non douteuse.

Si nous jetons un coup d'œil sur les phases de développement du pigment noir dans les diverses classes d'animaux vertébrés, nous pouvons toujours ramener sa première formation à la cellule. Nous en avons donné des preuves appuyées sur l'observation et représentées dans des dessins de notre travail sur le développement du batracien. Nous avons confirmé ce développement dans nos études sur le développement de l'embryon du poisson, et nous avons toujours trouvé dans la formation du pigment de la choroïde, chez les animaux vertébrés supérieurs, la forme cellulaire

comme type primitif du pigment noir. On rencontre souvent dans la mélanose un mélange de matières organiques
et inorganiques. C'est ce que toutes les recherches chimiques modernes ont de plus en plus confirmé.

Quant aux éléments microscopiques de la mélanose, nous
les avons rencontrés sous plusieurs formes : *a*, sous celle
de granules épars ou agglomérés, infiltrant les tissus ; *b*,
sous forme de granules renfermés dans diverses espèces de
globules normaux ou pathologiques ; c'est ainsi que nous
les avons trouvés dans l'intérieur des globules d'épithélium
de plusieurs membranes muqueuses, dans l'intérieur de
globules granuleux renfermés dans des kystes, dans l'intérieur enfin des globules cancéreux ; *c*, la mélanose est bien
souvent contenue sous forme granuleuse dans des globules
particuliers dont le diamètre varie en moyenne entre $0^{mm},01$
et $0^{mm},02$, et qui renferment des granules noirs en assez
grande quantité. Ils sont en général sphériques, tout à fait
remplis de matière noire. Nous n'avons jamais rencontré
de noyaux dans le pigment noir et dans la mélanose accidentelle chez l'homme. Nous avons cependant fort bien pu
les distinguer dans le globule pigmentaire d'un bleu noirâtre qui compose une bonne partie de la choroïde de
l'embryon de la grenouille et de la perche. Dans ces em-
bryons, les globules noirs ne sont qu'une transformation de
ceux auxquels nous avons donné le nom d'organo-plastique,
et qui, toujours munis d'un noyau, constituent l'élément
principal de tous les organes pendant le commencement de
la vie embryonale. Au contraire, le globule de la mélanose
à l'état pathologique est souvent, comme nous venons de le
voir, un globule de nouvelle formation.

Il est important de noter dans quelles circonstances la
mélanose peut se rencontrer. Tout le monde sait qu'on la
trouve dans beaucoup de poumons d'ailleurs sains. Nous
l'avons également observée dans diverses portions de
la membrane muqueuse gastro-intestinale, du reste saine.
Bien souvent on la voit dans des tissus chroniquement en-

flammés, surtout dans ceux des poumons et du péritoine, et M. Andral a déjà fort bien prouvé que l'induration mélanique admise par Laennec, n'était autre chose que de la matière colorante déposée dans du tissu pulmonaire qui était le siége d'une inflammation chronique.

On la trouve fréquemment combinée à du tissu cellulaire localement hypertrophié, principalement dans le tissu cellulaire sous-cutané et sous-muqueux. Ces tumeurs mélaniques et fibrilleuses poussent alors devant elles la peau ou la membrane muqueuse, et peuvent même, parfois, se développer dans le tissu de ces dernières et former ainsi des tumeurs d'aspect varié, arrondies ou allongées, à base large ou pédiculée. Nous avons surtout rencontré ces tumeurs mélaniques et fibrilleuses pédiculées sur la membrane muqueuse des intestins et surtout du cœcum. Nous n'entrons pas, à leur sujet, dans de plus amples détails dans ce moment, parce que nous allons en rapporter plusieurs exemples. Les tumeurs mélaniques reçoivent des vaisseaux lorsqu'elles acquièrent un certain développement, et les vaisseaux peuvent même être assez nombreux pour donner à ce tissu une apparence de tissu érectile. Nous n'avons pas cependant rencontré jusqu'à présent, dans nos dissections de ces tumeurs, les dilatations considérables de capillaires et de vaisseaux plus volumineux qu'on observe dans les tumeurs vasculaires érectiles. Ces tumeurs mélaniques fibro-cellulaires sont quelquefois combinées avec la matière tuberculeuse que l'on y reconnaît facilement par les globules qui lui sont propres. On rencontre bien souvent la mélanose dans le cancer, et nous avons déjà dit, plus haut, que nous ne regardons pas le cancer mélanique comme une espèce particulière. Nous avons trouvé une fois la mélanose en quantité notable dans une tumeur graisseuse de l'orbite. Il existait en même temps une tumeur mélanique dans l'intérieur de l'œil.

Si la mélanose, en général, constitue une maladie locale, on rencontre cependant des cas dans lesquels elle est évidemment une affection constitutionnelle; elle peut alors avoir une influence très-fâcheuse sur la santé générale, et amener le dépérissement et la mort. M. Velpeau m'a parlé d'un cas de ce genre qu'il a observé dans son service il y a quelques années, et nous citerons plus bas une observation fort intéressante de ce genre, que nous devons à l'obligeance de M. Thibault, interne des hôpitaux. Du reste, les tumeurs mélaniques ne sont pas les seules qui peuvent devenir constitutionnelles, c'est aussi le cas de plusieurs espèces de tumeurs bénignes.

Quant à la forme sous laquelle la mélanose se voit à l'œil nu, nous adoptons tout à fait la classification de M. Andral qui distingue quatre formes différentes : 1° la mélanose par masses enkystées qui, cependant, ne se rencontre que rarement ; 2° la mélanose infiltrée ; 3° la mélanose par couches solides, se rencontrant surtout à la surface de quelques membranes séreuses ; 4° la mélanose à l'état liquide. Nous n'avons pas encore eu l'occasion d'observer cette dernière forme, que plusieurs pathologistes distingués, MM. Breschet, Cruveilhier [1], Andral et Haliday, ont rencontrée dans l'intérieur des vaisseaux.

Quant à la troisième forme, nous avons déjà signalé la présence constante et souvent en masses très-considérables de la mélanose dans la péritonite tuberculeuse, et nous en avons cité plus haut un exemple.

Après ces remarques générales, nous rapporterons quelques observations.

1° Tumeur mélanique à la surface interne de l'intestin.

A la surface libre d'un morceau de l'intestin grêle d'un enfant qui a succombé à la variole, se trouve une tumeur mélanique, du volume d'un pois, attachée à l'intestin par un pédicule de cinq millimètres de longueur. La surface de la tumeur est d'un noir jaunâtre, et on y reconnaît facilement de petits creux qui ne sont autre chose que des glandes

[1] Anatomie pathologique, xix° livr., in-fol. avec fig. col.

de Lieberkuehn. Cette surface est recouverte de mucus in-
testinal dans lequel on reconnaît beaucoup de cylindres
d'épithélium. La substance de la tumeur mélanique est
composée d'une trame fibrilleuse et vasculaire et de globules pigmentaires d'un bord noirâtre, remplis de granules
noirs, et ces globules mélaniques sont généralement répan-
dus dans le tissu de la membrane muqueuse (Pl. xii, fig. 6)
qui forme la couche superficielle de la grosseur. Quant aux
fibres cellulaires, il est probable qu'elles ne sont autre
chose que du tissu cellulaire sous-muqueux hypertrophié.

2° Tumeur mélanique tuberculeuse des intestins.

L'intestin grêle d'un enfant de trois ans et demi, qui avait
succombé à une tuberculisation générale, renferme une
tumeur noire et compacte (Pl. xii, fig. 7). Cette tumeur est
fixée par un pédicule d'un centimètre de longueur, et de
quatre à cinq millimètres d'épaisseur. Elle est elle-même
aplatie, longue de deux centimètres, large de quinze millimètres à sa partie la plus épaisse, et de cinq à sept millimètres
à son point d'insertion. Le pédicule est rougeâtre, de la
couleur des muscles. La tumeur montre un fond noir parsemé de taches d'un jaune rougeâtre plus volumineuses, et
de très-petites taches d'un blanc jaunâtre.

Le pédicule est recouvert par la membrane muqueuse sur
laquelle se trouvent beaucoup de cristaux. La surface de la
tumeur est elle-même recouverte de beaucoup de cristaux et de vaisseaux sanguins ainsi que de cellules mélanotiques. Les cellules pigmentaires y sont d'un noir foncé,
mais un peu moins à leur bord qu'au centre ; elles ont $0^{mm},011$
à $0^{mm},014$; elles sont sphériques ou allongées (Pl. xii,
fig. 8), agglomérées par places, mêlées à beaucoup de feuillets d'épithélium. La tumeur n'a point de cavité centrale,
mais se trouve généralement infiltrée d'un liquide jaune
brunâtre, dans lequel on ne voit que quelques éléments
de sécrétions intestinales, des globules de diverses formes, du mucus, des agglomérations irrégulières et des

cristaux. La substance de là tumeur est toute composée de tubercules entourés de mélanose et de vaisseaux sanguins. Au microscope, on retrouve tous ces éléments, et de plus les globules graisseux en assez grande quantité ; le tout est contenu dans une trame fibreuse, et, parmi ces fibres, on reconnaît des corps fusiformes minces et allongés.

3° Végétations mélaniques des intestins.

Les ulcères intestinaux d'un enfant qui a succombé à une phthisie pulmonaire et intestinale renferment des végétations arborisées, pédiculées, de sept à huit lignes de longueur sur trois à quatre de largeur, dont une est représentée (Pl. xii, fig. 9). Elles sont composées de la membrane muqueuse fortement épaissie, de masses tuberculeuses et de cellules mélanotiques. La membrane muqueuse y est très-vasculaire ; mais aucun de ces vaisseaux n'entre dans la substance tuberculeuse. Quant aux globules pigmentaires noirs, ils ont une forme plus ou moins sphérique, une teinte noire uniforme ; ils paraissent plus pâles au bord, à cause de leur sphéricité, et ils ont de $0^{mm},016$ à $0^{mm},02$. Les tubercules renfermés dans ces tumeurscon tiennent également beaucoup de globules mélanotiques.

4° Tumeur mélanique de l'œil.

J'ai vu la pièce suivante dans la collection de M. Sichel, qui m'a permis avec beaucoup d'obligeance d'examiner un grand nombre de pièces pathologiques intéressantes sur les maladies des yeux, provenant de sa pratique. La tumeur entourait tout le test de l'œil ; elle était d'une bonne consistance, à peu près du volume d'un œuf de pigeon et composée de fibres cellulaires, de beaucoup de vésicules adipeuses et principalement de globules noirs mélanotiques. Dans l'intérieur de cet œil se trouvait une tumeur de nature analogue, mais qui ne renfermait point de vésicules graisseuses, et était en majeure partie composée de cellules pigmentaires.

5° *Tumeur mélanique de l'œil, extirpation, infection mélanique générale, mort, tumeurs mélaniques dans un
grand nombre d'organes.*

C'est cette observation intéressante que M. Thibault a
eu la bonté de nous communiquer.

Le 7 janvier 1841, est entré à l'infirmerie générale de
Bicêtre le nommé Dauche, Jean, âgé de cinquante-sept
ans. Cet homme qui depuis plus d'un an avait une cécité
complète à gauche, présentait à l'époque de son entrée un
staphylôme très-volumineux de la sclérotique. Il y avait en
même temps des douleurs très-vives qui augmentaient pendant la nuit. M. Malgaigne, après avoir examiné l'œil avec
le plus grand soin, se décida à en pratiquer l'extirpation
trois jours après (10 janvier). L'œil, dont le volume était
considérable, se trouvait rempli par de la matière noire; il
existait aussi quelques petites tumeurs mélaniques placées
dans le tissu cellulaire postérieur au globe oculaire. Peu de
temps après, le malade se trouva en état de quitter l'infirmerie; il y rentra le 29 mars 1843, pour des douleurs
qu'il éprouvait dans le ventre. Sa constitution paraissait
alors épuisée; ses forces étaient beaucoup diminuées; il
avait en outre un ictère général; le foie était volumineux
et bosselé. Pendant son séjour à l'infirmerie, le malade
s'affaiblit de plus en plus et mourut le 7 mai 1843. Quelque temps auparavant, on avait pu suivre le développement
de tumeurs presque indolores situées dans différentes parties du corps.

A l'autopsie, on trouva dans l'épaisseur du tissu cellulaire sous-cutané et des muscles un grand nombre de
tumeurs noires de volume variable, la plupart ovoïdes,
remplies d'un liquide noir; celui-ci, étendu sur un linge
blanc, présentait les nuances intermédiaires à la couleur du
sang et à la couleur noire de l'encre de Chine. Les fibres
musculaires n'étaient pas rompues à leur niveau; elles étaient
simplement écartées.

Le lobe gauche du corps thyroïde offrait aussi des amas de matière noire, de même que les poumons qui en renfermaient un très-grand nombre d'un petit volume. On en rencontrait encore d'autres peu volumineux sur les surfaces interne et externe du cœur.

Dans la cavité abdominale, l'on trouve de la sérosité colorée en noir probablement par une tumeur du volume du poing, située dans l'épaisseur de l'épiploon et qui paraît déchirée à sa surface.

Le volume du foie est à peu près trois fois plus considérable qu'à l'état normal; il contient un nombre immense de marrons mélaniques dont la consistance diffère : en effet, les uns sont formés par un liquide noir, les autres par un tissu noir dont la consistance a de l'analogie avec celle de la rate.

Il existe encore un dépôt de matière mélanique dans l'épaisseur d'un des uretères, dans le tissu sous-muqueux.

Le système nerveux n'en a pas offert d'amas bien considérables. Le cerveau n'en contient point; on en rencontre dans le canal rachidien, dans le névrilème des nerfs dentaire inférieur, obturateur et du plexus brachial près de son origine.

Plusieurs os du squelette en ont aussi présenté; nulle part ils n'ont perdu de leur consistance non plus que de leurs caractères physiques, à part toutefois la couleur, qui est noire.

M. Thibault a eu la bonté de me communiquer plusieurs de ces tumeurs conservées dans l'alcool. Elles étaient d'un noir foncé, d'une consistance molle, mais assez élastique, et montraient, sur des coupes fraîches, un tissu d'apparence finement fibreuse; quant à la structure microscopique, il n'est guère permis d'en tirer des inductions bien sûres à cause de sa macération dans l'alcool; cependant, ayant eu occasion d'observer un assez grand nombre de pièces pathologiques conservées ainsi, j'ai cru au moins y confirmer l'absence d'éléments cancéreux, et il m'a paru que la substance mélanique y existait en majeure partie sous formes de granu-

les noirs très-fins. J'y ai vu, de plus, une structure finement
fibreuse, ainsi que quelques vésicules graisseuses et quelques cristaux. Cependant je répète que je ne voudrais nullement tirer une conclusion bien positive de cet examen.
Toutefois des faits pareils méritent une sérieuse attention,
parce qu'en les observant on serait facilement porté à croire
que ce sont des affections cancéreuses à cause de leur infection générale. Cependant il y a une limite infranchissable
entre l'infection générale occasionnée par un élément qui se
rencontre dans l'organisme à son état physiologique, et
celle provoquée par le développement d'un élément dont,
au contraire, aucun analogue ne se rencontre à l'état normal. Des faits pareils nous prouvent de nouveau que, dans
tout ce qu'elle fait, la nature est loin d'être systématique, et
que si l'infection de tout l'organisme est une conséquence
fréquente du cancer arrivé à un certain degré de dévelop-
pément, elle a aussi lieu quelquefois pour des tumeurs de
bonne nature. Il n'est pas moins vrai pourtant que ce qui
est presque la règle à cet égard pour les tumeurs malignes, n'est qu'une exception rare pour celles de nature
bénigne.

Il résulte donc de toutes les remarques précédentes que
les seuls éléments propres à la mélanose sont les granules et
les globules mélaniques, et que tous les autres éléments
que l'on rencontre dans les tumeurs mélaniques ne s'y
trouvent que d'une manière accidentelle, ou plutôt comme
combinaison. Nous avons vu, de plus, qu'on rencontre ce
genre de production accidentelle aussi bien dans les produits de l'inflammation que dans ceux de la tuberculisation,
ainsi que dans l'intérieur des tumeurs de nature diverse.
Du reste, nous ne saurions point indiquer de différence
entre le globule et le granule mélanique tels qu'on les rencontre à l'état pathologique, et ceux que l'on trouve à l'état
normal dans diverses parties du corps humain. La mélanose
ne devient donc une maladie que par la surabondance de
sa sécrétion et par son accumulation. C'est ainsi qu'elle

constitue souvent une maladie sérieuse dans les poumons lorsqu'elle s'y trouve en quantité bien notable, et qu'elle peut même devenir mortelle lorsqu'elle se rencontre à la fois dans un grand nombre d'organes importants à l'entretien de la vie.

§ VIII. Des tumeurs fibro-plastiques ou sarcomateuses.

Les doctrines vagues qui règnent encore généralement sur la nature des tumeurs font que le mot de *sarcome* a été souvent employé pour désigner les tumeurs les plus diverses. Et, par exemple, on a désigné pendant longtemps sous le nom *d'ostéo-sarcomes* presque toutes les tumeurs qui avaient leur siége dans le périoste ou dans l'os.

Il n'est pas moins vrai qu'Abernethy a eu raison de regarder ce genre de tumeur comme une forme toute particulière. Mais on ne pouvait arriver à des notions suffisantes sur la véritable nature de ce produit accidentel, sans le secours de l'étude microscopique la plus exacte.

Fidèle à notre principe de classer les tumeurs d'après les éléments anatomiques qui les composent, nous donnerons aux sarcomes le nom de *tumeurs fibro-plastiques,* vu que nous avons affaire à un tissu qui n'est autre chose que du tissu cellulaire en voie de formation accidentelle.

Ces tumeurs sont ordinairement arrondies ; elles forment une seule tumeur sphérique ou ovoïde, quelquefois à surface framboisée, ou une tumeur lobulée à lobules plus ou moins ronds. Ordinairement elles sont entourées d'une enveloppe celluleuse, mince, vasculaire, adhérente à la surface de la tumeur. Il faut surtout distinguer deux formes de tumeurs fibro-plastiques, entre lesquelles on rencontre cependant diverses nuances. La distinction existe non-seulement dans leur aspect à l'œil nu, mais même dans leurs éléments microscopiques.

La première forme est constituée par les tumeurs fibro-plastiques molles et lobulées. Elle n'a pas été décrite comme sarcome, parce qu'elle a presque toujours été confondue avec le cancer encéphaloïde ou colloïde. En effet, la tumeur est quelquefois aussi molle que le cancer médullaire ; mais en y regardant de plus près, on peut se convaincre qu'on n'en fait pas sortir un suc lactescent comme dans le cancer ; le suc qu'on en exprime est transparent, légèrement jaunâtre. Le tissu lui-même, quoique mou, offre toujours une certaine résistance élastique ; on ne peut ni l'écraser, ni le comprimer, ni le distendre avec des aiguilles aussi facilement que cela peut se faire pour le cancer encéphaloïde avec lequel on le confond souvent.

Ces lobules peuvent varier d'un millimètre à un ou plusieurs centimètres. Ils sont ordinairement d'un jaune rosé, médiocrement vasculaires ; ils offrent dans leur ensemble un aspect papillaire, et montrent beaucoup de ressemblance avec le tissu mou et lobulé qu'on voit végéter autour de certains os cariés. Quelquefois plusieurs de ces lobules sont entourés d'un tissu aréolaire plus dense. Il est important de noter que ce tissu ne renferme en général point d'éléments graisseux, tandis qu'on en rencontre habituellement dans le cancer.

La seconde forme de tumeurs fibro-plastiques est le véritable sarcome des auteurs. Sa consistance est celle de la chair musculaire, ou plutôt celle du poumon carnifié, cette forme d'hépatisation rouge qui se prolonge pendant un certain temps, et dans laquelle les parties liquides des matières épanchées sont résorbées. Ces tumeurs, sur une coupe fraîche, offrent un aspect rouge, homogène, finement grenu et d'une bonne consistance, mais qui n'atteint cependant pas la densité des tumeurs fibreuses ; leur couleur est variable, le plus ordinairement, ou d'un jaune tirant légèrement sur le rouge, ou d'un rouge couleur de chair. Quelquefois on voit ces deux colorations alterner ; alors la partie corticale est la plus rouge, ou bien la teinte jaune et la teinte rouge alternent dans toute l'épaisseur de la tumeur. A ces colorations s'ajoute quelquefois la teinte blanche lactescente lorsque la tumeur est plus fibreuse par places. D'autres fois on y aperçoit une teinte d'un jaune safrané ou d'un jaune verdâtre, provenant d'une infiltration locale d'une espèce de graisse particulière à laquelle nous donnons le nom de *xanthose*. Cette même teinte se rencontre très-fréquemment dans le sarcocèle.

En général, les tumeurs de ce genre offrent une vascularité assez prononcée, et il n'est pas rare d'y trouver une hyperémie avec transsudation de la matière colorante du sang ou même de petites ecchymoses. La vascularité est, du reste, souvent fort inégale dans les diverses parties de la même tumeur. Lorsque ces tumeurs sont nées du périoste ou d'une partie voisine de l'os, ce qui est fréquent, on y rencontre parfois des mailles de tissu osseux.

La marche ordinaire de ces tumeurs est lente; elles acquièrent avec le temps la disposition à s'enflammer, à se ramollir, et, dans des cas rares, elles peuvent même s'ulcérer. La vascularité de leur tissu rend facilement compte de cette disposition à l'inflammation qui se développe spontanément ou à la suite d'une violence quelconque exercée sur la tumeur. Beaucoup de chirurgiens appelleraient cette phase de développement une dégénérescence, mais bien à tort. Au commencement, ces tumeurs peuvent offrir des alternatives d'augmentation et de diminution, soit sous l'influence des efforts seuls de la nature, soit sous celle des divers agents thérapeutiques, parmi lesquels les antiphlogistiques et la compression tiennent le premier rang.

Les parties qui entourent ces tumeurs peuvent être absorbées par la compression, mais nous les avons vues quelquefois persister pendant assez longtemps parfaitement intactes; nous avons fait cette remarque surtout pour les os et pour les tendons; lorsque ces tumeurs se développent dans le tissu cellulaire, les muscles résistent moins longtemps, et, lorsque c'est dans le tissu même de l'os, on comprend aisément qu'elles doivent en altérer plus ou moins profondément la structure.

Nous arrivons à présent à la description des éléments microscopiques que l'on rencontre dans les tumeurs fibro-plastiques. Nous y observons les éléments suivants :

1° Toutes les formes diverses des tumeurs fibro-plastiques n'étant que des transformations de globules fibro-plastiques en fibres, ces globules tiennent naturellement le premier rang parmi les divers éléments que l'on y rencontre. Et, de même que sur beaucoup de points on trouvera de la ressemblance entre le tissu fibro-plastique consécutif à certaines inflammations chroniques et le même tissu qui forme les tumeurs en question, de même aussi les éléments microscopiques de deux productions morbides se ressemblent sous beaucoup de rapports.

Ce qui caractérise ces globules, c'est qu'ils ont en général une membrane d'enveloppe pâle et un noyau à contours très-marqués, très-noirs sous le microscope. L'enveloppe a en moyenne $0^{mm},015$ de millimètre, et le noyau varie entre $0^{mm},0075$ et $0^{mm},01$ de millimètre. Les globules entiers sont ou sphériques ou ovoïdes ; ce n'est que par un examen superficiel qu'on peut les confondre avec les globules de l'encéphaloïde. Ces derniers sont beaucoup plus pâles ; on ne les rencontre ordinairement que sous forme de noyaux ronds ou ovalaires, assez isolés, plus volumineux que les noyaux des globules fibro-plastiques, et renfermant aussi des nucléoles plus volumineux que ceux du globule du sarcome qui ne se voient guère sous le microscope que sous la forme de petits points noirs. L'enveloppe du globule encéphaloïde, lorsqu'elle est bien développée, est bien moins régulière et ordinairement aplatie, finement ponctuée, souvent infiltrée de graisse, soit à l'état de granules, soit à celui de graisse liquide, tandis que les éléments gras ne se rencontrent que rarement dans le tissu fibro-plastique, et lorsqu'ils s'y trouvent c'est toujours en petite quantité. Les globules cancéreux peuvent bien être plus ou moins allongés, mais on y rencontre bien moins les degrés intermédiaires entre la fibre et la cellule, qui caractérisent les élé-

ments du tissu cellulaire en voie de formation identique à
notre tissu fibro-plastique. Si l'on a signalé l'existence d'é-
léments pareils dans le cancer encéphaloïde, on est tombé
dans la grave erreur de prendre un élément accidentel pour
un élément essentiel ; et le tissu cellulaire qui se forme par
des globules fibro-plastiques dans le cancer, et qui, du reste,
ne s'y rencontre pas souvent sous cette forme, n'en constitue pas plus l'élément caractéristique et essentiel que les
diverses substances grasses que l'on y rencontre encore bien
plus fréquemment. Mais ce qui a surtout donné lieu à ces
nombreuses erreurs et à cette confusion sans fin, c'est que
des micrographes distingués ont pris des tumeurs fibro-
plastiques pour des tumeurs encéphaloïdes, et les ont même
décrites comme une espèce particulière d'encéphaloïde à
globules fusiformes. Nous montrerons plus tard, dans le
chapitre qui traitera du cancer, que lorsqu'on rencontre,
dans ce dernier, de véritables globules encéphaloïdes allongés
ou fusiformes, il existe toujours une différence marquée
entre cette forme exceptionnelle du globule cancéreux et la
forme fusiforme constante des éléments fibro-plastiques.

Si nous insistons sur ces détails minutieux en apparence,
c'est qu'il s'agit ici d'une question très-grave, à savoir, si
ces tumeurs peuvent être enlevées avec chance certaine de
réussite, sauf le danger immédiat de l'opération, ou s'il
s'agit de tumeurs qui récidivent sur place ou sur d'autres
points de l'économie. Observons à cette occasion que, par
rapport aux tumeurs fibro-plastiques, il faut toujours se méfier des récidives sur place, parce que ces tumeurs, celles
surtout de la première forme, tendent à envoyer des prolongements partout dans les interstices des tissus et des organes. Aussi, ces tumeurs réclament-elles souvent l'amputation, et les fastes de la science abondent en observations
de malades qui, ayant présenté des tumeurs volumineuses
de ce genre, prises pour des affections cancéreuses, ont été
ensuite complétement guéris par l'amputation. Cette remarque s'applique surtout aux ostéo-sarcomes des membres.

Revenons, après cette digression, aux éléments microscopiques des tumeurs fibro-plastiques.

2° Un élément cellulaire que nous avons principalement rencontré dans ces tumeurs, ce sont de grandes cellules mères, qui peuvent atteindre jusqu'à un douzième de millimètre et qui renferment dans leur intérieur huit, dix, douze noyaux et globules fibro-plastiques, parfois même un plus grand nombre ; leur aspect est tellement caractéristique par leur forme ovalaire et par la petitesse de ces nombreux noyaux, qu'on ne peut les confondre avec aucun autre élément microscopique.

3° Dans la plupart des tumeurs sarcomateuses, la majeure partie du tissu est composée de corps fusiformes, c'est-à-dire de globules fibro-plastiques allongés à leurs extrémités, devenant d'abord pointus, se terminant ensuite en véritables fibres, montrant quelquefois même une ramification à leur extrémité, et perdant peu à peu leurs noyaux internes.

4° De véritables fibres se rencontrent presque toujours dans ce genre de tumeurs, et on peut aisément suivre tous les intermédiaires entre la cellule allongée fusiforme et les fibres régulières.

5° Dans les sarcomes charnus, on rencontre souvent une bonne partie du tissu composée de très-petits globules qui n'ont que $0^{mm},005$ à $0^{mm},0075$ de millimètre. Ce sont peut-être des noyaux fibro-plastiques qui, étant sécrétés d'une manière trop abondante, trop dense et trop serrée, n'ont pu suivre leur évolution complète. Parmi ces divers éléments, se rencontre souvent une substance intermédiaire hyaline ou finement ponctuée.

Tous ces éléments se rencontrent quelquefois dans la même tumeur, tantôt les uns, tantôt les autres prédominant.

D'après leur aspect à l'œil nu, nous avons classé ces tumeurs en deux catégories qui sont confirmées aussi par l'examen de leurs éléments microscopiques. La première comprend les tumeurs molles, lobulées et jaunes, qui sont plutôt formées de globules fibro-plastiques bien développés et d'un tissu fusiforme lâche ; la seconde contient les tumeurs plus fermes, plus charnues et plus rouges, composées d'une trame fibreuse et de petits globules très-étroitement juxtaposés, montrant cependant aussi, dans quelques endroits, du tissu fusiforme, et des globules fibro-plastiques plus développés.

L'enveloppe fibro-cellulaire qui enveloppe ces tumeurs n'offre rien de particulier à l'examen microscopique. Elle n'est composée que de fibres fines et tortueuses, réunies par places en faisceaux, et de vaisseaux sanguins.

Quant au siége, on rencontre les tumeurs molles dans la conjonctive où elles forment de petits champignons rougeâtres, très-vasculaires. Lorsqu'on les extirpe à temps, les malades guérissent ; dans le cas contraire, elles compromettent l'œil uniquement par la compression qu'elles peuvent exercer sur lui. Il ne faut pas les confondre avec le fongus hématode, ni avec le cancer encéphaloïde, qui prend plutôt son origine dans les parties profondes de l'œil et surtout dans la rétine.

On les rencontre aussi, parfois, dans le sein, et le tissu lobuleux peut y être séparé par des aréoles fibreuses qui proviennent plutôt d'un tissu cellulaire normal et hypertrophié que d'un tissu accidentel. Du reste, elles n'altèrent point le mamelon, et se trouvent même à une certaine distance de ce dernier.

Les tumeurs fibro-plastiques molles ont souvent leur siége dans le tissu cellulaire sous-cutané, ou dans celui qui se trouve dans les interstices des parties plus profondes des membres. C'est là surtout qu'on court facilement le risque de ne les extirper que d'une manière incomplète.

Quant aux tumeurs sarcomateuses plus consistantes et charnues, elles peuvent aussi prendre leur origine dans le tissu cellulaire ; mais le plus souvent elles proviennent des parties fibreuses, et principalement de celles du système osseux. Les ostéo-sarcomes ont souvent cette origine, et on les rencontre non-seulement sur les membres, mais aussi à la mâchoire supérieure et à la surface du crâne, où leur étendue rend souvent l'opération fort dangereuse.

C'est dans cette catégorie que nous classons le fongus de la dure-mère, qui, comme on l'a remarqué depuis long-temps, n'est pas en général lié à une infection cancéreuse, quoiqu'il se rencontre de préférence chez les vieillards. Ce fait n'a rien d'étonnant, puisque ces tumeurs ne sont pas de véritables cancers , nom qui comprend des affections morbides de nature fort différente, et qui nous rappelle la dénomination de *chaos animale*, sous laquelle Linné désignait tous les êtres du règne animal que l'on ne pouvait pas bien étudier de son temps à l'œil nu, et qu'on ne voulait pas étudier avec le microscope.

Comme il s'agit d'établir les caractères des tumeurs fibroplastiques d'une manière positive, vu le vague qui règne dans tous les auteurs sur la véritable nature du sarcome, nous allons citer en détail toutes les observations que nous avons eu occasion de faire sur ce genre d'altération. Quoique nous ayons rencontré dans les divers auteurs de chirurgie, et dans les ouvrages des micrographes qui se sont occupés de ces études, un certain nombre d'observations qu'on doit évidemment rapporter aux tumeurs en question, nous croyons pourtant, en général, ce genre de recherches beaucoup plus stérile, que de mettre sous les yeux du lecteur des faits dont tous les détails ont été notés par nous-mêmes, soit avant l'opération, soit pendant l'examen des pièces à l'état frais. Nous passons à la description de ces divers cas.

1° *Tumeur du sein de bonne nature, ressemblant au tissu encéphaloïde, composée de tissu fibro-plastique.*

La malade, âgée de quarante ans, est d'une bonne constitution, et n'a point fait de maladie grave ; aucun membre de sa famille n'a eu d'affection cancéreuse. Elle est bien réglée depuis l'âge de quatorze ans ; elle a eu cinq enfants et une fausse couche. Après ses couches, elle n'a jamais eu de fièvre de lait. Ses seins naturellement petits se sont à peine tuméfiés, elle n'a, par conséquent, pas pu nourrir.

Il y a cinq mois, trois mois après ses dernières couches, et sans cause connue, il se développa dans le sein gauche une tumeur dure, du volume d'une petite noisette, sensible au toucher, très-mobile sous la peau qui était restée normale. Par intervalles, la malade ressentait des engourdissements et des douleurs dans l'aisselle, l'épaule et le bras du côté correspondant. La tumeur mit trois mois pour atteindre le volume d'un œuf de pigeon ; alors la malade entra à l'Hôtel-Dieu, service de M. Roux; là, on lui fit des frictions avec la pommade d'hydriodate de potasse et on exerça une compression méthodique.

Bientôt la tumeur diminua de volume ; elle s'aplatit et la malade sortit de l'hôpital pour continuer un traitement chez elle. Après avoir diminué pendant quelque temps, la tumeur augmenta de nouveau, ce qui engagea la malade à rentrer à l'hôpital pour se faire opérer. Avant l'opération, la tumeur avait trois à quatre centimètres de longueur, deux à trois de largeur, un et demi d'épaisseur; elle avait une position transversalement oblique. Les inégalités avaient augmenté, et on sentait des bosselures très-petites; du reste, la grosseur était peu sensible au palper, mais le siége de picotements et d'élancements; elle était toujours très-mobile, la peau normale; il n'y avait aucun engorgement glandulaire autour. La tumeur était située en dehors et un peu en haut du mamelon, et paraissait occuper une partie de la glande mammaire; quand on la pressait entre les doigts, il sortait par le mamelon un liquide transparent incolore, ayant une consistance légèrement visqueuse. En dedans on sentait un prolongement qui s'étendait jusqu'au mamelon. État général très-bon. La malade demandait à être débarrassée de sa tumeur; on l'opéra le 25 janvier 1843.

L'examen de la pièce montre que le prolongement interne de la tumeur est un conduit galactophore très-développé, dilaté, à parois épaisses et fibreuses, renfermant une matière très-transparente, d'un blanc jaunâtre, analogue à de la fibrine et aussi résistante. La tumeur elle-même est composée d'aréoles larges, à parois épaisses de plusieurs millimètres, blanchâtres, renfermant une matière mollasse et lobulée, ayant une vascularité prononcée.

Examen microscopique. Les aréoles fibreuses n'offrent rien de particulier et appartiennent au tissu normal de la glande mammaire. Le tissu mou et lobulé est composé de globules fibro-plastiques dont les plus grands ont $0^{mm},05$, à parois pâles et renfermant des noyaux de $0^{mm},0075$, à contours marqués. (Pl. xii, fig. 10 et 11.) Beaucoup de ces globules sont allongés, et on voit d'une manière nette et distincte toutes les formes intermédiaires entre les fibres et les cellules. Nulle part il n'existe de traces de globules cancéreux. Nous y notons aussi l'absence d'éléments graisseux. Ce tissu est peu vasculaire, et, quoique mou, il est assez élastique. La structure fibreuse prédomine par places. Tous ces éléments fibro-plastiques et fibreux sont unis ensemble par une substance finement granuleuse, d'apparence stratifiée. Dans quelques endroits on reconnaît les globules très-pâles et à petits noyaux que l'on trouve à l'état normal dans le tissu de la glande mammaire.

Quant à ces globules, nous ne sommes pas tout à fait sûr s'ils constituent le parenchyme de la glande mammaire, ou s'ils ne sont pas plutôt des globules épithéliaux qui revêtent la face interne de toutes les arborisations glandulaires ; nous pencherions plutôt pour cette dernière supposition, et nous avons souvent été frappé de la ressemblance qui existe entre ces espèces d'épithélium et certaines productions d'exsudation pathologique.

Dans cette observation, la marche de la maladie vient tout à fait à l'appui du jugement que nous avions porté sur la nature de cette tumeur d'après l'examen microscopique.

2° *Tumeur fibro-plastique de la paupière.*

Cette tumeur avait eu son siége à la face interne de la paupière inférieure ; elle avait à peu près un centimètre de diamètre : elle était enveloppée d'une tunique celluleuse, et contenait une substance d'un jaune rougeâtre très-vasculaire ; sa consistance était assez bonne, élastique et charnue ; elle était composée de cellules de $0^{mm},0125$ à $0^{mm},0175$, renfermant des noyaux de $0^{mm},01$, et, dans ces derniers, deux à trois granules. La paroi d'enveloppe des globules était extrêmement pâle ; on voyait, de plus, toutes les formes intermédiaires entre les fibres et les cellules, et, par places, le tissu fusiforme prédominait sur le tissu globuleux. Les diverses formes de ces globules, du tissu fusiforme et des fibres sont représentées (Pl. XIII, 1-4).

3° *Tumeur sarcomateuse de la conjonctive.*

J'ai enlevé deux de ces tumeurs qui n'avaient que le volume d'un pois. Elles étaient arrondies, très-rouges et très-vasculaires, d'une consistance molle, cependant assez élastiques. Ces tumeurs n'ont pas récidivé après l'opération qui a été faite il y a bientôt quatre ans. Elles avaient la même composition microscopique que celles du cas précédent, et étaient constituées essentiellement par des cellules fibro-plastiques, fusiformes, à noyaux très-manifestes, et montrant même des nucléoles. A la partie corticale, la transformation en véritables fibres avait déjà eu lieu ; les globules fibro-plastiques se trouvaient proportionnellement en petit nombre ; les vaisseaux, quoique nombreux, ne montraient cependant aucune dilatation anormale.

4° *Tumeur fibro-plastique très-volumineuse de l'avant-bras.*

Le nommé Dupan (Jacques), âgé de trente-deux ans, jardinier, demeurant à Coulange (Orne), né à Saint-Aubin-d'Appenai (Orne), malade depuis trente mois, est entré le 27 décembre 1844, à l'hôpital de la Charité (service de M. Velpeau). Sa constitution est très-forte ; sa santé a toujours été bonne.

Les seules maladies qu'il dit avoir eues sont les fièvres, il y a vingt ans et neuf mois, après une maladie qu'il ne peut définir et qui dura pendant six semaines.

Il y a trente mois, il aperçut une petite tumeur vers l'extrémité inférieure de l'avant-bras droit. Le malade nous indique avec précision, sur son autre bras, le point où siégeait cette tumeur : c'est au niveau du bord interne du tendon du long supinateur vers l'extrémité inférieure. Avant l'apparition de la tumeur, le malade ressentit pendant deux ans et continuellement, à l'extrémité du pouce et de l'indicateur, des picotements qu'il comparait à ceux produits par des orties, picotements auxquels il avait fini par s'habituer, et qui disparurent cinq mois après l'apparition du mal. Cette petite tumeur, qui ne fut précédée d'aucun coup, d'aucune ecchymose, avait, lorsque le malade s'en aperçut, la grosseur d'une lentille ; indolente et sans causer aucune altération de la peau, elle acquit, en dix-huit mois, le volume d'un œuf de pigeon. Le malade borna le traitement de son mal à des frictions de beurre frais, d'huile de thérébentine. Il essaya, pendant deux jours, d'établir une compression avec une feuille de plomb ; mais cet appareil le gênait, et il préféra garder plus longtemps sa tumeur qu'il prenait pour une de ces tumeurs synoviales si fréquentes en cette région. D'après les renseignements fournis par le malade, qui a eu tout le temps d'examiner sa tumeur et qui semble l'avoir bien étudiée, nous pouvons savoir qu'elle était adhérente à la peau et aux tissus subjacents ; elle suivait le moindre mouvement des tendons des fléchisseurs, « et, dit le malade, elle remuait avec le petit nerf qui fait agir le bout du pouce. » On comprend que ce petit nerf est le tendon du long fléchisseur du pouce.

De janvier 1844 à juillet, la tumeur parvint au volume d'une moitié d'orange, son diamètre suivant l'axe du bras étant toutefois plus considérable que le diamètre transverse ; sa forme générale approchait de celle d'une pyramide. Dès le mois de mai, les mouvements du pouce commen-

cèrent à être gênés, bien que la main ne fût nullement envahie.

Depuis la fin d'août jusqu'au mois d'octobre, la tumeur
augmenta de moitié; mais c'est surtout vers la fin de
septembre et principalement dans les quatorze premiers
jours d'octobre que l'accroissement fut rapide. Depuis
juillet, la peau changea de couleur; rouge d'abord dans
le point le plus culminant de la tumeur, cette rougeur
s'étala rapidement. Le malade ressentit de la chaleur, de la
roideur, de la pesanteur, des douleurs lancinantes; suivant
ses expressions, « c'était comme si un abcès se formait. »
A cette époque (14 octobre), la tumeur n'était plus pyrami-
dale; elle avait acquis le volume du genou d'un enfant, et
n'avait plus de forme régulière; elle était bosselée, moins que
celle que porte aujourd'hui le malade. Dans les quatorze
derniers jours, le malade souffrit considérablement, la nuit
surtout; la tumeur augmentait rapidement; on l'enleva, le
4 octobre, avec le bistouri. Les bords de la plaie furent
réunis par première intention et avec quelques points de
suture. Mais, à ce qu'il paraît, toute la tumeur ne fut pas
enlevée. Pendant tout le temps que mit la plaie à se cicatri-
ser, on remarquait de chaque côté du bras un empâtement
notable, un gonflement qui n'était autre chose probablement qu'une partie de la tumeur. Enfin, un mois après
l'opération, plus de doute à avoir sur une récidive, ou plutôt
sur un accroissement rapide de la portion de la tumeur qui
n'avait point été enlevée. La tumeur occupait le bord radial
de la région malade; elle était dure, bosselée, et avait la
forme qu'elle présente aujourd'hui. A la suite de l'opération, les doigts étaient restés fléchis, sans qu'il fût possible
de les étendre. Pour le pouce, le mouvement seul d'adduction était resté possible; en même temps la peau était rouge,
tendue; les douleurs étaient aussi revenues, bien que moins
vives qu'avant l'opération.

Depuis le 14 novembre jusqu'à aujourd'hui 27 décembre, la tumeur a acquis un volume considérable; la

tension des parties est augmentée; la rougeur a pris plus d'intensité et offre, en partie, une teinte violette assez prononcée; en même temps, les douleurs sont plus violentes; la circulation étant empêchée, du moins la circulation veineuse, la main se gonfle considérablement.

Aujourd'hui, 27 décembre, le malade nous présente un bras qu'il soutient avec peine en l'aidant de l'autre bras. Sa constitution ne paraît en rien altérée. L'avant-bras est envahi par une tumeur qui en occupe les cinq sixièmes, principalement sur la face antérieure, mais qui envahit aussi les bords, surtout le radial; cette tumeur est dure avec tension énorme de la peau qui est d'un rouge intense, violette plutôt.

La tumeur présente une quantité de bosselures dures, résistantes. Sa forme est excessivement irrégulière. Nous avons mesuré ses dimensions, qui sont les suivantes : à la vue, le volume égale celui d'une tête d'adulte; en faisant passer une circonférence autour de la tumeur, sur le point le plus culminant, on a quarante-deux centimètres de circonférence; au poignet, on a vingt-six centimètres. Le diamètre vertical, mesuré depuis la partie la plus élevée de l'avant-bras envahie par le mal, à partir de quelques centimètres au-dessous du pli du coude, donne dix-neuf centimètres; il en donne dix-sept au bord radial, et treize au bord cubital.

La main est considérablement gonflée, œdématiée. Mais la tumeur semble s'être parfaitement limitée au poignet. Les doigts sont fléchis, le pouce seul est mobile, et encore ne peut-il exécuter que le mouvement d'adduction. Quand on essaie d'étendre les doigts, le malade se plaint d'excessives douleurs. Par elle-même, la tumeur est douloureuse, mais la douleur est supportable; dans certains points la douleur est augmentée par la pression, tandis que dans d'autres elle reste la même.

Comme nous l'avons dit, la constitution du malade ne paraît en rien altérée. On trouve bien, dans l'aisselle, quel-

ques ganglions un peu plus volumineux; mais, dans cette
région, on rencontre si souvent des ganglions volumineux
sans cause morbide, qu'il n'y a pas lieu de tirer ici un pronostic défavorable.

Le malade ayant été préparé à l'opération par le repos et
par l'usage d'un purgatif, l'amputation est pratiquée, le 3 janvier, au-dessus du coude, dans le lieu d'élection pour la
méthode circulaire.

La réunion par première intention est tentée; la plaie est
réunie avec des bandelettes posées à plat. Le malade, du
reste, guérit bien; mais la guérison par première intention
n'eut pas lieu.

Anatomie pathologique. La peau est amincie à la partie
supérieure de l'avant-bras. La tumeur a envahi les muscles
qu'elle a altérés en partie, et entre lesquels se trouvent des
dépôts de son tissu. Les tendons la traversent sans avoir
subi aucune altération. Elle a dû prendre son origine entre
la couche superficielle et la seconde couche des muscles de
l'avant-bras; car la première couche est soulevée et bien
séparée de la seconde. La tumeur a pénétré jusqu'aux os,
à travers les muscles de la seconde, qu'elle a écartés les uns
des autres. Le radius seul est altéré : il est dépouillé de
son périoste; son tissu compacte commence à se ramollir, et
la tumeur envahit principalement son côté; elle dépasse
de beaucoup, vers cette région, le bord externe de l'avant-
bras, tandis qu'elle dépasse à peine le bord interne.

En examinant plus profondément, nous voyons qu'à la
partie supérieure du ligament inter-osseux, là seulement
où ce ligament présente une ouverture, la tumeur fait
hernie, pour ainsi dire, à travers cette ouverture. En enlevant
les muscles extenseurs de la main et arrivant ainsi par la
face postérieure sur le ligament, nous voyons une plaque de
tissu cancéreux. Cette plaque est aplatie, située entre le ligament et les muscles qui sont intacts. Elle est réunie à la
tumeur au moyen du collet dans l'ouverture agrandie du
ligament qui a donné passage au tissu.

Examen microscopique. Cette tumeur que l'on avait prise
à tort pour une tumeur encéphaloïde, parce qu'elle en offrait les caractères extérieurs, n'en montre cependant pas
les éléments microscopiques.

Entourée de tous côtés de tissu cellulaire hypertrophié,
la substance proprement dite de la tumeur est d'un jaune
rougeâtre. Elle est demi-transparente lorsqu'on la prend
par très-petites tranches, molle, sans structure, lobulée;
elle est élastique et assez vasculaire. Elle est infiltrée d'un
suc assez transparent, que l'on fait facilement sortir par la
compression. Nous avons déjà vu ailleurs que ce suc n'était
pas de nature cancéreuse. Du reste, en comprimant le tissu
de la tumeur, on croirait qu'elle se laisse facilement écraser.
Cependant, en abstergeant le suc que l'on en fait sortir, on
voit qu'on n'a pas beaucoup altéré sa structure. Au microscope, cette tumeur montre, outre les vaisseaux et du tissu
cellulaire comme élément principal et essentiel, des globules fibro-plastiques et des corps fusiformes. Les premiers
existent proportionnellement en petit nombre; ils ont en
moyenne $0^{mm},015$; cependant quelques-uns, à l'état naissant, n'ont encore que $0^{mm},01$. Leur membrane d'enveloppe est pâle; ils renferment un noyau, qui, dans les globules plus développés, est tout à fait granuleux, et n'est pas
toujours bien facile à reconnaître. Mais, comme nous venons
de dire, le tissu fusiforme constitue de beaucoup la masse
principale de la tumeur. Ces corps fusiformes sont en partie très-longs, se terminent, à l'une ou aux deux extrémités,
en fibres pâles de diamètres irréguliers, variant entre $0^{mm},003$ et $0^{mm},005$, et sont recouverts à leur surface
de granules très-fins. Dans leur milieu, ils ont en moyenne
$0^{mm},01$ de largeur; il y a, dans un bien grand nombre,
un noyau elliptique qui en occupe à peu près toute la largeur, et qui est quelquefois difficile à voir, parce que ses
contours se confondent presque avec les contours extérieurs de la partie moyenne des corps fusiformes. On
reconnaît, dans leur intérieur, un à deux nucléoles entourés

d'une substance transparente et homogène. Nulle part je ne vois ni d'éléments graisseux, ni d'autres éléments accidentels.

Il faut convenir qu'à l'œil nu cette tumeur ressemble beaucoup à celles de nature encéphaloïde; mais, lorsqu'on me l'avait apportée sans me donner le moindre renseignement, elle m'avait déjà paru offrir les caractères des tumeurs fibroplastiques. Cependant, me méfiant du coup d'œil, je l'examinai au microscope, qui confirma mes prévisions, et la différence principale consiste surtout dans ses éléments microscopiques. Les cellules fibro-plastiques et les corps fusiformes allongés peuvent se rencontrer accidentellement dans une tumeur cancéreuse; mais alors on trouve toujours, à côté de ces éléments, les noyaux ou les globules complets du cancer. Mais, lorsqu'une tumeur est complétement composée de tissu fusiforme, certainement elle n'est que fibroplastique, et les auteurs qui admettent un encéphaloïde composé de corps fusiformes, ont commis l'erreur de prendre une tumeur de bonne nature pour une production cancéreuse.

5° *Tumeur fibro-plastique développée autour du gros orteil.*

Une femme, âgée de quarante-six ans, cuisinière, d'une bonne constitution, entra à l'Hôtel-Dieu pour se faire opérer d'une tumeur qui avait son siége autour du gros orteil. La malade avait conservé un embonpoint assez considérable; mais son teint était anémique, vu qu'elle avait perdu beaucoup de sang pendant les derniers temps à la suite d'applications irritantes sur la tumeur qui s'était ulcérée.

Elle avait été réglée depuis l'âge de treize ans, et toujours régulièrement. A l'âge de vingt-trois ans, elle avait eu un enfant; à part une affection rhumatismale passagère, sa santé avait toujours été bonne.

Plus de vingt ans avant son entrée à l'hôpital, elle s'était aperçue qu'elle portait une petite tumeur sous le gros orteil droit. Pendant quinze ans, cette tumeur n'augmentait que lentement, et n'avait atteint qu'à peu près un pouce de longueur sur un peu moins de largeur. Pendant les années suivantes, elle se développa un peu plus, et cinq mois avant l'entrée à l'hôpital, elle avait le volume d'un œuf de poule. La peau qui la recouvrait était un peu tendue, les veines sous-cutanées étaient assez développées; cependant il n'y avait ni adhérence ni inflammation de la peau. La malade continuait encore à marcher en appuyant sur le côté externe du pied. Elle n'en souffrait guère, lorsque, d'après les conseils d'un empirique, elle mit des substances très-irritantes sur cette tumeur, qui bientôt s'ulcéra. La vascularité se développa fortement à la surface de l'ulcération; il y eut de fréquentes hémorrhagies qui quelquefois étaient très-abondantes, et des douleurs presque continuelles. La tumeur avait ainsi acquis un volume énorme, au delà de deux poings, et comme elle continuait encore à croître, M. Denonvilliers fit l'amputation de l'orteil dans le milieu de l'os métatarsien.

La tumeur avait son siége dans le tissu cellulaire sous-cutané de la partie inférieure du gros orteil; mais les phalanges, examinées avec soin, ne montraient pas la moindre altération, et l'os était parfaitement sain. La partie de la tumeur qui était le siége des hémorrhagies était aussi le siége d'épanchements sanguins interstitiels dans son intérieur, et offrait non-seulement un développement vasculaire considérable, mais encore de nombreux éléments fibrineux. Dans ces places, le tissu était d'un brun rougeâtre ou d'un gris noirâtre; dans tous les autres endroits, le tissu était d'un jaune pâle; il montrait une disposition lobulaire; les lobules étaient, par places, séparés par un tissu fibreux.

Les éléments microscopiques de ce tissu sont principalement, 1° des corps fusiformes ayant jusqu'à 0^{mm},025 de longueur sur tout au plus 0^{mm},01 de largeur, renfermant des noyaux elliptiques, et dans ces derniers deux à trois granules très-fins (Pl. XIII, fig. 5 et 6); 2° des feuillets arrondis et granuleux contenant un certain nombre de noyaux ronds ou ovoïdes ; 3° des globules de 0^{mm},0125 à 0^{mm},015 , contenant un noyau et des granules (Pl. xiii, fig. 7) ; beaucoup de ces globules sont pointus, soit d'un côté, soit à leurs deux extrémités ; 4° beaucoup de noyaux de 0^{mm},005 à 0^{mm},0075, s'y trouvant à l'état libre ; non entourés d'une membrane d'enveloppe ; 5° le tissu blanc qui sépare quelques lobules ; ce tissu est essentiellement formé par des fibres cellulaires tortueuses entre lesquelles on reconnaît encore beaucoup de globules fibro-plastiques (Pl. xiii, fig. 8).

Tous ces éléments se retrouvent même dans les places altérées par les épanchements sanguins, mais ils y sont mêlés à de la fibrine coagulée. Nous notons encore, dans cette tumeur, l'absence complète d'éléments graisseux.

6° *Tumeur fibro-cellulaire à la jambe.*

Madame H..., âgée de vingt-huit ans, d'Orsières, canton du Valais, de l'Entremont, a toujours joui d'une bonne santé. En 1834 elle s'est aperçue, pour la première fois, d'une petite tumeur ronde et mobile siégeant à la partie antérieure et inférieure de la jambe droite ; cette tumeur avait augmenté lentement pendant quatre ans. En automne 1838, la malade, croyant n'avoir là qu'un abcès, prit un rasoir et fendit la superficie de la tumeur ; dès lors celle-ci a augmenté rapidement de volume, et est devenue douloureuse. Le 29 décembre 1838, la malade vint à Bex pour me consulter. La tumeur siégeait à la partie inférieure de la jambe, tout près de la jointure du pied ; la peau n'était pas altérée ; elle était assez mobile, seulement adhérente à la place où l'incision avait été faite. La grosseur était dure, peu élastique, ayant environ quinze centimètres de diamètre ; sa forme était ovoïde. Du côté interne, par lequel elle paraissait adhérente au tibia, elle était aplatie et immobile. Quoique la malade fût enceinte de huit mois, elle désirait pourtant être opérée immédiatement. Je le fis d'autant plus volontiers que je vis moins de danger dans un accouchement avant terme que dans un retard de l'opération, vu que la tumeur avait commencé à s'enflammer à la suite de cette incision imprudente. Je fis l'opération le 31 décembre. Je circonscrivis d'abord la tumeur par deux incisions semi-elliptiques; je la détachai ensuite des muscles et des tendons, et puis de la surface du tibia avec le périoste duquel elle avait contracté des adhérences très-solides. Je n'eus qu'une artère à lier. La malade perdit passablement de sang veineux pendant l'opération, les veines étant distendues non-seulement par le volume de la tumeur, mais aussi par suite de la grossesse. Après que l'hémorrhagie fut arrêtée, je fis la réunion de la plaie par plusieurs points de suture entortillée, et par des bandelettes agglutinatives. La réunion par première intention eut lieu en partie; l'autre partie de la plaie s'est guérie par granulations et par suppuration. La malade quitta Bex quinze jours après l'opération, en grande partie guérie; la plaie se cicatrisa depuis son retour à la maison; l'accouchement eut lieu à terme. Il n'y a point eu de rechute, ce dont j'ai pu m'assurer, ayant toujours eu de temps en temps des nouvelles de la malade.

La tumeur, partagée par le milieu (Pl. XIII, fig. 9), se montre composée d'une membrane d'enveloppe dense, et d'une substance jaunâtre, par places fibreuse, ayant une apparence granuleuse dans d'autres, et offrant une couleur d'un brun rougeâtre, qui prend son point de départ à l'endroit où la femme s'était fait l'incision avec un rasoir, se répand à travers toute l'épaisseur de la tumeur et a, à sa base, plus d'un pouce de largeur. La tumeur, qui d'ailleurs est peu vasculeuse, y montre un fort développement capillaire. Sous le microscope, la substance, qui n'est pas enflammée, présente peu de véritables fibres de $0^{mm},0025$, mais se trouve surtout composée de corps fusiformes ayant, des deux côtés, des appendices caudales et montrant une conformation intermédiaire entre les fibres et les cellules. Ces

corps ont une longueur de 0^{mm},025 à 0^{mm},05, une largeur
de 0^{mm},0025 à leur appendice fusiforme, et de 0^{mm},005 à
0^{mm},01 dans leur milieu (Pl. XIII, fig. 10). La plupart
de ces corps sont finement granuleux à leurs bords; quelques-uns contiennent un noyau irrégulier dans leur intérieur. Leur disposition est une expansion membraneuse dans
laquelle ces corps sont réunis par leurs extrémités minces.
Entre les fibres se trouvent des cellules d'environ 0^{mm},005,
sans noyaux, rondes ou ovales. Dans un endroit, j'ai vu
sous le microscope plusieurs cellules mères renfermant
dans leur intérieur une vingtaine de petites cellules dont
chacune avait à peu près 0^{mm},005, une forme sphérique, et
contenait un noyau excentrique. La cellule mère a un
aspect comme si la membrane était légèrement déchirée
(Pl. XIII, fig. 11). Dans la partie de la tumeur qui est
rouge et enflammée, la structure est différente : c'est un
tissu qui ressemble beaucoup au tissu cellulaire végétal,
beaucoup, par exemple, au parenchyme des feuilles de
lemma dioica, que j'ai examiné par comparaison. Ce sont
des cellules très-petites, irrégulièrement anguleuses, qu'on
ne peut étudier convenablement qu'avec un grossissement
de sept cent cinquante à huit cents fois. Leur grandeur varie
de 0^{mm},0056 à 0^{mm},0084. L'intérieur est, dans quelques-
unes, occupé par des noyaux et des cellules; on voit beaucoup de granules à mouvement moléculaire (Pl. XIII,
fig. 12).

La membrane qui enveloppe la tumeur est fibreuse, composée de fibres étroitement entrelacées; on en distingue
deux espèces, les unes très-fines de 0^{mm},0013, à contours
pâles, les autres à contours plus noirs, de 0^{mm},0028, les
unes et les autres étant plus ou moins ondulées. Les fibres
plus épaisses paraissent jaunes dans leur intérieur (Pl. XIII,
fig. 13).

7° Tumeur fibro-globulaire élastique à la cuisse.

Un malade, âgé de quarante ans, portait depuis plusieurs

années une tumeur à la partie postérieure de la cuisse au-dessus du jarret. Trois semaines avant l'opération, cette tumeur avait le volume d'un œuf; depuis lors, elle s'était ulcérée et avait été presque réduite à l'état d'un ulcère plat. La tumeur enlevée était tellement adhérente à la peau qui la recouvrait qu'elle ne pouvait pas en être séparée. Elle était passablement vasculaire et offrait, à sa surface, un aspect lisse, jaunâtre, mêlé d'un pointillé rouge provenant de sa vascularité. La peau, là où la tumeur n'était pas ulcérée, était très-amincie et d'un blanc bleuâtre.

La surface ulcérée est recouverte de globules du sang déformés par la coagulation et collés ensemble, et présente des globules du pus plus petits qu'à l'ordinaire, n'ayant en moyenne que $0^{mm},008$; à l'aide de l'acide acétique, on voit très-bien leurs noyaux; on y voit aussi beaucoup de globules graisseux et quelques fibres. Les plus petits capillaires de la tumeur n'ont que $0^{mm},011$.

La substance de la tumeur est composée de fibres et de globules. Les globules sont petits, n'ayant que $0^{mm},005$ à $0^{mm},006$, à contours marqués sans noyau, assez aplatis. (Pl. xiv, fig. 1.) Les fibres ont en partie des contours très-marqués, et jusqu'à $0^{mm},006$ de diamètre; d'autres sont plus fines et ont des contours plus pâles. Les fibres plus fortes sont ramifiées et jaunâtres dans leur intérieur (Pl. xiv, fig. 2). Il y a enfin une troisième espèce de fibres irrégulières, pâles, de $0^{mm},008$, à surface inégale, et beaucoup de corps fusiformes ainsi que leurs passages à l'état de fibres. Ce sont des cellules de $0^{mm},025$ de longueur avec ou sans noyau. Là où le noyau existe encore, il a $0^{mm},008$ de long sur $0^{mm},006$ de large, une forme ovalaire, et offre même quelques granulations dans l'intérieur. Quelques-unes de ces cellules fusiformes paraissent être ramifiées à leur extrémité (Pl. xiv, fig. 3). L'acide acétique altère peu les cellules dont quelques-unes montrent des granules dans leur intérieur.

Nous avons donc affaire à une tumeur fibro-cellulaire à

fibres élastiques et montrant tous les passages entre les fibres et les cellules.

La partie superficielle de la tumeur est beaucoup plus rouge, plus injectée et plus molle que la partie profonde qui envoie des prolongements jusque sous l'aponévrose crurale. La partie inférieure de la tumeur est d'un blanc jaunâtre; elle est dense et fibreuse.

8° *Tumeur sarcomateuse de la tête.*

Cette tumeur avait eu son siége à la surface du crâne; elle provenait d'une jeune personne de dix-neuf ans qui la portait depuis assez longtemps. Je n'entre pas dans des détails historiques sur le développement de la maladie, vu qu'on m'a envoyé cette pièce sans me les donner.

Cependant le tissu de cette tumeur offre d'une manière si caractéristique toutes les particularités propres au sarcome, que je crois également utile de les décrire ici.

Le fragment de la tumeur qui m'a été envoyé a soixante-seize millimètres de longueur sur trente-huit de largeur dans sa partie la plus large, et quinze vers son extrémité. Le tissu de la tumeur, examiné à l'œil nu ou avec un grossissement de loupe de dix diamètres, offre un aspect assez homogène, d'un blanc jaunâtre tirant très-légèrement sur le rouge, et une apparence très-finement grenue, ne montrant que fort peu de vaisseaux. Avec un faible grossissement microscopique, on voit une substance formée d'une agglomération moléculaire, inégale, dans laquelle des places plus opaques, ayant une direction longitudinale et fasciculaire, alternent avec une substance plus transparente et finement grenue. Les parties plus opaques ne sont cependant pas toutes composées de fibres, et l'élément prédominant paraît être un tissu globuleux; avec des grossissements de cinq cents à sept cent trente diamètres, on voit que ces globules ont des contours irréguliers. Leur diamètre moyen est de $0^{mm},0075$; il y en a qui n'ont que $0^{mm},005$; leur in-

térieur est granuleux, faisant voir çà et là des granules moléculaires différents (Pl. xiv, fig. 4).

Dans bien des endroits se voit une substance inter-cellulaire presque hyaline, qui lie ces cellules entre elles; par
places aussi, celles-ci sont entrelacées de fibres cellulaires
fines, qui deviennent surtout plus visibles par la compression, mais qui n'existent qu'en petite quantité en comparaison de l'élément globulaire; çà et là cependant, les
fibres forment un véritable stroma. L'acide acétique fait
ressortir davantage les contours des globules sans y montrer de noyaux; il paraît que l'acide en diminue en même
temps légèrement le diamètre. La substance cellulaire a,
par places, un aspect feuilleté.

A la partie la plus étroite de la tumeur, il y a un endroit
rougeâtre légèrement ramolli, montrant plusieurs épanchements de sang. On y voit beaucoup de feuillets minces et
assez étendus, des fibres et même des corps fusiformes et
appendiculés; du reste, à peu près les mêmes éléments cellulaires; les fibres y ont, par places, l'aspect tortueux et fas-
ciculé du tissu cellulaire normal.

Au milieu de la substance de la tumeur, on aperçoit des
morceaux qui offrent la dureté des ossifications anormales.
On y reconnaît et un tissu aréolaire, rappelant le tissu
spongieux, et les corpuscules propres à la substance osseuse. Dans quelques parties, il y a une injection rose de
plusieurs lignes de diamètre; là, la tumeur est enflammée,
et c'est le commencement de l'état de ramollissement et
d'ecchymose; dans un autre endroit, l'injection est plus
prononcée et devient presque un épanchement sanguin. Le
microscope y démontre les mêmes éléments que dans les
parties non enflammées.

La consistance de la tumeur est celle d'une chair ferme,
à peu près celle du poumon carnifié. La partie corticale de la tumeur est d'une couleur plus foncée que l'intérieur; l'élément fibreux y est plus développé que dans le
milieu, et il y a aussi là plus de vaisseaux. Les fibres

y offrent leurs deux formes principales, celle de faisceaux réguliers, et celle de fibres s'entre-croisant dans tous les sens. La surface extérieure de la tumeur est recouverte d'une couche membraneuse cellulaire qui, déjà à l'œil nu, offre la teinte blanchâtre et la consistance des membranes cellulaires et aponévrotiques, ce que le microscope montre d'une manière incontestable.

9° *Tumeur sarcomateuse de la mâchoire supérieure.*

Cette tumeur a commencé dans le périoste de la partie antérieure de l'os maxillaire supérieur. Elle n'a altéré que superficiellement la structure de cet os, auquel cependant elle était si intimement adhérente qu'on la regardait avec raison comme un ostéo-sarcome. Elle était parfaitement circonscrite, et avait à peu près le volume et la forme d'un marron. Elle est entourée d'une membrane fibro-cellulaire de deux millimètres d'épaisseur, ce qui lui donne tout à fait l'aspect d'une tumeur enkystée. Sur une coupe fraîche, la tumeur offre un aspect de couleur rougeâtre, alternant avec des places d'un jaune tirant sur le blanc. Elle est tout à fait fibreuse par places. Son tissu offre une disposition lobulaire, les lobules ayant de deux à quatre millimètres, et étant subdivisés en lobules secondaires, ce qui donne à cette coupe un aspect inégal et grenu. La couleur est plus ou moins intense selon le degré de vascularité des diverses portions de la tumeur. En comprimant cette tumeur, on n'en fait point sortir de suc lactescent.

Déjà, avec de faibles grossissements, on reconnaît que cette tumeur est composée de grandes cellules mères, qui renferment de petits globules dans leur intérieur. Les tissus fibreux la traversent dans tous les sens, mais les cellules mères en constituent l'élément de beaucoup prédominant. Examinées avec un fort grossissement, celles-ci montrent une forme ronde ou ovalaire, étant en général très-aplaties et variant de diamètre entre $0^{mm},04$ et $0^{mm},08$. (Pl. xiv, fig. 5.) Outre ces cellules régulières, on en voit un bien grand nombre d'autres qui ont perdu toute régularité de contours, n'ayant plus qu'un aspect irrégulièrement feuilleté. (Pl. xiv, fig. 6.) Quant aux globules de l'intérieur des cellules mères, leur nombre varie entre quatre et vingt; ils sont ou rapprochés les uns des autres, ou séparés par une substance inter-cellulaire finement ponctuée; ils sont ronds ou elliptiques; ce ne sont en général que des noyaux de cellules qui varient entre $0^{mm},005$ et $0^{mm},01$, et sont un peu plus volumineux lorsqu'ils sont munis de leur enveloppe. (Pl. xiv, fig. 7.) Ils contiennent en général un à deux nucléoles très-petits, dont le diamètre varie entre $0^{mm},0012$ et $0^{mm},0025$. Un certain nombre de ces globules se trouvent à l'état libre; d'autres forment un tissu fusiforme, ou un tissu presque tout à fait fibreux (Pl. xiv, fig. 8) que l'on rencontre surtout dans les parties blanches que nous avons signalées comme traversant la tumeur en tout sens.

La membrane d'enveloppe de cette tumeur contient également un mélange des tissus fibreux et fusiforme parmi lesquels on voit de nombreuses cellules mères fibro-plastiques. Je regrette vivement de ne pas pouvoir trouver dans mes notes les détails que j'avais pris sur le développement de cette tumeur.

10° *Sarcome fibro-plastique de la mâchoire supérieure.*

Une jeune fille de quatorze ans avait été réglée pour la première fois à l'âge de treize ans; après avoir eu ses époques régulièrement pendant les premiers mois, elle éprouva un retard pendant plusieurs mois. C'est à peu près à cette époque qu'il se développa une tumeur molle, du volume d'une noisette, qui avait son siége dans la bouche, au-devant des dents incisives. On crut d'abord qu'on avait affaire à un abcès, et on y fit une incision; mais la tumeur continua de s'accroître. Elle avait atteint le volume d'une noix lorsque la malade entra à l'Hôtel-Dieu pour se faire opérer. Mais cette grosseur ne fut qu'incomplétement enlevée, et déjà huit jours après l'opération, elle commença à reparaître; une seconde opération fut faite deux mois après. La tumeur fut enlevée, et le point présumé de son insertion fut cautérisé avec le fer rouge. Malgré cela, on n'obtint point de guérison ; on fit encore une application du caustique de Vienne sans plus de succès.

La malade entra alors à l'hôpital de la Pitié, dans le service de M. le professeur A. Bérard, où elle fut opérée par ce chirurgien distingué le 25 novembre 1842.

La malade était dans l'état suivant : quoiqu'elle eût beaucoup souffert pendant les derniers mois, son teint n'était point altéré, et elle avait même assez d'embonpoint pour son âge. Elle n'offrait nullement l'aspect d'une santé profondément altérée. La partie interne de la joue gauche était un peu tuméfiée. La base de la partie correspondante de la lèvre supérieure et l'aile du nez de ce côté paraissaient un peu soulevées. En relevant la lèvre, on voyait, à la place de la dent enlevée par la première opération, une tumeur arrondie, d'un rouge foncé, plutôt molle que ferme, et devenant momentanément pâle par la compression. M. Bérard reconnut d'abord qu'elle dépendait du maxillaire supérieur. Il la prit pour une tumeur érectile, opinion que l'on peut justifier jusqu'à un certain point, si l'on n'a égard qu'à l'élément vasculaire qui y était extrêmement développé. M. Bérard prit le seul parti qui pouvait sauver la malade et qui était d'enlever l'os maxillaire. La tumeur n'avait évidemment repullulé que parce qu'on n'avait jamais atteint son point de départ. Il serait hors du but de cet ouvrage d'entrer dans les détails de cette opération qui, du reste, fut exécutée avec toute la dextérité et tout le jugement qu'on connaît à ce célèbre professeur de chirurgie.

L'examen de la tumeur enlevée montra que celle-ci avait son siége dans la substance même de l'os. Elle était située tout à fait à la partie antérieure de l'os maxillaire, remontant à deux centimètres en haut, et envoyant de là des prolongements dans l'intérieur de l'os maxillaire. Dans sa partie inférieure, elle était très-rouge et plus solide qu'en haut, où elle était un peu plus molle. Elle avait environ 25 millimètres de diamètre, et adhérait surtout en haut au périoste qui l'entourait, et, dans cet endroit, quelques lamelles osseuses se trouvaient dans sa substance.

Elle était entourée d'une membrane d'enveloppe très-adhérente, et l'intégrité de cette tunique cellulo-vasculaire était la meilleure preuve qu'elle avait été enlevée en entier. Ajoutons encore que la consistance du tissu de cette tumeur était celle qui caractérise le sarcome charnu ; élastique sans être très-dure, elle offrait une consistance qui la rapproche de celle des muscles.

Examen microscopique. La membrane d'enveloppe est composée de fibres tortueuses et fines, entre lesquelles on voit de nombreux granules moléculaires. On y voit de plus tous les passages au tissu fusiforme.

L'intérieur de la tumeur est composé de grandes cellules mères qui sont en général ovalaires, de $0^{mm},04$ à $0^{mm},08$ de longueur, sur $0^{mm},03$ à $0^{mm},05$ de largeur (Pl. xiv, fig. 9); elles ont une forme aplatie et feuilletée, et contiennent dans leur intérieur de douze à quinze noyaux fibro-plastiques de $0^{mm},0054$ à $0^{mm},0084$, qui renferment un nucléole. Outre ces cellules mères, on voit des globules fibro-plastiques complets de $0^{mm},015$, qui montrent tous les passages, depuis la forme globulaire jusqu'à la fibre complète (Pl. xiv, fig. 10). Dans beaucoup d'endroits de cette tumeur, le tissu fusiforme existe en quantité considérable (Pl. xiv, fig. 11); il est, du reste, masqué par l'aspect feuilleté que donnent à la tumeur les cellules mères sus décrites.

Quant à la vascularité de la tumeur, elle est certainement bien prononcée, mais l'examen microscopique montré partout des vaisseaux à calibre égal, sans trace de vacuoles ni de dilatation quelconque, et, en l'examinant comparativement avec du tissu cancéreux, on voit que le tissu de la tumeur n'est pas constitué par un tissu érectile; nous y trouvons, au contraire, tous les éléments des tumeurs fibro-plastiques qui constituent les ostéo-sarcomes ; ceux-ci proviennent, dans le principe, d'une hyperémie nutritive ou d'une hypertrophie locale des tissus fibreux de l'intérieur ou des surfaces des os dans lesquels se déposent plus tard les éléments fibro-plastiques sous toutes leurs formes.

Lorque nous avons examiné cette tumeur, nous ne connaissions pas encore bien les tumeurs sarcomateuses fibroplastiques , et nous avouons que nous avons commis l'erreur de la prendre pour une tumeur cancéreuse. Aujourd'hui, cependant, il ne nous reste plus le moindre doute sur la nature bénigne de cette tumeur.

La jeune malade, du reste, s'est parfaitement bien rétablie ; seulement le sinus maxillaire est demeuré ouvert. M. Bérard y a remédié en faisant faire un obturateur portant en outre des dents artificielles. Nous trouvons ces derniers détails, très-intéressants quant au résultat de l'opération, dans le *Dictionnaire de Médecine*, t. XXVIII, p. 365.

Nous avons parlé, dans la partie générale de ce paragraphe, de la nature fibro-plastique des tumeurs connues sous le nom de fongus de la dure-mère, et, comme ce point de pathologie a besoin d'être appuyé sur des preuves, nous allons citer deux observations sur ce sujet.

Nous devons ces pièces à l'obligeance de M. Robin, interne des hôpitaux, qui a en même temps eu la bonté de nous communiquer l'observation des deux malades.

11° *Tumeur de la dure-mère ayant son siége près du sommet du rocher droit.*

Le 22 janvier 1844, est entrée à l'infirmerie de la Salpêtrière (service de M. Bouvier), une femme âgée de soixantequatorze ans. Cette femme avait été admise dans l'hospice comme indigente. A son entrée à l'infirmerie, elle dit qu'elle ressentait, depuis plus d'un mois, du fourmillement dans tout le côté droit du corps, et que, depuis quelques jours, il s'y joignait un affaiblissement des muscles du même côté, qui l'empêchait de marcher. Elle voyait aussi, depuis quelques jours, des bluettes devant l'œil droit; il n'y avait pas de strabisme. Elle avait toujours été bien portante jusqu'à cette époque; elle était d'un caractère fort gai. On pensa qu'il y avait un commencement de ramollissement cérébral. Une saignée de trois palettes fut pratiquée le lendemain de son entrée. Le même état continuant, on appliqua des sinapismes aux membres inférieurs pendant plusieurs jours, et on fit des frictions avec un liniment opiacé et camphré. Après quinze jours de traitement, elle sortit de cette division; il n'y avait guère alors d'amélioration; la faiblesse musculaire semblait même être augmentée. Au bout de huit jours, elle rentra à l'infirmerie avec un point douloureux au côté gauche qu'elle ressentait déjà depuis deux jours. Le fourmillement, la faiblesse musculaire de tout le côté gauche étaient augmentés, ainsi que les troubles de la vision de l'œil droit. Elle avait perdu toute sa vivacité et sa gaîté antérieure. La langue était chargée, le pouls fréquent, la peau chaude et sèche. On pratiqua une saignée le jour de l'entrée. Le lendemain, du souffle remplace le râle crépitant qui s'entendait au sommet du poumon gauche et sous l'aisselle gauche, le jour de l'entrée; le râle crépitant s'entend aussi à la base, en arrière, où il ne s'entendait pas la veille. (Sinapismes aux membres inférieurs, quarante centigrammes d'émétique.) Les battements du cœur sont réguliers, les bruits s'entendent comme à l'état normal. Le lendemain, cinquième jour du début de la maladie et troisième de son entrée, l'état général ne fait qu'empirer : il y a de la prostration; la malade ne parle presque plus; les lèvres sont bleuâtres, les pommettes des joues sont injectées; matité et souffle plus étendus en arrière que les jours précédents; souffle et bronchophonie très-prononcée sous l'aisselle du même côté. La malade meurt la nuit suivante.

Autopsie vingt-six heures après la mort. Tout le lobe supérieur du poumon gauche est atteint de pneumonie au troisième degré ; le lobe inférieur présente une hépatisation rouge, et, dans quelques points qui sont plus avancés, on remarque un passage au troisième degré. Les organes génito-urinaires sont sains ; rien dans les mamelles, ni dans l'utérus ; rien dans le tube digestif. Le cœur est également sain.

A l'ouverture du crâne, il s'écoule une assez grande quantité de sérosité. Les membranes ne présentent aucune lésion ; aucun endroit de la substance cérébrale n'est ramolli ni enflammé ; on ne trouve aucun foyer apoplectique, ni ancien, ni récent. Mais à la pointe du rocher existe une tumeur du volume d'une grosse noix, adhérente à la dure-mère uniquement, et nullement aux os, qui sont sains au-dessous d'elle. Les adhérences existaient à cette portion de la dure-mère qui recouvre le sommet du rocher, le ganglion de Gasser (lequel n'était point altéré), l'apophyse clinoïde antérieure et l'entrée du nerf optique dans l'œil. Ce dernier nerf paraissait avoir été un peu comprimé. La surface de la tumeur était irrégulièrement bosselée et parcourue par une assez grande quantité de vaisseaux qui s'enfonçaient dans son épaisseur. A la coupe, on aperçut un grand nombre de points gris blanchâtres qui n'étaient pas traversés par des vaisseaux, mais entourés de réseaux capillaires très-fins. La tumeur avait la consistance du cancer à l'état cru, et la plupart des caractères attribués à un fongus de la dure-mère. Elle avait repoussé en avant la partie postérieure du lobe antérieur et la partie antérieure du lobe postérieur. En dedans, elle appuyait sur la partie antérieure de la face droite de la protubérance, qui était déprimée à ce niveau. La substance cérébrale n'était pas altérée dans ces diverses parties.

La tumeur était bien éloignée des os et adhérait seulement à la dure-mère. Avec de faibles grossissements, on reconnaît déjà de nombreux vaisseaux capillaires, dans les interstices desquels se trouve une substance globuleuse et lamelleuse. Avec de forts grossissements, on reconnaît, comme principal élément de la tumeur, des corps fusiformes à noyaux se terminant en fibres très-ténues. Il y a, de plus, beaucoup de noyaux fibro-plastiques munis d'un ou deux nucléoles (Pl. xiv, fig. 12). On voit, en outre, un certain nombre de cellules mères, cependant en quantité moins considérable que dans les deux observations précédentes ; elles ont en moyenne $0^{mm},04$ à $0^{mm},06$, et sont remplies de noyaux dont quelques-uns montrent très-bien leur paroi cellulaire (Pl. xiv, fig. 13). Nous rencontrons donc encore ici tous les éléments fibro-plastiques, et observons à cette occasion que ces cellules mères sont essentiellement différentes de celles que l'on rencontre quelquefois dans les tumeurs cancéreuses. D'abord, celles de ces dernières n'existent jamais qu'en petite quantité ; de plus, les noyaux de l'intérieur sont moins nombreux, mais bien plus grands, montrant aussi des nucléoles plus volumineux et offrant, en général, un aspect tout différent, et surtout, comme nous le verrons dans la description du cancer, une grande irrégularité.

12° *Fongus de la dure-mère.*

Le 5 février 1844, est entrée à la salle Saint-Luc de l'infirmerie de la Salpétrière, une femme âgée de soixante ans. Dans l'hospice depuis trois ans comme aveugle, elle fut admise à l'infirmerie pour une diarrhée rebelle qui l'avait jetée dans le marasme ; elle avait eu en même temps des escarres profondes au sacrum. Elle resta dans cette salle jusqu'au 4 mars, jour de sa mort, ne prenant presque pas d'aliments, ayant une diarrhée continuelle et une soif trèsvive. Elle se plaignait d'une grande difficulté de respirer et expectorait une grande quantité de mucosités transparentes, nullement mélangées d'air, qui excitaient une toux modérée et peu fréquente. L'auscultation fit reconnaître, dès le début, du râle muqueux dans tout le poumon droit, et fort peu à gauche. La difficulté de respirer s'accrut beaucoup dans les derniers jours ; râle muqueux abondant ; ronchus dans la trachée. La malade ne pouvait plus rejeter les mucosités qui obstruaient les bronches du côté gauche ; elle mourut dans une sorte d'asphyxie lente après neuf jours de séjour à l'infirmerie.

La face et les veines des mains avaient pris une teinte bleuâtre très-prononcée pendant le jour qui précéda sa mort.

L'amaurose de cette femme existait depuis trois ans ; elle était survenue lentement et sans douleurs de tête. La malade avait assuré n'avoir jamais eu de fièvre cérébrale ni de maladie grave ; il n'y avait pas de cataracte.

Il existait, en même temps, une hémiplégie qui siégeait sur tout le côté gauche excepté sur la face de ce côté, tandis que la face du côté droit était paralysée du mouvement et du sentiment. Cette hémiplégie était survenue lentement et après des fourmillements qui avaient duré pendant les deux premiers mois de l'année 1841, et qui ne s'étaient pas reproduits depuis. Ces fourmillements s'étaient fait sentir pendant à peu près le même temps dans toute la moitié droite de la tête, et avaient précédé la paralysie de la face de ce côté. Depuis deux mois, elle éprouvait, de plus, un grand affaiblissement des muscles du côté droit, et de temps en temps des fourmillements de ce même côté, comme elle en avait déjà ressenti à gauche. Les mouvements étaient parfaitement conservés dans les deux yeux.

Autopsie trente heures après la mort. Il existe un engorgement hypostatique dans les deux poumons, surtout dans le poumon droit dont les bronches sont remplies de mucus. La muqueuse du gros intestin est injectée et présente çà et là de petites ulcérations taillées à pic, et n'arrivant pas jusqu'à la musculaire. Les points qui environnent ces ulcérations sont très-injectés. Le cœur est sain. On ne trouve rien dans l'utérus ni dans les reins. A l'ouverture du crâne, il s'écoule beaucoup de sérosité ; il y en a également beaucoup dans les deux ventricules qui sont très-dilatés. On trouve, au côté droit de la base du cerveau, une tumeur irrégulièrement arrondie, du volume d'un petit œuf,

adhérente par un pédicule très-étroit à la dure-mère qui
tapisse le canal auditif dont il ne reste pas de traces; l'os
n'est pas altéré. (On ne s'était pas aperçu que la malade fût
sourde du côté droit.) La tumeur avait comprimé fortement
le pédoncule cérébelleux moyen du côté droit, et la face
même de la protubérance qui présentait une assez forte dépression.

La cinquième paire était détruite de ce côté; il n'en restait que de légers détritus ramollis. La face latérale droite
du bulbe rachidien était aussi comprimée, déviée à gauche,
et les filets nerveux qui s'enfoncent dans le trou déchiré
postérieur droit étaient aplatis et écartés les uns des autres.
Les circonvolutions les plus internes de la face inférieure
droite du cervelet étaient aplaties et repoussées en dehors.
Toutes les parties qui étaient déprimées étaient ramollies
dans l'épaisseur de deux à trois millimètres, adhéraient assez
fortement à la tumeur, mais pouvaient en être détachées, et
ne lui envoyaient aucun prolongement. Aucun autre nerf
n'était lésé. Il n'y avait rien d'appréciable aux bandelettes
optiques ni aux corps genouillés des corps optiques, non
plus qu'aux tubercules quadrijumeaux.

Cette tumeur adhère par un pédicule à la face extérieure
de la dure-mère; elle a 42 millimètres de longueur sur 30
de largeur et à peu près autant d'épaisseur. Elle offre une
couleur rouge alternant avec du jaune clair, et cet aspect tacheté, que nous avons plusieurs fois rencontré dans
les tumeurs fibro-plastiques, lui donne un aspect lobulé.
Elle est entourée d'une membrane d'enveloppe cellulaire et
fortement vasculaire. Sur une coupe fraîche, elle montre un
aspect semblable à celui de sa surface, mais avec prédominance du jaune pâle, qui va même par places jusqu'au
blanc lactescent. Dans les endroits plus vasculaires, on voit
une rougeur diffuse provenant d'une effusion de sérum teint
par la matière colorante du sang, et se trouvant surtout
sur le trajet des vaisseaux. Dans quelques endroits, on remarque une teinte jaune verdâtre due, comme nous ver-

rons tout à l'heure, à une infiltration graisseuse toute particulière.

En examinant au microscope diverses tranches de toutes
ces parties d'apparence variée, on reconnaît, comme élément
principal, du tissu fibreux ayant une disposition parallèle et
montrant beaucoup de granules parmi les fibres fines ran-
gées en faisceaux. On exprime de ce tissu un suc transparent, légèrement visqueux, renfermant essentiellement des
globules fibro-plastiques qui se trouvent également dans
l'interstice des fibres. Dans les endroits d'un jaune verdâtre,
on rencontre principalement des globules graisseux teints
par une coloration particulière que nous avons rencontrée
dans plusieurs espèces de tissus accidentels, et à laquelle
nous avons donné le nom de xanthose.

13° *Fongus de la dure-mère.*

On m'a donné dernièrement, dans les pavillons de dissection de l'école pratique, un morceau d'une tumeur qui
avait eu son siége à la surface de la dure-mère. Je n'ai pas
pu avoir des renseignements précis ni sur le malade qui l'avait
portée, ni sur l'endroit de la dure-mère qu'elle avait occupé,
et je ne citerais pas ici cette observation bien tronquée, si
l'examen de cette pièce ne fournissait pas une nouvelle preuve
de la nature bénigne du tissu du fongus de la dure-mère.

A l'œil nu, elle était jaunâtre, assez vasculaire par places,
homogène et d'une bonne consistance charnue; on n'en
faisait point sortir de suc lactescent par la compression. Elle
était toute composée de corps fusiformes et de globules
fibro-plastiques. Ce n'était que dans quelques endroits que le
tissu fibreux était bien développé; du reste, les éléments
microscopiques de cette tumeur offraient les mêmes caractères que nous avons souvent signalés.

14° *Fongus sarcomateux fibro-plastique du col de la matrice.*

Le 23 décembre 1841, je fus appelé par mon confrère

et ami le docteur Poncet, de Monthey (Valais), pour pratiquer l'opération d'une tumeur du col de la matrice.

La malade était une femme de quarante ans, habitant un village de montagne très-élevée, à la frontière de la Savoie. Elle avait joui d'une bonne santé jusqu'à peu près un an avant l'époque où je la vis pour la première fois. Depuis cette époque, elle avait eu de fréquentes pertes utérines qui l'avaient bien affaiblie et lui donnaient un teint anémique. Son médecin avait reconnu que ces pertes étaient occasionnées par une tumeur siégeant au col de la matrice.

Après avoir exploré par le toucher la tumeur et le col de l'utérus, je fis placer la malade au bord de son lit, les jambes écartées et le siége soulevé par un traversin. Je commençai par abaisser l'utérus au moyen de tractions exercées avec des pinces de Muzeux. Ayant amené ainsi le col utérin entre les grandes lèvres, j'en fis l'amputation complète. L'hémorrhagie ne fut pas forte immédiatement après l'opération; mais pendant que j'étais occupé à nettoyer mes instruments, la femme eût l'imprudence de se lever; le sang alors coula à grands flots, et l'hémorrhagie ne put être arrêtée que par le tamponnement du vagin. La malade s'est, du reste, bien rétablie; j'ai toujours eu de temps en temps de ses nouvelles, et j'ai pu me convaincre que, jusqu'à présent, elle n'a point eu de rechute, et qu'il ne s'est montré de production accidentelle dans aucune autre partie du corps. Cela m'étonna d'abord, parce que j'avais dans ce temps pris la tumeur pour une production encéphaloïde; mais les notes très-détaillées et les dessins que j'en fis alors, en l'examinant au microscope, me prouvent aujourd'hui, de la manière la plus évidente, que j'ai eu affaire à une tumeur de bonne nature, ce qui, du reste, est confirmé par le succès de l'opération.

Examen de la pièce. La tumeur (Pl. xv, fig. 1) était implantée à la lèvre inférieure du museau de tanche, et faisait pièce avec elle. Le pédicule utérin avait près de deux centimètres de longueur; il était un peu ulcéré au milieu.

Il est d'un rouge pâle, èt montre sur la surface des sections beaucoup de petits vaisseaux coupés. Le passage du pédicule dans la tumeur est entouré de nombreux plis. La tumeur est composée de trois grands lobes ovoïdes, composés eux-mêmes d'une quantité de petits lobules plus ou moins arrondis, dont le volume varie entre deux et six millimètres ; ils sont séparés par des sillons dans lesquels il y a des vaisseaux nombreux qui envoient des ramifications sur toute la surface et dans tout l'intérieur de ces lobules. La tumeur entière a à peu près cinq centimètres de longueur sur deux à quatre de largeur. Dans son intérieur, elle est d'un jaune assez homogène, mais vasculaire. Sur un de ses grands lobes se trouve une ulcération entourée de tissu d'un rouge brunâtre ; elle offre une teinte jaune tirant sur le vert, est irrégulière, peu profonde, n'ayant pas tout à fait un centimètre carré d'étendue. Une membrane d'enveloppe fine fibro-cellulaire entoure la surface de la tumeur, et n'est interrompue que sur sa partie ulcérée. Le tissu de la tumeur est composé de globules juxtaposés, de $0^{mm},01$ à $0^{mm},015$, renfermant un noyau. Il y a, de plus, beaucoup de corps fusiformes. A la surface de la tumeur se voient, dans quelques endroits, des pellicules composées de feuillets d'épithélium.

La partie ulcérée de la tumeur est recouverte de globules du pus et de sang. Le tissu, tout autour, est ramolli et plus fortement injecté qu'ailleurs.

15° *Tumeur fibro-plastique de la mamelle d'une femelle de lapin.*

Nous allons terminer ces observations par la description d'une tumeur fibro-plastique que nous avons rencontrée sur une femelle de lapin, et qui avait son siége dans une des glandes mammaires. Cette dernière avait quarante-cinq millimètres de diamètre et huit à dix d'épaisseur. La tumeur est d'une consistance charnue et élastique, composée en majeure partie de globules fibro-plastiques, qui ont absolument les mêmes caractères et les mêmes dimensions que ceux de l'homme, montrant aussi tous les passages aux éléments fusiformes. La tumeur renferme, de plus, beaucoup de grands globules granuleux. Tout près de la tetine est une petite cavité remplie de matière jaune, pâle, composée des mêmes éléments que la tumeur, mêlés à des grumeaux qui ont l'apparence de pus desséché. Il est probable que nous avons affaire ici à une tumeur sarcomateuse, consécutive à une inflammation chronique de la glande mammaire, et ayant probablement eu pour suite la formation d'un abcès dont les éléments liquides ont été en partie absorbés, sans qu'il se soit ouvert au dehors.

Le tissu fibro-plastique constitue aussi fréquemment l'élément de l'hypertrophie. Nous l'avons surtout rencontré plusieurs fois dans des ganglions lymphatiques du cou hypertrophiés : au commencement, ces ganglions paraissent encore assez vasculaires, mais ils prennent plus tard un aspect lardacé, jaunâtre, que l'examen à l'œil nu pourrait quelquefois faire confondre avec de l'encéphaloïde. Cependant, dans la glande hypertrophiée, on trouve moins de vaisseaux, mais une structure beaucoup plus homogène, et on n'en exprime pas le suc lactescent propre au cancer.

Nous citerons deux exemples.

1° *Glande lymphatique hypertrophiée de la région parotidienne.*

Cette pièce m'avait été communiquée par M. Velpeau qui avait extirpé cette glande engorgée à un malade auquel, quinze ans auparavant, une tumeur semblable, ayant son siége aussi au cou, avait été enlevée. Je n'ai, du reste, pas eu d'autres renseignements sur le malade.

La tumeur est entourée d'une tunique d'enveloppe cellulaire qui n'offre rien de particulier. Sur une coupe fraîche, le tissu de cette glande est d'un blanc jaunâtre, assez homogène, d'apparence lardacée et finement grenue, lobulée par places.

Dans plusieurs endroits, ces lobules, renfermés dans des aréoles, ont jusqu'à huit millimètres. Par places, le tissu offre un aspect presque transparent. Au microscope, on reconnaît partout la même structure : une vascularité peu développée, cependant plus forte dans quelques endroits que dans d'autres ; une trame plus ou moins dense, composée de fibres qui s'entre-croisent dans tous les sens et laissent entre elles des aréoles renfermant de petits globules ronds ou elliptiques qui n'ont guère au delà de $0^{mm},01$, et qui eux-mêmes contiennent de petits granules. Quelques-uns sont entourés d'une membrane d'enveloppe très-pâle. Une substance hyaline unit ensemble tous ces éléments ; nulle part on n'y rencontre d'éléments graisseux ou tuberculeux. Ce tissu se distingue donc de l'encéphaloïde par les caractères suivants : 1° par la nature prononcée et prédominante de l'élément fibreux et par les contours nets de ses fibres ; 2° par des globules plus petits que ceux de l'encéphaloïde, quoique de structure semblable ; 3° par l'absence de suc cancéreux, et 4° par l'absence d'éléments gras et granuleux, éléments que l'examen microscopique m'a constamment démontrés dans le cancer médullaire.

2° *Hypertrophie d'une glande lymphatique.*

Cette tumeur avait eu également son siége à la région parotidienne. Elle offre à l'œil nu les caractères suivants : sa forme est irrégulièrement lobulée, et, en faisant des dissections, on voit que ces lobules apparents ne sont unis ensemble que par des tuniques cellulaires communes, dont on peut très-bien les séparer par la dissection. L'enveloppe commune de ces diverses tumeurs est constituée par une membrane cellulo-vasculaire. Le plus grand diamètre de cette tumeur est de cinquante-quatre millimètres ; la largeur la plus grande est de quarante-sept, et l'épaisseur de vingt-cinq. Les petits lobules, ou plutôt les petits ganglions qui se trouvent à la surface, ont en partie perdu leurs limites nettes et distinctes; les plus petits ont à peine le volume d'un petit pois; les plus grands sont un peu plus volumineux qu'une noisette, mais ont toujours une forme plus allongée, semblable à celle des fèves. La consistance de la tumeur est bonne; elle est à peu près élastique. Cependant, avec un peu de force, on peut l'écraser sous le doigt, et même la casser. La tumeur, examinée sur une coupe fraîche, offre un aspect jaunâtre, luisant, ayant par places une légère apparence de transparence; dans quelques endroits, le jaune tire légèrement sur la couleur citrine; dans d'autres, on voit des intersections plutôt fibreuses, d'un blanc presque lactescent.

Pour bien étudier l'aspect de cette tumeur, il faut la tenir de manière à ce qu'elle présente une surface convexe; on voit alors, à la loupe, qu'elle est finement grenue et bosselée. Il est à remarquer que son intérieur ne renferme point de vaisseaux.

Lorsqu'on examine le tissu avec de faibles grossissements microscopiques sans y ajouter de l'eau et en l'étendant avec des épingles fines, on reconnaît déjà sur les bords une structure finement fibreuse et ponctuée; les points correspondent aux globules qu'on voit avec des grossissements plus forts. Si on examine avec de plus forts grossissements, on voit qu'une trame fibreuse fait la base de tout ce tissu; les fibres sont fines, tortueuses, ou s'entre-croisent dans tous les sens, et présentent, de plus, tous les passages entre les fibres et les globules. (Pl. xv, fig. 3.)

Ces globules méritent la plus sérieuse attention parce qu'ils décident de la nature bénigne de la tumeur. L'élément principal est constitué par des noyaux ronds ou elliptiques; ces derniers existent en plus grande quantité; ceux qui sont ronds offrent en moyenne $0^{mm},01$; il y en a cependant un bon nombre qui n'offrent que $0^{mm},0075$; ceux qui sont elliptiques varient de largeur entre $0^{mm},005$ et $0^{mm},0075$. Ces noyaux sont, dans quelques endroits, entourés de membranes d'enveloppe ovoïde, et ont alors 0^{mm},0125 de diamètre. Les noyaux renferment un à deux nucléoles très-petits qui ont l'apparence de petits granules noirs. Beaucoup de ces globules sont cunéiformes, et un très-grand nombre sont fusiformes, ayant alors une forme tout à fait allongée (Pl. xv, fig. 4). Il n'y a qu'extrêmement peu d'éléments graisseux dans cette tumeur. Dans quelques endroits, près du bord des petits ganglions, on voit distinctement des vaisseaux lymphatiques, soit des troncs volumineux, soit des arborisations très-fines. Du reste, de quelque partie de la tumeur qu'on prenne ce tissu, on voit partout la même structure.

Pour ne pas prendre des éléments normaux pour des éléments pathologiques, j'examinai comparativement les éléments d'un ganglion lymphatique sain du cou, et j'y trouvai les éléments suivants :

1° Des noyaux extrêmement petits, n'ayant en moyenne que 0^{mm},004 à 0^{mm},005 de millimètre, pouvant cependant aller jusqu'à 0^{mm},0075. Dans leur intérieur on reconnaît un nucléole.

2° Une trame fibreuse traverse la glande en tous sens.

3° Exceptionnellement, on voit des globules plus complets, munis d'une membrane d'enveloppe, ainsi que quelques noyaux elliptiques. En général, ces globules, quoique offrant quelque ressemblance avec ceux de la glande hypertrophiée, en sont cependant bien distincts, et nous avons plutôt affaire, dans cette tumeur, à une hypertrophie glandulaire de bonne nature, dans laquelle l'élément fibreux et des globules qui montrent le passage entre les fibres et les cellules prédominent.

§ IX. Des tumeurs fibreuses.

La description des tumeurs fibro-plastiques nous conduit tout naturellement à celle des tumeurs fibreuses, qui ont plus d'un point de ressemblance avec les sarcomes.

On sait qu'à l'état normal, on trouve toutes les formes de

passage du tissu cellulaire peu condensé, tel qu'on le
rencontre dans l'interstice des muscles et au-dessous de la
peau, au tissu fibreux, dense, d'un aspect lactescent, pouvant
presque prendre la forme du cartilage, dont la structure
cependant diffère toujours d'une manière évidente. Malgré
tous ces passages, il est important de conserver la distinction
entre le tissu cellulaire et le tissu fibreux. Seulement il
vaudrait mieux remplacer le nom de tissu cellulaire par
celui de *tissu fibrilleux,* vu que tout le monde sait aujour-
d'hui que ce tissu est composé de fibres et non de cellules.
On appellerait alors ce même tissu, lorsqu'il est plus dense,
tissu fibreux, lorsqu'il ressemble au cartilage, tissu *fibro-
chondroïde,* et lorsqu'il a l'aspect luisant et nacré des aponévroses et des tendons, tissu *fibro-tendineux.*

Les tumeurs fibreuses méritent bien leur nom, car, en
général, elles représentent fort bien le tissu fibreux dense ;
cependant nous verrons, en parlant de certaines formes de
ces tumeurs désignées sous le nom de polypes vésiculeux,
que le tissu fibrilleux, peu dense, non fasciculaire et très-fin,
constitue en majeure partie ces productions anormales.

Comme nous tenons beaucoup à ce que nos descriptions
de la structure microscopique soient toujours mises en rapport avec l'aspect à l'œil nu, nous donnerons avant tout
une courte esquisse de l'aspect ordinaire à l'œil nu des tumeurs fibreuses, telles qu'elles se sont présentées à notre
observation.

Les tumeurs fibreuses ont ordinairement une forme arrondie, sphérique ou ovoïde, quelquefois piriforme ou
allongée ; elles se présentent souvent sans pédicule ; mais
dans certains organes, comme celui de l'olfaction, ou dans
l'utérus, elles en ont un. Elles ont alors quelquefois une
forme tout à fait irrégulière, et paraissent composées de
plusieurs parties. Jamais, cependant, les tumeurs fibreuses
ne sont aussi distinctement lobulées que certaines formes de
sarcomes fibro-plastiques dont nous avons donné plus haut
la description.

La couleur des tumeurs fibreuses, examinée sur une coupe fraîche, est ordinairement d'un blanc jaunâtre, quelquefois d'un blanc lactescent, d'autres fois enfin d'un blanc fibro-tendineux. Dans des cas rares, lorsque les tumeurs fibreuses tendent à s'enflammer, on trouve par places une coloration rougeâtre due, en partie, à un développement anormal de vaisseaux capillaires, en partie, à une imbibition de matière colorante du sang. Quelquefois on trouve dans les tumeurs fibreuses des taches d'un jaune terne, disposées en réseaux irréguliers, et dues à une infiltration particulière de graisse et de globules granuleux. Ces figures réticulées, fréquentes dans le cancer, ne se rencontrent que tout à fait exceptionnellement dans les tumeurs fibreuses. Je ne les ai vues que dans celles qui commençaient à s'altérer.

L'aspect général d'une coupe de tumeur fibreuse est tantôt homogène et comme lardacé, tantôt montre des réseaux de fibres disposées en faisceaux; ces réseaux communiquent les uns avec les autres au moyen de fibres qui passent d'un faisceau à l'autre et laissent entre elles des mailles allongées.

D'autres fois les couches de fibres s'entre-croisent irrégulièrement dans tous les sens. Enfin, dans des tumeurs fibreuses sous-cutanées, j'ai observé quelquefois une disposition circulaire et concentrique.

Les tumeurs fibreuses ont une consistance qui varie beaucoup; quelquefois élastiques, elles peuvent être d'autres fois beaucoup plus dures que du fibro-cartilage, et offrir tous les degrés intermédiaires. Lorsqu'elles sont très-dures, leur tissu est difficile à écraser, et, à quelques exceptions près, difficile aussi à déchirer. Il est impossible de le casser, à moins qu'il n'offre un commencement de transformation pierreuse.

Le suc qui les infiltre est quelquefois presque nul et ordinairement peu abondant; lorsqu'on cherche à le recueillir sur un scalpel, après avoir raclé une coupe fraîche de la tumeur, il est jaunâtre, transparent, filant, gluant, et a quel-

quefois la consistance d'une gelée molle. M. Cruveilhier l'a
fort bien comparé à la synovie. Ce suc se trouve en général
répandu dans la tumeur par infiltration interstitielle ; quelquefois il s'est comme déposé dans de petites loges et même
dans de petites cavités. On le trouve surtout abondant, sous
forme d'infiltration interstitielle, dans certaines formes de
tumeurs fibreuses, siégeant dans le tissu sous-muqueux des
fosses nasales. Nous l'avons vu renfermé dans de petites
vacuoles, dans plusieurs tumeurs de l'utérus.

Les vaisseaux des tumeurs fibreuses sont généralement
fort peu abondants et on n'en trouve ordinairement qu'à
leur surface. Ce n'est que lorsque ces tumeurs s'enflamment
que les vaisseaux s'y développent davantage ; ils pénètrent
toujours de préférence de la surface dans les parties superficielles et atteignent rarement les parties centrales de la
tumeur.

Lorsque ces tumeurs sont pédiculées, les vaisseaux sont
naturellement contenus dans ce pédicule, et c'est alors surtout qu'on peut se convaincre que leur ramification est
tout à fait superficielle. On sait que les polypes de l'utérus
sont en général accompagnés d'hémorrhagies qui souvent
épuisent les forces des malades. Nous citerons plus tard un
exemple d'hémorrhagie également très-abondante, dans
un cas de tumeur des fosses nasales; dans tous ces cas,
le sang de l'hémorrhagie n'est nullement fourni par les
vaisseaux de la tumeur elle-même, mais toujours par ceux
des parties environnantes qui sont dans un état d'hyperémie causée par l'irritation que ces tumeurs et même des
corps étrangers entraînent à leur suite.

Ordinairement les tumeurs fibreuses sont entourées d'une
membrane d'enveloppe fibro-cellulaire qui adhère intimement à sa surface; dans l'utérus on trouve en outre, autour
des tumeurs fibreuses, des fragments de fibres musculaires
de cet organe. Cependant, de même que la plupart des tissus accidentels peuvent se développer aussi bien d'une manière diffuse que d'une manière circonscrite sous forme de

tumeurs, de même aussi le tissu fibreux peut former des tumeurs diffuses et mal limitées, soit dans la substance des muscles, soit autour des parties blanches et ligamenteuses des jointures.

Rien de plus variable que le volume des tumeurs fibreuses. Dans l'utérus, qui en renferme souvent un nombre considérable, surtout chez les vieilles femmes, on en rencontre qui ne sont guère plus volumineuses qu'une tête d'épingle; elles peuvent avoir tous les volumes intermédiaires, jusqu'à celui d'une tête d'adulte.

Nous avons vu M. Chassaignac présenter à la Société anatomique une tumeur fibreuse un peu plus longue que large et qui, dans le sens de la longueur, offrait à peu près un pied de diamètre.

Nous reviendrons plus tard, avec détail, sur les éléments des tumeurs fibreuses qui subissent les transformations appelées transformations cartilagineuses ou osseuses, et nous chercherons à prouver que, dans le premier cas, elles ne contiennent que du tissu fibro-chondroïde, et que, dans le second, elles n'offrent, le plus souvent, que diverses espèces d'infiltration minérale, et très-rarement du véritable tissu osseux. Nous citerons cependant deux exemples dans esquels nous avons observé celui-ci.

Nous arrivons à présent à la structure microscopique des tumeurs fibreuses. Nous y rencontrons les éléments suivants :

1° Des fibres fines, longues, parallèles, à contours assez nettement tracés, réunies le plus souvent en faisceaux.

Les fibres ont, en moyenne, $0^{mm},0025$; les faisceaux ont jusqu'à $0^{mm},025$ de largeur, et s'entre-croisent sous des angles divers, qui peuvent aller jusqu'à l'angle droit. Quelquefois les fibres paraissent ne pas être disposées en faisceaux; cela a lieu surtout dans les tumeurs qui ont leur siége au-dessus des membranes muqueuses.

2° Entre les fibres et surtout dans le suc qui infiltre ces tumeurs, on trouve ordinairement des éléments globuleux et fusiformes qui ont le plus grand rapport, et sont peut-être identiques, avec les éléments fibro-plastiques.

Les globules sont en général pâles, à surface finement granuleuse; ils ont de $0^{mm},01$ à $0^{mm},0125$ et renferment un petit noyau. Quelquefois on y trouve des globules beaucoup plus petits, sans contenu distinct, souvent aussi de nombreux noyaux cellulaires, ronds ou elliptiques, variant entre $0^{mm},005$ et $0^{mm},0075$, et montrant parfois des nucléoles. On y rencontre, de plus, des corps fusiformes très-allongés et quelquefois des globules cunéiformes qui ne se terminent en fibres que d'un seul côté; entre les fibres se voient souvent beaucoup de granules moléculaires.

3° Tous ces éléments sont unis ensemble par une substance inter-cellulaire, fine, hyaline, quelquefois finement ponctuée.

4° On y trouve parfois d'assez larges feuillets irréguliers qui ne contiennent ni noyaux ni cellules, mais seulement quelques granules épars dans leur substance.

5° Dans les cas rares d'infiltration graisseuse, on rencontre des granules et des globules graisseux, et, de plus, des globules granuleux de $0^{mm},02$ à $0^{mm},03$, qui paraissent composés aussi des mêmes granules graisseux.

6° Dans la transformation dite cartilagineuse, on ne rencontre aucun élément nouveau; seulement le feutrage du tissu fibreux devient extrêmement dense, et on n'y reconnaît plus aucun autre élément que des fibres.

7° Dans la transformation ostéoïde, on rencontre : a, des matières minérales sans forme distincte, agglomérées ou distribuées par réseaux; b, une espèce de production minérale particulière que je n'ai rencontrée que dans les tumeurs fibreuses de l'utérus; ce sont des rosaces arrondies, offrant une structure rayonnée et se dissolvant en partie dans l'acide chlorhydrique; l'agglomération de ces corps offre un aspect arrondi et bosselé; c, je n'ai vu que deux fois du véritable tissu osseux dans des tumeurs fibreuses. Une fois, c'était dans une de ces tumeurs qui avait son siége dans l'épaisseur du muscle couturier ; la seconde fois, c'était chez M. Miescher, à Bâle, qui avait fait une fort belle préparation de ce tissu osseux. Mais en général, la véritable ossification de ce genre de tumeurs est très-rare.

On a souvent débattu la question de savoir si les tumeurs fibreuses pouvaient dégénérer ou non. Il faut poser cette question d'une manière beaucoup plus nette. Si l'on entend par dégénérer, le ramollissement et l'ulcération d'une tumeur, il n'y a pas de doute que les tumeurs fibreuses peuvent subir ce genre d'altération, quoique ce soit assez rare. Nous avons vu, pour notre part, une tumeur fibreuse ulcérée, qui avait son siége sur la cloison du nez ; nous en avons vu une autre qui était partiellement enflammée et tendait à se ramollir. Du reste, toute tumeur qui contient des vaisseaux, même en petit nombre, est susceptible de s'enflammer ; car le siége de l'inflammation est dans les vaisseaux capillaires, et dès qu'un tissu en renferme, il peut devenir le siége d'une phlegmasie. Le ramollissement et l'ulcération surviennent d'autant plus facilement dans les tumeurs volumineuses, que leur nutrition devenant souvent incomplète, leur circulation normale n'a que peu de moyens pour se rétablir, lorsqu'un certain nombre de petits vaisseaux ont été mis hors d'état de servir à la circulation.

Si l'on entend au contraire par dégénération la transformation des tumeurs fibreuses en tumeurs cancéreuses, nous croyons qu'elle doit être infiniment rare. Nous n'en avons pas encore rencontré un seul exemple, et les cas de ce genre que l'on cite ne reposent pas sur des observations suffisamment exactes pour permettre d'en tirer des conclusions. Les tumeurs cancéreuses contiennent souvent beaucoup de fibres, mais celles-ci ne constituent nullement l'élément caractéristique du cancer, et les tumeurs les plus récemment formées et les plus incomplétement organisées offrent déjà les globules propres au cancer d'une manière tout aussi évidente que les tumeurs cancéreuses volumineuses. Qu'on examine au contraire les tumeurs fibreuses, depuis celles qui ont le volume d'une épingle jusqu'à celles qui ont celui d'une tête d'adulte, on n'y rencontre jamais des globules cancéreux. Nous avons observé dernièrement un cas fort curieux par rapport à la question qui nous occupe dans ce moment.

Une femme succomba, dans le service de M. Andral, à une affection cancéreuse du foie. A l'autopsie, on trouva cet organe généralement parsemé de tumeurs encéphaloïdes. L'utérus de cette même femme contenait dans sa substance un certain nombre de tumeurs fibreuses dont le volume variait depuis celui d'un petit pois jusqu'à celui d'une noix. Eh bien, ces diverses tumeurs ne renfermaient pas un globule cancéreux, et n'étaient absolument composées que de tissu fibreux. Ce cas est aussi intéressant parce qu'il prouve que les tumeurs fibreuses et le cancer peuvent se rencontrer chez le même individu et ne s'excluent pas mutuellement.

Nous arrivons à présent à un des points les plus importants de la description des tumeurs fibreuses, nous voulons parler de leur siége.

Ces tumeurs ont été observées dans la plupart des organes. Pour notre compte, nous les avons vues dans le tissu cellulaire sous-cutané, dans le tissu cellulaire interstitiel des muscles, dans la substance même de ces derniers, dans le tissu cellulaire sous-muqueux des fosses nasales, autour des parties blanches des jointures, dans l'orbite, dans le névrilème et surtout fréquemment dans l'utérus.

La plupart des tumeurs, que l'on a désignées sous le nom impropre de polypes, ne sont autre chose que des tumeurs fibreuses. Quant aux polypes du nez, ou ils sont formés par une hypertrophie du tissu cellulaire sous-muqueux qui pousse au-devant de lui des portions de la membrane muqueuse, ou bien ce sont des tumeurs fibreuses plus circonscrites, mais à fibres assez écartées et infiltrées d'un suc jaunâtre abondant, ou enfin ce sont des tumeurs fibreuses à texture dense et serrée, prenant souvent leur origine dans le périoste. C'est dans le périoste aussi que j'ai vu commencer des tumeurs fibreuses de la mâchoire inférieure, prises pour des ostéo-sarcomes de nature cancéreuse.

Quant aux polypes de l'utérus, on sait qu'ils se développent souvent dans le tissu de l'utérus lui-même, et que, plus tard, ils font saillie dans la cavité de cet organe ; c'est alors qu'on peut en tenter l'extraction, tandis que l'art ne peut malheureusement rien faire lorsqu'il s'agit de tumeurs fibreuses qui se développent au fond de l'utérus ou à sa partie postérieure. Ces tumeurs de l'utérus peuvent, dans des cas rares, s'enflammer et même se gangrener ; et nous citerons, à l'appui de cette assertion, le passage suivant du mémoire intéressant de M. Amussat[1] sur les tumeurs fibreuses de l'utérus. « A la suite de métro-péritonites mor-
« telles avec abcès dans le tissu cellulaire d'union du corps
« fibreux à l'utérus, j'ai observé que ce corps avait subi un
« gonflement considérable, qu'il était devenu très-rouge de
« blanc qu'il était, et que la rougeur s'étendait plus ou
« moins profondément dans son tissu. Je dois ajouter qu'il
« m'a été difficile de reconnaître si cette couleur était due à
« une injection ou à une simple imbibition. Incisé et pressé
« avec les doigts, le corps fibreux laissait échapper du sang.
« Je n'y ai jamais vu de matière purulente.

« Dans un des cas où j'espérais favoriser la sortie spon-
« tanée de l'utérus d'un corps fibreux, en mettant à décou-
« vert et en détachant la portion de ce corps qui adhérait
« au col de cet organe, j'ai observé la gangrène de la partie
« qui avait été fortement mutilée avec les pinces. Une vé-
« ritable cicatrice fut formée à la chute des escarres. »

Il y a enfin une dernière espèce de tumeurs fibreuses dont il est important de connaître la véritable nature ; ce sont les névromes, sur lesquels, en général, les opinions des pathologistes sont bien loin d'être arrêtées. Nous cite-

---

[1] *Mémoire sur l'anatomie pathologique des tumeurs fibreuses de l'utérus.* Paris, 1842, p. 7.

rons quelques observations intéressantes sur ce genre de tumeurs et nous entrerons, à cette occasion, dans quelques détails sur leurs principaux caractères.

Après ces données générales sur les tumeurs fibreuses nous allons citer quelques observations.

1° *Tumeur fibreuse sous-cutanée.*

Un homme âgé de trente-six ans, d'une bonne constitution, était entré à l'hôpital de la Charité pour une orchite. Lorsqu'il en fut guéri, il profita de son séjour à l'hôpital pour se faire enlever deux tumeurs fibreuses qui avaient leur siége sur les parois de la poitrine et dont la plus grande avait le volume d'une noisette; l'autre était un peu plus petite. Les deux tumeurs n'étaient pas adhérentes à la peau sous laquelle elles avaient leur siége. La plus petite de ces tumeurs, celle que nous avons surtout examinée, avait 11 millimètres de longueur sur 9 de largeur (Pl. xv, fig. 5 et 6), et à peu près autant d'épaisseur. Coupée par le milieu, elle offre un aspect homogène d'un blanc jaunâtre, terne et plus compacte dans plusieurs endroits autour desquels les fibres ont une disposition concentrique (Pl. xv, fig. 7). Ces endroits ternes sont probablement des rudiments de conduits excréteurs des glandes. Les faisceaux fibreux de la tumeur sont très-réguliers, serrés les uns contre les autres presque comme les faisceaux des muscles (Pl. xv, fig. 8). Leur largeur varie entre $0^{mm},02$ et $0^{mm},03$. Les fibres primitives n'ont que $0^{mm},002$. Les éléments globuleux et fusiformes n'y existent qu'en petite quantité, et la largeur des noyaux ne va guère au delà de $0^{mm},005$ à $0^{mm},0075$; quelques globules ne sont allongés que d'un côté et offrent un aspect cunéiforme (Pl. xv, fig. 9). Nulle part on n'y reconnaît la trace de matière graisseuse. La tumeur est fort peu vasculaire; son enveloppe est une tunique fibrilleuse adhérente.

2° *Tumeur fibreuse du cou.*

Une femme, âgée de quarante ans, d'une bonne constitution, ayant toujours joui d'une santé parfaite, portait, depuis sept ans, une tumeur siégeant à la partie latérale du cou. Très-dure et du volume d'un œuf de dinde, cette tumeur s'étendait, en haut, jusqu'à l'apophyse mastoïde et l'os occipital, en bas, jusqu'à trois travers de doigt au-dessus de la clavicule. Sa surface était lisse au milieu, légèrement bosselée sur les côtés. Sur une partie du sommet de la tumeur, la peau était adhérente, rouge et enflammée. En haut, elle était recouverte par le muscle sterno-mastoïdien, en arrière, par le trapèze, et elle s'y étendait jusqu'à l'apophyse de l'atlas; elle avait contracté des adhérences avec la paroi de la veine jugulaire interne. Quoique la tumeur fût volumineuse et eût duré depuis longtemps, on ne trouva aucun ganglion malade tout autour.

La tumeur enlevée offre, sur une coupe fraîche, un aspect jaunâtre, lardacé, assez uniforme; elle présente cependant, par places, une injection vasculaire plus prononcée et est légèrement rougeâtre dans ces endroits. Sans crier sous le scalpel, elle offre une forte consistance; elle est parsemée de taches blanchâtres et ternes; la base de sa structure est fibreuse; ce sont des réseaux denses, qui s'entre-croisent dans tous les sens; on y voit quelques globules pâles, sans noyaux internes. Dans les mailles arrondies, remplies de matière blanche décrite, on trouve beaucoup de globules graisseux et granuleux. Dans les parties plus rouges, la structure n'est guère différente. Nous avons donc ici tous les caractères d'une tumeur fibreuse avec tendance au ramollissement.

3° *Tumeur fibreuse de la mâchoire inférieure.*

Un homme âgé de cinquante-deux ans, d'une bonne constitution, a joui d'une santé parfaite jusqu'il y a sept ou huit ans, époque à laquelle il s'est aperçu d'une petite tumeur qui siégeait à l'angle de la mâchoire inférieure et qui le gênait en mangeant. Pendant quelques années son mal resta presque stationnaire. Dix-huit mois avant l'opération, il consulta un chirurgien qui fit une incision dans la tumeur, après quoi celle-ci augmenta rapidement. Il se forma un ulcère à la face interne de la joue, et bientôt la tumeur s'étendit depuis la région parotidienne jusque vers le milieu de la branche horizontale de la mâchoire inférieure, étant surtout bien développée vers l'angle de l'os.

La tumeur avait une surface uniforme sans bosselures; il n'y avait plus d'ulcération. Le malade y éprouvait souvent des douleurs lancinantes, symptôme du reste, pour moi, de peu de valeur.

M. Blandin, chirurgien de l'Hôtel-Dieu, fit l'ablation de la tumeur, en soulevant la joue après les incisions nécessaires et en sciant toute la partie montante et horizontale de l'os maxillaire sur laquelle siégeait la tumeur. Le nerf lingual fut coupé pendant l'opération. L'examen de la pièce démontra qu'elle avait débuté par le périoste de l'os maxillaire, et que la lame externe de l'os avait été détruite par compression.

Le tissu de la tumeur offre un aspect jaunâtre, homogène, luisant; elle est peu vasculaire et point aréolaire; elle n'est pas très-dure, est presque élastique, assez facile à déchirer, et les lambeaux offrent un aspect fibrilleux. Au microscope, on reconnaît, comme élément principal, le tissu fibreux mêlé de beaucoup de formes intermédiaires entre les fibres et les cellules, et l'élément globuleux en petite quantité. Ces divers éléments sont unis ensemble par une substance inter-cellulaire.

Les globules ont $0^{mm},01$ à $0^{mm},0125$ de diamètre. Ils sont pâles, finement granuleux à la surface, ne montrent ni noyaux ni membranes d'enveloppe; il y a un certain nombre de globules ovalaires ellipsoïdes de $0^{mm},0125$ à $0^{mm},015$ de longueur sur $0^{mm},0075$ à $0^{mm},01$ de largeur, contenant dans leur intérieur un à deux nucléoles marqués, et plusieurs

granules très-fins ; quelques-unes de ces ellipsoïdes ont une
enveloppe fusiforme. Tous ces globules ne sont que des éléments fibreux ou fibro-plastiques; ils n'existent qu'en fort
petite quantité, et ne peuvent pas être exprimés du tissu
fibreux en aussi grande quantité que le suc qui infiltre les
tumeurs cancéreuses. Les fibres sont fines, de $0^{mm},002$, pâles,
tortueuses ou réunies en faisceaux qui s'entre-croisent dans
tous les sens, et n'offrent nullement l'aspect irrégulier,
raide, les contours fortement accusés des fibres squirrheuses, ni l'aspect pâle et diffus des fibres de l'encéphaloïde. Il y a absence presque complète de l'élément
graisseux, qui ne manque presque jamais dans le tissu
cancéreux et qui s'y trouve même ordinairement en très-
grande quantité.

Nous avons donc affaire ici à une tumeur fibreuse qui a
pris son point de départ dans le périoste.

4° Tumeur fibreuse de l'orbite.

Cette tumeur avait pris son origine dans le périoste de la
partie postérieure de l'orbite, et, en se développant, elle
avait peu à peu comprimé l'œil au point de l'aplatir complétement et de le pousser en dehors de l'orbite. Du reste,
l'œil était resté sain. La tumeur avait le volume d'une noix.
Elle était enveloppée d'une membrane cellulaire, et offrait,
dans son intérieur, une structure fibreuse, dense et homogène. Les fibres sont réunies en faisceaux, qui ont jusqu'à
un quarantième de millimètre de largeur. Les fibres elles-
mêmes sont fines et tortueuses, et, dans leurs interstices, on
voit beaucoup de petits globules de $0^{mm},005$, dont quelques-
uns renferment un nucléole.

Nous avons cité cette observation pour montrer de nouveau que la plupart des tumeurs qui se développent en
dehors de l'œil, dans l'orbite, sont de bonne nature. Les
tumeurs des environs de l'œil ainsi que celles du sein sont
bien souvent prises pour des tumeurs cancéreuses, quand
même elles n'offrent pas les véritables éléments du cancer.

5° *Tumeur fibreuse de la région cervicale.*

Une tumeur s'étendant depuis l'oreille jusqu'à l'angle de l'omoplate, située dans le muscle trapèze et de forme ovoïde, avait été extirpée comme cancer colloïde. On jugera, d'après les détails anatomiques de la tumeur, si ce diagnostic était juste ou non.

La tumeur avait quatorze centimètres de longueur sur sept à huit de largeur. Elle n'était pas lobulaire; elle adhérait par de la substance fibreuse à l'apophyse transverse gauche de la septième vertèbre cervicale.

La tumeur, ouverte dans toute sa longueur, offre un aspect jaunâtre et luisant, blanc et lactescent par places. Elle est d'une consistance très-élastique et résistante, et ne se laisse pas écraser sous le doigt. Tout son tissu est composé d'une trame fibreuse aréolaire; dans l'interstice des fibres est contenue une matière gélatineuse jaunâtre qui, au microscope, offre absolument les mêmes caractères que le tissu fibreux plus dense; seulement les fibres y sont moins serrées et moins denses (Pl. xv, fig. 10). Les fibres sont fines, longues, tortueuses, réunies en faisceaux dans les endroits qui offrent un tissu plus serré (Pl. xv, fig. 11). En comprimant la tumeur, on n'en fait sortir qu'une petite quantité d'un liquide collant et filant, et on y reconnaît des cellules très-petites, pâles, sans noyaux ovalaires, dont les plus grandes ont à peine $0^{mm},01$ de longueur sur $0^{mm},005$ de largeur. On voit, de plus, tous les passages intermédiaires entre les globules et les fibres (Pl. xv, fig. 12). Remarquons encore que la consistance de ce tissu est telle qu'on ne peut pas l'écraser, même en le comprimant entre deux lames de verre. Cette tumeur offre donc tous les caractères les plus tranchés d'une tumeur fibreuse, et la matière collante et visqueuse qui l'infiltre se montre souvent dans les corps fibreux, ce qui a même engagé M. Cruveilhier à la comparer à de la synovie.

6° *Tumeur fibreuse du genou.*

Un homme, du reste bien portant, portait à la partie externe du genou gauche une tumeur fibreuse du volume d'une noisette, extrêmement adhérente aux parties subjacentes ; quôique circonscrite, elle n'offrait cependant point les caractères d'une tumeur bien nettement limitée. Son tissu était formé par une trame fibro-cellulaire des plus denses dans laquelle on ne reconnaissait aucun élément globuleux, et l'apparence finement granuleuse, que l'on y voyait par places, ne tenait qu'aux points d'entre-croisement des fibres.

7° *Tumeur fibreuse de la cloison du nez.*

Une jeune fille d'une vingtaine d'années avait, depuis plusieurs années, une tumeur qui, depuis la cloison du nez qu'elle occupait tout entière, s'étendait jusqu'à l'ouverture de la bouche. Elle avait été extirpée une fois, mais sans succès. La ligature fut tentée, mais elle ne fit qu'enflammer la tumeur et y provoqua la suppuration. Le 28 février 1841, je l'enlevai en faisant les incisions dans les parties saines et en cautérisant la plaie avec le fer chauffé à blanc. La plaie s'est bien cicatrisée, et il n'y a point eu de récidive jusqu'à présent.

La tumeur était entourée d'une croûte de pus concrété, sur laquelle se trouvait une couche de pus liquide avec ses caractères ordinaires. La tumeur était assez dure, criant sous le scalpel, d'un jaune blanchâtre, ne contenant que peu de vaisseaux. Une tranche mince, examinée sous le microscope avec un grossissement de 300 diamètres, montre un réseau de filaments qui s'entre-croisent dans tous les sens et contiennent dans les interstices une substance grenue et de nombreux corps elliptiques et ronds. Toute la tumeur est, de plus, infiltrée de pus, ce qui n'est pas facile à voir lorsqu'on ne l'examine qu'à l'œil nu.

Voilà donc un exemple d'une tumeur fibreuse ulcérée et en voie de suppuration, cas, du reste, assez rare.

8° *Tumeur fibreuse de l'intérieur du nez.*

Un polype muqueux, extrait des fosses nasales et d'environ un pouce de longueur sur trois à quatre lignes de largeur, offre la forme d'une végétation arborisée et multiple. On y trouve les éléments suivants : la membrane muqueuse est à peu près dans son état normal. Elle est cependant très-vasculaire et recouverte d'épithélium cylindrique et vibratil, disposé en forme de palissade et continuant encore à montrer le mouvement vibratil. Au-dessous de la membrane muqueuse, se trouve un tissu de plusieurs lignes d'épaisseur, blanc, fibreux, mais peu dense, infiltré d'un suc jaunâtre transparent. A la surface de cette couche, on voit de nombreuses glandes simples ou lobulées, montrant un conduit excréteur, formées par une paroi fibro-cellulaire et contenant une matière granuleuse. Le tissu fibreux lui-même est composé en partie de faisceaux, et en partie de fibres fines s'entre-croisant dans tous les sens.

L'examen de cette pièce montre le commencement de ces tumeurs fibreuses qui, par la suite, deviennent denses et volumineuses. Ici, nous avons encore affaire à une hypertrophie locale du tissu cellulaire sous-muqueux, infiltré d'un suc abondant ; la membrane muqueuse au-dessus s'amincit et finit par disparaître. Les deux faits suivants en fournissent des exemples.

9° *Tumeur fibreuse molle des fosses nasales.*

C'est à l'obligeance de mon collègue, M. le docteur Bezencenet, que je dois la pièce dont je vais donner la description.

C'est un polype extrait du nez d'une femme qui le portait depuis longtemps ; l'opération a été faite le 16 mai 1841.

La tumeur a deux pouces de longueur sur sept à dix lignes de largeur. Le pédicule, qui est très-court, s'insère

à la jonction du tiers inférieur avec les deux tiers supérieurs. La couleur est jaune par places, blanchâtre et striée
dans d'autres ; on voit un assez grand nombre de vaisseaux
sanguins, en partie très-volumineux, qui se trouvent non-
seulement à la surface, mais aussi dans l'épaisseur de la
substance du polype. Il n'existe point de cavité centrale
quoique l'aspect extérieur puisse le faire supposer. Tout le
polype est composé d'une substance homogène, plus dense à
la surface où elle forme comme une espèce de membrane.
La tumeur est infiltrée d'un liquide jaunâtre qui tient en
suspension des corps de forme irrégulière dont quelques-uns
sont fusiformes, et des globules pour la plupart ronds, mais
dont quelques-uns sont allongés, de $0^{mm},005$ de diamètre ;
dans quelques-uns, il paraît exister un noyau central. La surface extérieure est formée de fibres entrelacées de deux espèces : les unes ont environ $0^{mm},005$, et les autres en petit nombre
sont quatre fois plus volumineuses. L'intérieur de ces grandes
fibres est granuleux ; il y a, dans la membrane, beaucoup de
globules que la compression fait mieux ressortir. Le tissu interne du polype est composé des mêmes éléments ; seulement
les fibres sont moins denses, le liquide et les globules bien plus
abondants. Le pédicule est composé de la même substance.
A sa base, existe un lambeau de membrane muqueuse qui
offre les caractères ordinaires des muqueuses et beaucoup
de cylindres d'épithélium vibratil, qui vibrent encore
trente heures après l'extraction ; et, non-seulement à la surface de la tumeur, mais même dans les cylindres détachés,
l'épithélium vibratil offre des formes variées, fusiformes ou
cylindriques avec un ou plusieurs noyaux ; il y en a aussi
beaucoup sans cils.

10° *Tumeur fibreuse volumineuse et pédiculée des fosses
nasales.*

Un jeune homme de dix-sept ans, du village de Veyros-
saz, canton du Valais, vint me consulter au printemps de
1841 pour une tumeur siégeant au-dessus du voile du pa-

lais, qui en avait été déprimé. La tumeur paraissait prendre
son origine dans l'intérieur des fosses nasales. Le malade
avait beaucoup de peine pour avaler, pour parler et même
pour respirer; des hémorrhagies fréquentes épuisaient ses
forces et lui avaient donné un teint anémique.

Le 14 juin 1841, nous fîmes l'extirpation de cette tumeur
avec M. le docteur Bezencenet; nous tentâmes d'abord
la ligature, mais nous ne pûmes la pratiquer. Nous abais-
sâmes alors la tumeur en exerçant des tractions au moyen
des pinces de Muzeux, et nous pûmes ainsi arriver par la
partie postérieure de la tumeur jusqu'à son pédicule, qui
fut coupé avec des ciseaux courbes sur le plat. L'hémorrhagie fut abondante; mais elle cessa par le tamponnement
de la fosse nasale droite à la partie postérieure de laquelle
le pédicule adhérait. Le pédicule était implanté sur le
vomer, dont un morceau lui était resté attaché ou plutôt
était contenu dans son intérieur; il avait 4 centimètres
de longueur et était libre dans une étendue de 2 centimètres; tout le reste adhérait à la masse fibreuse. Cette
dernière (Pl. xvi, fig. 1), avait 9 centimètres de longueur,
variant de largeur entre 16 millimètres et 4 centimètres.
Elle offrait une direction transversale par rapport au pédicule; elle était composée de plusieurs lobes dont le plus
grand avait près de 6 centimètres de longueur; c'était celui
qui avait déprimé le voile du palais. Le second était moins
volumineux que le premier, et il y en avait plusieurs petits
variant entre le volume d'un pois et celui d'une noisette.
Ces lobes étaient unis ensemble par une membrane fibreuse
d'enveloppe qui, par places, avait une consistance ligamenteuse et un aspect luisant comme tendineux. Il n'y avait
que peu d'arborisations vasculaires, tant à la surface qu'à
l'intérieur de la tumeur.

La lamelle d'os contenue dans la tumeur était mince, offrant, du reste, ses éléments normaux.

Les fibres de cette tumeur sont si serrées que ce n'est
qu'avec peine qu'on peut les reconnaître isolées (Pl. xvi,

fig. 2) ; leurs contours sont encore masqués par de nombreux feuillets irréguliers et granuleux (Pl. xvi, fig. 3). Lorsqu'on isole les fibres, on les trouve fines, parallèles, à contours nets, ayant en moyenne $0^{mm},003$ de largeur (Pl. xvi, fig. 2, a).

Pour bien examiner tous les détails de cette tumeur, j'en fis des tranches. minces au moyen du couteau double de Valentin, et les plaçai ensuite dans le compresseur. C'est alors qu'il me fut facile de voir qu'il y avait un mélange intime des fibres et feuillets décrits avec une substance intermédiaire granuleuse et de petits globules ronds ou ovalaires, ayant tout au plus $0^{mm},01$ de diamètre (Pl. xvi, fig. 4). Quelques parties de la surface de la tumeur sont imbibées de matière colorante du sang. Le pédicule est recouvert de fragments de membrane muqueuse et d'épithélium cylindrique et vibratil.

Les tumeurs, que l'on a appelées névromes, sont aussi en général ou des tumeurs fibreuses bien circonscrites ou du tissu fibreux moins bien limité et développé dans le névrilème.

On a souvent confondu avec les véritables névromes des petites tumeurs extrêmement douloureuses, d'une texture fibro-cellulaire, sur lesquelles M. Dupuytren a un des premiers fixé l'attention. M. Nélaton les a examinées et très-bien décrites dans ses éléments de pathologie chirurgicale (t .I, pag. 402-3). Cet auteur insiste surtout sur le fait qu'il ne les a nullement trouvées dans le névrilème, mais qu'elles étaient entièrement étrangères au système nerveux. Il devient alors très-probable que les douleurs excessives, dont les malades qui en sont atteints se plaignent, proviennent de ce que ces tumeurs compriment quelque filet nerveux sensitif.

Nous n'avons pas eu l'occasion d'observer des tumeurs de ce genre ; cependant, un des faits de véritables névromes que nous allons citer, offre de l'intérêt tant sous le rapport anatomique que sous le point de vue pathologique propre-

ment dit ; c'est ce qui nous engage à compléter la description de cette pièce que nous avons examinée dans le musée
de Zurich, par un extrait de l'observation de la maladie,
rapportée dans une dissertation sur les névromes[1], qui contient en outre d'autres faits curieux. Nous avons eu occasion
d'en observer un dans la clinique de Schœnlein, que nous
suivions en même temps que l'auteur de la thèse, et nous
pouvons en garantir la parfaite exactitude.

11° *Tumeurs fibreuses développées dans les ganglions du
nerf sympathique.*

Une jeune fille, âgée de vingt ans, entra le 20 septembre 1828 à l'hôpital de Wurtzbourg, dans le service de
M. le professeur Schœnlein ; elle avait toujours joui d'une
bonne santé, et elle accusait, comme cause de sa maladie, un
refroidissement auquel elle s'était exposée quelques semaines avant son entrée à l'hôpital. Elle avait été d'abord
prise de douleurs dans les membres supérieurs, qui cessèrent
pour faire bientôt place à des fourmillements et à de l'engourdissement dans tous les membres ; ces fourmillements,
cet engourdissement augmentèrent au point que bientôt la
malade avait complétement perdu l'usage de ses membres.
Les doigts étaient contractés. Les genoux étaient un peu
fléchis ; elle ne pouvait se tenir droite ; elle avait rapidement
maigri ; les organes de la respiration et de la digestion ne
paraissaient pas malades. On avait reconnu une maladie de
la moelle épinière consécutive à une affection rhumatismale,
et on mit en usage des sangsues sur la colonne dorsale, des
frictions camphrées sur les membres, etc. Après un soulagement momentané, l'état de cette fille empira. Le pouls
devint très-accéléré, la peau chaude ; la malade éprouva
des besoins fréquents d'uriner, une vive oppression, de violentes palpitations. L'auscultation de la poitrine cependant
n'y montra rien d'anormal. C'est alors que l'on s'aperçut

---

[1] Hasler, *de Neuromate, Dissertat. inaugural.* Février 1835.

que la malade avait, sur le côté droit du cou, une tumeur
ovoïde placée sous le muscle sterno-mastoïdien ; cette tumeur était mobile, mais douloureuse au toucher. Un traitement antiphlogistique et émollient n'eut point d'effet. La
malade eut, pendant quelques jours, de la diarrhée qui
céda aux opiacés et à l'usage de l'arrow-zoot. Les symptômes de paralysie cependant persistèrent, ce qui engagea
M. Schœnlein à lui prescrire de la strychnine qui, en effet,
rendit un peu le mouvement à la main et à l'avant-bras
droits. Vers le milieu de décembre, elle eut de nouveau
un fort accès comme celui du mois d'octobre, qui dura
pendant quelques jours. Au mois de janvier, la paralysie
diminua un peu dans tous les membres. Cette amélioration
continua à faire des progrès jusqu'au 19 de février, jour où
elle eut un nouvel accès, que M. Schœnlein compara, d'une
manière aussi spirituelle que juste, aux symptômes qu'on
observe sur les animaux auxquels on a lié le nerf pneumo-
gastrique. La malade avait la poitrine oppressée comme si
elle devait étouffer, la respiration courte et haletante ; elle
ne pouvait rester couchée ; le ventre était fortement rétracté ; elle ne pouvait pas parler ; les battements du cœur
étaient précipités et étendus, le pouls petit. Un lavement
d'assa fœtida et des sinapismes qui avaient fait du bien dans
l'accès précédent, furent mis en usage. Après avoir été un
peu mieux pendant deux jours, elle eut de nouveau, pendant la nuit du 23 février, un accès encore plus fort que
les précédents ; sa face se décomposa ; la respiration devint extrêmement gênée ; il survint une forte diarrhée ; le
pouls disparut ; les membres devinrent froids ; la paralysie
gagna peu à peu tout le corps, et la malade succomba le
25 février à cinq heures et demie du matin.

A l'autopsie faite deux jours après, on trouva, d'une manière indubitable, que la tumeur du cou était un engorgement
du premier ganglion cervical du grand nerf sympathique.

Elle était entourée d'une membrane cellulaire et ressemblait, dans son intérieur, aux tumeurs fibreuses ; on ne put

plus y reconnaître de filets nerveux. Cette même structure se retrouvait dans le tronc du nerf sympathique, ainsi que dans les nerfs provenant du cerveau et de la moelle épinière, qui s'anastomosaient avec ce ganglion. Tous ces nerfs étaient hypertrophiés. Des tumeurs semblables existaient dans la cavité de la colonne vertébrale et surtout à sa partie supérieure. Elles étaient entourées d'une membrane cellulaire; leur substance était un peu moins ferme que celle du ganglion du nerf sympathique, mais on reconnaissait encore bien plus distinctement des fibres longitudinales.

On ne trouva, du reste, rien d'anormal dans les centres nerveux; seulement les veines des méninges et du cerveau étaient gorgées de sang de même que les poumons; et les ventricules latéraux contenaient un peu plus de liquide qu'à l'état normal.

J'avais vu, dans l'été de 1833, cette tumeur dans la collection pathologique de Schœnlein, qui nous la montra, si je ne me trompe, dans son cours, à l'occasion d'un cas semblable dont nous rapporterons tout à l'heure les détails. Mais ce n'est qu'au mois d'octobre 1841 que je pus examiner cette pièce en détail dans la collection de Zurich, grâce à l'obligeance de M. le professeur Hodès, qui me permit alors d'examiner, dans tous leurs détails, un grand nombre des préparations les plus curieuses de cette belle collection.

Cette tumeur, qui avait son siége dans le ganglion supérieur du nerf sympathique, avait environ trois pouces de longueur sur deux de largeur. Son intérieur était composé d'un tissu fibreux dont les fibres primitives n'avaient que $0^{mm},0025$ de largeur, et étaient réunies en faisceaux tortueux, ressemblant à ceux des tendons; on distinguait les contours de chaque fibre; il y avait, de plus, entre les fibres un tissu finement granuleux, dont les granules variaient entre $0^{mm},002$ et $0^{mm},003$. Toutes ces fibres étaient parallèles, sans ramification; il y existait, de plus, des feuillets cristalloïdes (cholestérine). J'y ai vu distinctement un vaisseau

sanguin; il n'y avait pas de traces ni des fibres primitives
des nerfs, ni des cellules ganglionnaires. Une partie du
nerf lingual, examinée sous le microscope après une dissection préalable, montrait, au milieu de nombreuses fibres
tendineuses, des fibres primitives du nerf bien conservées,
quoique en petit nombre.

On reconnaît des vésicules graisseuses sur le névrilème,
dans un renflement du nerf hypoglosse; ce nerf, comme
tous ceux qui s'anastomosent avec le ganglion, et surtout les
filets anastomotiques eux-mêmes, étaient bien plus volumineux que dans l'état normal; et il est à remarquer que des
filets nerveux, qui sont ordinairement des plus fins et des
plus minces, avaient jusqu'à l'épaisseur d'une plume de
corbeau, et les troncs nerveux eux-mêmes étaient encore
bien plus épais. Dans leur intérieur, on trouvait partout un
mélange de fibres tendiniformes et de fibres nerveuses primitives; on y voyait distinctement quelques vaisseaux sanguins de 0^{mm},014. Une partie du nerf pneumo-gastrique,
près de sa sortie du cerveau, était entourée de tumeurs fibreuses, avec lesquelles elle ne se trouvait du reste pas unie.
Ces tumeurs contenaient les mêmes éléments fibreux que le
ganglion hypertrophié.

12° *Hypertrophie du ganglion cervical moyen.*

Le second cas de ce genre que nous avons observé dans
la clinique de M. Schœnlein, est celui d'une fille âgée de
vingt-six ans, native d'un village des environs de Zurich, et entrée à l'hôpital de cette ville pour une tumeur
qu'elle portait au cou. Elle paraissait avoir une constitution délicate; cependant elle n'avait point fait de maladie
grave, si ce n'est qu'elle avait eu, à l'âge de six ans, un
abcès énorme au côté gauche du cou, et, à l'âge de huit
ans, un abcès dans l'oreille gauche, à la suite duquel elle a
presque perdu l'ouïe de ce côté. A l'âge de dix-huit ans,
elle a commencé à être réglée, mais toujours peu et irrégulièrement. Déjà, quelques années auparavant, elle avait com-

mencé à souffrir de douleurs brûlantes dans le creux de l'estomac, qui souvent s'étendaient le long de l'œsophage jusqu'au cou. A l'âge de vingt-deux ans, elle s'était aperçue d'une tumeur à la partie inférieure gauche du cou, qui ne lui donnait point de douleurs, mais de temps en temps, une sensation de constriction au cou avec gêne de la respiration. Depuis deux mois avant son entrée à l'hôpital, elle ressentait de la faiblesse, de l'engourdissement et des fourmillements dans le bras droit. Le 1ᵉʳ septembre 1833, la malade entra à l'hôpital. Sa face était tordue; l'angle droit de la bouche était tendu en haut; le gauche, au contraire, pendait en bas, de même que la paupière supérieure de l'œil droit. La pupille de ce côté était plus rétrécie que celle de l'autre. La narine gauche était toujours sèche, et en bouchant l'autre, on pouvait lui mettre de l'ammoniaque liquide dessous sans qu'elle le sentît; la partie gauche de la langue était privée de goût; l'oreille gauche continuait à suppurer et elle avait perdu l'ouïe de ce côté; elle avalait avec peine les liquides; elle éprouvait souvent une pression et des brûlements dans la région de l'estomac et avait quelquefois des vomissements d'un liquide incolore et sans goût; elle éprouvait habituellement un sentiment de constriction.

La tumeur sus décrite correspondait, pour le siége, au ganglion inférieur du nerf sympathique; elle était ovoïde, du volume d'un œuf de pigeon, molle, aplatie et tout à fait incolore; du reste, les autres organes étaient à l'état normal. M. Schœnlein lui ordonna de la strychnine et des frictions avec l'onguent mercuriel et de l'hydriodate de potasse sur le bras. Sous l'influence de ce traitement, les symptômes paralytiformes des sens et du bras diminuèrent. La malade resta pendant longtemps à l'hôpital; elle le quitta le 14 mars 1834, sensiblement soulagée. Elle y rentra dix-huit mois plus tard; les symptômes de paralysie avaient presque cessé, mais elle continuait à souffrir de l'estomac. J'ai revu la malade en 1841; elle portait toujours cette même tumeur qui n'était ni augmentée ni diminuée; mais j'avoue que, malgré les preuves nombreuses que j'ai eues de la perspicacité de mon illustre maître, M. Schœnlein, dans le diagnostic de maladies souvent fort obscures., diagnostic dont l'autopsie ensuite prouva la justesse, il m'est pourtant resté des doutes sur la véritable nature de cette tumeur : car il ne serait pas impossible qu'elle fût plutôt une glande hypertrophiée et que les symptômes de paralysie provinssent plutôt ou d'une affection des centres nerveux guéris en bonne partie sous l'influence du traitement mis en usage, ou de la compression que le ganglion lymphatique hypertrophié exerçait sur plusieurs nerfs.

Nous avons rapporté ce fait plutôt pour attirer sur ce sujet l'attention des pathologistes, que pour donner un exemple bien confirmé de tumeur fibreuse. Mais, d'après tout ce que nous avons vu dans les auteurs sur les névromes, nous serions assez disposé à croire que, bien souvent, ils sont constitués par un développement anormal du tissu fibreux dans le névrilème qui, à mesure qu'il se développe, fait disparaître les éléments propres à la substance nerveuse, en sorte que ces tumeurs ont pour effet plutôt une atrophie qu'une hypertrophie des nerfs. Les névromes offrent quelque analogie avec les tumeurs fibreuses de la dure-mère.

13° *Cicatrices de troncs nerveux dans un ancien moignon d'amputation.*

Un homme, âgé de soixante ans, affecté d'une nécrose du fémur, succomba à l'hôpital de la Charité, dans le service de M. Velpeau. Cet homme avait subi l'amputation de la cuisse, vingt ans auparavant, à l'hôpital de Tours, et M. Velpeau nous dit que c'était la première amputation qu'il avait vu faire.

Comme la cicatrisation datait de si loin, j'étais curieux d'examiner les cicatrices des nerfs coupés par l'opération. Les nerfs crural et sciatique avaient à peu près leur volume naturel; mais, à leur extrémité inférieure, ils étaient considérablement élargis sur un trajet de 25 millimètres, et se terminaient en une espèce de renflement olivaire de 13 millimètres d'épaisseur. Je fendis le nerf sciatique dans le sens de son axe et, en examinant la part saine sur une préparation faite pour l'examen microscopique, j'y reconnus les fibres nerveuses primitives de $0^{mm},0125$ de largeur, à contenu grumeleux et renfermant entre elles quelques fibres cellulaires fines (Pl. xvi, fig. 5). Si nous comparons à cette structure celle du renflement olivaire, nous n'y trouvons plus beaucoup de fibres nerveuses, et nous y reconnaissons comme principal élément un tissu fibreux, dense, à fibres très-fines, parallèles, non ramifiées, ondulées, s'entre-croisant par faisceaux ou par couches. Mais, au milieu de ce tissu dense, on reconnaît encore un certain nombre de cylindres nerveux primitifs, dont quelques-uns sont comme roulés en spirale et correspondent probablement aux extrémités coupées des fibres nerveuses (Pl. xvi, fig. 6).

Le fait qu'il nous importe le plus de prouver ici, c'est que cette cicatrice de renflement olivaire offrait la même composition fibreuse que nous rencontrons dans les névromes.

Nous citerons à présent quelques cas de tumeurs fibreuses de l'utérus.

14° *Tumeurs fibreuses de l'utérus.*

Une vieille femme, morte à la Salpétrière d'une inflammation de poitrine, montra à l'autopsie plusieurs tumeurs fibreuses qui avaient leur siége entre les parois de l'utérus, et ne faisaient nullement saillie dans la cavité. Leur volume variait entre celui d'un pois et celui d'une petite pomme. Leur substance est formée de faisceaux fibreux entrelacés, réunis par une substance inter-fibrilleuse hyaline et finement grenue par places. Nulle part on n'y voit ni cellules, ni corps fusiformes. A la surface de ces tumeurs, on reconnaît des fibres utérines et quelques artères. Les faisceaux de fibres ont, au bord des tumeurs, une disposition presque concentrique, tandis que vers le centre on ne voit qu'un entre-croisement irrégulier.

C'étaient surtout deux tumeurs peu volumineuses qui offraient cette structure ; mais, dans une troisième plus volumineuse, on voyait des formes intermédiaires, soit des fibres fusiformes, soit des noyaux elliptiques mêlés aux fibres. Dans le col de cet utérus, se trouvait du mucus jaunâtre, visqueux, à l'état presque pur, ne montrant point de globules muqueux particuliers, mais bien quelques éléments d'épithélium.

15° *Tumeur fibreuse de l'utérus enlevée par l'opération.*

Une femme, âgée de quarante-trois ans, n'ayant point eu d'enfants, avait été bien portante et toujours bien réglée jusqu'à l'âge de trente-huit ans ; depuis cette époque, elle avait eu des pertes fréquentes qui avaient épuisé ses forces et lui avaient donné un teint anémique. Du reste, elle n'avait jamais éprouvé de douleurs ni dans l'utérus ni dans les reins. A son entrée à l'hôpital, on reconnut, comme cause des hémorrhagies, une tumeur fibreuse de l'utérus. La tumeur fut extraite sans beaucoup de peine ; mais, deux jours après, la malade fut prise d'une péritonite à laquelle elle succomba.

A l'autopsie, on trouva que ce polype avait été implanté au fond de la matrice, et que cette dernière avait été entraînée dans son fond par le poids de la tumeur, et était presque renversée, ce qui, du reste, n'avait nullement été la suite de l'opération elle-même, car l'extraction de la tumeur avait été des plus faciles.

La tumeur avait la forme d'un œuf de dinde. Elle avait à peu près 9 centimètres de longueur. Sur une coupe fraîche, elle offrait un aspect homogène finement fibreux, d'un blanc jaunâtre ; sa membrane d'enveloppe contenait quelques vaisseaux, tandis qu'il n'y en avait presque point dans son intérieur. Elle était composée des mêmes éléments que celle de l'observation précédente, faisceaux fibreux, corps fusiformes, petits globules. Elle renfermait, de plus, des feuillets larges et transparents, de 0^{mm},05 de largeur.

J'ai vu enlever dernièrement, par M. Velpeau, une tumeur fibreuse de l'utérus, ayant le volume d'une tête de fœtus. La malade dit ne s'en être ressentie que quelques jours avant son entrée à l'hôpital. L'opération fut difficile, mais elle put être faite après avoir fendu la tumeur avant sa sortie du vagin. Sa structure offrait les mêmes caractères que celle des tumeurs sus décrites.

16° Tumeur fibreuse ostéoïde.

J'ai vu, dans le cours d'anatomie pathologique de M. Barth, une petite tumeur provenant de l'utérus que l'on avait prise, à l'autopsie, pour une ossification de l'ovaire. M. Barth reconnut de suite que c'était une tumeur fibreuse, d'apparence ossifiée. On put en effet retrouver les éléments fibreux; mais, en majeure partie, cette tumeur était composée de matières minérales ne formant pas une masse homogène, mais une agglomération minérale arrondie, globulée, dans laquelle l'acide chlorhydrique produisait une dissolution partielle avec forte effervescence. Les parties minérales isolées qui restaient alors offraient des figures rondes nettement circonscrites, rayonnées et finement striées (Pl. XVI, fig. 7). Je n'ai jamais rencontré ailleurs cette forme de concrétion minérale.

17° Tumeur fibreuse d'apparence ossifiée.

Je dois à l'obligeance de M. Mayor de Genève, la coupe d'une tumeur fibro-osseuse énorme de l'utérus, qu'un médecin savoyard lui avait apportée comme calcul vésical trouvé dans une autopsie. Cette tumeur, un peu aplatie, avait presque les dimensions d'une tête d'adulte. Sur une coupe, elle offrait une alternation de plaques larges, jaunes et lisses, avec un réseau blanchâtre irrégulièrement poreux dans les interstices. Les plaques jaunes avaient une consistance éburnée, tandis que le réseau poreux avait plutôt celle du tissu fibreux desséché; et, en le ramollissant dans de l'eau tiède, on reconnaissait ses fibres et ses faisceaux. Quant au tissu plus compacte, il avait bien l'apparence osseuse et il offrait bien de nombreux corpuscules noirâtres qu'on aurait pu prendre pour du tissu osseux, mais je n'en ai pas vu les caractères d'une manière assez tranchée pour oser l'affirmer.

18° *Tumeur fibreuse contenant de la substance osseuse.*

Un homme, âgé de vingt-six ans, ayant toutes les apparences d'une bonne santé et d'une constitution robuste, avait commencé à s'apercevoir, il y a cinq ans, d'une grosseur située au-dessus de la partie interne du genou droit. Il affirmait qu'il n'avait jamais reçu ni coups ni contusion sur cette partie. La tumeur s'était augmentée surtout depuis deux ans; elle lui avait souvent occasionné des douleurs assez vives. La peau qui la recouvrait était restée saine, quoiqu'elle présentât une forte injection veineuse.

La tumeur fut enlevée par M. Denonvilliers, le 15 février 1844. Elle avait à peu près le volume du poing, et s'étendait surtout en profondeur jusque tout près de la capsule articulaire. En l'examinant après l'opération, on vit qu'elle n'était pas contenue dans une enveloppe cellulaire accidentelle, mais qu'elle n'était point circonscrite, et qu'elle s'était développée au milieu du tissu musculaire. Sur une coupe fraîche, on voyait sous le tissu fibreux quelques faisceaux musculaires. Au milieu de cette substance, se trouvaient un certain nombre de petits corps très-durs dont le volume variait de celui d'une lentille à celui d'un pois; ils étaient plutôt allongés que ronds, offraient des contours irréguliers et étaient entourés d'une enveloppe spéciale de tissu fibreux. L'examen microscopique montra que ces morceaux durs étaient de véritables productions osseuses, et on y reconnaissait les canaux, la structure lamelleuse et les corpuscules propres à la substance des os.

On a souvent débattu, pendant ces dernières années, la

question si les tumeurs fibreuses se rencontraient dans la mamelle ou non. Ce fait a été nié par quelques pathologistes et trop généralisé par d'autres. Sans vouloir nier que de véritables tumeurs fibreuses puissent se rencontrer dans le sein, nous voyons pourtant qu'il arrive assez souvent qu'on prend pour des tumeurs fibreuses l'hypertrophie de la glande mammaire. Nous regardons ce point de pathologie chirurgicale comme un des plus importants, et nous croyons être arrivé par l'examen microscopique à établir, encore plus que cela n'a été fait jusqu'à présent, la différence entre les tumeurs mammaires bénignes et le cancer du sein.

§ X. De l'hypertrophie de la glande mammaire.

Nous ne pouvons mieux commencer la description de ce genre de tumeurs, qu'en citant le passage de l'ouvrage de M. Bérard [1] sur les tumeurs du sein, qui a rapport à la tumeur mammaire chronique et qui résume les opinions de M. A. Cooper sur ce sujet.

« C'est encore à sir A. Cooper que nous devons la con
« naissance et la description de cette maladie singulière,
« qu'il a rencontrée souvent, dont le docteur Warren a ob
« servé quelques exemples, et dont nous avons eu nous-
« même l'occasion de constater l'existence et les caractères.

« La tumeur mammaire chronique est constituée anato
« miquement par un tissu ferme et résistant qui offre une
« certaine ressemblance avec celui de la mamelle, et qui
« est arrangé de manière à représenter une série de lobes
« de plus en plus petits, variables pour la grosseur, mais
« semblables quant à la forme, réunis entre eux, mais pou
« vant se séparer facilement par une macération peu pro
« longée. La masse qui résulte de l'ensemble de ces lobes
« et qui rappelle quelquefois la disposition laminée d'un

[1] A. Bérard, *Diagnostic différentiel des tumeurs du sein*. Paris, 1842, p. 84-9.

« cervelet disséqué, paraît naître du tissu glanduleux du sein
« avec lequel elle reste unie par un prolongement ou pédi-
« cule mince et assez allongé pour permettre à la tumeur
« les mouvements les plus libres. Cette masse est en outre
« contenue dans un sac fibreux, bien distinct d'elle-même,
« analogue au tissu qui enveloppe la glande mammaire et
« occupe les interstices de ses lobules et d'autant plus dense,
« que la tumeur est plus ancienne et plus volumineuse.

    « L'affection qui nous occupe a été vue presque con-
« stamment chez des jeunes femmes de dix-sept à trente ans,
« quelquefois, mais très-rarement, sur des femmes qui avaient
« dépassé cet âge. Les malades jouissaient d'ailleurs d'une
« très-bonne santé. A. Cooper a cru remarquer que la ma-
« ladie attaque de préférence des femmes non mariées et
« stériles, ce qui lui a fait penser que l'utérus peut exercer
« quelque influence sympathique sur son développement.
« Quoi qu'il en soit, elle pourrait être sans causer d'alté-
« ration de la santé et sans donner lieu à des douleurs, de
« sorte qu'elle peut exister pendant fort longtemps avant
« que sa présence soit reconnue ou même soupçonnée par
« les femmes, qui ne s'en aperçoivent souvent que par
« hasard. On n'a entendu que dans un très-petit nombre
« de cas les malades se plaindre de douleurs qui se propa-
« geaient jusqu'à un âge avancé, et qu'on avait considérées
« comme des douleurs rhumatismales. Le développement
« de la tumeur est fort lent et le volume qu'elle est sus-
« ceptible d'acquérir peu considérable. A. Cooper dit
« qu'en général son poids n'excède pas deux onces; il
« a enlevé une de ces tumeurs qui existait depuis cinq
« ans et qui n'avait que le volume d'une noix; il en a vu une
« autre qui datait de sept années, et n'était pas plus grosse
« que la précédente. Il est vrai que M. Bond, de Brighton,
« en a extirpé une qui pesait une livre et demie, quoiqu'elle
« n'eût commencé à se former que depuis deux ans, et que
« sir A. Cooper rapporte à la même espèce de maladie une
« tumeur du poids de plusieurs livres qui fut extirpée à

« l'hôpital de Guy. Mais, outre que ce sont là des cas exceptionnels, on pourrait se demander si, dans ce dernier en particulier, il s'agissait bien de la véritable tumeur mammaire chronique, puisque, dit l'auteur anglais, il se fit une ulcération à travers laquelle sortirent des végétations granuleuses qui fournissaient une matière purulente. Si ce cas appartient à la maladie décrite par Cooper lui-même, au moins faut-il avouer qu'il diffère des autres exemples qu'il a cités.

« La tumeur procédant plutôt de la surface de la mamelle que des parties intérieures de son tissu, il en résulte qu'elle est facile à étudier et à reconnaître, sauf toutefois le cas où elle débute par la face profonde de la mamelle. Cet organe se trouvant alors soulevé par la tumeur et interposé entre elle et la main du chirurgien, il s'ensuit que les principaux symptômes manquent, et qu'il devient très-difficile, sinon impossible, de reconnaître la maladie. Lors donc que celle-ci est accessible à nos moyens d'exploration, elle se montre sous la forme d'une tumeur très-superficielle, extrêmement mobile, dure, non douloureuse. Telle est sa mobilité, qu'on peut la faire glisser sous la peau ainsi qu'à la surface de la glande mammaire, et lui communiquer des mouvements assez étendus sans déplacer cette dernière. Elle est aussi fort remarquable par sa division en lobules séparés les uns des autres par des intervalles que le toucher permet facilement de constater; ce caractère ne disparaît point quel que soit le degré de la maladie, et il est tellement tranché qu'on pourrait, dit Cooper, lui donner le nom de tumeur mammaire lobulée. L'absence de douleur au toucher est un symptôme assez constant; cependant, A. Cooper a vu un cas où la tumeur devenait sensible sous la pression, principalement quand il survenait quelque indisposition, ou pendant l'écoulement des règles.

« Cette maladie, parfaitement compatible avec une bonne santé, ne présente aucun caractère de malignité, se com-

« plique très-rarement d'engorgement des ganglions axil-
« laires, et peut rester pendant plusieurs années presque
« stationnaire pour disparaître ensuite d'une manière gra-
« duelle. Le mariage, la grossesse et l'allaitement semblent
« être des conditions qui favorisent cette heureuse termi-
« naison. Plusieurs femmes qui portaient de ces tumeurs
« avant leur mariage, les ont vu disparaître après une pre-
« mière grossesse à la suite de laquelle elles avaient allaité
« leur enfant.

« Quand la tumeur a été enlevée par une opération, il
« peut s'en développer une autre par la suite. Une des ob-
« servations de A. Cooper a pour sujet une femme de
« vingt-sept ans qui fut opérée deux fois à cinq ans d'in-
« tervalle.

« Une malade de M. Warren put allaiter son enfant par
« la mamelle sur laquelle on avait autrefois pratiqué l'abla-
« tion d'une de ces tumeurs.

« Enfin, A. Cooper termine par les paroles suivantes le
« chapitre dans lequel il traite de cette affection : Bien que
« ces tumeurs n'aient dans leur début aucun caractère de
« malignité, et bien qu'elles continuent à être pendant
« plusieurs années exemptes de toute tendance semblable,
« cependant, si elles persistent jusqu'à l'époque de la ces-
« sation des règles, elles peuvent quelquefois devenir le siége
« d'un travail nouveau et subir une dégénération de nature
« cancéreuse (A. Cooper, *OEuvres,* trad. franç., p. 522).

« La tumeur mammaire chronique diffère tellement par
« sa marche et ses symptômes des autres maladies dont nous
« nous sommes occupé jusqu'ici, que nous ne croyons pas
« devoir insister sur leur diagnostic différentiel. Cependant,
« un kyste à son début ne peut être distingué d'une tumeur
« mammaire chronique également récente, et si l'on voulait
« comparer ces deux affections entre elles, on serait forcé de
« rester dans le doute jusqu'à ce que l'état à peu près infi-
« niment stationnaire dans un cas, l'accroissement pro-
« gressif et bientôt rapide dans l'autre, la fluctuation, etc.,

« vinssent révéler l'espèce de tumeur à laquelle on a affaire.»
Nous citerons à l'appui de ce qui précède quelques faits
qui ne seront pas sans intérêt pour le lecteur.

1° Hypertrophie de la glande mammaire.

Une femme âgée de trente-sept ans, d'une bonne constitution, d'une santé bonne en apparence, mariée, mais stérile, réglée depuis l'âge de douze ans, a toujours joui d'une
bonne santé. En 1832, elle a éprouvé pendant quelque
temps quelques indispositions, des douleurs épigastriques,
des fleurs blanches, etc. Depuis quelques mois, elle a un
gonflement œdémateux des jambes, disposition qui existe
dans plusieurs membres de sa famille. Il n'y a point eu
d'affection cancéreuse dans sa famille. Il y a cinq ans, elle
s'aperçut qu'elle portait au sein gauche une petite tumeur
indolente, du volume d'une noisette ; elle n'en éprouvait aucune gêne jusqu'il y a un an que la grosseur commença à
devenir le siége de douleurs lancinantes.

A son entrée à l'hôpital, la tumeur offre le volume d'une
amande ; elle est située en dehors de la mamelle ; elle est
sous-cutanée, mais elle ne peut pas être cernée avec les
doigts à sa partie inférieure. La glande mammaire est légèrement augmentée de volume.

Tous les autres organes sont dans un état d'intégrité parfaite.

La tumeur est entourée d'une membrane fibro-cellulaire;
elle est composée de deux lobes dont l'un a à peu près le
même volume d'une noisette, et l'autre celui d'une fève.
Lorsqu'après avoir détaché la membrane d'enveloppe, on
examine cette tumeur à l'œil nu, elle se montre composée
d'une quantité notable de lobules de plusieurs millimètres
de longueur, composés eux-mêmes de lobules secondaires qui
paraissent sous forme de granulations très-fines. La tumeur n'est pas très-vasculaire ; cependant on voit des vaisseaux très-petits se ramifier jusque dans le fond des lobules
secondaires. Sa couleur est d'un jaune rosé. Dans son

ensemble., elle offre un aspect framboisé. Les plus petits
lobules, examinés avec de faibles grossissements microscopiques, ont entre un septième et un quart de millimètre de
largeur, et quelques-uns montrent à leur extrémité un bord
échancré (Pl. xvi, fig. 8.).

Avec de forts grossissements, on reconnaît dans l'intérieur de ces lobules comme une structure rayonnée; les
rayons vont en divergeant vers le fond des lobules (Pl. xvi,
fig. 9). Dans leurs intervalles, on voit quelques fibres fines
et beaucoup de globules dont on aperçoit principalement
les noyaux, qui ont en moyenne $0^{mm},0075$, tandis que,
lorsqu'ils sont entourés d'une membrane d'enveloppe, ils ont
jusqu'à $0^{mm},015$. Quant aux vaisseaux, ils se ramifient surtout à la circonférence, tandis que d'autres traversent plutôt le centre et envoient de là des arborisations vers le bord.
Cette tumeur, toute petite qu'elle est, nous montre cependant le type de la tumeur mammaire chronique peu volumineuse.

2° *Hypertrophie partielle de la glande mammaire.*

M. le professeur A. Bérard a eu la bonté de me donner à
examiner une glande mammaire, en partie hypertrophiée,
qu'il avait enlevée sur une jeune femme de vingt-huit ans
qui prétendait porter cette tumeur depuis trois ans. La tumeur n'avait contracté aucune adhérence avec le mamelon;
elle n'avait point montré de tendance à l'ulcération. La
glande enlevée, coupée par son milieu, montre dans la partie
malade une teinte jaune rougeâtre et une structure lobulée,
à lobules de 4 à 5 millimètres de longueur. Au microscope,
on y reconnaît une trame fibreuse qui renferme des lobules
glandulaires dans l'intérieur desquels on distingue les
noyaux et granules et les cellules entières, telles que nous
les avons décrites dans l'observation précédente. Le tissu
cellulaire qui entoure cette glande est fortement hypertrophié, et nous ne trouvons, en somme, dans cette
glande malade, qu'une augmentation de vascularité, et une

hypertrophie, tant des lobules que du tissu fibreux de la glande.

3° *Tumeur mammaire.*

Le 3 février 1845, entre à l'hôpital Necker, salle Sainte-Marie, service de M. Lenoir, la nommée Adélaïde Pelleyer, âgée de trente-deux ans, sans profession, demeurant rue de Flandre, n° 16. Cette femme est mariée, mais n'a jamais été enceinte; elle a toujours joui d'une bonne santé pendant son enfance; elle a été réglée à dix-huit ans; la menstruation n'a jamais présenté aucun trouble notable. A dix-neuf ans, elle a eu un abcès à la jambe, et à la joue un charbon qui fut, dit-elle, guéri par des prières; du reste, aucune cicatrice ne se voit sur la figure.

A vingt ans, elle s'aperçut du développement d'une grosseur dans son sein droit. Un an plus tard, cette grosseur devint le siége de douleurs lancinantes aiguës qui se montraient surtout au moment des époques, n'empêchaient pas le sommeil, mais s'opposaient pendant le jour à toute espèce de travail. Cette grosseur prit peu à peu le développement qu'elle a maintenant, et, depuis l'âge de vingt-quatre ans, devint stationnaire. Depuis six mois, les douleurs devenues quotidiennes rendaient la vie insupportable à la malade.

Après plusieurs traitements prolongés par la compression et les préparations d'iode, M. Lenoir, qui soignait cette femme, ne vit d'autre ressource que l'amputation du sein; il la proposa à la malade, et c'est pour la subir que celle-ci est entrée à l'hôpital.

État actuel. Cette femme a un tempérament plutôt sanguin; elle est forte et n'est pas amaigrie; elle n'offre aucun symptôme de cachexie; toutes les fonctions sont intactes. La mamelle droite, deux fois plus volumineuse que la gauche, pend au-devant de la poitrine; elle a un poids considérable; la peau qui la recouvre est saine, sans adhérence anormale avec les tissus sous-jacents. Le palper ne fait point reconnaître de tumeurs isolées; on dirait que la mamelle est simplement hypertrophiée et un peu plus dure que l'autre. La pression n'est pas très-douloureuse; le sein droit est le siége des douleurs que nous avons signalées, et la malade désire vivement être opérée. M. Lenoir procède à l'opération le 5 février.

Deux incisions curvilignes, formant une ellipse de peau dans laquelle se trouvent la tumeur et le mamelon, sont pratiquées un peu obliquement de haut en bas, et de dehors en dedans. La dissection de la tumeur est un peu pénible, parce que, ne sachant où finissent les tissus morbides, M. Lenoir dissèque la mamelle entière; mais bientôt une portion de la tumeur tranchant par une couleur verdâtre est mise à nu; elle guide alors le chirurgien dans le reste de l'opération.

Quatre ligatures sont appliquées, et l'on tente la réunion par première intention, au moyen des bandelettes agglutinatives et de deux épingles placées à la portion la plus interne de la plaie.

La réunion par première intention a été empéchée par un érysipèle qui s'est déclaré peu de jours après l'opération; mais la malade a pu quitter l'hôpital, complétement guérie, peu de temps après l'opération.

La dissection de la pièce anatomique enlevée, montre qu'on avait affaire à une tumeur bien délimitée, mais dont la consistance est tout à fait semblable à celle de la mamelle. Cette tumeur, arrondie et développée surtout dans le sens transversal, est lisse à sa surface, qui offre une apparence lobulée. Elle ne tient aux parties environnantes que par un tissu cellulaire lamelleux qu'on détruit très-facilement et qui permet ainsi l'énucléation de la tumeur. Sa surface offre par sa coloration un singulier aspect; le fond blanc est piqueté de petites taches de un à deux ou trois millimètres de diamètre, d'un roux verdâtre. Une incision pratiquée sur la tumeur montre que les petites taches sont dues

à de petites loges remplies d'un liquide roussâtre un peu
visqueux et que la pression fait refluer en grande quantité à
la surface des coupes pratiquées : toute la masse de la tumeur est criblée de ces petites loges, et le tissu qui circonscrit toutes ces aréoles est blanc, d'apparence fibreuse,
un peu élastique et rappelle tout à fait le tissu de la mamelle.

On reconnaît, en outre, que la tumeur développée derrière
la glande mammaire a refoulé et aplati entre elle et le mamelon la plus grande partie de cette glande, qui n'a plus
dans ce point que 4 ou 5 millimètres d'épaisseur. Une autre
portion de la glande, repoussée en haut et en dehors de la
tumeur, a conservé son épaisseur normale.

La tumeur énucléée pesait 650 grammes.

Le tissu de cette tumeur, examiné au microscope avec de
faibles grossissements, offre un aspect lobulé à lobules multiples et arrondis, ayant tout à fait l'aspect du tissu glandulaire. Ce n'est pas une division régulière en lobes et lobules,
mais plutôt une agglomération irrégulière de petits lobules
dont la largeur varie entre un dixième et un cinquième de
millimètre. (Pl. xvi, fig. 10 et 11.) Les contours de chaque
lobule sont parfaitement nets; leur intérieur est tapissé
d'une fort belle couche membraneuse de cellules dont on
reconnaît surtout bien les noyaux et les nucléoles (Pl. xvi,
fig. 12); mais, sur la préparation microscopique, on rencontre également un certain nombre de ces globules libres
et isolés, et on peut alors se convaincre que dans leur forme
complète ils sont munis d'une membrane d'enveloppe. Ils
sont généralement ronds, offrant en moyenne $0^{mm},01$.
Cette enveloppe est pâle, fine et homogène; on n'y reconnaît ni granules ni pointillé fin. Le noyau est rond ou
elliptique, variant entre $0^{mm},005$ et $0^{mm},0075$; ses bords
sont bien plus fortement marqués que ceux des enveloppes;
dans leur intérieur, on reconnaît un à deux nucléoles qui
ont à peine $0^{mm},0015$.

Tout autour des lobules glandulaires, se trouve un tissu

composé de fibres denses et rapprochées, qui offrent, en
général, une disposition plus ou moins concentrique aux
groupes des lobules, ne sont pas réunies en faisceaux, et
contiennent dans leurs intervalles de nombreux granules
moléculaires. Ce tissu offre plutôt les caractères du tissu
cellulaire hypertrophié que ceux du tissu fibreux.

En comparant la structure de cette tumeur avec les nombreuses tumeurs de la mamelle que j'ai eu occasion d'examiner, je trouve que ses éléments sont complétement différents des diverses formes cancéreuses du sein, et ils offrent si
bien tous les caractères d'une hypertrophie de la glande
mammaire et du tissu cellulaire qui l'entoure, que j'ai pu
porter ce diagnostic d'après l'examen d'une petite tranche
de ce tissu que l'on m'avait apportée pendant mon absence
sans m'indiquer de quelle région du corps provenait ce petit
morceau.

N'oublions pas de noter que le liquide qui était contenu
dans les loges de ce tissu, était jaunâtre, visqueux, et montrait à l'examen microscopique une espèce de globules tout
particuliers, pâles, finement grenus, aplatis, ronds ou
ovoïdes, variant entre 0ᵐᵐ,01 et 0ᵐᵐ,04 et renfermant
dans leur intérieur un petit noyau qui, même chez les
plus volumineux, ne dépassait guère 0ᵐᵐ,005. (Pl. xvi,
fig. 13.) Du reste, ces cellules n'offraient pas le moindre
rapport ni avec les globules cancéreux ni avec les éléments
fibro-plastiques. Le liquide qui les entourait était assez
trouble, même au microscope, et renfermait beaucoup de
granules et de grumeaux provenant probablement de ces
mêmes globules décomposés.

4° *Hypertrophie de la glande mammaire avec transformation fibro-colloïde.*

Cette pièce intéressante, ainsi que l'observation, m'a été
communiquée par M. Desmarquey, interne de M. Blandin,
et je profite de cette occasion pour exprimer à M. Desmarquey ma reconnaissance pour les nombreuses pièces inté-

ressantes qu'il a bien voulu me procurer et dont l'étude m'a été souvent très-instructive.

Une femme âgée de cinquante ans, forte et robuste, réglée depuis l'âge de seize ans, n'avait jamais eu de maladie grave; elle avait eu deux enfants. Il y a cinq à six ans, elle s'aperçut qu'elle portait au sein une petite tumeur qui, pendant les premières années, ne la fit point souffrir; mais pendant les deux dernières, elle augmenta beaucoup de volume, et devint douloureuse.

La malade vint alors à Paris pour se faire opérer. Lorsqu'elle arriva à l'Hôtel-Dieu, à la fin de décembre 1843, la tumeur avait le volume des deux poings; elle n'était pas placée au centre de la glande mammaire, mais plutôt sur son côté droit. La peau qui la recouvrait était un peu bleuâtre et montrait des veines assez développées, mais elle n'offrait pas de trace d'inflammation. La tumeur, du reste, était mobile sous la peau, et, malgré l'embonpoint considérable de la malade, elle faisait une très-forte saillie, et était bien plus pesante que son volume apparent ne l'aurait fait supposer.

La malade entra à l'Hôtel-Dieu dans le service de M. Blandin, le 28 décembre, et fut opérée le 30. L'opération en elle-même n'offrit point de difficulté. Pendant l'opération, un kyste fut ouvert, et il en sortit un liquide noirâtre, visqueux. La tumeur, débarrassée des parties grasses, avait le poids de deux livres. La partie postérieure de la tumeur, à sa jonction avec le grand pectoral, était tapissée de ce kyste qui s'étendait sur toute sa face inférieure et dans lequel la tumeur faisait saillie sans avoir cependant pénétré ses parois. Cette partie de la grosseur avait une forme lobulée, composée de cônes arrondis. La membrane fibro-séreuse qui enveloppait la tumeur, bien marquée à sa partie inférieure, se continuait sur les parties latérales et y devenait une membrane cellulaire, peu dense, mais non moins marquée. La tumeur offrait une surface mamelonnée; les mamelons étaient d'un blanc jaunâtre et présentaient l'aspect de choux-fleurs. Elle était bosselée ; en la fendant, on trouva, dans son intérieur, une substance d'un blanc jaunâtre vascularisée par places, s'écrasant facilement sous la pression du doigt. A la partie supérieure de la tumeur se trouvait la glande mammaire, et la tumeur avait l'apparence de s'être développée en dehors de la mamelle.

La malade alla bien pendant les premiers temps après l'opération ; ensuite elle fut prise d'une inflammation de poitrine à laquelle elle succomba, et dont on trouva les signes à l'autopsie. Mais dans aucun organe on ne rencontra de trace de dégénérescence.

A part les lobules de la tumeur qui offrent la structure que nous venons de signaler dans les observations précédentes, il se trouve tout autour un tissu fibreux d'un blanc jaunâtre, lactescent par places, qui a quelque chose de transparent et offre tout à fait l'aspect colloïde. On dirait au prime abord qu'elle renferme de nombreuses loges vides dans son intérieur, au moins à en juger par l'aspect de sa surface ; mais, en ouvrant ces endroits, on voit que le tissu n'est que généralement infiltré d'un suc jaunâtre transparent. Les élémens microscopiques que l'on y rencontre sont essentiellement fibreux et infiltrés d'un liquide fibro-plastique, et montrent toutes les formes intermédiaires entre les fibres et les globules. Les fibres elles-mêmes sont étroites, fines, parallèles, tortueuses, s'entre-croisant dans tous les sens, en un mot, ayant tous les caractères de celles du système fibrilleux et même fibreux. Quant aux formes intermédiaires fibro-plastiques, on trouve d'abord de petits globules pâles, à noyaux et granules, ensuite des noyaux elliptiques, ensuite de nombreux corps fusiformes étroits renfermant également un noyau allongé avec un ou deux nucléoles, et enfin des fibres incomplètes, un peu plus larges au milieu, se rapprochant déjà de la forme des fibres bien formées.

Ce tissu avait beaucoup de ressemblance avec celui de la

tumeur fibreuse de notre neuvième observation. Nous reviendrons, tout à l'heure, dans un paragraphe spécial, sur la valeur du terme de tissu colloïde ou de cancer colloïde, nom sous lequel cette tumeur avait été désignée par plusieurs personnes qui l'avaient examinée.

Si nous jetons à présent un coup d'œil sur toutes ces observations, nous sommes frappé de la constance d'une seule et même altération qui est l'hypertrophie de la glande, et en même temps de la diversité d'aspect et d'étendue que ces tumeurs sont capables de prendre; nous sommes frappé de plus combien plusieurs des pièces décrites offrent de points de rapport avec ce qu'on a appelé cystosarcome de la mamelle, *tumor mammæ hydatides,* corps fibreux de la mamelle, etc.

Nous croyons qu'il existe en effet des liens intimes entre tous ces divers genres d'altération, et qu'on peut envisager leur transformation d'après le mode de pathogénie suivant : une portion de la glande mammaire, un ou plusieurs de ses lobes deviennent le siége d'un afflux de sang, d'une congestion locale ; leur tissu en éprouve d'abord une nutrition plus active qui bientôt passe à l'état de nutrition exagérée, à l'hypertrophie. Ces lobes par conséquent continuent à se développer, et, après avoir acquis un certain volume, ils s'éloignent de plus en plus de la périphérie de la glande normale et viennent faire saillie sur un de ses côtés, le plus souvent sur son côté externe. Lorsque cette hypertrophie d'un lobule de la glande acquiert encore plus de volume, il peut, comme A. Cooper l'observe fort bien, avoir l'air de ne plus tenir à la glande que par un pédicule et même finir par avoir l'air d'en être complétement séparé. Le travail fluxionnaire qui s'établit tout autour de ce tissu hyperémié et hypertrophié fait que bientôt le tissu cellulaire ambiant se condense sous forme de membrane séreuse d'enveloppe et finit par enkyster la tumeur.

Nous savons que la glande mammaire est entourée d'un tissu cellulo-fibreux assez dense et assez résistant ; presque constamment il s'hypertrophie aussi lorsque l'augmentation de la glande dépasse le volume d'une amande ou d'une noix, etc.. C'est alors qu'en se développant en beaucoup plus forte proportion que le tissu glandulaire lui-même, il peut prendre l'apparence d'une tumeur fibreuse qui, lorsqu'elle est infiltrée d'un suc fibro-plastique., abondant et gélatiniforme, a l'aspect du colloïde. Si ce suc se dépose dans les interstices du tissu fibreux, il peut y former des loges qui plus tard se transforment en petits kystes et dont les globules peuvent s'altérer considérablement par imbibition. Lorsque ces kystes existent en grand nombre au milieu de la tumeur, on a la forme du *tumor mammæ hydatides*, qu'il faut bien distinguer des hydatides séreuses et de celles qui renferment des ecchynocoques et qu'on rencontre quelquefois dans la mamelle.

On voit, de plus, que nos observations confirment ce qu'on avait déjà dit sur ces tumeurs, savoir, qu'elles pouvaient acquérir un volume considérable, qu'elles se développaient plutôt chez les jeunes femmes, qu'elles n'altéraient pas la santé générale, et que, surtout, elles ne contractaient pas des adhérences avec la peau qui les entoure et laissaient en même temps le mamelon intact.

Nous avons cru ces détails sur la pathogénie de ces tumeurs d'autant plus nécessaires que nous voyons tous les jours juger la nature des tumeurs bien plus d'après leur apparence externe que d'après les éléments qui les composent, et qu'on néglige en général encore beaucoup trop, dans l'étude des tumeurs, leur mode de formation et l'enchaînement physiologique des diverses formes sous lesquelles on les rencontre.

§ XI. Quelques remarques sur le tissu colloïde.

Nous avons déjà vu, dans la partie de notre ouvrage qui traite de l'inflammation, que le tissu colloïde pouvait se former dans les produits de l'exsudation ; nous en avons signalé l'existence dans la pleurésie et dans la péritonite chroniques. Dans le paragraphe précédent, nous avons signalé la présence du tissu colloïde dans une tumeur fibro-colloïde compliquant une hypertrophie de la glande mammaire.

Nous citerons tout à l'heure l'observation d'une tumeur colloïde pure, sans autre complication. Nous en signalerons enfin plus tard l'existence dans la forme du cancer, que l'on a désigné sous le nom de cancer gélatiniforme. Dans toutes ces diverses altérations, nous avons toujours trouvé le tissu colloïde composé des mêmes éléments, savoir : d'une trame de fibres très-fines assez éloignées les unes des autres et d'une substance gélatineuse intermédiaire, dans laquelle se trouvent quelques granules et des globules granuleux pâles. Dans le cancer colloïde, les globules qui lui sont propres sont souvent renfermés dans les aréoles de ce tissu colloïde. Il est probable que l'observation ultérieure nous conduira à des caractères distinctifs entre le tissu colloïde de nature bénigne et le tissu colloïde cancéreux.

On ne saurait mettre assez de réserve à se prononcer sur des questions pareilles ; aussi voulons-nous seulement soumettre ce point important dans l'étude des tissus morbides à l'observation ultérieure des pathologistes.

Nous citerons ici le fait mentionné du tissu colloïde pur, que nous avons eu occasion de voir.

C'était une tumeur située dans l'épaisseur du muscle couturier, ayant 6 centimètres de longueur sur 4 d'épaisseur et ne montrant point d'enveloppe distincte.

La tumeur, coupée par le milieu, offre un aspect jaunâtre, une consistance molle, mais élastique ; on y voit, à l'œil nu, des loges de plusieurs millimètres de diamètre, à forme irrégulière, contenant, comme en général toute la tumeur, un liquide filant, gluant, transparent et des aréoles irrégulières composées d'une trame fibreuse plus consistante. On a de la peine à écraser cette substance, même en la pressant entre deux lames de verre ; le tissu qui entoure les aréoles, qui n'existent, du reste, point d'une manière générale dans la tumeur, est assez transparent et jaunâtre.

Au microscope, on n'y reconnaît nullement des éléments du cancer. On n'y voit qu'une trame fibreuse à fibres pâles, non granuleuses, pas très-rapprochées les unes des autres, s'entre-croisant dans tous les sens et renfermant entre leurs mailles assez larges le même liquide qui se trouve dans les loges et qui est hyalin et contient beaucoup de vésicules graisseuses, en partie fort petites, et une certaine quantité de globules pâles de 0^{mm},0075, ronds, remplis de granules et de fort petites vésicules graisseuses.

Cette tumeur nous paraît une forme de production fibreuse, et ressemble beaucoup à un polype vésiculeux des fosses nasales dont nous avons rapporté plus haut l'observation. Nous y trouvons, de plus, de la ressemblance avec de la matière colloïde, que nous avons trouvée une fois dans la cavité abdominale à la suite d'une péritonite chronique. Il est à remarquer que ce tissu ne contient point de corps fusiformes. Il renferme une certaine quantité de cristaux, de prismes allongés et pointus.

Dans quelques parties de la tumeur, l'élément fibreux prédomine sur l'élément globuleux. Les fibres alors sont beaucoup plus rapprochées.

Comme les observations de tumeurs colloïdes examinées au microscope sont assez rares, nous allons en citer quelques exemples pris dans divers auteurs.

Nous trouvons surtout deux cas de colloïde du système osseux rapportés dans le Répertoire de Valentin [1]. La première de ces deux tumeurs avait son siége sur le côté gauche de l'os maxillaire inférieur, et paraissait provenir de l'intérieur même de l'os. Cette partie de la mâchoire a été enlevée par M. le professeur Demme, de Berne. L'opération fut faite avec l'ostéotome de Heine, instrument très-compliqué, il est vrai, mais fort bon pour enlever des portions d'os même très-minces.

[1] Valentin, *Repertorium*, t. II, p. 275-77.

La partie malade de la mâchoire, boursouflée, et ayant pris une forme vésiculeuse, avait deux pouces trois quarts de longueur, et un pouce trois quarts d'épaisseur. La coque extérieure était formée par une lamelle d'os très-mince, envoyant des prolongements sous forme de feuillets dans le tissu accidentel. Partout les aréoles osseuses étaient extrêmement dilatées et remplies d'une matière gélatiniforme assez solide. M. Valentin compare cette pièce à l'exostose fongueuse décrite par A. Cooper, et il place son point de départ, avec raison, dans la membrane qui revêt les canalicules osseux. Dans cette membrane se développe, dans ces cas, une matière transparente, incolore, pas très-molle, qui, en s'agrandissant et en s'étendant, a pour effet l'absorption de tous les éléments osseux qui s'opposent à son accroissement. Dans la substance gélatineuse, M. Valentin a surtout trouvé des fibres fines, parallèles, s'entre-croisant par faisceaux, s'irradiant depuis la paroi des canalicules osseux dans tous les sens. Il y a vu, de plus, beaucoup de vaisseaux sanguins montrant des parois très-distinctes. Entre les fibres, se trouvait une substance gélatineuse transparente.

Dans un autre cas d'un mal tout à fait semblable de la mâchoire inférieure, dont la résection avait aussi été faite, M. Valentin trouva dans la matière colloïde, outre les fibres et la substance hyaline, des éléments du véritable cartilage. Cette tumeur se reproduisit, acquit un développement énorme et fit succomber le malade au bout d'un an.

Voilà donc un de ces cas dans lesquels, au premier aspect, la récidive et la mort consécutive d'un malade paraîtraient des indices certains de la nature maligne de la tumeur. Cependant un micrographe distingué n'y a trouvé que des fibres et des éléments du cartilage, et nullement les éléments du cancer. D'un autre côté, il est bien possible que, dans ce cas, le mal n'ait pas été complétement extirpé et qu'il existât déjà en germe dans la partie de l'os qui n'a pas été enlevée et qu'on ne pouvait pas raisonnablement supposer malade au moment de l'opération. Plus tard, le mal a augmenté et s'est reproduit avec grande intensité, comme c'est toujours le cas avec les tumeurs même très-bénignes qu'on ne peut pas enlever complétement.

On ne peut pas, en général, se méfier assez des récidives sur place. Les plus habiles chirurgiens peuvent, dans certaines circonstances, laisser quelques parcelles d'une tumeur, quand même ils croient avoir enlevé tout le mal. Il est certain que des parcelles qui ne renfermaient le tissu accidentel qu'à l'état tout à fait naissant, en germe pour ainsi dire, ne pouvaient pas attirer l'attention de l'opérateur; et cependant leur développement ultérieur peut s'effectuer avec une grande rapidité lorsque la tumeur principale a été enlevée, et peut amener ainsi une récidive.

Nous ne pouvons pas assez insister sur la nécessité qu'on soumette de nouveau tous les faits de ce genre à un examen anatomique et microscopique exact, à une appréciation pathologique impartiale de leur marche et de leur terminaison et à un jugement bien plus sévère que cela n'a été fait jusqu'à présent. Du reste, nous reviendrons de nouveau sur ce sujet à l'occasion du cancer colloïde. Ajoutons cependant que nous supposons que M. Muller, que nous regardons comme une des premières autorités dans l'étude anatomique des tumeurs, a pour le tissu colloïde une opinion analogue à la nôtre. Nous trouvons le passage suivant dans le Répertoire de Valentin [1], dans un article dans lequel l'auteur de ce recueil rend compte de la classification des tumeurs communiquée dans le temps par M. Muller :

« Tumeur gélatineuse collonesme, tissu très-mou, gélati-
« niforme, dont la base est constituée par des fibres et
« des vaisseaux, tandis que la substance transparente ren-
« ferme des globules plus volumineux que ceux du sang.
« On rencontre dans ces tumeurs des aiguilles cristallines
« qu'on détruit par l'eau chaude, mais qui sont insolubles
« dans l'alcool et dans l'éther bouillant, ainsi que dans les

---

[1] Valentin, *Repertorium*, t. II, p. 116.

« acides et les alcalis. » M. Muller classe ce genre de tumeurs parmi celles de bonne nature.

M. Gluge a signalé aussi, dans un ovaire très-volumineux,
l'existence de tumeurs gélatineuses dont il ne donne du reste
point d'analyse microscopique, vu que la pièce avait été
conservée dans de l'alcool.

Plus nous réfléchissons sur la nature de cette espèce de
tissu colloïde, plus il nous paraît dériver d'une altération
particulière du tissu fibro-cellulaire.

§ XII. Des tumeurs cartilagineuses.

Les tumeurs cartilagineuses n'ont été décrites d'une manière détaillée et complète que dans ces derniers temps,
et c'est encore au zèle infatigable et à la pénétration de
M. Muller que nous devons, non-seulement la première description détaillée des tumeurs cartilagineuses, mais même
des observations si exactes qu'aujourd'hui ce genre de tumeurs nous paraît des mieux établi dans la science.

M. Muller en a donné la première description dans un
discours prononcé le 2 août 1836, à l'occasion du quarante-
deuxième anniversaire de l'Académie de chirurgie militaire
de Berlin, et il a donné ensuite la description complète de cette
altération dans son ouvrage sur la structure des tumeurs [1].

Quoique nous ayons observé plusieurs cas de ces tumeurs,
nous en emprunterons pourtant la description générale à
l'ouvrage cité. Nous en donnerons ensuite la description
détaillée d'après nos propres observations, auxquelles nous
ajouterons celles que nous avons rencontrées dans plusieurs
auteurs.

Description générale d'après Muller.

La tumeur cartilagineuse, l'enchondrome, est une tumeur
fongueuse des os ou des parties molles, des glandes, par

[1] Muller, *Ueber den feineren Bau der Geschwülste.* Berlin,
1838, p. 31-49.

exemple, susceptible d'être guérie par l'opération. Elle a
une forme sphéroïdale non lobulée, et peut atteindre jusqu'au volume du poing et au delà. Lorsqu'on rencontre ces
tumeurs dans les parties molles, on les trouve recouvertes
d'une enveloppe de tissu cellulaire; dans les os, par contre,
elles sont entourées du périoste, et, lorsqu'elles se sont développées dans l'intérieur de l'os, on les trouve entourées
d'une coque osseuse mince; mais, si elles ont pris origine à
la surface de l'os, cette enveloppe peut manquer. Les surfaces articulaires n'en sont guère altérées, et lors même
qu'une phalange de doigt, par exemple, a acquis le volume
d'un citron, sa surface articulaire reste presque intacte. Il
arrive quelquefois que deux phalanges du même doigt deviennent le siége de cette transformation; eh bien, même
dans ce cas, elles ne se confondent pas pour cela en une
seule tumeur, mais restent séparées par l'articulation. Ce
n'est que dans des cas rares que survient l'ankylose. Les
parties qui recouvrent la tumeur restent ordinairement intactes, quelle que soit son étendue. Son développement est
lent et indolent, pouvant mettre jusqu'à dix et vingt ans
avant de nécessiter une opération. Le contenu de la tumeur
est mou; souvent cependant il est parsemé de fragments de
la substance spongieuse de l'os.

Sur une coupe fraîche, ce tissu montre deux substances
différentes, l'une fibreuse, l'autre cartilagineuse, et ressemblant quelquefois à de la gélatine solide. La substance
fibreuse forme des loges qui ont jusqu'au volume d'un pois.
Dans ces loges se trouve la substance grisâtre, gélatiniforme, légèrement transparente, ressemblant plutôt au cartilage hyalin des poissons cartilagineux; on peut énucléer
ces masses. L'alcool conserve leur légère transparence.

Au microscope, la substance fibreuse ne se montre composée que de fibres. La substance hyaline, par contre, contient d'une manière indubitable les corpuscules caractéristiques du cartilage. Les vaisseaux de la tumeur se répandent
surtout dans la partie fibreuse. _

Jusqu'en 1836, M. Muller avait observé cette tumeur une fois dans la parotide, et quatre fois dans les os métacarpiens de la main. Dans la tumeur de la parotide, il n'y avait point de substance osseuse. Dans le premier cas d'enchondrome de la main, la tumeur avait commencé dans les phalanges du doigt indicateur dont l'intérieur était devenu mou et cartilagineux, tandis que l'écorce s'était distendue sous forme d'une coque vésiculeuse. Dans le second cas, les os métacarpiens et les phalanges des deux doigts extérieurs formaient des tumeurs sphéroïdales, et l'écorce molle, mince et distendue renfermait de la substance cartilagineuse avec des fragments de tissu osseux spongieux. Le troisième cas était semblable aux précédents, et il montrait les surfaces articulaires intactes. Il n'y avait point de substance osseuse dans l'intérieur, et la coque osseuse n'y existait que par fragments. Les tendons, les muscles et la peau qui entourent ces tumeurs restent ordinairement intacts, ce qui est caractéristique pour l'enchondrome. Cependant, au bout d'un certain nombre d'années, il peut s'ulcérer, ce qui du reste est le cas pour la plupart des tumeurs bénignes, lorsqu'elles prennent un certain accroissement. C'est de ce genre qu'était le quatrième cas d'enchondrome observé par Muller; c'était une pièce qui provenait de la collection de Walter. Des tumeurs multiples avaient eu leur siége dans les phalanges des doigts et dans les os métacarpiens. Plusieurs de ces tumeurs avaient presque entièrement disparu par la suppuration, tandis que les autres étaient encore recouvertes d'une coque osseuse et de téguments intacts.

Ce genre de tumeurs est toujours susceptible de guérison complète après l'amputation, et ne revient point après. Lorsqu'on en trouve un certain nombre, à la main par exemple, l'amputation du bras en amène également la guérison.

M. Muller a rencontré un certain nombre de ces tumeurs dans les collections d'Allemagne et d'Angleterre. Il donne l'analyse de trente-six observations, dont il a vu la plupart lui-même ; trente-deux fois les tumeurs cartilagineuses avaient leur siége dans les parties osseuses, et quatre fois seulement dans les parties molles, dont une fois dans la parotide, une dans la glande mammaire, et deux fois dans le testicule. Les os des doigts et du métacarpe étaient le plus fréquemment atteints vingt-trois fois sur trente-six; trois fois il y en avait à la jambe, une fois à la cuisse, une fois à l'os des iles, une fois à la base du crâne et une fois aux côtes.

L'auteur passe ensuite à la description du développement de ces tumeurs, et il commence par celle de l'enchondrome à coque osseuse, qui se rencontre surtout à la main et au pied. Le tissu spongieux de l'intérieur de l'os se ramollit et se remplit du tissu mou de l'enchondrome; en même temps l'écorce de l'os se dilate et forme une coque vésiculeuse, qui plus tard devient trouée et interrompue, et finit par être réduite à quelques fragments. C'est à ce genre de tumeurs que se rapporte l'exostose cartilagineuse de la membrane médullaire décrite par sir A. Cooper.

La seconde forme de l'enchondrome de l'os se caractérise par l'absence d'une coque osseuse. C'est sous cette forme qu'il se montre sur le bassin, le crâne et les côtes. Sa forme est alors moins régulièrement sphérique, et la surface montre une agglomération de petits corps remplis de matière cartilagineuse molle et grisâtre. M. Muller a vu des exemples de cette forme en Angleterre. Il l'a rencontrée aussi dans le tibia et sur le fémur ainsi que deux fois sur les phalanges des doigts.

La structure microscopique de l'enchondrome y montre absolument les mêmes éléments que dans le cartilage, et on reconnaît facilement les globules particuliers avec leurs noyaux. Nous en omettons ici les détails, parce que nous les donnerons d'un côté dans nos observations, et d'un autre côté dans notre description du cartilage du col.

M. Muller insiste sur le fait que le cartilage de ce genre

de tumeurs ressemble surtout à celui que l'on rencontre chez l'embryon, et qu'on n'y voit en général que des cellules simples à noyaux, mais rarement des cellules secondaires, et que la substance inter-cellulaire n'est ordinairement que peu développée. Nous verrons dans nos observations que cela n'est pas toujours le cas.

L'analyse chimique de l'enchondrome y démontre une quantité notable de gélatine qui offre les caractères de la variété de colle propre au cartilage, que M. Muller désigne sous le nom de chondrine. Quant à la durée de cette maladie, il cite un cas appartenant à Schapper, dans lequel des tumeurs de ce genre, ayant leur siége à la main, avaient duré pendant quinze ans sans s'ulcérer, et plus tard, pendant dix ans encore, à l'état d'ulcération. Dans un cas rapporté par M. Scarpa, la maladie avait duré aussi pendant bien des années et s'était terminée par l'ulcération ; ce chirurgien pratiqua alors l'amputation, qui fut suivie d'une guérison complète. En général, dans tous les cas analysés, la maladie avait eu une marche très-lente, et avait mis souvent quinze ou dix-huit ans à se développer. M. Muller observe bien judicieusement que lorsqu'on ampute la partie atteinte de la maladie, le mal ne revient pas ; mais lorsque la tumeur, à un degré très-avancé, reste en communication avec le corps, surtout après son ulcération, celle-ci peut également amener une terminaison fatale comme toute espèce de maladie qui, quoique tout à fait locale, a acquis un certain degré de développement. Il regarde les contusions comme cause principale parmi les causes externes ; mais il admet des cas dans lesquels la maladie se développe sans cause locale et par une espèce de disposition constitutionnelle. Il cite, à l'appui de cette opinion, un cas fort curieux dans lequel une main montrait beaucoup de ces tumeurs cartilagineuses ; l'autre main en montrait un commencement, de même que les deux pieds. La main la plus affectée fut amputée, et le mal dans les autres endroits n'a point fait de progrès depuis. L'auteur observe que, dans la plupart des cas, cette maladie s'était développée chez des enfants ou chez des jeunes gens.

On a souvent décrit cette affection sous le nom de *spina ventosa*, ou comme exostose.

M. Muller termine ce chapitre intéressant par l'énumération des pièces de ce genre qui se trouvent dans diverses collections d'anatomie pathologique, et nous renvoyons, pour de plus amples détails, à ce passage de son travail.

Nous citerons quelques-unes de nos observations sur la maladie en question.

1° *Tumeur cartilagineuse d'une phalange.*

Je dois l'examen de cette pièce à l'obligeance de M. Desmarquey, qui avait assisté à l'opération faite en ville par M. Blandin, à un jeune homme de vingt-cinq ans, fort et bien constitué. Il portait depuis plusieurs années, à la partie externe de la première phalange de l'indicateur, une tumeur dure, d'abord petite, mais qui ensuite augmenta de volume au point de gêner les mouvements du doigt et de nécessiter son ablation.

Son étendue en longueur est de 3 centimètres, en largeur de 2 centimètres, et en hauteur d'un centimètre et demi. Cette tumeur fut facilement enlevée à l'aide d'une incision qui la mit à nu. Une pince de Liston la sépara de l'os sur lequel elle reposait. Ce jeune homme porte deux autres tumeurs d'un volume moindre que celle qui a été enlevée, l'une sur le bord externe, l'autre sur le bord interne de la première phalange du pouce de la même main.

La tumeur, dépouillée du périoste qui la recouvre, est lisse, sans élévation ; l'enveloppe est mince, formée par une coque de tissu osseux. L'intérieur est formé d'une substance rouge, dépressible et fortement injectée, offrant un aspect lobulé et papilliforme.

Le principal élément qui compose la tumeur est une substance irrégulièrement striée et très-granuleuse, renfermant une infinité de globules qui ont en moyenne de $0^{mm},02$ à $0^{mm},03$, montrent une paroi cellulaire pâle, ovale ou piriforme, et renferment un noyau de $0^{mm},01$ à $0^{mm},0125$, ne montrant point de nucléoles, mais un intérieur grenu et irrégulier. Ce tissu cartilagineux offre cela de particulier, que les globules du cartilage n'y sont pas renfermés au nombre de deux, de trois ou de quatre dans une enveloppe ou dans une vacuole commune, mais qu'ils sont plutôt isolés, entourés d'une substance inter-cel-lulaire uniforme (Pl. xvii, fig. 41). L'écorce de la tumeur est tout à fait de nature osseuse et montre une structure aréolaire et des corpuscules osseux très-bien développés. La rougeur du tissu provient de son injection vasculaire, et nous avons affaire ici à une transformation cartilagineuse à son premier degré de développement, présentant encore une substance molle, n'ayant pas pris la teinte lactescente qui caractérise en général le cartilage. On n'aurait certainement pas pu la prendre à l'œil nu pour une production cartilagineuse. Il est à remarquer qu'aucun de ces globules ne se rencontre libre et détaché autour des morceaux soumis à l'inspection microscopique, et si on avait besoin d'un caractère différentiel pour distinguer cette tumeur d'une tumeur cancéreuse avec laquelle, du reste, elle n'a pas le moindre rapport, on le trouverait dans cette absence complète de suc cancéreux.

C'était une des formes les plus rares de la transformation enchondromateuse, surtout remarquable par sa vascularité et par sa teinte rouge couleur de chair.

2° *Tumeur cartilagineuse développée entre deux lobes*
pulmonaires.

C'est à l'obligeance de M. Barth que je dois cette pièce intéressante. Elle avait été trouvée dans une autopsie à l'Hôtel-Dieu. Elle était située entre deux lobes pulmonaires; on avait d'abord cru que c'était un ganglion bronchique malade; mais M. Barth, qui assistait à l'ouverture du cadavre, a démontré l'erroné de cette manière de voir. Ce

qui atteste que cette tumeur s'est développée en effet entre
deux lobes pulmonaires, c'est qu'on reconnaît sur plusieurs points de sa surface le tissu cellulaire élastique
et aréolaire des poumons infiltré de matière colorante
noire. La tumeur (Pl. xvii, fig. 112) a à peu près 3
centimètres de longueur sur 2 de largeur et autant
d'épaisseur; elle est entourée d'une membrane cellulaire
lisse, rouge, contenant des vaisseaux, et laissant voir par
places, par ilots d'un blanc jaunâtre, la substance qui
compose l'intérieur; la surface est arrondie et irrégulièrement bosselée. Une coupe fraîche de cette tumeur, examinée à l'œil nu et avec de faibles grossissements de loupe,
montre deux substances, l'une d'un blanc lactescent, grenue, ayant tout à fait l'aspect du cartilage, par places
légèrement rougeâtres, mais n'offrant pas des vaisseaux.
Cette substance occupe de beaucoup le plus grand volume
de la tumeur. L'autre substance forme des aréoles qui se
trouvent soit dans les intervalles de la substance blanche,
soit dans toute la circonférence. On y reconnaît un aspect
grenu, beaucoup de vaisseaux, et une coloration jaune
rougeâtre; du reste, ces deux substances sont composées
des mêmes éléments, mais avec cette différence que l'une
contient les vaisseaux nourriciers (Pl. xvii, fig. 3), tandis
que l'autre contient plutôt les éléments du cartilage fibreux
et cellulaire. Cette tumeur offre déjà à l'œil nu tous les
caractères des tumeurs cartilagineuses, telles que nous les
avons constatées à l'état libre dans les articulations, et telles
que M. Muller les a décrites sous le nom d'*enchondrome*.
En l'examinant au microscope avec un grossissement de 300
diamètres, on y trouve les éléments du véritable cartilage,
mais on est frappé, de prime abord, de l'abondance des globules graisseux dans l'intérieur de ces globules; en général,
il existe dans cette production accidentelle une quantité de
graisse bien plus considérable qu'on n'en rencontre ordinairement dans ce genre de tumeurs. La substance inter-
cellulaire forme un réseau composé d'une manière assez

distincte de fibres pâles et fines, et même ces fibres sont
bien plus prononcées que ne le sont habituellement les fibres
du vrai cartilage. Entre ces réseaux, dont la largeur est extrêmement variable, se trouvent des aréoles ou vacuoles
remplies de globules; les parois de ces vacuoles sont entourées d'une membrane cellulaire. Leur diamètre varie
entre $0^{mm},04$ et $0^{mm},08$; elles renferment un, deux ou trois
grands globules dont le diamètre varie entre $0^{mm},024$ et
$0^{mm},032$. Dans l'intérieur d'un certain nombre d'entre eux,
on reconnaît un noyau qui a jusqu'à $0^{mm},012$ et quelquefois
au delà, et qui est rempli de granules. Beaucoup de ces
grands globules ne montrent pas bien distinctement le noyau,
mais seulement quelques granules, et d'autres renferment
un certain nombre de vésicules graisseuses dont le diamètre
va jusqu'à $0^{mm},01$.

La forme des globules est ronde ou ovalaire, et devient
parfois assez irrégulière (Pl. xvii, fig. 4). Du reste, dans
cet enchondrome, la quantité de graisse est si considérable
dans les cellules mêmes que beaucoup de globules en sont
remplis, et que leurs caractères particuliers en sont totalement
masqués. L'intervalle entre la substance cartilagineuse est
occupé par les vaisseaux que nous venons de mentionner,
mais surtout aussi par une véritable moelle reconnaissable
par de grandes vésicules graisseuses et les fibres cellulaires
qui les entourent. Cette moelle passe du reste insensiblement au cartilage, et on comprend facilement que la trame
fibreuse, la structure poreuse et les parois fines, soit des
lacunes, soit des cellules, s'imbibent de la graisse de la
moelle, et que c'est plutôt ainsi qu'on peut se rendre compte
de la présence de graisse dans ces cellules qu'en admettant
que la graisse soit un produit nouvellement sécrété dans
leur intérieur. La rougeur de la tumeur ne provient pas exclusivement de sa vascularité, mais en partie aussi de son
imbibition par la matière colorante du sang.

3° *Enchondrome d'un os métacarpien.*

Nous avons examiné ce cas pendant notre dernier passage à Berne au printemps de 1844, et c'est à l'obligeance de M. le professeur Valentin que nous devons l'examen de cette pièce.

Le cas dont il s'agit est, du reste, mentionné dans le répertoire de Valentin [1], ainsi que dans le Mémoire cité de Muller ; nous communiquerons ici la note sur la structure de cette tumeur telle que nous l'avons prise pendant que nous avions la pièce sous les yeux.

C'était l'os métacarpien qui était le siége de la tumeur ; celle-ci avait huit centimètres d'épaisseur. La peau était amincie, le périoste normal ; l'enveloppe de la tumeur était formée par une coque osseuse mince, interrompue par places. Sa forme était arrondie. Dans quelques endroits de l'intérieur de la tumeur, on reconnaissait des lamelles osseuses. Sur une coupe, la tumeur offrait un aspect homogène, interrompu dans quelques endroits par des aréoles ; sa couleur était lactescente, jaunie un peu par l'alcool, mais redevenant d'un blanc bleuâtre lorsqu'on en mettait des lames minces dans de l'eau. Dans sa substance, on reconnaissait beaucoup de corpuscules propres à la substance cartilagineuse et une trame inter-cellulaire fibreuse.

On peut donc dire que si les productions stalactitiformes de l'ostéite et de la périostite, ainsi que la régénération de l'os dans la formation du cal, ne passent par l'état cartilagineux que d'une manière transitoire pour devenir ensuite du véritable tissu osseux, d'un autre côté, l'inverse a lieu pour l'enchondrome, qui constitue plutôt une formation cartilagineuse rétrograde, n'ayant point de tendance à l'ossification et détruisant, au contraire, le tissu osseux.

Nous avons représenté sur la Planche xvii, fig. 5, la première figure de la quatrième Planche de l'ouvrage de

---

[1] Valentin, *Repertorium*, t. II, p. 117.

Muller sur les tumeurs. Ces dessins, que nous avons réduits
à la moitié des dimensions du dessin original, donnent
fort bien une idée des tumeurs cartilagineuses des doigts.
Dans le cas dont il s'agit, elles avaient leur siége dans les
os métacarpiens et les phalanges des doigts. Ces tumeurs
étaient recouvertes de lamelles osseuses isolées et sont composées dans leur intérieur d'un cartilage mou. Cette main
avait été amputée par M. de Graëfe, et se trouve dans le
musée anatomique de Berlin (n° 8817).

Nous trouvons plusieurs cas de tumeurs cartilagineuses
enchondromateuses dans l'ouvrage de M. Gluge[1]. Nous citerons deux de ses observations en détail, parce qu'elles
offrent plusieurs points intéressants.

1° Un garçon de quatorze ans, jouissant habituellement
d'une bonne santé, fit une chute sur les genoux en faisant
de la gymnastique; il n'eut cet accident que deux mois et
demi avant l'amputation qui, comme nous le verrons tout
à l'heure, devint nécessaire à cause de la rapidité de la
marche et l'intensité de la maladie. Les douleurs étaient
vives, surtout dans le genou gauche; mais elles cédèrent
à une application de sangsues. Au bout de quelques semaines se déclara une tumeur douloureuse au-dessous du
genou droit, qui s'accrut rapidement et eut bientôt le volume d'une tête d'enfant; elle fut ouverte, mais on n'y
trouva qu'un tissu fongueux, rougeâtre. Comme la maladie
marchait avec une rapidité telle qu'elle donnait de sérieuses
inquiétudes, l'amputation a dû être pratiquée; le malade a
fort bien guéri.

La tumeur a son siége dans le tibia. Les muscles et les
tendons qui l'entourent ne sont pas altérés. Dans son intérieur se trouve une cavité remplie de sang, en communication avec l'intérieur de l'os; la surface articulaire n'a pas
souffert. Sur une coupe fraîche du tibia, on reconnaît deux
substances, l'une d'apparence fibreuse et charnue, l'autre

---

[1] *Op. cit.*, t. II, p. 153-57 et p. 187-89.

d'aspect et de consistance cartilagineuse; cette dernière s'est développée de dedans en dehors; on y voit distinctement les corpuscules propres au cartilage. La substance fibreuse et charnue contenait également des globules cartilagineux, mais elle était principalement composée de fibres cellulaires et de tissu fusiforme.

2° Le second cas est celui d'une tumeur cartilágineuse dont nous avons déjà fait mention à l'occasion des tumeurs graisseuses, parce que cette même tumeur avait renfermé, comme principal élément, du tissu graisseux et stéatomateux, et de plus du tissu colloïde et cartilagineux. Cette tumeur avait eu son siége dans le tissu cellulaire sous-cutané de la partie gauche du cou ; elle était lobulée et entourée d'une membrane cellulaire. Nous n'entrerons pas dans de plus amples détails sur ces divers tissus, mais nous trouvons fort remarquable le développement de véritable substance cartilagineuse au milieu de cette tumeur. M. Gluge y a reconnu les corpuscules propres à cette substance ainsi qu'un tissu inter-cellulaire granuleux.

Nous trouvons enfin une observation intéressante d'enchondrome dans l'ouvrage de Vogel[1]. Ce fait offre cela de particulier que la tumeur ne prenait pas son point de départ dans le tissu de la phalange autour de laquelle elle s'était développée; elle était placée au-dessus du périoste. Son tissu était en partie cartilagineux, montrant la structure du cartilage de l'adulte, et en partie elle était transformée en véritable tissu osseux.

Nous terminerons ici nos remarques sur les tumeurs cartilagineuses, et nous voudrions bien avoir un peu contribué par cet exposé à attirer l'attention des chirurgiens français sur ce genre de tumeurs, qui montrent souvent déjà des caractères bien tranchés à l'examen à l'œil nu. Cependant nous avons vu dans notre première observation que leur diagnostie offre des difficultés lorsque le cartilage ne s'y trouve

---

[1] *Op. cit.*, tab. x, fig. 9, p. 5o-5i.

qu'à l'état mou, rouge et vasculaire. Cette pièce avait été présentée à la Société anatomique par M. Desmarquey. Aucun des membres présents, pas même M. Cruveilhier, n'a voulu se prononcer sur la nature de la tumeur. En sortant de la séance, nous l'avons examinée chez moi avec M. Desmarquey, et le premier coup d'œil jeté sur le microscope nous a convaincu que nous avions affaire à une production cartilagineuse.

Ce qui, en cas pareil, pourrait puissamment éclairer le diagnostic, c'est la coque osseuse, régulière et arrondie qui entoure ordinairement ces tumeurs.

§ XIII. Des tumeurs osseuses.

Nous ne voulons pas donner dans les pages suivantes une description complète des tumeurs osseuses. Nous en éliminerons d'emblée toutes celles qui ne sont que des parasites développés dans le système osseux, telles que les tumeurs fibreuses, les tumeurs fibro-plastiques, les ostéocystoïdes et le cancer. Nous passerons seulement en revue les principales formes de sécrétion surabondante du tissu osseux provenant des diverses parties qui constituent les os et leurs enveloppes, et nous parlerons ensuite de l'hyperostosie générale et constitutionnelle.

On peut classer les excroissances osseuses ou les ostéophytes dans les trois catégories suivantes : *a*, celles qui proviennent du périoste ; *b*, celles qui proviennent du tissu osseux, et *c*, celles dont le point de départ est la membrane médullaire.

1° *Tumeur du périoste.*

Lorsque le périoste est le siége d'une hyperémie active, celle-ci passe bien souvent à l'état de stase de la circulation dans les petits capillaires. Dans ces cas, l'inflammation se termine souvent par la formation d'abcès, de carie ou de nécrose, et accidentellement il se forme aussi des concrétions stalactitiformes entre le périoste et l'os. Mais c'est surtout lorsque l'hyperémie du périoste ne se termine pas par l'inflammation ulcérative, que l'on observe principalement une augmentation de la nutrition, une véritable hypertrophie locale de l'os. Ces tumeurs périostales, désignées sous le nom de périostoses ou d'exostoses, parcourent les mêmes phases de développement que l'os nouvellement sécrété dans la formation du cal. Elles passent par un état cartilagineux transitoire, et elles s'ossifient ensuite, ossification qui a cela de particulier qu'elle présente une disposition feuilletée, stalactitiforme ou aréolaire, offrant des aréoles assez larges, entourées de canaux osseux complétement organisés, mais minces et délicats. On peut donc trouver dans ces exostoses ou un tissu ostéo-cartilagineux transitoire ou un tissu osseux peu dense et peu compact. Des tumeurs ostéo-cartilagineuses se développent quelquefois sur les surfaces libres des articulations, et offrent ensuite l'apparence d'adhérer aux parties ligamenteuses, ou peuvent même plus tard se trouver à l'état libre dans la cavité articulaire.

Nous citerons quelques exemples à l'appui de ces assertions.

1° Au mois de février 1840, nous avons vu M. Velpeau enlever une tumeur osseuse située sur le côté gauche d'une des phalanges du gros orteil d'une jeune fille. La tumeur avait le volume d'une noisette; elle était entourée d'une membrane fibreuse dense, et recouverte de peau saine. La membrane fibreuse était d'un blanc mat lactescent, offrant l'apparence du tissu cartilagineux dont les corpuscules caractéristiques y manquaient complétement. La substance osseuse elle-même était très-poreuse, formant des réseaux composés de canaux grêles et minces qui s'entre-croisaient dans tous les sens et offraient dans leurs intervalles une structure fibreuse. Dans les canaux, on distinguait très bien au microscope les corpuscules propres à l'os ainsi que sa structure lamelleuse et striée (Pl. XVII, fig. 6).

2° Dans un cas dans lequel tous les os du genou étaient

hypertrophiés et offraient une structure très-compacte, nous avons rencontré à leur surface articulaire de nombreux petits corps qui avaient jusqu'au volume d'une petite amande, présentant une surface lobulée arrondie, d'apparence fibro-cartilagineuse. Le microscope y fit voir une structure très-poreuse et réticulée dans laquelle on put reconnaître tous les éléments de l'os, corpuscules, canalicules, etc. Dans les interstices, le tissu avait les caractères du véritable cartilage.

3° M. Marchal (de Calvi) a présenté à la Société anatomique, l'année dernière, un cas d'ankylose du coude produite par des corps-étrangers contenus dans cette articulation. Ces corps étaient ronds ou allongés, en partie libres et en partie paraissant adhérer aux ligaments; ils étaient entourés d'une membrane fibreuse et montraient, dans leur intérieur, une substance cartilagineuse, dont les globules particuliers alternaient avec une substance osseuse, aréolaire et poreuse.

Nous voyons donc que, dans ces cas, nous avons affaire à un cartilage transitoire et ossifiant, tandis que dans l'enchondrome nous rencontrons au contraire un cartilage qui tend à s'accroître sans montrer la moindre disposition à l'ossification.

A l'occasion des ostéophytes provenant de la surface interne du périoste, nous communiquerons ici quelques détails sur les productions osseuses que l'on rencontre à la surface interne du crâne chez les femmes enceintes et les femmes en couche.

Nous avons entendu parler pour la première fois de ce genre de production osseuse en 1835. C'était un de nos amis qui venait de Vienne, qui nous raconta qu'on avait rencontré dans la plupart des autopsies des femmes en couche des productions osseuses siégeant à la surface interne de la boîte du crâne. Nous avions d'abord de la peine à croire à l'exactitude de ces observations; mais ensuite nous vîmes par des journaux de médecine, que ce genre de productions avait été en effet décrit dans les Annales médicales d'Autriche. Mais nulle part nous n'en avons trouvé une description aussi complète et aussi exacte, que dans un travail de M. Ducrest, ayant pour titre : *Recherches sur une production osseuse à la surface du crâne chez les femmes mortes en couche* [1]. Nous trouvons de plus une analyse succincte de ce beau travail dans la thèse pour le doctorat de M. Ducrest. Et comme ce sujet est bien loin d'être généralement connu, nous en citerons textuellement le passage suivant :

« Dans l'état le moins avancé, la première chose qui ap-
« pelle l'attention, est une couleur rougeâtre plus ou moins
« prononcée, occupant une ou un plus grand nombre des
« impressions cérébrales. Lorsqu'on examine la pièce sous
« un jour favorable, on distingue facilement les petites
« ramifications vasculaires qui sillonnent les fossettes ainsi
« colorées. Si l'on gratte avec l'ongle ou l'extrémité du
« scalpel, on enlève une matière molle, comme pulpeuse,
« à laquelle la couleur rougeâtre appartient. Cette couleur
« disparaît rapidement par l'immersion dans l'eau ; il suffit,
« pour la faire pâlir, de presser un peu fort avec l'extrémité
« du pouce.

« L'ostéophyte, à cet état rudimentaire, ne s'est montré
« que sur la voûte et presque toujours dans les fossettes
« qui répondent aux circonvolutions du cerveau. Il n'af-
« fecte pas indifféremment toutes les régions ; sur quarante-
« trois cas, il occupait trente-huit fois les parties antérieures
« ou les côtés du frontal, deux fois les portions latérales
« des pariétaux et trois fois leurs portions supérieures. Une
« autre circonstance remarquable est une tendance à la
« symétrie tellement prononcée, que toutes les fois que les
« plaques dépassaient le nombre trois sur un des côtés de la
« ligne médiane, l'autre moitié en présentait aussi. Leur
« nombre est d'ailleurs extrèmement variable suivant les

---

[1] *Mémoires de la Société médicale d'observation de Paris*, t. II, p. 318-432.

« sujets ; on rencontre des cas où toutes les fossettes de la
« voûte sont occupées, les éminences intermédiaires restant
« seules à découvert.

« Ces plaques, isolées dans le principe, se réunissent en
« s'élargissant. Leur réunion s'opère à peu près dans le
« même ordre que les premiers rudiments ont paru : elle
« n'a lieu que sur les côtés du frontal sur un certain nom-
« bre de crânes ; sur d'autres, elle s'étend à la fois sur les
« parties latérales du frontal et des pariétaux, et paraît ga-
« gner ainsi progressivement les fosses occipitales supé-
« rieures ; la ligne médiane, d'ordinaire longtemps res-
« pectée, finit elle-même par être envahie ; et la voûte est
« alors doublée dans toute son étendue. On observe une
« marche analogue lorsque les plaques s'étendent à la base :
« ce sont les côtés des régions antérieures, puis ceux des
« fosses latérales moyennes qui sont le plus souvent occupés.
« La ligne médiane de la base n'était franchie que dans un
« seul cas au-devant de la selle turcique. Je n'ai jamais vu
« ces plaques étendues jusqu'à l'orifice des trous qui livrent
« passage aux nerfs crâniens.

« L'ostéophyte existait à la voûte et sur une plus grande
« surface qu'à la base, toutes les fois qu'il s'est montré sur
« celle-ci. En général, les parties sur lesquelles il paraît en
« premier, sont celles où les adhérences naturelles de la
« dure-mère avec les os, et où la pression qu'elle éprouve
« de la masse encéphalique sont moins fortes.

« Il s'en faut de beaucoup que la hauteur croisse propor-
« tionnellement à la surface. Son maximum n'a pas dépassé
« 4 millimètres. Elle varie sur les divers points d'une même
« plaque ; elle est ordinairement plus grande sur les régions
« antérieures qu'en arrière, et sur les impressions cérébrales
« que sur les éminences voisines. Elle diminue insensible-
« ment vers les bords qui ne font pas de relief prononcé.

« On rencontre quelquefois de larges plaques d'ostéophyte
« que l'ongle enfonce facilement, et qu'une observation peu
« attentive pourrait confondre avec un ramollissement su-

« perficiel de la table interne ; d'autres qui ne cèdent pas
« à l'ongle, se laissent couper au bistouri avec presque au-
« tant de facilité qu'une lame de cartilage ; mais pendant
« qu'on les divise, on éprouve une sensation qui accuse des
« parcelles dures dans leur épaisseur. D'autres résistent
« encore davantage à l'instrument tranchant. La consis-
« tance passe ainsi par tous les degrés avant d'arriver à la
« dureté des os que plusieurs ont acquise ; et cette dureté
« n'appartient pas exclusivement aux grandes plaques ; il
« en est qui sont limitées aux impressions cérébrales et qui
« résistent au tranchant du scalpel autant que celles qui re-
« couvrent toute la voûte.

« La couleur rouge est, en général, d'autant plus foncée
« et plus tenace que les plaques sont plus étendues ; elle
« cède cependant à une macération suffisamment prolongée
« qui la fait passer au blanc mat.

« Cette coloration rouge de l'ostéophyte à l'état frais est
« tellement constante que, sur quatre-vingt-dix cas il n'y en
« a que deux qui fassent exception. Ils appartiennent à
« deux femmes affectées d'ictère, et chez lesquelles la cou-
« leur rouge était remplacée par une couleur jaune très-
« prononcée.

« La surface interne de ces plaques représente assez bien
« la surface primitive du crâne ; on y trouve des éminences
« et des fossettes qui répondent aux anfractuosités et aux
« circonvolutions du cerveau. Des sillons vasculaires y re-
« çoivent les grosses branches méningées ; le poli n'est al-
« téré ni par les rugosités, ni par les saillies nodiformes,
« styloïdes, etc., qu'on a signalées dans d'autres variétés
« d'ostéophyte. Il faut souvent y regarder de près pour re-
« connaître un peu de diminution dans la profondeur des
« fossettes, et s'il est des cas où les pertuis vasculaires pa-
« raissent manifestement agrandis et plus nombreux, il en
« est d'autres où l'œil en découvre à peine dans les inter-
« valles des grands sillons.

« Parvenu à un certain degré de consistance et d'épais-

« seur les plaques se composent de deux couches, l'une
« mince, compacte, en rapport avec la dure-mère, l'autre
« plus épaisse, celluleuse et analogue au tissu spongieux des
« os. Une coupe exécutée sur la voûte du crâne offre alors
« cinq couches distinctes, trois de tissu compacte et deux de
« tissu spongieux. Tout se réduit à une lame de tissu com-
« pacte surajouté au crâne, lorsque l'ostéophyte n'a que peu
« d'épaisseur, quelle que soit d'ailleurs sa consistance. La
« calcination sur les charbons ardents rend encore plus évi-
« dente la structure celluleuse, lorsqu'elle existe; elle fait
« écailler en lamelles blanches les couches minces et dures;
« quant à celles qui n'ont que peu de consistance, elles se
« boursouflent, et lorsque l'opération est achevée, il ne
« reste plus, sur l'os qui les supportait, qu'un peu de pous-
« sière blanche.

    « M. P. Frigerio a bien voulu m'analyser quelques pla-
« ques de consistance moyenne. Cent parties sèches en ont
« donné vingt-deux de phosphate de chaux et cinq de chlo-
« rure de potassium et de sodium ; le reste était de l'albu-
« mine coagulée, des fibres et quelques traces d'une ma-
« tière grasse cristallisable.

    « Les plaques molles et peu étendues adhéraient moins à
« la dure-mère qu'au crâne, sur lequel elles demeuraient
« appliquées après l'ablation de la méninge. Celle-ci céda
« deux fois un mince feuillet de son tissu à des plaques qui
« avaient plus de largeur et de consistance; elle leur em-
« porta, au contraire, cinq fois quelques fragments vers le
« milieu de la voûte. On ne saurait tenir compte de ceux
« qu'elle enlevait assez souvent sur les bords de la cassure
« du crâne où l'action du marteau les avait déjà détachés.

    « La couleur de la surface de la dure-mère en contact
« avec les plaques n'était altérée que dans le rapport de $\frac{5}{87}$;
« elle avait pris une teinte grise quatre fois et une couleur
« jaune une fois chez l'une des deux ictériques.

    « Elle offrait, quatre fois sur cinquante-sept, quelques iné-
« galités sur des points en rapport avec les plaques, et deux

II.   15

« fois elle y avait subi un léger épaississement. Onze fois, sur
« ces cinquante-sept cas, les gouttelettes de sang qui se mon-
« trent ordinairement à sa surface parurent plus nombreuses.

    « Le poli de la surface interne ne fut jamais altéré ; elle se
« montra plusieurs fois avec une injection sous-séreuse,
« mais, dans la plupart de ces cas, l'injection coïncidait
« avec des fausses membranes récentes dans l'arachnoïde,
« ou bien elle avait lieu sur des points qui ne correspondaient
« pas aux plaques. Cette face offrit une seule fois des ossifica-
« tions sur l'un et l'autre côté de la grande faux cérébrale.

    « Lorsque les plaques sont encore molles et peu éten-
« dues, on n'aperçoit sous elles aucune modification dans
« le poli de la surface interne du crâne ; les pertuis vascu-
« laires n'y sont pas agrandis. Quand les sels terreux se
« sont déposés en plus grande quantité dans leur épaisseur,
« elles laissent sur la surface qu'elles occupaient une foule
« de parcelles qui la rendent âpre, mais il est en général
« facile de la débarrasser de ces molécules étrangères, et
« l'on voit alors que son poli ordinaire n'est pas altéré.
« Toutefois les pertuis vasculaires sont agrandis, et pa-
« raissent, dans le plus grand nombre des cas, plus multi-
« pliés que sur d'autres crânes.

    « Sur trente-sept cas, la couleur de la surface interne du
« crâne ne fut altérée que quatre fois ; une fois elle avait
« pris une teinte un peu plus fortement rosée sous les pla-
« ques, et dans les trois autres cas, elle était d'un rouge
« foncé dans toute l'étendue de la voûte. Cette rougeur
« foncée atteignait, dans deux de ces trois derniers cas, la
« surface externe, mais seulement par places ; le diploé était
« gorgé de sang. Ce ne fut que très-rarement que la sur-
« face externe se montra parsemée de petits points rou-
« ges formés par une matière semblable à celle qui était dé-
« posée à la surface interne. Ils occupaient surtout la moi-
« tié postérieure de la voûte et le voisinage de la demi-cir-
« culaire temporale, c'est-à-dire une région éloignée de
« celle où les premiers rudiments apparaissent à l'intérieur ;

« chez trois ou quatre sujets, ces points étaient assez rap-
« prochés pour commencer à former des plaques très-min-
« ces d'ostéophyte.

« L'épaisseur du crâne ne fut pas soumise à une mensu-
« ration rigoureuse ; elle parut, cinq fois sur trente et un cas,
« manifestement plus grande et six fois beaucoup moindre
« que d'ordinaire. La dureté n'offrit le plus souvent rien
« d'insolite; sur quelques sujets le crâne résista davantage
« à l'action du marteau ; il ne fut fragile que sur un très-
« petit nombre.

« Si l'on exempte deux femmes ictériques dont le péri-
« crâne était coloré en jaune, cette membrane fibreuse ne
« présenta pas d'altération de couleur dans vingt-cinq cas
« où son état est décrit ; deux fois seulement sur ces vingt-
« cinq cas elle était un peu injectée. Elle n'avait pas subi
« d'épaississement appréciable.

« Afin d'avoir un élément de plus pour apprécier si ces
« divers états du crâne et de ses enveloppes fibreuses avaient
« d'autres connexions qu'une simple coïncidence avec la
« nouvelle production osseuse, j'ai compulsé quatre-vingt-
« dix observations prises au hasard parmi celles des fem-
« mes en couche qui succombèrent sans ostéophyte crâ-
« nien ; ces quatre-vingt-dix crânes offrent, en nombre peu
« différent, toutes les modifications signalées sur ceux des
« femmes qui portaient cet ostéophyte; et si l'on considère
« que, chez celles-ci, non-seulement ces modifications man-
« quent dans la plupart des cas, mais encore que, lors-
« qu'elles existent, elles accompagnent à peu près indiffé-
« remment tous les degrés d'étendue et de consistance des
« plaques, on est obligé de reconnaître que les faits n'au-
« torisent à regarder aucune de ces modifications comme
« nécessairement liée à l'existence de l'ostéophyte. »

Nous terminerons cette citation par les conclusions qui
finissent cette thèse intéressante :

« De ce qui précède, il est permis de conclure, 1° que
« la grossesse donne lieu, chez un certain nombre de fem

« mes, à une production osseuse sur la face interne du
« crâne ; 2° que cette production se montre en proportion
« d'autant plus grande, que les femmes sont moins avan-
« cées en âge; 3° que les parties en rapport avec elle (le
« crâne et la dure-mère) ne présentent pas de lésions
« spéciales ; 4° que sa présence ne donne lieu à aucun symp-
« tôme particulier, au moins tant que les trous qui livrent
« passage aux nerfs crâniens ne sont pas envahis. »

2° *Ostéophyte du tissu osseux.*

Les tumeurs provenant de la substance osseuse elle-même
ont en général une structure plus compacte, et lorsque ces
excroissances font saillie sous forme de tumeurs, elles constituent ce qu'on a appelé des exostoses éburnées, dans lesquelles aucun élément accidentel et nouveau ne s'est développé, mais qui montrent à un degré bien prononcé une hypertrophie locale de l'os. Sur une coupe, on voit un tissu
compacte et très-dur. Les aréoles du tissu osseux y ont
disparu ; les canaux y persistent, mais ils sont entourés de
couches étroitement superposées de tissu osseux. Telle est la
composition non-seulement de l'exostose éburnée, mais
même de l'hypertrophie de certains os dans toute leur
épaisseur. Nous avons vu entre autres une tête de fémur qui
avait acquis plus du triple de son volume normal; la cavité
articulaire coxo-fémorale qui le renfermait avait également
augmenté de volume ; et le rebord de l'acétabulum était au
moins de deux centimètres plus long qu'à l'état normal. Il
y avait dans ce cas-là une telle hypersécrétion osseuse,
qu'on trouvait des stalactictes osseuses autour des points
d'insertion de la capsule articulaire ; mais, tandis que les
productions de la surface se montraient sous forme de stalactictes, l'intérieur de la tête du fémur, au contraire, avait
la structure osseuse la plus compacte et vraiment éburnée.

Telle a été aussi la structure de plusieurs autres os qui
étaient le siége d'une hypertrophie dans leur extrémité articulaire.

3° *Ostéophytes provenant de la membrane médullaire.*

Lorsqu'une tumeur osseuse provient de l'hypertrophie de la membrane médullaire et du tissu fibro-cellulaire qui entoure les divers éléments de l'intérieur de l'os, nous ne voyons plus ni formation de stalactites, ni condensation éburnée, mais, au contraire, une dilatation considérable des aréoles osseuses sans diminution de leur épaisseur, ce qui distingue ce genre de dilatation de celle qui est l'effet d'une véritable atrophie et que l'on a décrite sous le nom d'ostéo-porose. En même temps, on trouve la membrane qui revêt ces aréoles considérablement épaissie, et leur intérieur rempli d'un suc graisseux et gélatineux, souvent teint de sang. C'est ce genre d'altération qui, se rencontrant ordinairement dans les extrémités articulaires de l'os, constitue ce qu'on a appelé *pædarthrocace* ou *spina-ventosa*. Nous en citerons un exemple.

Une jeune fille eut un engorgement énorme de la moitié supérieure du tibia, mal qui nécessita l'amputation. Le tibia, dans sa moitié supérieure, était cinq fois plus volumineux qu'à l'état normal. Cet os, scié par le milieu, montrait un développement bien considérable de ses aréoles qui étaient dilatées au point de pouvoir loger une amande dans leur intérieur. Autour de ces aréoles existait une légère hypertrophie concentrique des canalicules, peu considérable du reste, en proportion de l'augmentation de l'épaisseur de l'os. L'hypertrophie de la membrane médullaire était bien prononcée dans tous ses éléments, et on y trouvait, outre une vascularité très-développée, de nombreux éléments fibro-plastiques. Le périoste était également hyperémié et montrait à sa surface interne des productions osseuses nouvelles, sous forme de stalactites. Quelques aréoles étaient remplies de matière gélatineuse qui, par places, avait même pris une assez forte consistance.

4° *Hyperostosie.*

Nous désignons sous ce nom une disposition générale à la sécrétion osseuse que l'on rencontre quelquefois sur un grand nombre de points du squelette, sans qu'elle forme de véritables tumeurs circonscrites. C'est à ce genre de maladies qu'appartiennent plusieurs formes décrites sous le nom insignifiant de rhumatisme goutteux, et nous avons rencontré un assez grand nombre de cas dans lesquels les extrémités articulaires de plusieurs os métacarpiens et métatarsiens, ainsi qu'un certain nombre de phalanges des doigts et des orteils étaient le siége d'une véritable hypertrophie osseuse qui, se montrant à la fois sur plusieurs points du corps éloignés les uns des autres, dépendait évidemment d'une maladie générale et constitutionnelle, d'un état particulier du sang qui renfermait une trop grande abondance de matériaux ostéo-plastiques. Il faut bien distinguer cette affection des productions tophacées, que l'on rencontre autour des petites jointures chez les goutteux.

Mais la forme de beaucoup la plus intéressante d'hyperostosie constitutionnelle est celle qui a été décrite par Muller, sous le nom de *tumeurs ostéoïdes,* et que nous avons eu occasion d'observer deux fois. La première fois, c'était à Bâle, chez M. Miescher, qui nous montra les pièces de l'autopsie d'une malade qui avait présenté plusieurs tumeurs osseuses dans les os des extrémités ; on trouva, de plus, de très-nombreuses tumeurs du même genre dans la cavité thoracique.

Tout dernièrement, j'ai vu dans le musée Dupuytren un second cas de tumeur ostéoïde, pièce fort curieuse que j'ai pu examiner en détail, grâce à l'obligeance de M. Pigné. C'était une tumeur lobulée qui prenait son point de départ de la face antérieure du sacrum et s'étendait jusque sur la face interne des os des iles. Dans son intérieur, cette tumeur était composée, comme la précédente, d'un tissu fibreux généralement parsemé de réseaux osseux très-bien caractérisés.

J'ignore si, dans ce cas-là, il y avait également des tumeurs ostéoïdes dans d'autres organes. Comme ce genre de tumeurs est encore fort peu connu en France, et que les renseignements que j'ai pris sur ce sujet auprès des meilleurs chirurgiens ont été à peu près infructueux, je crois qu'il vaut la peine de mettre sous les yeux du lecteur la description la plus complète qui en existe, et qui a été publiée par M. Muller, de Berlin.

Observons seulement, avant d'en donner le résumé, que, quoique cette maladie soit constitutionnelle, nous tenons à la distinguer des affections cancéreuses. Dans les premières, nous rencontrons un élément normal, la matière nutritive des os contenue en trop forte proportion dans le sang. Dans la seconde, au contraire, nous avons affaire à un élément tout à fait nouveau, qui jamais ne se rencontre à l'état normal dans l'économie.

Des tumeurs fongueuses ossifiantes ou des tumeurs ostéoïdes (d'après Muller [1]).

M. Muller avait déjà fait mention des tumeurs ostéoïdes dans la première livraison de son ouvrage sur la structure des tumeurs; mais c'était d'une manière peu étendue, l'auteur ayant seulement voulu établir dans ce passage (pag. 44) les caractères différentiels entre les tumeurs ostéoïdes et les tumeurs enchondromateuses. Depuis cette époque (1838), M. Muller n'a cessé pendant cinq ans d'étudier d'une manière toute spéciale ce genre de produits accidentels; et nous rencontrons dans le travail dont nous donnerons le résumé, la réunion des plus hautes qualités que l'on peut apprécier dans un travail pathologique, l'étude minutieusement exacte des altérations, l'érudition la plus étendue pour tout ce que la science

---

[1] Muller, *Archiv.* 1843, heft V, p. 396 442.

possède sur ce sujet, et un jugement à la fois sain et pénétrant.

Après avoir indiqué les descriptions et les dessins que l'on trouve chez divers auteurs sous les noms d'ostéo-stéatome, de foliated ossific-tumour, de spina-ventosa, ostéochondrophyte, etc., l'auteur indique leurs principaux caractères dans les propositions suivantes :

1° Les ostéoïdes sont des tumeurs irrégulièrement bosselées, qui se développent tantôt lentement dans l'espace de plusieurs années, tantôt rapidement. Leur point de départ est le plus souvent le système osseux, surtout la surface des os; elles peuvent acquérir un volume très-considérable. Leur principal élément est du tissu osseux, dans l'interstice duquel on rencontre une substance non ossifiée, de la consistance du fibro-cartilage, substance qui recouvre le plus souvent la surface de ces formations osseuses.

2° Ce tissu osseux est tantôt très-poreux et fragile, composé à la surface de feuillets et de fibres agglomérées, tantôt il est plus ferme et ressemble davantage au tissu osseux normal. La partie externe de la tumeur ne forme jamais une coque lisse et arrondie autour des parties molles de la tumeur, comme c'est le cas dans l'enchondrome; jamais non plus l'os n'y subit une distension vésiculeuse. La structure de cette substance osseuse est, du reste, la même que celle que l'on rencontre dans tous les os.

3° La partie non ossifiée de la tumeur est une substance d'un blanc grisâtre, vasculaire, ferme, bosselée à la surface, ne se laissant pas déchirer et ne ressemblant point à l'encéphaloïde. Sous le microscope, on n'y voit qu'un réseau dense, fibreux, avec des intervalles peu considérables et renfermant peu de cellules primaires et des noyaux; elle est en tout semblable à la trame organique qui sert de base à la partie ossifiée; elle est par conséquent toute préparée à l'ossification; elle se distingue du cartilage par sa structure et sa nature chimique. Par la coction elle ne fournit ni colle ni chondrine.

4° Ces tumeurs trouvent leur dernière cause dans une diathèse générale, une tendance à la formation osseuse accidentelle, devenant destructive pour l'économie tout entière. Elles commencent ordinairement par se montrer sur un seul os, mais plus tard elles envahissent plusieurs parties du système osseux, et même, ce qui est important et essentiel, d'autres parties non osseuses; cette diathèse générale à la formation osseuse est telle que des ostéoïdes se développent alors dans diverses parties molles, dans le tissu cellulaire, sur les membranes séreuses, dans les poumons, dans les glandes lymphatiques, dans l'intérieur des grands vaisseaux, et cela tout aussi bien lorsqu'on pratique l'amputation de la partie primitivement affectée que lorsqu'on n'y touche point.

Les ostéoïdes consécutives à l'amputation peuvent se montrer sous la forme poreuse et foliacée, ainsi que sous celle du tissu osseux compacte et ferme. Après l'ablation d'une ostéoïde poreuse, des ostéoïdes compactes peuvent se développer dans d'autres organes; on peut même rencontrer chez le même individu, dans les divers organes, ces tumeurs avec tous leurs divers degrés de consistance.

De tout cela, il résulte que les ostéoïdes diffèrent de toutes les tumeurs locales de l'os, et qu'elles trouvent leur cause dans une diathèse générale ostéo-plastique. L'auteur cite ensuite neuf observations dont nous allons traduire une tout entière, parce qu'elle contient l'examen de cette altération à l'état frais, tandis que les autres ont été examinées après le séjour dans de l'alcool, ou rapportées d'après les descriptions des divers auteurs qui en ont communiqué les détails.

Voici le cas que M. Muller a observé à Berlin.

Le nommé Brande, âgé de quatorze ans, fils d'un cultivateur, entra à l'hôpital de la Charité de Berlin, portant une tumeur énorme au genou gauche; il était de plus atteint d'anasarque, d'œdème du scrotum et de la cuisse gauche. Il est blond; sa figure est bouffie et pâle, ses lèvres épaisses; il n'a jamais eu de maladie scrofuleuse et ses parents jouissent d'une bonne santé. Quatre semaines avant son entrée, il heurta le genou gauche contre un tronc en sautant en bas d'un arbre; il tomba par terre, mais il put se relever et continuer à se servir de cette jambe comme de l'autre; au bout de huit jours, le genou commença à enfler et devint tous les jours plus volumineux. Il avait des douleurs, mais il pouvait continuer à marcher; au commencement de novembre les douleurs devinrent plus intenses, et le malade fut obligé de garder le lit. C'est alors que les symptômes d'hydropisie survinrent.

La tumeur était dure, lisse, luisante, entourée de veines variqueuses, douloureuse à la pression; elle avait son siége à la partie inférieure du fémur, s'étendant depuis les condyles jusqu'à la partie supérieure, ayant huit pouces de longueur sur vingt-cinq de circonférence; elle n'était un peu molle que dans un seul endroit.

L'amputation fut pratiquée par M. le professeur Juengken, qui envoya la tumeur à M. Muller, et celui-ci y reconnut une tumeur ostéoïde.

Elle prend son origine de toute la circonférence de la moitié inférieure du fémur; elle est bosselée à la surface et adhérente aux muscles; à son point de départ, elle est recouverte du périoste, mais plus haut les stalactites osseuses nouvelles pénètrent entre les faisceaux du périoste. La masse de la tumeur est en partie osseuse, en partie charnue; la substance osseuse y est très-dense, par places, spongieuse, allant de la surface du fémur jusqu'à la surface de la tumeur, interrompue dans quelques endroits par la substance molle. A la partie antérieure de la tumeur, cette substance molle prédomine et ne montre que peu de feuillets osseux. Au microscope, elle offre un tissu fibreux à fibres irrégulières montrant beaucoup de cellules primitives (cellules fibro-plastiques) et ayant de l'analogie avec le cartilage, dont elle diffère cependant dans sa structure et dans sa composition chimique (nous la trouvons bien plus analogue à l'hypertrophie du

périoste et de la membrane médullaire). La partie ossifiée
est composée de la même substance à l'état d'ossification ;
la surface articulaire du fémur ne participe que peu à cette
transformation. Le tibia montre à sa partie supérieure et
postérieure un commencement de cette transformation,
mais encore à l'état mou. Une coupe du tibia montre le
tissu osseux intact, mêlé de parcelles grises et molles. La
partie molle de la tumeur fournit de la colle gélatineuse par
la coction, colle qui diffère cependant de la chondrine.

M. Simon a analysé les parties osseuses de la tumeur.
100 parties donnaient à la calcination 39, 9, de sels fixes
qui étaient composés de :

Phosphate de chaux.	35,85
Carbonate de chaux.	2,70
Phosphate de magnésie	0,58
Chlorure de sodium.	0,52
D'autres sels solubles.	0,26

L'amputation avait été faite le 20 novembre. Au bout de
quelques jours survinrent des symptômes de pneumonie
qui se dissipèrent peu à peu pendant les premiers huit jours
pour revenir bientôt avec plus d'intensité, et le malade succomba le 12 décembre, trois semaines après l'amputation.

L'autopsie fut faite en présence de MM. Juengken et
Muller. Ce dernier déclara auparavant que l'on trouvait souvent, en cas pareil, des tumeurs osseuses internes, et que si
le malade avait vécu plus longtemps, on aurait dû s'attendre
à trouver des ossifications dans la cavité thoracique et dans
les poumons.

Les plèvres costale et pulmonaire étaient adhérentes
des deux côtés, et le siége d'un épanchement séreux abondant. Du côté droit existait dans la plèvre une exsudation de fibrine gélatiniforme ; les poumons renfermaient
quelques tubercules rares et un petit abcès dans la partie
inférieure du poumon droit. Au bord inférieur de ce même
poumon se trouvait un os arrondi du volume d'un pouce,
et dans le poumon gauche une ossification du volume d'un

pois. Le plus volumineux de ces deux os était dur et compacte, et renfermait dans son intérieur de la substance
diploïque.

Si le malade eût vécu plus longtemps, il est probable
qu'on aurait rencontré des ossifications consécutives plus
étendues.

Passons à présent à l'énumération des autres cas cités dans
le Mémoire de M. Muller.

1° Un soldat, âgé de vingt ans, présenta d'abord un
engorgement de la partie inférieure du fémur qui augmenta
rapidement et atteignit un volume énorme. Quelques mois
avant sa mort, on s'aperçut qu'il portait aussi une tumeur
dure dans l'abdomen. A l'autopsie, on put se convaincre
qu'elle prenait son origine des os du bassin. La plèvre pulmonaire était recouverte de beaucoup de tumeurs osseuses,
plus fermes, plus denses et moins poreuses que les deux
autres tumeurs. Les poumons contenaient également une
foule de lamelles osseuses, tant dans leur partie supérieure
que dans leur partie inférieure.

2° En automne 1841, M. Muller a vu, à l'hôpital de
Stockholm, une tumeur ostéoïde du fémur qui avait nécessité l'amputation. Le malade succomba seulement au bout
de quatre ans après l'amputation. A l'autopsie, on trouva
une tumeur osseuse volumineuse des côtes, que l'on avait
déjà reconnue pendant la vie. Les poumons étaient adhérents à la plèvre costale, qui était partout ossifiée ou cartilagineuse. Plusieurs tumeurs osseuses existaient au crâne.
La tumeur osseuse de la plèvre était d'une dureté bien remarquable et offrait tous les éléments de structure du tissu
osseux.

3° Cette observation est tirée des *Acta phys. méd. nat.
cur.*, vol. I, 1727, p. 318. C'est le cas d'un jeune homme
chez lequel une tumeur osseuse du fémur s'était terminée
par la fonte ulcéreuse et par la carie. Les poumons étaient
le siége de cavernes et de plusieurs noyaux de substance de
dureté osseuse et pierreuse. Il nous reste des doutes sur ce

cas. Il serait possible que les concrétions fussent de nature crétacée.

4° Ce cas se trouve rapporté par Cheston dans les *Philos. transact.*, 1780, p. 322 et 578, tabl. VII, VIII, XIII, XIV. C'était un jeune homme de vingt-deux ans, qui succomba présentant une tumeur énorme de la hanche droite. A l'autopsie, on trouva celle-ci composée de matière cartilagineuse, osseuse et pierreuse; la veine cave renfermait aussi une tumeur d'une consistance ferme et parsemée de parcelles osseuses. Le conduit thoracique était également rempli d'une masse osseuse qui, par places, adhérait à sa paroi interne.

5° Sous le n° 512 du musée anatomo-pathologique de Hunter se trouvent des coupes d'une tumeur osseuse considérable de la partie supérieure du fémur. L'amputation avait été pratiquée; le malade succomba bientôt après avec des symptômes de dyspnée, et à l'autopsie on trouva des masses osseuses dans la plèvre costale et dans les poumons. Sous le n° 513 de la même collection se trouve la coupe d'une tumeur analogue dont il est dit qu'elle offrait l'apparence d'avoir pris origine dans le périoste.

6° Une observation publiée par Phil. de Walther, dans son *Journal de chirurgie*, t. V, p. 290, a rapport à une femme qui eut un panaris au doigt suivi de carie et nécessitant l'amputation. Plusieurs os de la main enflèrent successivement; il se développa une tumeur très-dure et très-douloureuse dans la paume de la main, tumeur qui s'ulcéra, offrant l'aspect d'un cancer, et en outre une dureté éburnée. Une glande axillaire, du volume d'un œuf de pigeon, était également d'une dureté osseuse. L'amputation du bras devint nécessaire. La glande fut ensuite extraite; mais bientôt se forma une nouvelle tumeur squirrheuse dans l'aisselle, et la malade mourut neuf mois plus tard.

L'examen des os amputés montra des tumeurs ostéoïdes compliquées de carie, et dans la tumeur de l'aisselle se voyait également une substance très-dure, éburnée par

places, moins dure dans d'autres, et montrant les passages
entre le véritable tissu osseux et un tissu moins compacte de
nature cancéreuse. Il est probable qu'il s'agit dans ce cas
d'une complication de tumeurs ostéoïdes avec du véritable
tissu cancéreux.

7° Dans le Bartholomew-Hospital, à Londres, se trouve
une pièce analogue d'une tumeur en partie osseuse, en partie
fibreuse du fémur avec ossification des glandes lymphatiques.

M. Muller cite ensuite un fait qui prouve que les tumeurs
ostéoïdes peuvent même avoir primitivement leur siége dans
des parties molles.

8° Ce cas se trouve décrit dans les *Philos. trans.*, 1740,
p. 616. Il s'y agit d'une tumeur qui avait son siége près du
fémur entre le muscle sartorius et le vaste interne, tumeur
du reste immobile. Elle fut extirpée et on trouva son intérieur ossifié. Après avoir présenté tous les signes d'une
mauvaise santé pendant deux ans, le malade commença à
perdre la vue de l'œil gauche, qui fut poussé hors de l'orbite par une tumeur. En même temps se développèrent cinq
à six tumeurs à la tête, deux ou trois au dos et une à la
nuque. La hanche gauche devint immobile; on sentit des
tumeurs derrière le grand trochanter; il se forma une de
ces tumeurs au sternum; les glandes inguinales se tuméfièrent. Le malade succomba au commencement de 1740.
A l'autopsie, on trouva que toutes ces tumeurs étaient de
nature fibro-osseuse, d'apparence cartilagineuse par places.
La cavité thoracique renfermait trente-sept de ces petites
tumeurs, et au-dessus du diaphragme il y en avait une très-
volumineuse, pesant près de douze onces, située près de la
colonne vertébrale et de l'aorte. Depuis l'origine de l'aorte
jusqu'à la base du crâne, tous les vaisseaux sanguins étaient
entourés de petites tumeurs dures. La glande thyroïde était
ossifiée dans son intérieur. Près du rein gauche existait
une tumeur pesant neuf onces trois quarts. La capsule
rénale du côté droit renfermait beaucoup de ces tumeurs

dont quelques-unes étaient stéatomateuses et renfermaient de la matière osseuse; trois à quatre de ces grosseurs étaient cartilagineuses avec ossification commençante. Le pancréas était induré (renfermant probablement aussi de la matière osseuse). Une tumeur énorme prenait origine de la substance spongieuse de la troisième vertèbre lombaire. D'autres os étaient couverts de tumeurs pareilles ; au fond de l'orbite se trouvait une tumeur ostéoïde volumineuse.

M. Muller croit que quelquefois des tumeurs extirpées sous les noms de stéatômes et d'ostéo sarcome ne sont autre chose que des tumeurs ostéoïdes de ce genre, et il classe dans cette catégorie le cas décrit par Boyer dans son *Traité des maladies chirurgicales*, t. III, p. 594-605. Il cite ensuite plusieurs autres observations d'ostéoïdes douteuses, après l'énumération desquelles il passe à quelques remarques générales sur la nature des tumeurs ostéoïdes dont nous continuerons à donner ici un résumé.

On ne peut pas méconnaître que les ostéoïdes prennent leur point de départ du périoste; mais elles ne restent pas longtemps à l'état de tissu fibreux, et les parties qui les entourent participent à ces diverses transformations. La maladie commence ordinairement par les os et finit par se développer dans des parties molles; en même temps la santé générale se détériore; il s'établit une fièvre lente et quelquefois un état hydropique, sans compter les troubles locaux que provoquent les ostéoïdes des organes internes, tels que ceux des poumons. Tous ces caractères les rapprochent du cancer, mais elles en diffèrent par deux caractères : 1° elles ne se ramollissent pas; 2° elles n'alternent pas avec d'autres affections cancéreuses. Quelquefois on trouve les deux lésions ensemble, ce dont l'auteur cite ensuite un exemple curieux dans lequel le cancer encéphaloïde et la production ostéoïde coexistaient dans les mêmes tumeurs, et le tissu encéphaloïde était traversé dans toutes les directions par des réseaux osseux.

Avant de terminer le chapitre des tumeurs osseuses nous

dirons encore seulement deux mots sur les ossifications apparentes. Dans le courant de cet ouvrage, nous avons cité de nombreux exemples de concrétions de diverses natures prises pour de véritables ossifications, et nous avons pu nous convaincre que l'ossification réelle, dans des parties molles, en dehors du contact direct avec des os, était infiniment rare ; et quant aux ossifications apparentes, nous pouvons distinguer surtout les formes suivantes :

1° Dans l'ossification des artères, on rencontre des plaques composées de cristaux cholestériques qui se trouvent également dans quelques cas rares d'ossification du cœur.

2° Nous avons rencontré une fois une transformation pierreuse par agglomération de masses régulièrement arrondies, à structure concentrique, provenant des parois d'un kyste de l'ovaire. Une autre fois nous avons vu, dans une tumeur fibreuse de l'utérus, des concrétions semblables arrondies, mais rayonnées dans leur intérieur.

3° Bien souvent on rencontre des matières minérales tout à fait amorphes, qui ont la dureté de l'os, mais qui n'offrent aucun rapport avec sa structure ; ce sont de véritables concrétions pierreuses. Telle était, par exemple, la composition d'une ossification du cristallin, et, dans une autre pièce, celle de toutes les parties intérieures de l'œil comprises entre la rétine et l'iris, deux préparations que j'ai pu examiner dans la collection de M. Sichel. Telle était enfin la composition d'une tumeur siégeant au talon, tumeur qui avait été opérée par M. Velpeau. Elle avait le volume et la forme d'un marron. Sciée par le milieu, elle offrait la forme et la consistance du tissu osseux, et montrait même au premier examen une apparence réticulée. Mais en examinant de plus près, on put se convaincre aisément que cette apparence de réseau n'était due qu'à l'alternation de places blanchâtres et d'autres plutôt jaunes et dures. Les premières montraient au microscope une structure peu distincte, d'apparence fibroïde, tandis que les secondes n'étaient formées que d'une agglomération minérale amorphe.

Nulle part on n'y voyait de véritables éléments de tissu osseux. Notons que cette tumeur s'était déclarée, il y a bien des années, à la suite d'une contusion.

Nous ne pouvons pas nous empêcher de supposer que bien souvent ce genre de productions minérales amorphes ne soit dû à des restes d'épanchements fibrineux incomplétement résorbés.

CHAPITRE DEUXIÈME.

DU CANCER.

Remarques générales sur le cancer.

Nous venons de passer en revue, dans le chapitre précédent, les diverses espèces de tumeurs de bonne nature. Nous avons reconnu que toutes ces productions d'apparence si diverse, avaient le caractère commun d'être formées par des éléments qui se rencontrent à l'état physiologique dans l'organisme, soit d'une manière permanente, soit comme élément transitoire pendant le développement embryonal.

Le cancer se distingue de tous ces produits accidentels par sa nature hétéromorphe, c'est-à-dire qu'il a pour élément essentiel et distinctif le suc et les globules cancéreux, qui diffèrent de toutes les autres formes de globules que l'on rencontre à l'état normal ou dans d'autres produits morbides. Les autres éléments que l'on trouve également dans le cancer, tels que des fibres, des corps fusiformes, de la graisse, de la matière colorante, des vaisseaux, etc., n'en constituent que des éléments accidentels et n'offrent par conséquent aucun caractère spécifique.

Le cancer, primitivement constitutionnel, ou paraissant être quelquefois dans le principe un mal local, tend toujours à se généraliser, à infecter toute la masse du sang. De là proviennent ses dépôts nombreux et sa tendance à récidiver après l'opération.

Le cancer a en outre cela de particulier, qu'ayant une nutrition vasculaire propre, il tend à se développer de plus en plus et à détruire les parties qui le recouvrent en les ulcérant, et celles qui lui servent de base et qui l'entourent, en les infiltrant de sa substance propre.

Nous arrivons donc à la définition suivante : production accidentelle nouvelle (hétéromorphe) tendante à se généraliser, à devenir constitutionnelle, tendante, en se développant, à détruire tous les tissus qui l'entourent, montrant de plus un élément globulaire différent de toute autre espèce de globules.

Nous traiterons successivement dans ce chapitre des divers éléments qui composent le cancer, de leur aspect à l'œil nu et de leur composition microscopique. Nous parlerons ensuite des diverses formes sous lesquelles se montre le cancer, et nous montrerons dans cet exposé quels sont les éléments anatomiques et les rapports pathologiques qui existent entre les espèces diverses du cancer établies par les auteurs. Nous passerons ensuite en revue le cancer dans les divers organes, ce qui nous donnera l'occasion d'étudier les modifications qu'il peut éprouver suivant la partie ou l'organe dans lequel il est déposé.

PREMIÈRE SECTION.

DE L'ASPECT GÉNÉRAL DU CANCER ET DES ÉLÉMENTS QUI LE COMPOSENT.

On a déjà pu voir que nous ne regardons comme véritable cancer que les tumeurs de ce genre qui offrent un tissu particulier. Nous chercherons à établir plus tard que les ulcères décrits comme cancéreux dans lesquels on ne trouve pas une base, un tissu carcinomateux, ne sont pas de véritables cancers. Ces affections ayant cependant, avec ce dernier, de l'analogie dans leur marche et dans leur termi-

naison, nous ont parù former un genre de maladie semblable au cancer ; aussi les décrirons-nous sous le nom de
cancroïde.

Nous ne nous occuperons donc dans les pages suivantes
que du véritable cancer caractérisé par ses éléments propres
et différents de tous les autres produits morbides.

§ I. Des caractères extérieurs du cancer, tels qu'on les observe
à l'œil nu.

Si nous jetons, en commençant, un coup d'œil sur les caractères extérieurs qui frappent les premiers dans l'examen
du cancer, nous les trouvons variables et n'offrant rien de
spécifique.

Le volume des tumeurs cancéreuses peut varier depuis
celui d'un grain de chènevis jusqu'à celui d'une tête d'adulte
et bien au delà. On rencontre surtout le cancer par masses
extrêmement petites, soit sous forme de petits tubercules
cancéreux, soit sous celle de vésicules remplies de suc encéphaloïde, dans divers organes internes, comme par exemple
le mésentère ou le péritoine, l'intérieur des veines; mais
nulle part on ne les aperçoit aussi bien que dans le cancer
du foie. L'encéphaloïde constitue à la fois la forme du cancer
que l'on rencontre par masses les plus petites et par masses
les plus volumineuses. Le squirrhe acquiert des dimensions
moins considérables. Le cancer gélatiniforme ne paraît souvent très - volumineux que parce qu'il s'étend principalement en surface, ses dimensions en largeur étant toujours
bien plus considérables que son épaisseur. Quant aux encéphaloïdes très - volumineux, nous aurons occasion d'en
citer plusieurs dans le courant de ce travail. Cependant,
nous n'en avons guère observé d'aussi grands que ceux que
M. le professeur P. Bérard a signalés dans un très-bon article sur le cancer [1]. Nous transcrirons ici le passage qui a

[1] *Dictionnaire de Médecine*, t. VI, p. 268-302.

rapport au volume considérable que peuvent acquérir les tumeurs cancéreuses. « Un malade observé par M. Abernethy,
« portait dans chaque aine un sarcome médullaire, gros
« comme la tête d'un adulte ; il y avait des tumeurs sem-
« blables dans le bassin et près du diaphragme (*A classifi-*
« *cation of tumours,* pag. 60). L'individu qui éprouva des
« hémorrhagies si abondantes, avait dans l'aisselle une masse
« encéphaloïde plus volumineuse que la tête d'un adulte (obs.
« de M. Velpeau, *Revue médicale,* 1825, t. I, pag. 220). Une
« femme qui succomba dans l'état de gestation avait l'abdo-
« men rempli de matière encéphaloïde, et de plus, dans
« l'ovaire, une masse qui ne le cédait point en volume à celles
« dont je viens de parler. (*Revue médicale,* 1825 , t. III,
« pag. 268.) Mais c'est surtout dans les membres que les
« tumeurs encéphaloïdes parviennent à des dimensions ex-
« traordinaires ; elles y constituent une forme de cancer
« qui mériterait d'être étudiée à part. J'ai vu et fait voir à
« plusieurs médecins et notamment à mon ami M. Ollivier,
« d'Angers, une femme qui portait à la cuisse une tumeur
« encéphaloïde de la grosseur du corps d'un homme adulte.
« Des veines plus grosses que le doigt indicateur sillon-
« naient en tous sens sa surface. Ces vaisseaux s'étaient
« creusé de larges gouttières sur la tumeur, et n'étaient
« recouverts que par les téguments extrêmement amincis.
« Gooch a vu une tumeur de l'avant-bras qui mesurait
« quatre pieds du coude à la main (*Cases and remarks,* etc.,
« p. 379). Je ne doute pas qu'elle ne fût de nature encépha-
« loïde. » (*Dictionnaire de Médecine,* t. VI, pag. 279-280.)

Parmi les divers systèmes et organes, c'est l'appareil
glandulaire qui offre en général les tumeurs cancéreuses
les plus volumineuses, et nous citerons principalement sous
ce rapport les ganglions lymphatiques, soit internes, soit
externes, ainsi que le testicule et la glande mammaire. La
majeure partie des tumeurs cancéreuses de la mamelle ne
sont cependant pas extrêmement volumineuses, et au contraire beaucoup de tumeurs du sein étendues et d'un poids

considérable, ne sont pas de nature cancéreuse. Parmi les tumeurs très-étendues des membres que l'on a désignées comme encéphaloïdes, nous en avons rencontré plusieurs qui n'étaient que des tumeurs fibro-plastiques, molles et vasculaires, mais de bonne nature.

Si la surface des tumeurs cancéreuses est quelquefois égale, lisse et arrondie, elles ont cependant une disposition prononcée à être bosselées ou lobulées. Ces bosselures sont inégales, dures, immobiles, souvent adhérentes aux parties environnantes dans le squirrhe : molles, au contraire, et offrant une fausse apparence de fluctuation dans le cancer médullaire.

Le tissu cellulaire qui entoure le cancer se condense quelquefois sous forme de tunique d'enveloppe. En général, cependant, ces tumeurs ne sont pas enkystées, quoique exceptionnellement on en rencontre quelquefois qui sont si bien enkystées, qu'on peut facilement les énucléer.

Nous avons rencontré des tumeurs de ce genre dans la voûte palatine et dans le tissu cellulaire sous-muqueux de l'estomac. Cette disposition est fort heureuse, parce qu'elle circonscrit ce mal qui, dans la majorité des cas, tend à envahir et à détruire tout ce qui l'entoure.

La consistance du cancer est très-variable, et on trouve tous les degrés intermédiaires entre une bouillie presque diffluente et une dureté presque cartilagineuse. On le trouve donc presque liquide ou de la consistance d'une gelée tremblotante, ou de celle du tissu cérébral ou élastique, et résistant comme la chair musculaire, ou enfin dur, fibreux, dense, offrant beaucoup de résistance aux instruments tranchants, et criant sous le scalpel. La consistance dépend essentiellement du développement plus ou moins grand de l'élément fibreux, et de la quantité plus ou moins notable du suc qui l'infiltre; de plus, les organes dans lesquels le cancer est déposé exercent une influence indubitable sur sa consistance. C'est ainsi que le cancer de la mamelle et le squirrhe de la peau offrent souvent une consistance très-dure, tandis que le cancer des poumons et du foie est le plus souvent mou.

Si la consistance a pu fournir un caractère important pour distinguer le cancer fibreux, le squirrhe, du cancer mou, encéphaloïde, et du cancer gélatiniforme ou colloïde, nous montrerons plus tard qu'entre les deux premières espèces de cancer, on trouve tous les degrés intermédiaires, quoique leurs deux formes extrêmes offrent des types distincts; nous chercherons de plus à prouver que le cancer colloïde est ordinairement un cancer mou ou plus consistant dans lequel l'élément gélatiniforme ne se trouve que d'une manière accidentelle, renfermant lui-même quelquefois les éléments propres au cancer sous la forme de loges étendues, remplies de globules cancéreux, ne renfermant dans d'autres circonstances que des globules granuleux non cancéreux, mais montrant alors dans sa base une infiltration encéphaloïde générale; toutefois le cancer gélatiniforme, moins fréquent que les autres variétés de cancer, n'est pas encore suffisamment étudié sous le rapport des éléments qui le composent. Nous chercherons en général à établir que toutes les formes diverses de cancer ont entre elles des liens physiologiques si nombreux qu'on ne peut pas les regarder comme des espèces, mais plutôt comme des variétés pathologiques.

Il n'est pas rare de rencontrer le cancer sous forme d'infiltration déposée entre les divers éléments d'un tissu normal. C'est sous cette forme que nous le rencontrons, par exemple, dans le tissu musculaire qui se trouve au-dessous du squirrhe du sein, au-dessous de la membrane muqueuse gastro-intestinale, et quelquefois dans le diaphragme. Le cancer, ainsi que le tubercule, ont cette propriété commune de pouvoir être déposés par infiltration, parce qu'étant des maladies souvent constitutionnelles, ils sont déposés par un bien plus grand nombre de vaisseaux capillaires que ne le sont, en général, l'hypertrophie locale et la production accidentelle d'un tissu normal. Ce fait rend en même temps

compte de la disposition à la destruction commune au tubercule et au cancer.

. L'aspect du cancer à l'œil nu est très-variable. Nous
chercherons cependant à prouver, après avoir indiqué tous
ses aspects divers, que, dans la grande majorité des cas, le
tissu cancéreux peut être distingué des autres tissus morbides. Bien souvent déjà on peut établir cette différence à
l'œil nu, et, dans des cas douteux, on y parvient à l'aide
du microscope. Ce dernier nous a rendu de grands services
pour mieux comprendre les éléments du cancer, tels qu'on
les voit à l'œil nu, en nous rendant un compte exact de la
véritable composition de chacun de ses éléments. Il est certain
que même l'œil le plus exercé ne voit pas bien les parties dont
l'intelligence n'a pas saisi la véritable nature. En général,
nous observons d'autant mieux que les impressions que
nous fournissent nos sens, qui eux-mêmes ne sont que des
appendices des centres nerveux, entrent en relation plus
directe avec l'entendement et l'intelligence.

Les tumeurs cancéreuses dures et d'une forte consistance
offrent trois éléments à peu près constants. Le premier est
une trame fibreuse blanchâtre, s'étendant d'une manière
plus ou moins serrée à travers tout le tissu accidentel et
envoyant même des prolongements dans le voisinage du
siége principal de la tumeur. La teinte de cette trame
fibreuse est ordinairement d'un blanc mat, quelquefois
d'un blanc dermoïde comme le tissu fibreux proprement
dit, d'autres fois enfin d'un blanc grisâtre. Dans les interstices des fibres, se trouve un tissu plus ou moins mou,
d'un jaune pâle ou grisâtre, ou rosé, souvent légèrement
transparent, et offrant, lorsqu'on y regarde de près, un
aspect très-finement grenu. On voit alors que des fibres
fines le traversent en tous sens; mais ces fibres sont bien
moins visibles que dans la trame elle-même. Le troisième
élément constant est une vascularité plus ou moins développée.

La description que nous venons de faire correspond à

la forme du cancer que l'on appelle squirrhe. On est allé trop loin en prétendant que ce dernier était, en général, fort peu vasculaire. Nous y avons presque toujours rencontré une vascularité moyenne donnant à une partie des coupes fraîches un aspect pointillé rougeâtre, et nous avons même observé des apoplexies cancéreuses aussi bien dans les tumeurs squirrheuses que dans les tumeurs encéphaloïdes, quoique moins fréquemment. Cette forme dure et fibrineuse du cancer éprouve des modifications suivant les organes dans lesquels on l'examine. Nous l'avons rencontrée plusieurs fois dans le tissu cellulaire sous-pleural, sous forme de plaques blanchâtres presque homogènes, que nous aurions prises pour des productions fibreuses si l'examen microscopique ne nous y avait pas démontré l'existence des globules propres au cancer.

Dans le quirrhe du pylore, le tissu cancéreux ainsi que les prolongements qui s'étendent à travers la membrane musculaire, sont également d'un blanc mat homogène; mais la compression fait toujours sortir de ces cancers le suc lactescent, qui en constitue un des éléments les plus caractéristiques.

Dans la glande mammaire, la trame fibreuse du squirrhe est bien développée ; le tissu mou des interstices y est gris, jaune ou rosé ; la vascularité y est assez développée, et on y rencontre, en outre, bien souvent des réseaux, des taches d'un jaune pâle et terne, formant des figures réticulées et offrant un aspect finement grenu. En outre, on y observe quelquefois les restes des conduits galactophores, et, dans des cas exceptionnels, de la matière colorante noire ou jaune, en plus ou moins forte proportion. Quant aux figures réticulées, nous verrons qu'elles peuvent se rencontrer dans toute espèce de cancer. Il en est de même des diverses espèces de matière colorante.

Dans le foie, le squirrhe est quelquefois dur et blanchâtre, mais ordinairement la substance jaune et molle y prédomine de beaucoup. Nous avons, du reste, rencontré aussi dans la glande mammaire ainsi que dans d'autres organes, des formes de squirrhe dans lesquelles cette matière jaune prédominait tout à fait sur la trame fibreuse très-incomplétement développée.

La forme de cancer, que l'on désigne sous le nom d'encéphaloïde, est en thèse générale beaucoup plus molle que le squirrhe ; cependant il n'existe à cet égard point de règle fixe ; et nous avons trouvé quelquefois des tumeurs encéphaloïdes d'un jaune rosé, lobulées, vasculaires, qui, cependant, étaient assez dures pour crier sous le scalpel.

La trame fibreuse existe ordinairement aussi bien dans l'encéphaloïde que dans le squirrhe ; mais elle y est bien moins développée, pâle, peu visible à l'œil nu. La substance jaune y est molle et quelquefois demi-liquide, ce qui donne à l'ensemble un aspect beaucoup plus homogène et ordinairement mou ; quelquefois cependant consistant et d'une dureté élastique. En y regardant de près, on y reconnaît ordinairement un aspect grenu qui provient de ce que ces éléments ont une disposition au groupement lobulé. En effet, ces lobules sont quelquefois bien développés, tantôt sous formes de petits lobules séparés par des intersections fibreuses, tantôt formant des lobes volumineux composés de lobules secondaires. Toutes ces tumeurs sont infiltrées d'un suc lactescent abondant, qui est ou d'un blanc jaunâtre, ou d'un jaune plus prononcé, ressemblant à du pus, mais en différant par ses caractères microscopiques. Ces lobules sont ordinairement d'une consistance beaucoup plus molle que celle que l'on rencontre dans les tumeurs fibro-plastiques. Les formes principales sous lesquelles l'encéphaloïde se montre dans divers organes, sont les suivantes : *a*, tissu mou finement grenu, presque diffluent, se rencontrant surtout dans le foie et dans le poumon, et en général souvent dans les petits tubercules cancéreux, quelquefois aussi dans les ganglions lymphatiques, plus rarement dans le sein ; *b*, dans celui-ci, ainsi que dans le testicule, l'encéphaloïde est ordinairement un peu plus ferme, homogène, grenu, vasculaire, montrant des figures réticulées pâles, ou des infiltrations d'apparence tuberculeuse assez étendues, d'un blanc jaunâtre, grenues lorsqu'on les regarde de près. Nous verrons plus tard que les éléments microscopiques de ces tissus d'apparence tuberculeuse sont composés de globules encéphaloïdes infiltrés de graisse. C'est surtout dans le testicule que nous avons rencontré de la matière colorante jaune, formée par une matière grasse de couleur safranée. Quant à la matière colorante-noire, elle accompagne bien souvent l'encéphaloïde, surtout dans l'œil, dans le sein et dans divers autres organes ; c, tissu mou, lobulé, à lobules séparés, petits, très-mous, d'un jaune rosé, tissu très-vasculaire et devenant souvent le siége d'épanchements sanguins. Nous avons rencontré ce tissu dans l'œsophage, dans la joue, etc. ; d, lobules plus développés, mais encore de volume égal, forme que nous avons rencontrée dans la glande parotide et qui ressemble à la description du cancer d'apparence pancréatique; e, tissu mou, d'un jaune grisâtre, sale, disposé par infiltration ou par petites masses arrondies, se rencontrant surtout dans le cancer du corps et du fond de l'utérus ; f, tissu d'apparence caséeuse d'un blanc jaunâtre, de consistance grumeleuse, se rencontrant principalement dans le foie et provenant du mélange d'éléments fibrineux avec des globules cancéreux en voie de décomposition.

En général, le tissu encéphaloïde est très-vasculaire, et on sait qu'il est fréquemment le siége d'effusions sanguines, et qu'il peut fournir des hémorrhagies très-abondantes. Ce sont ces cancers très-vasculaires qui ont quelquefois été pris pour des tumeurs érectiles, de même que l'erreur inverse a été commise quelquefois.

Le cancer gélatiniforme offre un aspect tout particulier : il est formé, comme on sait, par des aréoles plus ou moins larges, remplies d'un tissu plus ou moins transparent; mais ce qui a moins fixé l'attention des pathologistes, c'est que, lorsqu'on pratique des coupes verticales par toute

l'épaisseur de ces tumeurs, on voit quelquefois au fond un
tissu gris, rosé et mou, qui, tant à l'œil nu qu'à l'examen
microscopique, présente tous les caractères du tissu cancéreux et principalement ceux de l'encéphaloïde.

Si nous jetons à présent un coup d'œil sur quelques-unes
des tumeurs de bonne nature que l'on peut confondre avec
le cancer, nous rencontrons surtout les tumeurs cutanées,
fibreuses, sarcomateuses, cartilagineuses et ostéoïdes. Nous
chercherons à établir quelques caractères distinctifs.

1° Les tumeurs papillaires épidermiques de la lèvre inférieure passent encore généralement pour des cancers. Nous
montrerons plus tard que le véritable cancer de la lèvre
n'est pas une affection très-rare, mais nous avons déjà cherché à prouver qu'un bon nombre de tumeurs de la lèvre,
réputées cancéreuses, ne l'étaient pas en réalité. L'examen à
l'œil nu, du reste, peut déjà établir le diagnostic ; lorsqu'on
a enlevé les croûtes qui recouvrent souvent les tumeurs
papillaires, on reconnaît distinctement au fond des ulcères
des papilles allongées, élastiques et résistantes ou réunies
par leur base ou par leur sommet, et se montrant composées, sur une coupe fraîche, d'un tissu homogène, duquel
on ne peut point exprimer du suc cancéreux. La base de ce
genre de tumeurs est rarement bien indurée, et le tissu
musculaire, au-dessous, est ordinairement sain.

Au microscope, on reconnaît, comme principal élément
de ces tumeurs, des cellules épidermiques et des fibres. Dans
le véritable cancer de la lèvre, au contraire, on rencontre
un tissu lardacé, d'un blanc jaunâtre, criant sous le scalpel,
existant quelquefois par tubercules multiples et composé
d'un tissu aréolaire qui renferme un tissu mou et du suc
cancéreux, et qui montre au microscope de vrais globules
cancéreux. Nous avons vu plus haut que ces tumeurs papillaires pouvaient se rencontrer sur d'autres parties du corps
qu'à la lèvre inférieure.

2° Comme l'encéphaloïde se montre souvent sous forme
d'un tissu jaune, homogène, consistant, et que, d'un autre

côté, il y a des tumeurs fibreuses dans lesquelles on ne reconnaît pas distinctement les faisceaux et les fibres, on peut quelquefois confondre ces deux genres d'altération; nous avons vu commettre cette erreur bien fréquemment. Déjà à l'œil nu, on arrive au diagnostic par les caractères suivants : l'encéphaloïde est plus jaune, plus vasculaire, plutôt grenu que lisse sur une coupe fraîche, toujours infiltré d'un suc trouble et lactescent; les tumeurs fibreuses, au contraire, sont blanches, lisses, mais peu humides, très-peu vasculaires, et ce n'est qu'avec peine qu'on en fait sortir de fort petites quantités d'un suc jaunâtre, transparent, qui, du reste, se distingue déjà au premier coup d'œil du suc cancéreux.

3° Les tumeurs sarcomateuses et fibro-plastiques peuvent aussi ressembler à diverses formes de l'encéphaloïde; mais, qu'elles soient lobulées ou homogènes, leurs éléments sont toujours plus fermes, plus élastiques, et montrent l'absence du suc cancéreux; nous en avons, du reste, indiqué les caractères spéciaux dans le paragraphe qui renfermait leur description détaillée, et nous reviendrons encore sur ce sujet à l'occasion de la description des éléments microscopiques que l'on rencontre dans le cancer.

4° Les tumeurs cartilagineuses ne peuvent guère être confondues avec le cancer, lorsque le cartilage y offre l'aspect de son développement complet; mais le diagnostic n'est pas aussi facile lorsqu'il présente l'aspect rougeâtre et vasculaire et la consistance molle que nous avons signalée dans une de nos observations; c'est aussi, en cas pareil, l'absence de suc cancéreux, et principalement la coque osseuse qui entoure ces tumeurs d'une manière uniforme, qui permettront d'établir le diagnostic d'une manière sûre.

5° Quant aux tumeurs ostéoïdes, nous avons vu qu'elles étaient composées d'une trame fibreuse traversée en tous sens par des réseaux osseux très-faciles à reconnaître par l'examen à l'œil nu et par le toucher. Du reste, dans toutes ces tumeurs bénignes, les parties environnantes restent in-

tactes; de plus, elles se développent très-lentement; elles
n'ont que fort peu de tendance à s'enflammer et à s'ulcérer;
en un mot, l'ensemble de leurs caractères pathologiques
permettra, dans la majorité des cas, d'établir le diagnostic.
Nous renvoyons, pour de plus amples détails, à la description de toutes ces diverses espèces de tumeurs dans les paragraphes respectifs du chapitre précédent; et nous reviendrons encore une fois sur quelques points importants pour
le diagnostic dans la description du cancer dans les divers
organes.

Nous avons dit plus haut qu'un des caractères principaux
du cancer était qu'il tendait à altérer tous les tissus qui
l'entouraient.

Il établit d'abord des adhérences avec le tissu cellulaire
qui l'entoure, et il infiltre ce dernier d'une manière si complète, qu'il paraît faire pièce avec les parties qu'il recouvre.
C'est ainsi que dans la glande mammaire il contracte promptement des adhérences avec la peau qui le recouvre, et
avec le mamelon. Dans le tissu cellulaire sous-muqueux
de l'estomac et des intestins, il produit des altérations tout
à fait analogues. Il y altère promptement aussi les plans musculaires en tous sens, et il s'y propage ainsi jusqu'à la membrane péritonéale. Dans le sein, le muscle pectoral s'infiltre
quelquefois tellement de matière cancéreuse, que son tissu
propre en disparaît en majeure partie. Le cancer ne respecte
pas plus les os que les parties molles. C'est ainsi que nous
l'avons vu plusieurs fois perforer de dehors en dedans le
sternum et les côtes, lorsqu'il avait son siège dans la glande
mammaire. Nous l'avons vu perforer ces mêmes os de dedans
en dehors lorsqu'il prenait son point de départ à la surface
des poumons, ou dans le médiastin. Nous avons vu un cancer de la glande parotide détruire la surface de l'apophyse
mastoïde, et une partie du cartilage de l'oreille. Nous avons
vu enfin un cancer de l'œil détruire une partie du maxillaire supérieur ainsi que l'os lacrymal, et nous avons été
obligé, dans cette opération, d'enlever la partie ulcérée et

usée de ces os pour extirper ce cancer en totalité. Quant au cancer des parties molles, nous savons que celui de l'œil se propage souvent au cerveau, et que celui du testicule se continue quelquefois le long du cordon spermatique jusque dans la cavité abdominale.

Cette tendance à envahir les tissus environnants a fait dire à beaucoup de pathologistes, que le cancer transformait les tissus qui l'entouraient en sa substance propre. Cette manière de s'exprimer nous paraît inexacte. Jamais une fibre musculaire ou une aréole osseuse ne se transforme en matière cancéreuse; mais, de même que le tubercule détruit, par absorption, les tissus parmi lesquels il est déposé, de même qu'un anévrisme use les parties osseuses qui s'opposent à son développement, de même aussi le cancer pourvu de bonne heure de vaisseaux nombreux, fait disparaître par compression et par absorption toutes les parties au milieu desquelles il se développe et qui l'entourent. Ce ne sont donc pas ces éléments physiologiques qui se transforment en tissu morbide, mais c'est plutôt la production parasitique qui fait disparaître, par le simple fait de son accroissement, l'élément normal qu'il comprime et dont il oblitère, par cela même, les vaisseaux nourriciers.

§ II. Des éléments microscopiques du cancer.

Il y a des auteurs de beaucoup de mérite qui ont prétendu que le cancer n'offrait point d'éléments microscopiques particuliers. Nous sommes arrivé à un tout autre résultat, et nous croyons pouvoir affirmer que le globule cancéreux a des caractères tranchés qui le distinguent de toute autre espèce de productions morbides. Il ne faut pas oublier qu'il y a des formes générales de cellules et de noyaux dont le type se rencontre dans des productions bien diverses; mais nous répétons que dans tous les produits pathologiques différents, composés de globules élémentaires, ceux de chaque substance morbide offrent des caractères spéciaux, et peu-

vent être distingués les uns des autres par l'œil tant soit
peu exercé et habitué à ce genre de recherches. Nous
croyons au contraire pouvoir affirmer que les globules cancéreux doivent être comptés parmi ceux qui montrent les
différences les plus frappantes de toute autre espèce de cellules. Il faut cependant être prévenu qu'ils peuvent offrir
des variations bien nombreuses, mais nous espérons qu'en
signalant celles-ci avec soin et en expliquant en même
temps les sources d'erreurs et les points difficiles du diagnostic, il sera facile de reconnaître leurs caractères particuliers.

Le globule cancéreux complet est formé d'une membrane
d'enveloppe, d'un contenu cellulaire et d'un noyau qui
renferme des nucléoles (Pl. xviii, fig. 1). L'enveloppe
cellulaire est variable; en moyenne elle a $0^{mm},02$, quelquefois elle n'a que $0^{mm},015$, bien souvent elle est plus volumineuse, allant jusqu'à $0^{mm},03$, et même au delà. Sa forme
est ronde ou ovoïde, ronde plutôt dans le globule de l'encéphaloïde, un peu allongée dans le globule du squirrhe. Du
reste, nous verrons plus tard qu'on trouve tous les passages
entre les globules du squirrhe et ceux du cancer médullaire.
Bien souvent la membrane d'enveloppe est loin d'être régulière, et elle peut affecter les formes les plus variées. Elle
est en général plus aplatie que le noyau. Quelquefois elle
est pâle et parfaitement transparente. D'autres fois elle est
finement ponctuée et assez souvent elle est tellement remplie de granules, qu'elle prend tout à fait l'aspect des grands
globules granuleux de l'inflammation (Pl. xviii, fig. 2).
Il n'est pas rare de rencontrer des globules réguliers ou
irréguliers qui contiennent un certain nombre de noyaux,
et on voit de ces grandes cellules mères ayant jusqu'à $0^{mm},05$,
de forme ronde ou ovoïde, qui renferment quatre, cinq,
six noyaux et au delà (Pl. xviii, fig. 3). D'autres fois on
rencontre de larges expansions membraneuses dans lesquelles on distingue un assez grand nombre de noyaux entourés d'une masse ponctuée ou granuleuse (Pl. xviii, fig. 4).

Les noyaux varient de diamètre entre $0^{mm},0075$ et $0^{mm},02$. Ceux qui sont petits se trouvent surtout dans les globules complets du squirrhe. Les noyaux volumineux ronds ou elliptiques de $0^{mm},015$ à $0^{mm},02$, se voient plus particulièrement dans l'encéphaloïde. Dans quelques formes de cancer, ils forment tellement l'élément prédominant parmi ceux qu'on observe au microscope, qu'on serait tenté de les prendre pour type du globule cancéreux, si on n'avait pas observé ces mêmes globules à leur état complet dans d'autres cancers (Pl. XVIII, fig. 5). Ces noyaux sont quelquefois très-pâles, d'autres fois, et c'est surtout le cas pour le squirrhe, leurs contours sont très-marqués. Dans bien des formes d'encéphaloïde enfin, ils offrent une espèce d'ombre caractéristique sur toute leur circonférence. Dans un certain nombre de tumeurs cancéreuses, les enveloppes des globules ont une forme allongée, pointue aux deux extrémités, quelquefois même sur plusieurs points de la circonférence, ayant alors quelque ressemblance avec les corps fusiformes fibro-plastiques. On les en distinguera toujours aisément par leur largeur beaucoup plus considérable, par leur forme bien moins allongée, et par leurs noyaux et nucléoles tout à fait caractéristiques (Pl. XVIII, fig. 6).

Si les noyaux cancéreux avec leurs nucléoles, desquels nous parlerons tout à l'heure, avaient toujours cette forme distincte, il n'y aurait rien de plus facile que de les reconnaître toujours au premier examen microscopique. Mais comme le cancer est, en général, mêlé de beaucoup de matière grasse, ces noyaux en éprouvent des changements divers. D'abord on les voit souvent presque remplis de granules ou de petits grumeaux; quelquefois même ils sont infiltrés d'une manière homogène d'une graisse confluente (Pl. XVIII, fig. 7).

Les nucléoles ont en moyenne $0^{mm},0025$ à $0^{mm},0033$, et nous les avons vus atteindre jusqu'à $0^{mm},01$. Ils existent au nombre de 1, 2, jusqu'à 5. Mais comme les noyaux qui les renferment sont assez épais, même souvent sphériques,

on ne les voit pas tous sur le même plan lorsqu'on se sert
de forts grossissements microscopiques, ce qui ferait facilement croire que leur nombre est plus restreint qu'il ne
l'est en réalité. Ces nucléoles ont un cachet particulier ; leurs
contours sont nettement marqués, mais leur intérieur n'est
que rarement transparent, et paraît ordinairement terne et
homogène. J'ai été pendant longtemps dans le doute sur la
nature du nucléole ; mais, dernièrement, j'ai pu vérifier
par l'observation ce que j'avais déjà supposé *a priori*, savoir, que ces nucléoles n'étaient que des noyaux incomplétement développés. Dans plusieurs nucléoles très-volumineux, j'ai pu voir, au moyen d'un grossissement de mille
diamètres, qu'ils renfermaient deux à trois nucléoles secondaires (Pl. xviii, fig. 8).

Il n'est pas rare de rencontrer dans le cancer de grandes
cellules concentriques ayant de $0^{mm},04$ à $0^{mm},05$, montrant
des parois épaissies et renfermant plusieurs globules concentriques (Pl. xviii, fig. 9).

Si nous cherchons à nous rendre compte de la formation
du globule cancéreux, nous arrivons au mode suivant. Les
vaisseaux capillaires chargés de l'excrétion de la matière
cancéreuse déposent celle-ci à l'état parfaitement liquide,
soit au milieu du tissu cellulaire hypertrophié d'un organe
déjà cancéreux, soit entre les divers éléments d'un organe
qui n'en est pas encore atteint. Peu de temps après que ce
blastème liquide et homogène est sorti du torrent de la circulation, il s'y forme des noyaux dans l'intérieur desquels
le nucléole paraît de très-bonne heure. Il ne serait pas impossible que le nucléole soit formé le premier, mais nous
n'avons pas pu constater ce fait jusqu'à présent. Nous serions plutôt disposé à croire que ces nucléoles se forment
dans le noyau lorsque celui-ci a déjà acquis un certain degré
de développement. Autour du noyau se déposent ensuite des
molécules de blastème qui peuvent y constituer des lambeaux irréguliers d'enveloppe ou s'arrondir et former alors
des globules régulièrement ronds ou ovoïdes. Il est possible

que les globules concentriques ne soient autre chose que des
globules cancéreux ordinaires, dont toutes les parties se
sont fortement développées. Nous avons vu de plus que les
globules cancéreux prenaient l'aspect de globules agminés
lorsqu'ils se remplissaient de granules graisseux, et que les
noyaux aussi se déformaient par l'infiltration de la matière
grasse.

On ne peut pas raisonnablement admettre que, dans un
cancer qui dure depuis un certain temps, les globules primitivement sécrétés persistent bien longtemps. Au bout d'un
certain temps, ils se déforment, ils perdent la netteté des
contours, et finissent par se dissoudre en grumeaux granuleux; en même temps le blastème, toujours déposé de nouveau dans le cancer par ses vaisseaux nourriciers, forme de
nouvelles cellules, et l'on rencontre ainsi des globules à
tous leurs degrés d'évolution ; les uns récemment et incomplétement formés, les autres bien développés, et un certain nombre enfin en voie de décomposition.

Nous avons dit plus haut qu'en examinant souvent des
tumeurs cancéreuses, on rencontre tous les passages entre
le globule du squirrhe et celui de l'encéphaloïde. Il est cependant bon de tracer les caractères de ces deux formes de
globules lorsqu'on les rencontre dans des tumeurs de ce
genre qui, soit pour l'aspect à l'œil nu, soit à l'examen
microscopique, montrent le type de ces deux principales
variétés de cancer.

1° Le globule du cancer fibreux, dur et squirrheux, est ordinairement muni d'une membrane d'enveloppe ronde,
ovoïde ou irrégulière. Son diamètre moyen varie entre
$0^{mm},015$ et $0^{mm},02$; il est finement ponctué tout autour du
noyau. Celui-ci est petit, variant entre $0^{mm},0075$ à $0^{mm},01$,
ayant des contours fortement marqués, et montrant dans
son intérieur des granules et des grumeaux et assez souvent
des nucléoles (Pl. xviii, fig. 1, bb).

Dans le globule encéphaloïde, l'enveloppe est régulière
ou irrégulière, ayant en moyenne de $0^{mm},02$ à $0^{mm},03$. Le

noyau est sphérique, bien souvent elliptique, pâle, ombré à
sa circonférence et renfermant de un à trois nucléoles très-
distincts. Nous avons vu que ces noyaux, en général, prédominaient pour la quantité sur les cellules complètes
(Pl. xviii, fig. 1, *aa*).

Mais quoiqu'on trouve ces types d'une manière tranchée,
nous ne pouvons pas assez insister sur le fait qu'on observe
toutes les formes intermédiaires entre ces deux types.

2° Après les globules cancéreux, qui forment le caractère le plus distinctif de cette production morbide, l'élément qui s'y trouve en plus forte proportion est le tissu
fibreux qui, comme nous avons vu plus haut, peut même
y prédominer tout à fait. On le rencontre sous des formes
bien diverses. Dans le squirrhe et dans le cancer dur en général, il est formé par un réseau de fibres disposées en
faisceaux qui s'entre-croisent en tout sens et communiquent
entre elles par des fibres qui vont d'un faisceau à l'autre
(Pl. xviii, fig. 10). Les fibres primitives, dans ces cas-là,
ont des contours assez marqués ; elles sont fines, ne dépassant guère $0^{mm},0025$. Elles sont, en général, moins tortueuses que les fibres cellulaires ordinaires. D'autres fois les
fibres s'entre-croisent dans tous les sens sans offrir une disposition fasciculaire (Pl. xviii, fig. 11). Dans quelques organes, dans le cancer du sein surtout, on y voit beaucoup
de fibres élastiques. Dans quelques cas exceptionnels, nous
avons rencontré un réseau fibroïde renfermant entre ses
mailles les globules cancéreux, et ressemblant tout à fait à
de la fibrine coagulée. Dans le cancer mou encéphaloïde,
les fibres sont pâles et fines et existent en bien moins grande
quantité (Pl. xviii, fig. 12). Cependant, nous avons vu des
cancers médullaires dans lesquels la substance encéphaloïde
était renfermée dans un stroma fibreux, dense et fasciculaire.

On rencontre bien fréquemment dans le cancer, des
corps fusiformes qui offrent les mêmes caractères que ceux
que nous avons décrits dans d'autres productions morbides,

et qui se distinguent aisément, comme nous avons vu plus haut, des globules cancéreux fusiformes. Rien que la différence qui existe entre le noyau du globule cancéreux et celui du globule fibro-plastique, permettra déjà souvent de distinguer ces deux espèces de corps fusiformes.

Nous touchons ici à une des questions les plus importantes de la pathologie du cancer; à savoir, quel est le rôle que jouent les fibres et les corps fusiformes parmi ses caractères essentiels.

Nos recherches sur ce sujet nous ont conduit au résultat suivant : les fibres que l'on rencontre dans le cancer sont ou une simple hypertrophie du tissu cellulaire de l'organe dans lequel le cancer est déposé, ou elles sont le produit d'une sécrétion nouvelle. Le blastème cancéreux n'est nullement un liquide d'une composition simple, et il tient en suspension, outre la matière propre à ce genre d'altération, un assez grand nombre d'éléments qui se trouvent aussi à l'état normal dans l'organisme vivant. Ces éléments sont ceux du tissu cellulaire, de la graisse, de la matière colorante, etc. Le tissu cellulaire ou fibreux que l'on trouve dans le cancer, n'y est donc nullement une production spéciale, mais il n'y constitue qu'un mélange, qu'une sécrétion accidentelle; aussi ces fibres n'ont elles guère de caractères bien distinctifs. Nous savons, d'un autre côté, que chaque fois que du tissu cellulaire se forme de nouveau dans un produit accidentel quelconque, il parcourt, pour ainsi dire, ses phases de développement embryonal. Il est, par conséquent tout naturel que, dans ce cas, on y rencontre beaucoup d'éléments fibro-plastiques fusiformes. Ces derniers sont donc aussi un élément secondaire dans le cancer, toujours distincts qu'ils sont des globules fusiformes cancéreux.

3° Après les globules cancéreux, les fibres et les corps fusiformes, la substance que l'on rencontre le plus fréquemment et le plus abondamment dans le cancer, est la graisse. Elle manque rarement et quelquefois même elle s'y trouve en si forte proportion, que l'on a beaucoup de peine à bien saisir les caractères des globules cancéreux dans leur mélange avec les éléments gras; ces derniers se rencontrent sous forme de granules, de vésicules graisseuses libres, de gouttelettes graisseuses, et sous celle de cholestérine. Les granules se trouvent ordinairement en quantité notable en dehors des globules cancéreux; mais bien souvent ils se trouvent aussi dans leur intérieur, et alors on peut suivre tous les passages entre les globules cancéreux dans leur état normal, et d'autres qui offrent tout à fait l'aspect de grands globules granuleux. Souvent ces granules se déposent dans les noyaux des globules encéphaloïdes; mais ce qui rend ces derniers encore bien plus méconnaissables, c'est que la graisse s'y rencontre fréquemment sous une forme homogène et confluente; les contours ensuite se déforment, et il faut alors une grande attention pour reconnaître leur véritable nature. Ce sont ces globules qui constituent la matière grasse, d'apparence tuberculeuse, que l'on rencontre dans diverses formes de cancer et surtout dans le sarcocèle.

4° Un élément que l'on trouve habituellement aussi dans le cancer, ce sont les grands globules granuleux de 0^{mm},02 à 0^{mm},03, très-analogues à ceux que l'on voit dans les produits de l'inflammation. Nous avons vu que les globules cancéreux pouvaient prendre cet aspect au moyen de l'infiltration granuleuse et graisseuse. Nous croyons cependant qu'en outre les globules granuleux et agminés des produits inflammatoires, se rencontrent souvent dans le cancer. Lorsqu'on les examine avec de faibles grossissements et par la lumière directe, on les voit par groupes, d'un blanc terne et jaunâtre; avec de forts grossissements et par la lumière réfléchie, ils offrent un aspect d'un brun noirâtre; ils sont ordinairement tellement sphériques, qu'on peut les faire éclater par la compression qui en fait alors sortir de nombreux granules. Ces globules granuleux se trouvent dans toutes sortes de cancers; nous les avons observés tantôt sous

forme d'une infiltration généralement répandue à travers
toute la masse de ce tissu, tantôt formant des réseaux d'un
blanc terne, constituant les figures réticulées si bien décrites par M. Muller. Il est quelquefois facile de les énucléer et de les observer isolés. Du reste, nous reviendrons
plus tard sur ce sujet.

5° Un élément du cancer signalé par tous les auteurs, est
la matière pigmentaire noire, la mélanose. On sait que
beaucoup de chirurgiens regardent même le cancer mélanique comme une espèce particulière. Nous exposerons plus
tard notre manière de voir sur ce sujet; comme nous nous
occupons principalement ici des éléments du cancer, sous
le point de vue histologique, nous dirons seulement en passant, que nous avons trouvé le pigment noir, tant sous la
forme granuleuse que sous la forme globuleuse, dans des
tumeurs squirrheuses et encéphaloïdes, et cela dans les organes les plus divers, dans des glandes lymphatiques cancéreuses, dans des plaques squirrheuses sous-pleurales,
dans une masse cancéreuse siégeant dans le pancréas, dans
un squirrhe de l'estomac, dans une tumeur encéphaloïde
de l'œil, dans un cancer gélatiniforme du rectum, etc.

6° Nous avons trouvé assez souvent, dans diverses formes
de cancer, une espèce particulière de matière colorante
que nous appelons *xanthose* (ξάνηες, jaune) à cause de sa
teinte jaune, offrant tantôt la nuance du jaune safrané, tantôt celle du jaune orange; elle se trouve par taches irrégulières et peu étendues. Des recherches microscopiques
attentives nous ont prouvé qu'elle n'était pas de la matière
colorante du sang altéré, mais qu'elle était constituée par
une espèce de graisse ou d'huile particulière, d'une teinte
jaune bien prononcée. Quelquefois, cependant, nous avons
rencontré le principe colorant sous forme de petits grumeaux irréguliers.

La forme du cancer dans laquelle la xanthose se rencontre le plus fréquemment est l'encéphaloïde du testicule.
Cependant nous l'avons trouvé aussi dans des cancers ulcé-

rés du sein, dans un encéphaloïde de l'œil et dans un cancer de la joue.

7° Nous avons dit plus haut qu'on rencontrait dans le cancer encéphaloïde des cristaux de cholestérine, et nous ne croyons même pas aller trop loin en affirmant que c'est un de ses éléments les plus constants. On trouve, en outre, quelquefois d'autres formes de cristaux dans les tumeurs cancéreuses. Nous avons rencontré surtout des aiguilles prismatiques allongées dans un cancer de l'œsophage, dans un squirrhe de la mamelle, dans un ulcère cancéreux du col de l'utérus et dans un encéphaloïde du mésentère.

8° On y trouve quelquefois des concrétions minérales, soit amorphes, soit offrant une apparence ossiforme. C'est ainsi que nous avons vu une concrétion mamelonnée, d'apparence osseuse, dans un encéphaloïde très-volumineux du sein. L'examen microscopique n'y démontra cependant point de véritable substance osseuse; dans un autre cancer du sein, nous avons rencontré des masses crétacées, semblables à celles que l'on trouve dans le tubercule. Un petit kyste dans un cancer du fond de l'utérus renfermait beaucoup de granules calcaires; un cancer gélatiniforme du cœcum montrait également des concrétions crétacées. M. Muller a rencontré de véritables lamelles de tissu osseux dans un encéphaloïde de la surface de la tête.

9° Nous arrivons enfin à un des éléments du cancer, qui, quoique constituant son élément le moins spécifique, en forme pourtant un des plus importants, et qui exerce l'influence la plus marquée sur sa marche et sur sa réaction sur la santé générale. Nous voulons parler des vaisseaux et de la vascularité du cancer.

On a voulu établir, comme un des caractères les plus distinctifs et les plus essentiels entre le squirrhe et l'encéphaloïde, la diversité de leur vascularité, en exagérant celle de l'un aux dépens de celle de l'autre; mais nous avons déjà dit plus haut que nous avons rencontré une vascularité assez prononcée dans un bon nombre de tumeurs squir-

rheuses, et nous avons, d'un autre côté, vu des tumeurs
encéphaloïdes qui offraient bien moins de vaisseaux sanguins que beaucoup de squirrhes. Nous pouvons donc établir en thèse générale, que le cancer n'est qu'exceptionnellement privé de vascularité, que celle-ci y reste ordinairement à un degré moyen mais moins bien prononcé dans le
squirrhe, plus fort dans l'encéphaloïde, et plus capable
surtout d'atteindre un grand développement, et qu'enfin la
vascularité peut, dans l'un et dans l'autre, devenir telle, que
d'un côté le cancer peut offrir la forme d'une tumeur fongueuse sanguine, et que d'un autre côté beaucoup de ces
vaisseaux finissent par se rompre en donnant lieu ainsi à des
épanchements sanguins. On sait que si cette rupture se fait
à la surface d'un ulcère cancéreux, il s'ensuit des hémorrhagies abondantes et dangereuses. Dans la majorité des
cas, cependant, la rupture a plutôt lieu au milieu du tissu
cancéreux, et constitue ce qu'on a très-bien désigné sous le
nom d'apoplexie cancéreuse. Il est très-important d'étudier
toutes les transformations de ces matières fibrineuses, parce
qu'elles altèrent quelquefois tellement l'aspect du cancer,
qu'elles ajoutent une nouvelle difficulté pour son diagnostic; il est très-aisé de les reconnaître tant que le caillot
est à l'état d'une gelée rouge noirâtre; mais au bout d'un
certain temps la matière colorante disparaît, et il ne reste
qu'un amas de grumeaux jaunâtres et fibrineux qui, au microscope, offrent l'aspect fibroïde, stratifié et grenu que
nous leur connaissons, et qu'on reconnaît surtout aussi par
l'absence de tout globule bien formé. Nous avons rencontré ces épanchements dans le cancer de presque tous les organes, et quelquefois même dans celui de plusieurs organes
à la fois chez le même individu; et nous sommes à nous
demander si la cause de ces épanchements ne dépendait pas
pour le moins autant du mauvais état du sang lui-même,
produit par la cachexie cancéreuse, que d'une difficulté locale de la circulation. Par rapport à la vascularité, nous
mentionnerons ici un fait sur lequel nous reviendrons plus

tard avec beaucoup de détails, c'est l'apparence de pulsation que les tumeurs cancéreuses peuvent présenter sur une
grande partie de leur surface, et qui a souvent fait commettre aux chirurgiens les méprises les plus graves et les
plus dangereuses.

Un autre point très-important à discuter, c'est à savoir
si le cancer contient aussi bien des vaisseaux du système
veineux que de ceux du système artériel. Cette question n'est pas facile à décider, puisque nous trouvons des
hommes de grand mérite en désaccord complet sur ce
point important. Dans un cas très-intéressant rapporté
par M. P. Bérard [1], des tumeurs encéphaloïdes n'ont paru
contenir que des vaisseaux artériels. Nous reproduirons
textuellement ce passage, digne d'attention sous plus d'un
rapport.

« J'étais désireux depuis longtemps de tenter quelques
« recherches à ce sujet, lorsque l'occasion s'en présenta.
« Un homme de quarante-cinq ans portait de chaque côté
« du cou des tumeurs encéphaloïdes : il succomba dans le
« marasme avant l'ulcération de ces tumeurs. J'injectai les
« artères et les veines de cette région avec les précautions
« convenables (voy. *Arch.* avril 1830, pag. 509). Ces deux
« injections réussirent complétement, et l'on crut remar-
« quer que les tumeurs s'étaient un peu gonflées pendant
« que l'on poussait l'injection artérielle. Je procédai alors à
« la dissection du cou. Je vais exposer séparément ce qui
« appartient aux artères et ce qui est relatif aux veines.

« Après avoir enlevé les téguments, je vis, tant à droite
« qu'à gauche, les lobes de la masse encéphaloïde enve-
« loppés d'une espèce de capsule cellulo - fibreuse, dans
« laquelle des artères d'un volume médiocre, mais très-nom-
« breuses et fréquemment anastomosées, formaient un réseau
« assez compliqué. Les masses cancéreuses furent ensuite
« divisées en plusieurs directions, et l'on vit qu'en certains

[1] *Dictionnaire de Médecine*, t. VI, p. 274-75.

« points elles étaient encore à l'état cru, homogènes, rési-
« stantes; dans d'autres, elles tendaient vers le ramollisse-
« ment; ailleurs le ramollissement était survenu ; cependant
« les parties n'étaient pas encore diffluentes. Or, le nombre
« et la disposition des vaisseaux artériels variaient avec le
« degré de consistance du cancer. Là où il se présentait
« encore à l'état cru, on n'apercevait pas de vaisseau au
« premier abord et à grand'peine pouvait-on discerner
« quelques points roses à la surface des parties divisées.
« Les choses étaient bien différentes dans les points où le
« cancer tendait au ramollissement. Les vaisseaux artériels,
« excessivement nombreux et ténus, y donnaient naissance
« à un réseau fort élégant qui semblait contenir entre ses
« mailles la matière cérébriforme. Enfin, l'aspect chan-
« geait encore là où elle était ramollie ; car dans ces parties,
« la matière de l'injection était épanchée et formait un
« amas analogue aux épanchements apoplectiques. En sou-
« mettant ces noyaux ramollis à l'action d'un filet d'eau, on
« s'assurait facilement que les vaisseaux y étaient plus nom-
« breux encore que partout ailleurs. Le nombre des vais-
« seaux artériels va donc toujours en augmentant dans les
« tumeurs encéphaloïdes à mesure que leur tissu se ramollit.
« Y a-t-il simple coïncidence ou bien rapport de dépendance
« entre ces deux phénomènes (ramollissement et vascularité
« plus grande)? et dans le cas où l'un des phénomènes dé-
« pendrait de l'autre, l'augmentation du nombre des vais-
« seaux doit-elle être regardée comme la cause ou comme
« l'effet? Ce sont des questions que je ne tenterai pas de
« résoudre. Je passe à l'examen de l'injection veineuse.

    « Les résultats donnés par l'injection veineuse sont en
« opposition avec plusieurs idées préconçues touchant l'or-
« ganisation des cancers médullaires. La membrane d'enve-
« loppe des tumeurs offrait un plexus veineux abondant qui
« s'entrelaçait avec les ramifications artérielles dont il a été
« question. Au moment de pratiquer les sections dans les
« masses cancéreuses, je m'attendais à découvrir une pré-

« dominance des vaisseaux veineux, et une organisation se
« rapprochant peut-être de celle des tissus érectiles ; mais ,
« bien loin de là , je n'aperçus pas une seule veinule , pas
« un seul point noir ; en sorte que je fus convaincu que ces
« tumeurs ne renfermaient pas de veines. Comme ce fait
« singulier heurte toutes nos croyances sur le mode de di-
« stribution des vaisseaux dans les parties vivantes, il m'im-
« porte d'établir que je n'ai pas été la dupe d'une méprise,
« car on pourrait objecter que si je n'ai pas vu de veines,
« cela prouverait seulement que l'injection ne les avait pas
« pénétrées. Voici la réponse à cette objection. Tous les ca-
« pillaires veineux des organes voisins étaient pleins d'injec-
« tion, à un degré que les valvules permettent rarement
« d'atteindre ; ces capillaires donnaient à la membrane in-
« terne du pharynx une teinte noire foncée, preuve que
« l'injection veineuse avait complétement réussi. Bien plus,
« en examinant comparativement la surface extérieure du
« corps thyrioïde, et d'une des tumeurs encéphaloïdes, on
« voyait sur l'une et l'autre un réseau veineux extrêmement
« serré ; incisait-on ces deux tissus, l'injection veineuse se
« trouvait aussi abondante à l'intérieur du corps thyrioïde ;
« la masse encéphaloïde, au contraire, n'offrait pas un
« seul vaisseau veineux, pas un seul point coloré en
« noir. »

M. Scrœder van der Kolk a fait des observations tout
à fait analogues sur la vascularité du cancer, ce qui résulte
d'une manière évidente du passage suivant tiré de la thèse
d'un de ses élèves, de M. Lespinasses [1].

Voici ce passage. *Posset equidem illam explicationem
opponi in malis parasiticis carcinomate, sarcomate, et
fungo medullari, uti hoc ex pluribus, iisque elegantissimis
Prom. Speciminibus patet, nullas dari venas in his malis;
sed hæc singularis differentia oriri videtur, quod hæc vitia*

[1] Lespinasses, *Specimen anatomico-pathologicum de vasis novis
pseudomembranarum*, etc. Rheno-Traject, 1842, p. 33.

*systemate tantum arterioso procrescant atque vasa redeun-
tia etiam ad arteriolas minores redeant, ita ut venulœ ca-
pillares saltem plures fere obstrui vel concrescere videan-
tur; nullum enim dubium esse potest, quin etiam in his
malis sanguis circulet, id est ingrediatur et iterum effluat
ex illis; videtur etiam sanguis arteriolis vicinis iterum
tradi, ut in systemate arterioso novum et separatum systema condatur et efformetur, quasi systema portarum est
inter venas, cæterum enim (quod in pluribus clarissimi
Promotoris speciminibus manifeste apparet) vix ratio
excogitari possit, cur numquam venarum impletio artificia-
lis in hæc vitia parasitica penetret, quod in pseudomem-
branis vero non adeo difficile; sed hæc etiam novam partem,
novasque membranas aliis similes constituunt, mala vero
ista novam omnino testuram, novum corpus, cujus analo-
gum in reliquo corpore nullibi invenitur, unde et fabrica et
vasorum decursus et formatio differt.*

Les deux passages cités méritent toute attention. Cependant, dans d'autres essais d'injection, on est parvenu à in-
jecter les veines et les artères. C'est le résultat auquel est
arrivé M. Muller, et j'ai lu dans les *Bulletins de la Société
anatomique* des observations de cancer dont les veines ont
été injectées. J'ai examiné dans le musée de Zurich un
assez grand nombre de tumeurs cancéreuses injectées, mais
je ne me rappelle pas bien si les veines et les artères avaient
été remplies. Je n'ai pas fait de recherches particulières sur
ce sujet, et je crois que c'est un des points de pathologie
sur lequel il ne faut pas trop se hâter de se prononcer, et
faire de nouvelles recherches pour arriver à des notions plus
exactes sur les voies de la circulation et de la nutrition dans
ces tissus accidentels.

§ III. De la composition chimique des tumeurs cancéreuses.

Nous ne possédons pas un grand nombre de matériaux
sur ce sujet, et nous n'avons pas pu nous livrer nous-même

à ces recherches. Nous nous bornerons donc à communiquer le résumé des analyses chimiques qui se trouvent dans l'ouvrage de Muller. Avant d'entrer dans ces détails, il nous faut cependant signaler de nouveau une lacune de la chimie pathologique, que nous avons déjà mentionnée en parlant de l'analyse chimique des tubercules. C'est que jusqu'à présent, on n'y a trouvé que des éléments qui se rencontrent dans beaucoup d'organes à l'état de santé; et pourtant l'étude microscopique nous a révélé, tant pour le tubercule que pour le cancer, un élément spécifique complétement hétéromorphe.

Voici l'extrait des recherches chimiques sur le cancer faites par Muller. La masse principale des tumeurs cancéreuses est composée d'une matière albumineuse insoluble par la coction. La gélatine, que quelques auteurs y ont trouvée, n'est pas un des éléments constants du cancer et ne provient probablement que du tissu cellulaire qu'il renferme. L'auteur signale de plus l'existence de la caséine non-seulement dans les tumeurs cancéreuses de la mamelle, mais aussi dans celles de divers autres organes. La matière blanchâtre que l'on trouve dans les figures réticulées du cancer, s'est montrée composée principalement d'une substance analogue à de l'albumine coagulée. Les matières grasses sont renfermées dans le cancer en assez forte proportion; on y a rencontré entre autres une graisse phosphatée et de la cholestérine.

Nous pourrions rapporter un certain nombre d'analyses sur le cancer, éparses dans divers auteurs; mais nous avouons que nous n'y trouvons pas beaucoup de matériaux propres à éclairer la pathogénie du cancer.

Quant au sang des individus atteints de cancer, MM. Andral et Gavarret l'ont trouvé dans des conditions fort analogues à celui des individus atteints de tubercules. Dès le

---

[1] Muller, *Ueber den feineren Ban der Geschwülstte.* Berlin, 1858, p. 24 et 25.

début de l'affection, le sang était pauvre en globules, et cette anémie allait ensuite en augmentant. La fibrine n'y éprouvait pas de changement notable dans son chiffre normal, tant que le cancer existait à l'état cru, mais dès qu'un travail d'inflammation et de ramollissement commençait à s'établir soit dans le tissu cancéreux lui-même, soit dans les parties qui l'entouraient, le chiffre de la fibrine augmentait d'une manière conforme à la loi établie par ces auteurs pour le sang dans les inflammations.

§ IV. Des diverses formes du cancer.

Lorsqu'on compare entre elles les descriptions que donnent les auteurs des diverses espèces de tumeurs de mauvaise nature, on est frappé du peu d'accord qui existe entre eux et de la séparation surtout qu'ils établissent entre des affections parfaitement identiques. C'est ainsi, par exemple, que des auteurs très-estimés parlent du squirrhe qui passe à l'état de cancer, comme si le squirrhe présentait une période de son développement pendant laquelle il n'était pas de nature cancéreuse. Quelques auteurs allemands ont cherché à établir une différence entre le cancer et ce qu'ils appellent le fongus médullaire (markschwamm), l'encéphaloïde des auteurs français. Qu'y a-t-il pourtant de plus cancéreux que l'encéphaloïde, que nous regardons au contraire, pour notre compte, comme le prototype de ce produit morbide? Pourtant ils cherchent tous à appuyer leurs opinions sur des raisonnements qui se lisent plus ou moins agréablement. Cela n'a rien d'étonnant; car après la philosophie scolastique, il n'y a certainement pas de science qui se paie si facilement de mots que la médecine.

Nous ne pouvons donc pas fonder sur la description de la plupart des auteurs une classification exacte des tumeurs cancéreuses, et nous nous bornerons, dans ce paragraphe, au résultat de nos propres recherches sur cette matière.

Nous regardons comme un des résultats les plus satisfaisants de nos travaux pathologiques, de pouvoir prouver l'unité du cancer, c'est-à-dire que, quels que soient la forme, l'aspect, la consistance et le siége de ce mal, il a partout des caractères communs. Analogue au tubercule, il peut être combiné avec des éléments forts divers sans jamais perdre ses caractères fondamentaux, qui restent toujours appréciables par l'œil exercé à ces recherches.

Nous avons insisté, dans les pages précédentes, sur la nécessité de ne regarder comme élément essentiel du cancer que les globules qui lui sont propres, et qui ne se rencontrent dans aucune autre production morbide. Nous avons donc un caractère général constant, autour duquel viennent se grouper d'une manière toute simple et toute naturelle les caractères des formes d'après la prédominance de l'un ou de l'autre des éléments accidentels et secondaires du cancer.

On comprendra aisément que, d'après cela, nous regardons l'encéphaloïde comme type du cancer. C'est, en effet, dans cette forme que nous trouvons le globule cancéreux dans sa forme la plus pure et dans la proportion la plus considérable. Nous nous abstiendrons du nom d'espèce de cancer, puisqu'en histoire naturelle, nous n'appelons espèce que ce qui offre des caractères tranchés et invariables. Or, nous avons vu, au contraire, que, pour le cancer, il n'y a pas un caractère pour lequel on ne trouve tous les passages intermédiaires entre les formes que l'on a regardées comme distinctes. Il ne peut donc être question que de variétés de formes de cancer, mais on ne peut pas le diviser en plusieurs espèces différentes.

1° De l'encéphaloïde.

On a parlé de divers degrés de développement de l'encéphaloïde que l'on a distingué sous les noms d'encéphaloïde cru ou ramolli. Nous verrons plus tard que, comme toute production morbide vasculaire, le cancer présente en effet diverses phases d'évolution. Mais nous avons pu nous convaincre, de la manière la plus positive, que déjà à l'état

primitif et naissant, le cancer peut affecter des formes et
des degrés bien différents. C'est ainsi que nous avons souvent rencontré, dans l'infection cancéreuse générale, des
masses encéphaloïdes naissantes, qui n'avaient guère au
delà d'une tête d'épingle ou d'une lentille, et qui étaient
pourtant molles, et paraissaient n'être formées dans leur
intérieur que par une goutte de suc cancéreux. D'un autre
côté, nous avons vu des masses encéphaloïdes, depuis les
plus petites jusqu'à celles qui approchaient du volume de
la tête d'un fœtus à terme, qui offraient la dureté du
squirrhe et ne montraient point d'endroits ramollis. Il faut
donc admettre, comme caractère fondamental de l'encéphaloïde, l'abondance plus grande de globules et de suc
cancéreux, que dans tout autre forme de cancer; mais
l'encéphaloïde mou, presque diffluent, l'encéphaloïde de
consistance moyenne, élastique, l'encéphaloïde plus fortement fibreux, dur, criant sous le scalpel, n'en constituent que des variétés et nullement diverses périodes
de son développement. Ces formes dépendent souvent
aussi des organes dans lesquels la matière cancéreuse
est déposée. C'est ainsi que nous trouvons chez le même
sujet un cancer dur dans le pylore et des masses encéphaloïdes molles dans le foie; un cancer d'une bonne consistance dans la glande mammaire, et la même substance bien
plus molle dans les glandes axillaires.

Les globules cancéreux dans l'encéphaloïde se caractérisent surtout par les noyaux ronds ou elliptiques de $0^{mm},0125$
à $0^{mm},015$ et même $0^{mm},02$, offrant des contours nets, finement ombrés, renfermant un, deux, trois ou un plus grand
nombre de nucléoles. Nous avons vu que si le noyau était
toujours d'une forme très-régulière, il n'en était pas de
même de la paroi d'enveloppe qui, quoique quelquefois
parfaitement régulière, était cependant d'autres fois très-
irrégulière, et, dans quelques tumeurs, paraissait même
manquer à la plupart des globules.

Les fibres de l'encéphaloïde sont, en général, fines et

pâles, et souvent fort peu abondantes. Ce n'est que dans des cas exceptionnels que l'on y rencontre un stroma fibreux bien développé.

La graisse y existe toujours en quantité notable, difformant et masquant souvent tellement les globules cancéreux, qu'il faut de la patience et du soin pour les reconnaître. Nous avons vu que, par infiltration confluente et étendue, la graisse donnait à certaines parties du cancer l'apparence du tubercule.

Les corps fusiformes se trouvent partout où il se forme des fibres; par conséquent, on les voit en quantité d'autant plus considérable dans l'encéphaloïde, que l'élément fibreux y est plus développé. Les globules cancéreux eux-mêmes peuvent bien aussi prendre la forme de corps appendiculés et fusiformes, mais nous ne les avons jamais vus se transformer en fibres. Ce que l'on a décrit comme encéphaloïde composé de tissu fusiforme, n'est souvent autre chose qu'un tissu fibro-plastique de bonne nature ressemblant au cancer. Ce sont ces tumeurs qui nous ont valu tant de confusion même de la part des micrographes. On leur apporte comme tumeur une tumeur cancéreuse qui n'est composée que de corps fusiformes. Les voilà à établir une espèce de cancer fusiforme, et à conclure que, puisque le cancer peut être entièrement composé d'éléments que l'on rencontre dans les tumeurs bénignes, il n'y a point d'éléments propres au cancer. Mais si ces micrographes étaient chirurgiens et pathologistes, et faisaient de la micrographie bien exacte, ils auraient reconnu qu'ils n'avaient pas affaire à un cancer, mais à une tumeur bénigne. Nous répétons pour la centième fois, que le microscope n'est pour la pathologie qu'un instrument de complément, et que sa puissance ne commence qu'après l'appréciation juste et sévère de tous les autres éléments de l'observation médico-chirurgicale. Sans cela, on prend pour point de départ des erreurs, et on arrive à des erreurs qui sont les carrés et les cubes des erreurs primitives.

La vascularité est quelquefois peu prononcée dans l'encéphaloïde ; mais c'est l'exception, car c'est cette forme de cancer qui est ordinairement la plus vasculaire, et elle reçoit souvent tant de vaisseaux, qu'elle devient le siége d'épanchements sanguins abondants et qu'elle prend tout à fait les caractères du fongus hœmatode cancéreux. Nous ne reviendrons plus, dans nos remarques générales, sur cette forme de cancer, qui n'est autre chose qu'un encéphaloïde fortement vascularisé.

La mélanose se rencontre quelquefois dans cette espèce de cancer, de même que la xanthose que nous y avons trouvée un certain nombre de fois.

Les figures réticulées d'un blanc jaunâtre et terne et les globules granuleux qui les composent se voient aussi bien dans l'encéphaloïde que dans les autres espèces de cancer.

Des cristaux, surtout ceux de cholestérine, y sont fréquents ; on y voit quelquefois des agglomérations minérales amorphes, et nous avons cité l'observation de Muller, qui y avait rencontré du véritable tissu osseux.

Nous avons observé le cancer encéphaloïde dans un grand nombre d'organes.

Dans la glande mammaire et le sein en général, il est moins fréquent que le squirrhe. Une fois nous avons vu une tumeur encéphaloïde du sein chez un homme. Nous avons examiné un cancer du sein provenant d'une femme opérée à l'hospice de la Salpêtrière ; cette tumeur sphérique dépassait le volume d'une tête de fœtus à terme. Nous avons rencontré une forme d'encéphaloïde du sein qui mérite la plus sérieuse attention ; c'est un tissu encéphaloïde peu vasculaire, d'une assez bonne consistance et d'un jaune homogène, n'offrant pas au premier aspect l'apparence ordinaire du cancer.

Dans le testicule, c'est bien l'encéphaloïde qui est la forme du cancer que l'on y rencontre le plus fréquemment, quoique le squirrhe et le cancer gélatiniforme s'y observent aussi quelquefois. Nous reviendrons, du reste, sur le cancer de chaque organe dans un paragraphe spécial.

Nous avons vu l'encéphaloïde six fois dans le corps et le fond de l'utérus, existant quelquefois par masses circonscrites, mais principalement par infiltration. Nous l'avons aussi observé dans l'ovaire, ainsi que dans la vessie et à la verge.

Quant aux organes de la digestion, nous avons vu deux fois des tumeurs encéphaloïdes enkystées. ayant leur siége au-dessus de la voûte palatine. Nous l'avons de plus observé non enkysté dans l'œsophage, dans le pylore, enkysté une fois dans le tissu sous muqueux de l'estomac. Le pylore cependant est plus fréquemment le siége du squirrhe.

Dans le foie, l'encéphaloïde par contre est bien plus fréquent que le squirrhe, et on l'y trouve en général par petites masses disséminées, quelquefois très-nombreuses, souvent rétractées vers le milieu de leur surface sous forme de champignons.

Nous n'avons pas observé d'autre forme de cancer dans les reins, dans lesquels nous l'avons vu trois fois.

Quant aux organes de la respiration et de la circulation, nous l'avons vu dans les poumons, dans le médiastin, dans la veine cave supérieure et dans une veine mésentérique.

Quant au système osseux, nous l'avons examiné provenant de la mâchoire supérieure, du fémur, du tibia. Nous l'avons enfin étudié dans l'œil, dans le cerveau, à la joue, à la surface de la tête, dans l'épaisseur du derme, dans le tissu cellulaire sous-cutané du pied, dans la glande parotide, dans le péritoine, dans le mésentère et dans les glandes lymphatiques, axillaires, inguinales, bronchiques, et mésentériques.

Si nous jetons un coup d'œil sur l'historique des diverses descriptions de l'encéphaloïde, nous trouvons que c'est surtout depuis le commencement de ce siècle, qu'on s'en est spécialement occupé.

Cette revue historique se trouvant d'une manière à la fois

concise et exacte dans l'ouvrage de M. Muller [1], nous lui
empruntons le passage suivant :

　« Le fongus médullaire (markschwamm) a été décrit par
« Burns [2] sous le nom de *spongioid inflammation*, par
« Hey [3] comme *fongus hœmatode*, par Abernethy [4]
« comme *medullary sarcoma*, par Monro [5] sous le nom
« de *milklike tumour*. Laennec lui a donné le nom d'encépha-
« loïde. »

Nous y ajouterons quelques remarques historiques. Wardrop [6] avait fort bien reconnu l'identé du fongus hœmatode
et du cancer médullaire. Il les regardait comme des nuances
de la même affection.

Maunoir [7] donna en 1820 une description du fongus
hœmatode et médullaire, qui renferme des détails intéressants, mais dans laquelle il y a confusion sous le rapport
du diagnostic entre le fongus hœmatode et les tumeurs érectiles non cancéreuses.

Nous regardons comme une des meilleures descriptions
de l'encéphaloïde celle donnée en 1820 par Laennec [8]. Lob-
stein, MM. Cruveilhier, P. Bérard, Andral en donnèrent
aussi de fort bonnes descriptions, et ce dernier insista sur
l'identité du fongus hœmatode et médullaire, opinion du
reste soutenue aussi par plusieurs auteurs allemands d'un
grand mérite, de Walther, Muller, Chélius, Gluge, etc.

Aujourd'hui la terminologie de ce cancer est bien sim-
plifiée et se réduit aux noms d'*encéphaloïde* des auteurs

[1] *Op. citat.*, p. 19.
[2] Burns, *Dissertations on inflammation.* 1800, vol. I, II. London.
[3] Hey, *Practical observations on surgery.* London, 1803.
[4] Abernethy, *Surgical observations.* London, 1804.
[5] Monro, *The morbid anatomy of the human guttet stomach and intestins.* Édimb., 1811.
[6] Wardrop, *Observations on fungus hœmatodes or soft cancer.* Édimb., 1809.
[7] Maunoir, *Sur le fongus médullaire ou hœmatode.* Genève et Paris, 1820.
[8] Laennec, *Dictionn. des Sciences médicales*, t. XII, p. 167 (1820).

français, de *markschwamm* des Allemands, et de *medullary sarcoma* des Anglais.

Depuis 1836, on a commencé à étudier au microscope les altérations pathologiques avec plus de suite qu'on ne l'avait fait auparavant. Parmi les auteurs qui ont étudié spécialement l'encéphaloïde, nous citerons surtout Gluge, Muller et Vogel.

Gluge fit à Paris ses premières recherches microscopiques sur l'encéphaloïde. Il les communiqua d'abord à l'Académie des Sciences [1], et réunit toutes ses recherches ensuite dans un fort bon mémoire, qui se trouve dans ses recherches d'anatomie pathologique [2]. C'est lui qui a le premier signalé dans l'encéphaloïde l'existence de globules particuliers qu'il appelle *markkuegelchen*. Il signale aussi l'existence fréquente de cristaux de cholestérine dans ces tumeurs. Il a de plus confirmé une observation intéressante déjà signalée par M. Cruveilhier [3], savoir, le dépôt de matière encéphaloïde dans l'intérieur des veines. M. Gluge nie l'existence des fibres dans l'encéphaloïde, ce qui est évidemment une erreur. En outre, il a plutôt observé les noyaux des globules, et il ne paraît pas s'être fait une idée bien nette des globules médullaires complets, composés d'une enveloppe, d'un noyau volumineux à contours marqués et de plusieurs nucléoles.

Muller [4] publia en 1838 une description très-complète de l'encéphaloïde dans laquelle il donne à la fois la bibliographie, la description microscopique, et une bonne division des diverses formes d'encéphaloïde.

M. Vogel communique, dans ses *Icones pathologicæ,* de bonnes descriptions accompagnées de dessins sur la structure du cancer.

[1] *Compte rendu de l'Académie des Sciences.* 1836 et 2 février 1837.
[2] Gluge, *Pathologische Untersuchungen.* Minden, 1838, p. 101-15.
[3] Cruveilhier, *Anatomie pathologique,* v^e liv., p. 3.
[4] Muller, *Ueber den feineren Bau der Geschwülste.* Berlin, 1838, p. 19-22.

Nous rapporterons, dans le chapitre qui traitera du cancer dans les divers organes, des observations nombreuses et détaillées sur la structure de l'encéphaloïde, et chaque point intéressant sera expliqué par de nombreux dessins.

2° *Du squirrhe.*

Nous avons vu que l'encéphaloïde était la forme du cancer dans laquelle l'élément cancéreux proprement dit, le globule qui lui est propre, prédominait sur tous les autres. Nous arrivons à une seconde forme dans laquelle l'élément fibreux prédomine. Il y existe ordinairement en si grande quantité, que ces tumeurs en acquièrent souvent une dureté presque cartilagineuse, et on sait que leur propriété de crier sous le scalpel est regardée tout à fait comme caractéristique. Nous avons déjà vu plus haut que ces fibres pouvaient s'entre-croiser dans tous les sens, ou être disposées en forme de réseaux et réunies par groupes de faisceaux. Quant aux globules du squirrhe, nous savons qu'ils sont assez généralement munis de leur membrane d'enveloppe, qu'ils varient entre $0^{mm},0175$ et $0^{mm},025$, que leurs noyaux ne sont pas très-volumineux, ne dépassant guère $0^{mm},01$, et que les nucléoles y sont souvent peu visibles.

Du reste, on trouve tous les passages entre ces globules et ceux de l'encéphaloïde, de même que la dureté du tissu squirrheux est non-seulement sujette à beaucoup de variations chez les divers individus, mais elle est même quelquefois bien différente dans les divers organes du même individu.

C'est dans cette forme de cancer que les figures réticulées et les globules granuleux qui les composent, se rencontrent le plus fréquemment. Mais nous ne pouvons pas établir le cancer réticulaire, si bien décrit par Muller, comme une espèce particulière vu que, d'un côté, ces figures réticulées se rencontrent dans toute espèce de cancer et même dans des tumeurs de bonne nature, et que, d'un autre côté, le cancer dit réticulaire se trouve quelquefois dans une glande mammaire, tandis qu'il a la forme du squirrhe ordinaire dans l'autre ou dans les glandes axillaires ou dans les organes internes. Ce sont surtout nos études sur l'infection cancéreuse, et les nombreuses études anatomiques et microscopiques que nous avons pu faire sur le cancer dans un certain nombre d'organes du même corps, qui nous ont donné la conviction que rien n'autorisait à regarder le cancer à figures réticulées comme une espèce particulière.

La vascularité du squirrhe a été niée par quelques auteurs plus avides de caractères distinctifs que de l'observation fidèle de la nature. Cette assertion n'est pas exacte. Le squirrhe s'est toujours montré à notre observation plus ou moins vasculaire, quelquefois même avec un développement de vaisseaux équivalent à celui du fongus hœmatode et nous y avons rencontré assez souvent des épanchements apoplectiques.

La graisse existe presque toujours en très-grande quantité dans le squirrhe, et principalement dans celui de la glande mammaire, dans lequel l'abondance de la graisse peut rendre l'étude microscopique fort difficile. Les cristaux de cholestérine y sont plus rares que dans l'encéphaloïde. La xanthose y est plus rare aussi, mais la mélanose s'y rencontre assez fréquemment.

Les auteurs qui ont écrit sur le squirrhe, ont surtout eu en vue la glande mammaire. En effet, c'est l'organe dans lequel il se rencontre le plus fréquemment, et parmi les diverses espèces de tumeurs de la glande mammaire de nature non inflammatoire, le squirrhe nous a paru le plus fréquent. Nous l'avons trouvé de plus dans l'œsophage, dans le pylore, où il constitue la forme de beaucoup la plus fréquente du cancer de l'estomac; dans le foie, dans lequel il est cependant plus rare que l'encéphaloïde; dans les poumons, dans le tissu cellulaire sous-pleural, sous forme de plaques blanchâtres ou d'un blanc jaunâtre; dans le médiastin antérieur, dans la joue, dans la lèvre, dans la peau, dans les glandes axillaires et mésentériques et dans la glande thyrioïde.

Plusieurs auteurs ont émis l'opinion que le squirrhe donnait lieu plus rarement à une infection générale, que l'encéphaloïde. C'est une grave erreur. Non-seulement la plupart
des cancers du sein qui récidivent et qui font succomber
les malades, sont des squirrhes; mais, en faisant ensuite
l'autopsie avec soin, on rencontre des tumeurs squirrheuses
dans un grand nombre d'organes. Il n'existe entre le squirrhe et l'encéphaloïde d'autres différences que des nuances
de formes, mais aucune différence pathologique bien tranchée et bien constante.

Quant à l'historique de la description du squirrhe, nous
le donnons d'après le résumé du passage respectif de l'ouvrage de M. Muller [1].

Les auteurs qui se sont occupés de l'étude anatomique
du squirrhe de la mamelle, sont Adams, Baillie, Abernethy, Bayle et Cayol, Laennec, Brechet et Ferrus, Cruveilhier, Wardrop, Travers, Home, Scarpa.

Adams [2] a émis l'opinion, évidemment erronée, que le
cancer se formait de vésicules hydatiques animées. M. Hodgkin [4] a émis l'opinion d'après laquelle le squirrhe et le sarcome médullaire prendraient origine de kystes et de cystoïdes composés comme les tumeurs enkystées, dans
lesquelles des kystes secondaires se développeraient dans les
parois des kystes primitifs.

D'après Baillie [3], le squirrhe est composé d'une substance
solide, cartilagineuse, d'un brun clair et traversée par des
cloisons fibreuses.

D'après Abernethy [5], la partie indurée est composée
d'une substance ligamenteuse blanche, qui s'étend dans

[1] *Op. citat.*, p. 11-16.

[2] Adams, *Observations on the cancerous breast.* London, 1801.

[5] Hodgkin, *Medico-chirurgical* transactions XV, p. 2; — *Morbid. anatomy of the serous and mucous membranes.* London, 1836.

[4] Baillie, dans Adams, *Op. citat.*, p. 32.

[8] Abernethy, *Surgical observations on tumours*, IVᵉ édition. London, 1827.

toutes les directions, formant des aréoles qui renferment dans leurs interstices une substance pulpeuse de couleur et de consistance diverses.

Les auteurs français Breschet et Ferrus [1], Cruveilhier [2], Laennec [3], Bayle et Cayol [4], ont donné une description du tissu squirrheux, tel qu'on l'observe à l'œil nu ; description conforme à la vérité, et en tout semblable à ce que l'observation nous a appris sur ce sujet.

Les autres auteurs cités plus haut n'ajoutent rien de nouveau à cette description.

Quant à l'étude microscopique du squirrhe, nous ne connaissons point de travail antérieur à celui de M. Muller.

3° Du cancer gélatiniforme.

Une troisième forme bien caractéristique du cancer, est le cancer gélatiniforme, nom synonyme du carcinoma alvéolaire de Muller, du cancer aréolaire de plusieurs auteurs, et du cancer colloïde de l'école française. Nous avons déjà cherché à démontrer plus haut que l'on avait désigné sous le nom de colloïde indistinctement des tumeurs cancéreuses et non cancéreuses.

Pour exprimer tout d'un temps notre manière de voir sur le cancer gélatiniforme, nous dirons que nous le regardons, aussi bien que le squirrhe et l'encéphaloïde, comme une des variétés des plus curieuses et des mieux caractérisées du cancer. Le tissu cancéreux, surtout encéphaloïde, en constitue quelquefois la base, et on ne rencontre alors le tissu et les globules cancéreux que dans ses parties les plus profondes. La matière gélatineuse ne nous a pas paru renfermer dans ces cas de véritables éléments cancéreux. Nous n'y

---

[1] Breschet et Ferrus, *Dictionnaire de Médecine*, t. IV, p. 158.
[2] Cruveilhier, *Essai sur l'anatomie pathologique*. Paris, 1816. — *Anatomie pathologique du corps humain*, in-fol. avec fig. col.
[3] Laennec, *Dictionnaire des Sciences médicales. Art. anat. pathol.*
[4] Bayle et Cayol, *Dictionnaire des Sciences médicales*, t. III,

avons trouvé que des réseaux de fibres disposées en larges
aréoles, remplies d'une matière transparente qui renfermait
des globules granuleux pâles. Nous supposons que cette
substance n'est qu'une transformation gélatineuse de l'élément fibro-cellulaire qui constitue la charpente du cancer.
Du reste, ce tissu colloïde ne nous a pas paru différent de
celui que l'on rencontre dans les produits de l'inflammation, ou dans diverses espèces de tumeurs de bonne nature;
il n'en différait que par sa combinaison avec l'encéphaloïde.
Mais, dans d'autres circonstances, nous avons vu ces aréoles
remplies de grandes cellules ou lobules demi-transparents,
renfermant beaucoup de globules et noyaux cancéreux.

La variété de cancer gélatiniforme, que M. Cruveilhier[1]
a décrite sous le nom de *cancer aréolaire pultacé,* et qu'il a
observée dans l'utérus et dans les os du crâne, nous paraît
bien concorder avec certaines formes d'encéphaloïde que
nous avons observées.

Nous avons pu, pour notre compte, suivre tous les degrés intermédiaires entre l'encéphaloïde par infiltration
dans des aréoles, et le cancer aréolaire gélatiniforme le plus
caractéristique.

Nous avons observé cette forme de cancer qui, au premier aspect, paraît différer de tout autre espèce de cancer,
dans l'estomac, dans lequel elle occupe ordinairement le
fond, avec épaississement considérable des parois, montrant
une surface aréolaire, les aréoles remplies de gélatine.
Nous l'avons, de plus, rencontrée dans le cœcum et le colon,
avec exubérance gélatineuse bien remarquable, mais montrant une base, un fond encéphaloïde. Nous avons vu cette
forme de cancer également dans le rectum, à un degré
moins avancé; nous l'avons trouvée dans le cardia, le pancréas, dans le foie, dans les poumons. Dans l'utérus,
nous avons observé plusieurs fois le cancer pultacé de Cruveilhier, formé en majeure partie de globules encéphaloïdes.

---

[1] Cruveilhier, *Anat. pathol.*, liv. xxvii, tab. 2 et liv. xxi.

Nous possédons de bonnes descriptions de ce cancer dans les ouvrages de M. Otto[1], dans celui de Cruveilhier, dont nous avons indiqué plus haut les livraisons dans lesquelles il parle du cancer gélatiniforme et pultacé ; dans l'ouvrage de Carswell[2] et dans l'ouvrage souvent cité de Muller[3]. Nous en avons vu un certain nombre d'exemples dans les musées d'anatomie pathologique de la France et de la Suisse, sans compter les pièces que nous avons pu examiner à l'état frais. Toutefois nous n'en avons pas observé un assez grand nombre, pour avoir déjà une opinion bien arrêtée sur toutes les formes sous lesquelles il peut se présenter.

4° Du cancer mélanique.

Il est certain qu'il y a des tumeurs cancéreuses qui renferment de la matière noire pigmentaire. Mais, dans plusieurs endroits de cet ouvrage, nous nous sommes élevés contre la spécificité du cancer mélanique. De même qu'une tumeur cancéreuse peut être molle et infiltrée de beaucoup de suc cancéreux (encéphaloïde), de même que le cancer peut être dur par le développement des fibres (squirrhe), ou gélatiniforme par le développement de la substance transparente colloïde, de même aussi la matière colorante noire peut y être déposée en plus ou moins forte proportion, et constituer la forme mélanique du cancer. Nous avons rencontré ce fort développement de mélanose dans un squirrhe ulcéré du sein, dans une glande axillaire squirrheuse, dans des plaques squirrheuses sous-pleurales, dans une tumeur cancéreuse du pancréas, dans un encéphaloïde de l'œil, dans un cancer gélatiniforme du rectum, et dans un ulcère cancéreux de l'estomac.

---

[1] Otto, *Seltne Beobachtungen zur Anatomie, Physiologie, und Pathologie.* Breslau, 1816, tab. 1, fig. 4.

[2] Carswell, *Pathological anatomy*, t. III, tab. 1, fig. 8.

[3] Muller, *Op. citat*, p. 16-18.

Ainsi, la mélanose se rencontre dans toutes les formes diverses du cancer, mais elle ne constitue pas un cancer en elle-même.

Si j'ai bien compris les auteurs qui admettent le cancer mélanique comme une espèce particulière, j'ai cru voir par leur description qu'ils parlaient tantôt de cancers renfermant de la mélanose, tantôt de la mélanose sans la moindre complication cancéreuse. C'est surtout ce dernier point que nous voulons discuter.

Nous avons rapporté plus haut un cas de mélanose qui était devenue constitutionnelle, et s'était déposée dans un grand nombre d'organes à la fois; elle a même entraîné le dépérissement et la mort du malade. Nous connaissons dans la science un assez grand nombre de faits analogues. Mais rien ne nous autorise à identifier la mélanose constitutionnelle avec le cancer. Les éléments de ce dernier y manquent complétement, et on n'y trouve que des granules pigmentaires ou des globules mélanotiques et une trame fibreuse fine. Nous ne pouvons regarder comme cancéreuses que les productions morbides dans lesquelles l'élément cancéreux se trouve d'une manière non douteuse. La nature constitutionnelle ou destructive d'une maladie ne forme nullement pour nous un caractère exclusivement propre au cancer. Quant à la disposition des tumeurs à être constitutionnelles, nous l'avons également rencontrée dans les tumeurs graisseuses et dans les tumeurs enkystées crypteuses, dans lesquelles nous avons même observé une fois l'hérédité. D'un autre côté, nous voyons la syphilis, les scrofules et les tubercules également constitutionnels, et ces derniers surtout font dépérir et amènent ordinairement la mort. Mais pourtant il ne viendrait à l'idée de personne de vouloir identifier toutes ces affections diverses avec le cancer.

Nous ne regardons par conséquent pas le cancer mélanique comme une espèce particulière. Lorsque le cancer ordinaire renferme de la mélanose, cela constitue une variété. Lorsque la mélanose n'est pas combinée aux éléments du cancer, elle doit en être bien nettement séparée, quand même elle serait constitutionnelle et mortelle.

5° *Du cancer hœmatode.*

Nous avons vu, en parlant de l'encéphaloïde, que ce qu'on avait décrit comme fongus hœmatode cancéreux n'était qu'un encéphaloïde très-vasculaire. Mais nous trouvons dans le Mémoire de Muller sur les tumeurs ostéoïdes, cité plus haut, un passage [1] sur une espèce particulière de cancer qui nous paraît mériter une sérieuse attention, et sur laquelle nous n'avons presque pas eu occasion de faire des observations. Il appelle ce cancer *carcinoma teliangiectodes* s. *cirsoides,* et il fait mention d'une observation ayant rapport à une femme qui avait subi l'amputation du bras pour une tumeur profonde de l'avant-bras, composée d'une masse molle, d'un jaune brunâtre, ne montrant d'autres éléments que beaucoup de vaisseaux sanguins dilatés et des caillots de sang. Cette femme succomba six mois après l'opération, ayant présenté l'apparence d'une cachexie générale. A l'autopsie, on trouva dans le mésentère et dans d'autres organes de la cavité abdominale des tumeurs considérables formées par des grappes de vaisseaux sanguins dilatés et remplis de sang. M. Muller cite ensuite un cas analogue qu'il avait observé dans le temps dans la clinique chirurgicale de Walther, et qui a été décrit plus tard dans le journal rédigé par ce célèbre chirurgien [2]. C'était le cas d'un jeune homme qui avait deux nœvi congénitaux à la jambe, qui furent extirpés. Au bout de deux ans et demi, le malade succomba à une forte hémoptysie, et à l'autopsie on trouva dans les poumons beaucoup de tumeurs composées, en majeure partie, de vaisseaux capillaires dilatés.

Ces faits sont certainement bien intéressants, mais nous

---

[1] Muller, *Archiv.*, 1843. Heft., v. p. 438-39.
[2] Graefe et de Walther, *Journal für Chirurgie, und Augenheilkunde,* t. X, p. 26.

serions plutôt disposés à regarder ces tumeurs comme érectiles que comme une forme particulière de cancer. Nous ne
pourrions les admettre comme cancéreuses que lorsque l'existence du véritable tissu cancéreux y serait mise hors de doute.

6° *De l'infiltration cancéreuse.*

En parlant des diverses formes sous lesquelles on rencontre le cancer , il ne faut pas oublier l'infiltration cancéreuse, qui se montre sous une forme tout opposée à celle
du cancer enkysté.

Nous l'avons rencontrée dans les poumons, une fois
même mêlée avec l'infiltration tuberculeuse. Nous avons de
plus observé l'infiltration cancéreuse entre les éléments hypertrophiés du pylore , entre les faisceaux du tissu du fond
de l'utérus , dans le foie et dans la rate.

C'est dans tous ces cas que l'étude microscopique est indispensable pour arriver au diagnostic.

Si nous résumons toutes nos remarques sur les formes du
cancer, nous arrivons à la conclusion suivante : l'élément
principal du cancer, son globule propre , se trouve dans
toutes les productions vraiment cancéreuses, il prédomine
dans la forme que l'on désigne sous le nom d'*encéphaloïde*.
Les éléments accessoires du cancer peuvent acquérir plus
ou moins de développement. Lorsque ce sont les fibres qui
se développent le plus , nous avons la forme squirrheuse ;
lorsque c'est une gélatine transparente qui se dépose entre
les aréoles fibreuses, nous avons le cancer gélatiniforme. Le
développement considérable des globules granuleux et de
leur disposition en figures réticulées, constitue le cancer
réticulaire décrit par Muller. Le fort développement vasculaire nous donne le cancer hœmatode ; une forte sécrétion
de matière pigmentaire dans le cancer donne le cancer
mélanique. .

Le cancer est quelquefois enkysté ; ordinairement il forme
une tumeur circonscrite, pas toujours bien délimitée ; dans
quelques cas , il existe à l'état d'infiltration.

§ V. De l'infection cancéreuse.

L'infection cancéreuse n'est révoquée en doute par aucun
pathologiste; mais elle se rattache à plusieurs questions,
sur lesquelles on est bien loin d'être d'accord. On s'est surtout souvent demandé si le cancer, qui par la suite tend
toujours à devenir une maladie constitutionnelle, l'a été
dès le principe, ou a débuté comme mal local.

Les chirurgiens qui professent cette dernière opinion
s'appuient sur leurs nombreuses guérisons de cancers par
l'opération. Mais nous avons suivi de près la pratique de
plusieurs de ces chirurgiens, du reste de premier mérite,
et nous nous sommes convaincus qu'ils extirpaient comme
tumeurs cancéreuses les tumeurs les plus diverses, tumeurs
fibreuses, fibro-plastiques, hypertrophie d'organes glandulaires, etc. Or, ces tumeurs de bonne nature bien opérées,
ne devaient naturellement point récidiver; les doctrines de
ces chirurgiens n'ont donc point de force probante, parce
que les faits sur lesquels ils s'appuient sont très-atta-
quables.

D'un autre côté, les chirurgiens plus circonspects dans
le diagnostic sont si effrayés des rechutes presque con-
stantes, au bout d'un certain temps après l'opération du
cancer, qu'ils regardent cette maladie comme tout à fait
incurable, et comme ayant, dès le principe, sa source
dans une altération particulière du sang.

Nous serions bien plus disposés à regarder le cancer
comme le dépôt local d'un mal général et constitutionnel,
qu'à le regarder comme étant dans le principe purement
local. Nous avons surtout la conviction que jamais aucune
affection inflammatoire, tuberculeuse ou autre, aucune tumeur de bonne nature puisse se transformer en cancer, ni
par suite d'une lésion externe, ni spontanément. Mais d'un
autre côté, nous voyons que divers produits morbides et
surtout les tubercules, dont personne ne révoque en doute

la diathèse constitutionnelle, peuvent exister dans le sang
à des degrés quantitatifs bien divers, et nous trouvons tous
les passages intermédiaires entre quelques tubercules déposés au sommet d'un poumon ou dans quelques ganglions
cervicaux, et une tuberculisation tout à fait générale. Le
dépôt d'une petite quantité de matière tuberculeuse peut
se terminer par une guérison durable et complète; il est
donc bien probable et même prouvé par l'étude du cancer sur un grand nombre d'individus, que cette production
accidentelle, tout en reconnaissant pour cause probable
une diathèse constitutionnelle, puisse cependant se déposer
dans un organe et y épuiser pour ainsi dire le virus cancéreux qui existe dans le sang. Lorsqu'un cancer bien loca-
lisé ne fait pas beaucoup souffrir le malade, lorsqu'il se
trouve surtout chez un individu qui a passé l'âge de cinquante à cinquante-cinq ans, et chez lequel le mal suit une
marche lente, il nous paraît prudent de s'abstenir de l'opération. Chaque fois, au contraire, que le mal aura une
marche rapide et influera d'une manière fâcheuse sur la
santé générale, il sera tout aussi prudent d'opérer promptement et largement, et de poursuivre le cancer à chaque récidive avec la même énergie. On peut ainsi quelquefois sauver la vie à des malades voués à une mort certaine, et, dans
un grand nombre de cas, prolonger pendant un temps plus
ou moins considérable les jours du malade. Nous avons
opéré, en 1837, un homme de la cité d'Aoste, atteint d'un
encéphaloïde de l'œil qui, dans l'espace de quelques mois,
avait détruit l'œil, rempli tout l'orbite, rongé les paupières
et une partie de l'os lacrymal. Nous enlevâmes le cancer
dans tout l'orbite, dont nous eûmes soin ensuite de ruginer
les parois; nous enlevâmes les paupières et les portions d'os
malade. Eh bien! ce malade a encore vécu pendant près
de trois années, et pendant les deux premières, dans un état
fort supportable; l'orbite s'était rempli d'un tissu inodulaire, mais les os ne s'étaient pas cicatrisés. Nous avons
enlevé, en 1840, une mamelle dans toute son étendue pour

un cancer qui, en peu de temps, avait acquis le volume d'un
œuf de poule; la santé générale avait été profondément altérée, et, sans l'opération, la maladie se serait promptement
terminée d'une manière fatale. La malade s'est bien remise
après l'opération, et a joui pendant trois ans d'une bonne
santé; au bout de ce temps elle eut une récidive à l'autre
sein; elle ne voulut point se décider à l'opération à laquelle
elle avait déjà eu beaucoup de peine à se soumettre la première fois, et elle succomba au bout de quelques mois. Du
reste, tous les chirurgiens expérimentés pourront citer des
faits analogues.

Ainsi quelquefois, quoique rarement, l'opération du
cancer peut guérir, mais souvent elle peut prolonger la
vie du malade et alléger pendant quelque temps ses souffrances.

Lorsque le cancer a duré depuis un certain temps, nous
observons tous les signes d'une altération profonde de la
constitution; les malades maigrissent et prennent un teint
jaune paille tout à fait caractéristique. Les organes dans lesquels le dépôt secondaire se fait le plus souvent, sont le
système lymphatique, surtout les ganglions et le foie. Dans
le cancer du sein, ce sont surtout les ganglions axillaires
qui se prennent; dans le cancer du poumon ou du médiastin, ce sont principalement les ganglions mésentériques qui
renferment bientôt de la matière cancéreuse. Le foie, souvent le siége d'un cancer primitif, en devient un organe de
dépôt, non-seulement dans le cancer de l'estomac, mais
même dans toute espèce de cancer. Les autres organes peuvent ensuite également devenir le siége du dépôt secondaire; quelquefois les dépôts primitifs se faisant par continuité de tissu, ont l'air d'être des dépôts secondaires; c'est
ainsi que nous avons observé le cancer du sein détruire tous
les tissus jusqu'au sternum, infiltrer ce dernier sans le perforer, et former derrière lui à sa surface postérieure de petits tubercules cancéreux, et même des tumeurs volumineuses dans le médiastin.

Nous citerons très en abrégé quelques faits d'infection cancéreuse dont les observations seront rapportées avec tous leurs détails dans la section qui traitera du cancer dans les divers organes.

1° Un cancer squirrheux ulcéré et récidivé du sein gauche s'était étendu à toute la partie antérieure de la poitrine ; le sein droit était devenu le siége d'un cancer étendu, les glandes axillaires des deux côtés renfermaient beaucoup de matière tuberculeuse. Un ganglion squirrheux isolé existait dans la peau du pubis. Des plaques blanchâtres, cancéreuses, étaient disséminées dans le tissu cellulaire sous-pleural.

2° Un cancer squirrheux énorme du sein, récidivé après l'opération, était accompagné de masses cancéreuses disséminées dans le foie.

3° Un cancer gélatiniforme du cardia était accompagné de tumeurs cancéreuses dans le pancréas, dans le foie et dans les poumons.

4° Un cancer encéphaloïde du péritoine montrait de nombreuses tumeurs cancéreuses dans toutes les portions du péritoine. Il en existait autour du diaphragme et même dans une veine mésentérique.

5° Un cancer squirrheux du sein, récidivé après l'opération, était accompagné de nombreux engorgements ganglionnaires. Le suc cancéreux infiltrait le sternum ; il existait une tumeur cancéreuse volumineuse dans le médiastin antérieur.

6° Un cancer encéphaloïde du rein gauche coexistait avec des tumeurs cancéreuses dans les poumons, dans le foie, dans les côtes.

7° Sur le cadavre d'une jeune femme, nous avons trouvé des tumeurs cancéreuses nombreuses à la peau, dans divers os du squelette, dans les poumons, dans la rate, dans le foie et dans des ganglions lymphatiques.

8° Un cancer du sein s'était étendu jusqu'à l'aisselle ; derrière le sternum existaient de nombreux tubercules cancéreux; la veine cave supérieure était remplie de masses cancéreuses occupant tout son intérieur jusque dans la veine axillaire droite.

§ VI. Des cancroïdes.

Nous avons vu, dans la description des tumeurs de bonne nature, qu'on avait désigné comme cancer plusieurs tumeurs qui ne l'étaient pas véritablement, telles que le cancer de la lèvre, le fongus de la dure-mère, la mélanose constitutionnelle, certaines formes de tumeurs fibro-plastiques, etc. Nous avons ensuite cherché à démontrer dans les pages précédentes, qu'on n'était en droit d'envisager comme cancer que ce qui en offrait le tissu et les éléments particuliers. Nous allons encore essayer d'en séparer plusieurs affections qui ne nous paraissent pas offrir les caractères du véritable cancer, mais auxquelles nous avons réservé le nom de *cancroïdes*, pour désigner leur marche analogue à celle du cancer. Mais, avouons-le franchement, nous ne les désignons sous le nom de cancroïdes qu'en attendant qu'on ait mieux étudié leur véritable nature, pour les séparer probablement ensuite tout à fait du cancer.

Nous voulons parler de ces ulcères rongeants qui, ayant une tendance éminemment destructive, reposant même quelquefois sur une base indurée et enflammée, ne montrent cependant point de véritable tissu cancéreux, ni dans leur base ni dans leurs environs.

Ces ulcères rongeants ne sont pas rares à la figure où on parvient quelquefois à les guérir par l'application des préparations arsénicales ou par l'extirpation, que je préfère de beaucoup, au moins au commencement.

Au col de l'utérus, on rencontre assez souvent des ulcères rongeants pris pour des cancers, qui font succomber les malades par suite de l'anémie et de l'épuisement consécutifs aux hémorrhagies fréquentes qui accompagnent cette maladie. Cependant, d'un côté, on parvient quelquefois à les guérir par l'application du fer incandescent ou par celui des préparations arsénicales maniées avec précaution. D'un autre côté, on n'y trouve point à l'autopsie du tissu cancéreux, et on ne rencontre habituellement pas en cas pareil des tumeurs cancéreuses dans d'autres organes. On ne peut pas nous objecter que toute la masse du cancer ait été rongée par l'ulcération. Ne rencontrons-nous pas toujours une base squirrheuse dans les ulcères du sein même les plus étendus et les plus rongeants. Lorsque l'utérus est véritablement le siége du cancer, nous trouvons des tumeurs cancéreuses dans le vagin, dans diverses parties de l'utérus et dans d'autres organes. Une fois nous avons même rencontré un ulcère cancroïde de l'utérus en même temps que de nombreux corps fibreux de cet organe qui, comme on sait, ne coïncident en général pas avec le véritable cancer de l'utérus.

Les ulcères cancroïdes se rencontrent aussi quelquefois dans le rectum sans qu'on trouve trace de tissu cancéreux, ni tout autour, ni dans d'autres organes.

Les diverses formes d'ulcères sur lesquels nous venons d'attirer l'attention des pathologistes, nous paraissent donc essentiellement différentes du véritable cancer.

§ VII. Du développement du cancer.

Nous avons vu que le cancer, déposé au début par très-petites masses, pouvait d'emblée être mou, presque diffluent ou dur, ou criant sous le scalpel. On irait donc beaucoup trop loin si on admettait que le cancer très-mou devait son manque de consistance à un travail de ramollissement. Mais d'un autre côté, lorsqu'un cancer très-dur commence à diminuer de consistance, cela est dû à l'inflammation et au ramollissement.

Toutes les tumeurs cancéreuses reçoivent de bonne heure des vaisseaux nourriciers. Après avoir ainsi contribué pendant quelque temps à augmenter la masse et le volume de

la tumeur, ces vaisseaux deviennent le siége d'une circulation beaucoup moins régulière, se rompent souvent pour
verser leur contenu et former ainsi des épanchements apo-
plectiformes, et deviennent le siégé d'une stase capillaire,
ainsi que de tous les phénomènes locaux de l'inflammation.
C'est alors que le cancer, imbibé du sérum épanché autour
des vaisseaux, se ramollit et finit par devenir le siége de ces
ulcérations qui, ordinairement, ne se cicatrisent plus, et, au
contraire, gagnent de plus en plus en profondeur et en étendue et finissent par épuiser les malades par l'abondance de
leur suppuration. Le pus de ces ulcères offre les caractères
ordinaires du pus; seulement, comme il détruit le tissu
cancéreux sur lequel il repose, on y trouve souvent des
globules cancéreux et des faisceaux, même des paquets entiers de fibres squirrheuses. On y voit de plus beaucoup de
globules graisseux et de globules granuleux. Les globules du
pus sont souvent incomplétement formés et altérés. On n'en
reconnaît alors qu'un petit nombre d'intacts. Quelquefois
nous y avons aussi trouvé des petits vibrions. Ce sont surtout les cancers sous-cutanés et sous-muqueux qui montrent la tendance à l'ulcération. Nous avons vu plus haut
que beaucoup de tumeurs de bonne nature pouvaient, au
bout d'un certain temps de leur durée, s'enflammer et s'ulcérer, ce que l'on appelait souvent bien mal à propos leur
dégénérescence. Cependant les tumeurs bénignes ont cette
tendance à l'ulcération à un degré infiniment moins fort
que les tumeurs cancéreuses et les encéphaloïdes surtout
fournissent des hémorrhagies abondantes et fréquemment
répétées.

Si l'inflammation du cancer tend ordinairement à l'ulcération, on rencontre cependant un certain nombre de cas
dans lesquels un abcès se forme au milieu du tissu morbide
et y reste pendant assez longtemps sans s'ouvrir au dehors.
Nous avons observé ce fait dans des cancers de l'utérus et du
testicule.

A l'occasion des tubercules, nous avons parlé de la coïncidence du cancer avec les tubercules. Nous avons eu occasion encore dernièrement de rencontrer plusieurs fois ces deux affections ensemble, et en général nous les avons vues combinées à tous les degrés différents de développement. Nous pensons donc que c'est une exagération que de prétendre que ces deux maladies s'excluent.

Quant à l'âge dans lequel les affections cancéreuses se montrent le plus fréquemment, nous n'en avons trouvé aucun exempt. On sait que l'encéphaloïde de l'œil n'est pas une affection très-rare chez les enfants. Nous avons vu une fois un encéphaloïde du poumon chez un enfant de sept mois, et une autre fois un encéphaloïde du rein chez un enfant de quatre ans.

Passé l'enfance, nous n'avons rencontré qu'exceptionnellement le cancer avant l'âge de trente-cinq ans. Il devient un peu plus fréquent jusqu'à quarante ans. Mais c'est entre quarante et quarante-huit ans qu'il est le plus fréquent, surtout le cancer du sein et celui de l'utérus. Le cancer de l'estomac chez l'homme survient quelquefois à cette époque, mais en général plutôt passé l'âge de cinquante-cinq ans.

De cinquante à soixante-dix ans, le cancer est également fréquent, et c'est surtout passé l'âge de soixante ans que nous avons rencontré le plus souvent l'infection cancéreuse.

Quant à la durée du cancer, elle nous a paru être en moyenne de quatre mois à deux ans avant que les malades réclamassent l'opération, ou arrivassent à la cachexie cancéreuse mortelle. Après l'opération, les récidives avaient lieu en moyenne entre quinze mois et trois ans. Dans un âge avancé, passé soixante-cinq ans, la marche du cancer a été quelquefois aussi rapidement mortelle que dans un âge bien moins avancé, et a entraîné la mort peu de mois après le début du cancer.

En général, je crois que le cancer est plus fréquent chez la femme que chez l'homme.

Nous terminons ici les remarques générales sur le cancer, et nous passons à la description détaillée des cas que nous avons observés. Nous les classerons d'après le siége du cancer. Nous possédons sur ce sujet un si grand nombre d'observations, que, pour ne pas fatiguer le lecteur, nous ne choisirons que les plus intéressantes.

DEUXIÈME SECTION.

DU CANCER DANS LES DIVERS ORGANES.

Nous passerons successivement en revue le cancer dans les divers organes dans lesquels on le rencontre le plus fréquemment, et nous commencerons par la description du cancer de la glande mammaire.

§ Ier. Du cancer du sein.

La glande mammaire est sans contredit l'organe le plus souvent affecté de cancer. Nous n'entrerons dans aucun détail sur la symptomatologie et le traitement de cette maladie. Notre tâche est principalement de montrer, jusque dans ses moindres détails, la structure anatomique et microscopique du cancer de la mamelle. C'était jusqu'à présent une lacune dans la science, et les conséquences de l'état incomplet de nos connaissances sur ce sujet étaient fort graves. On a souvent cru avoir guéri des cancers du sein par l'opération, n'ayant eu affaire qu'à des tumeurs bénignes, et dans la discussion sur les corps fibreux de la mamelle, qui a eu lieu l'année dernière à l'Académie de Médecine, on a pu voir combien les doctrines sur les points les plus importants de la nature des tumeurs étaient à la fois vagues et arbitraires.

Toute espèce de tumeurs, surtout toutes les formes de cancer, peuvent se rencontrer dans la mamelle. Mais la plus fréquente est le squirrhe.

À son début, il constitue une tumeur peu mobile, quel-

quefois circonscrite et enkystée, d'autres fois à contours diffus et contractant bientôt de tous côtés des adhérences avec
les tissus ambians, et envoyant des prolongements dans
plusieurs directions. La tumeur paraît ainsi faire corps avec
la mamelle, dont bientôt le mamelon se rétracte, entouré
de bosselures dures, mal circonscrites à leur base. Les douleurs sont de bonne heure assez vives, parce que le tissu
dur du squirrhe comprime plus fortement les filets nerveux,
que ne le ferait un tissu élastique et mou. Le volume du
squirrhe varie au début entre celui d'une fève et celui d'un
marron; il dépasse rarement celui de cinq à six centimètres, et ce n'est que dans des cas exceptionnels qu'il occupe
toute la mamelle et dépasse même deux décimètres. Encore,
en cas pareil, est-il plus volumineux en surface qu'en épaisseur. Nous avons vu des ulcères squirrheux occupant toute
la région du sein et au delà, ayant tout au plus deux à trois
centimètres d'épaisseur. L'ulcération survient en général
de bonne heure dans ce squirrhe. L'ulcère sécrète un pus
dans lequel peu de globules restent intacts, et il renferme
souvent de petits vibrions, des paquets de fibres et des groupes de globules cancéreux se détachant par la suppuration.

Le squirrhe de la mamelle montre en général une plus
forte consistance que l'encéphaloïde. Dans son tissu, on reconnaît une trame aréolaire blanche, renfermant dans ses
intervalles un tissu mou, demi-transparent, jaune ou gris
rosé, composé de globules cancéreux. On y voit, en outre,
les figures réticulées de globules granuleux, qui n'y constituent qu'un élément tout à fait secondaire. Chez la même
femme nous avons constaté leur existence dans un squirrhe
du sein gauche, et leur absence dans celui de la glande
mammaire droite. Il y a dans le cancer du sein souvent une
telle quantité de graisse, que les globules cancéreux en deviennent difficiles à reconnaître. On y trouve, de plus, beaucoup de fibres élastiques et bien souvent un certain nombre
de conduits galactophores englobés dans la masse cancéreuse, reconnaissables par leur forme tubulaire et leur tissu

blanchâtre. On les trouve ordinairement remplis de globules cancéreux déformés, et de diverses matières grasses. Nous n'avons jamais reconnu dans le cancer de la mamelle le tissu glandulaire de cet organe.

Nous avons étudié avec une attention toute spéciale le mode par lequel le squirrhe envahit les tissus qui l'entourent. Nous avons reconnu qu'on s'exprimait d'une manière bien inexacte en disant que le cancer transformait tous les tissus en sa substance propre.

Jamais nous n'avons vu la moindre forme de transition et de passage d'une fibre cellulaire, musculaire, d'une aréole osseuse en tissu cancéreux. Ce dernier n'est que déposé dans les interstices de tous les éléments primitifs des parties qui l'entourent, et en se développant il les fait disparaître par compression et par absorption. Le tissu cellulaire est le premier pris ; vient ensuite le muscle pectoral dans lequel nous avons constaté non-seulement les globules cancéreux, mais aussi les globules granuleux et les figures réticulées. Plus tard, le squirrhe s'étend aux os. Nous l'avons vu perforer les côtes et atteindre la plèvre. D'autres fois le sternum est plutôt infiltré de suc cancéreux, et devient ainsi à sa partie postérieure le siége de dépôts cancéreux.

L'encéphaloïde se rencontre plus rarement dans la mamelle que le squirrhe. Il peut atteindre des dimensions beaucoup plus considérables; nous l'avons observé du volume d'une tête d'enfant. Molle et lobulée, offrant au palper la sensation d'une fluctuation obscure, cette espèce de tumeur offre cependant quelquefois une consistance élastique et une densité de structure, qui la rapproche sous ce rapport des tumeurs fibreuses. Le mamelon reste plus longtemps intact ; souvent, cependant, il se prend, et une fois ulcéré, cet ulcère tend à s'étendre, à pousser des végétations à sa surface, et à fournir des hémorrhagies fréquentes. Quelquefois enkysté, l'encéphaloïde du sein est pourtant ordinairement mal circonscrit.

L'aspect de son tissu est plus homogène que celui du

squirrhe. Il offre quelquefois la ressemblance souvent signalée avec la pulpe cérébrale, montrant cependant des
intersections blanches au milieu de ce tissu très-mou; d'autres fois il est d'un jaune homogène plus consistant. Les
fibres qui le traversent sont, en général, pâles et fines.
Les globules sont ceux de l'encéphaloïde, et en offrent
souvent les caractères les plus tranchés. Les éléments fusiformes appartenant à la formation fibreuse y sont quelquefois bien nombreux. Les éléments graisseux varient de
quantité. Les cristaux de cholestérine y manquent rarement. Quelquefois cet encéphaloïde renferme des figures
réticulées. Nous y avons vu une fois des concrétions pierreuses et crétacées.

La disposition à l'infection générale de toute l'économie
est commune à l'encéphaloïde et au squirrhe de la glande
mammaire, mais l'encéphaloïde n'altère ordinairement pas
autant le muscle pectoral, le sternum et les côtes, que le
fait le squirrhe.

C'est surtout dans les autopsies de malades, qui avaient
succombé à l'infection cancéreuse générale consécutive au
cancer du sein, que nous avons constaté plusieurs fois,
d'une manière non douteuse, la coïncidence du cancer et
du tubercule, sans que l'un ait pu exercer de l'influence sur
la marche de l'autre.

Nos doctrines sur le cancer étant en partie nouvelles, surtout par rapport à sa structure intime, nous croyons nécessaire de citer quelques-unes de nos observations à l'appui de tous les faits généraux signalés dans ce travail. Nous
choisirons celles qui nous feront le mieux passer en revue
les points les plus importants dans l'histoire du cancer.

1° *Tumeur squirrheuse peu volumineuse de la glande
mammaire.*

Une femme, âgée de quarante et un ans, d'une bonne
constitution, d'une famille dans laquelle on jouit généralement d'une bonne santé, avait été bien portante jusqu'à

l'âge de trente-sept ans, époque à laquelle elle s'est aperçue qu'elle portait une petite grosseur dans le sein droit. Pendant deux ans, cette tumeur augmenta sans cependant occasionner des douleurs bien vives ; elle avait atteint le volume d'un œuf de poule. La peau et le mamelon étaient restés intacts. La tumeur n'ayant point été modifiée par divers moyens thérapeutiques mis en usage , M. Lisfranc, dans le service duquel j'ai observé cette malade à l'hôpital de la Pitié, fit l'ablation du sein. L'opération fut suivie d'un succès momentané complet, et, pendant près de deux ans, la malade se porta parfaitement bien. Au bout de ce temps, il reparut au même sein une petite glande qui bientôt avait atteint le volume d'une fève, et qui devint le siége de douleurs lancinantes vives et fréquemment répétées. La malade en fut fort inquiète. Cela engagea M. Lisfranc à en faire l'extirpation qui, du reste, fut facile.

Cette récidive de squirrhe n'ayant eu lieu que depuis fort peu de temps, nous eûmes ainsi l'occasion d'étudier le squirrhe de la mamelle dans sa toute première période.

La tumeur avait le volume d'une amande. Elle était très-dure, criant sous le scalpel. Son tissu était d'un blanc mat, d'aspect fibreux, renfermant dans l'intervalle des réseaux fibreux un peu de substance grise, molle, composée de globules cancéreux. Dans plusieurs points, ce tissu était rouge et fortement injecté. Extérieurement, la tumeur était entourée de tissu cellulaire condensé, formant ainsi une enveloppe fibro-cellulaire.

Les fibres sont en partie disposées par faisceaux ; mais, dans quelques endroits, elles s'entre-croisent irrégulièrement dans tous les sens, ayant en moyenne $0^{mm},0025$ de largeur, offrant des contours bien marqués. Çà et là, on y remarque des fibres élastiques (Pl. xix, fig. 1).

Dans quelques endroits, on reconnaît dans ce tissu des aiguilles prismatiques cristallines en assez grande quantité (Pl. xix, fig. 2).

La substance molle qui se trouve entre les fibres est com-

posée de globules cancéreux ronds, ovalaires, ou irrégulièrement allongés à l'une de leurs extrémités. Les globules
entiers ont de $0^{mm},02$ à $0^{mm},03$; ils sont aplatis, offrant une
apparence finement ponctuée. Les noyaux ont de $0^{mm},01$ à
$0^{mm},0175$; ils sont sphériques, à contours assez fortement
accusés (Pl. xix, fig. 3). Par places, les globules forment
sous le microscope de fort belles expansions membraneuses,
et, entre les globules, on y reconnaît une substance inter-
cellulaire hyaline.

2° *Squirrhe ulcéré du sein; infection cancéreuse générale; mort; cancer dans la plèvre et dans les poumons;
tubercules pulmonaires.*

Une femme, âgée de soixante ans, était entrée à l'hospice
de la Salpêtrière pour une infection cancéreuse générale
consécutive à une infection squirrheuse du sein. Lorsque je
l'ai vue à cet hôpital, la pauvre femme était si près de sa
fin, que je n'ai pu l'interroger et que je n'ai point pu
recueillir de notes sur la marche de sa maladie, ce qui,
du reste, pour le sujet qui nous occupe, n'aurait qu'une
importance secondaire.

Cette femme portait au sein gauche un ulcère cancéreux
énorme, reposant sur une base de tissu squirrheux. Le sein
droit était également le siége d'une tumeur squirrheuse dure,
non ramollie, qui avait contracté des adhérences intimes
avec le mamelon, et était ulcérée sur un petit point de sa surface à peu près dans l'étendue d'une pièce de deux francs.

Autour des deux seins se trouvaient de très-nombreux
ganglions lymphatiques cancéreux, et, chose curieuse, il y
eut un seul ganglion squirrheux bien isolé sur la peau du
bas-ventre, près du pubis.

Dans le tissu cellulaire sous-pleural se voyaient de petites
plaques blanchâtres, de quelques millimètres d'étendue,
dans lesquelles le microscope mit l'élément cancéreux hors
de doute. Nous en donnerons la description plus loin.

Dans un endroit, au milieu du poumon gauche, il y avait

un corps sphérique du volume d'un petit pois, offrant l'aspect nacré d'une perle.

Le sommet des deux poumons montrait un mélange d'infiltration tuberculeuse et cancéreuse. Les reins contenaient plusieurs kystes séreux volumineux, affection fréquente chez les vieillards.

Le foie et tous les autres organes étaient sains.

La tumeur du sein droit a plus d'un décimètre d'étendue. La consistance du tissu squirrheux de la base de l'ulcère est moins dure qu'on ne la rencontre ordinairement dans le squirrhe; en faisant une coupe verticale dans ce tissu, on y reconnaît un aspect jaune lardacé, parsemé de taches et de réseaux granuleux d'un blanc terne; en râclant ce tissu squirrheux avec le scalpel, on y voit un mélange de suc cancéreux trouble et de graisse. Les fibres sont en partie des fibres cellulaires ordinaires, à contours marqués, offrant un aspect particulier de raideur, souvent caractéristique pour le squirrhe; on y voit de plus beaucoup de fibres élastiques.

Les globules squirrheux ne sont pas faciles à y étudier, masqués qu'ils sont par les éléments graisseux très-abondants.

Les ganglions cancéreux de l'aisselle montrent sur une coupe fraîche un réseau blanc, renfermant une pulpe d'un jaune grisâtre; la trame fibreuse cependant y prédomine au point de donner à l'ensemble une dureté notable; les éléments graisseux et granuleux rétiformes s'y trouvent également en forte proportion. Parmi les éléments fibreux, on remarque quelques formes intermédiaires fibro-plastiques, surtout des corps fusiformes; les globules cancéreux y sont mieux visibles que dans la glande mammaire. Au centre d'une des glandes axillaires se trouve une masse mélanique de deux millimètres de diamètre, composée de granules pigmentaires noirs.

Le pus qui recouvre le petit ulcère du sein droit renferme, outre des globules du pus déformés, beaucoup de vésicules graisseuses et des fragments de fibres.

Le sein gauche, celui qui avait été le siége d'une si vaste ulcération, est recouvert d'un pus jaunâtre et repose sur un tissu cancéreux dur, dans lequel ou reconnaît le stroma fibreux qui renferme la substance jaune lardacée; dans quelques endroits, ce tissu jaune est infiltré de xanthose et offre une teinte d'un jaune d'orange. Les globules cancéreux de 0^{mm},02 à 0^{mm},03 avec un noyau de 0^{mm},01 à 0^{mm},015, sont bien distincts dans ce squirrhe. Il n'y a presque point de globules granuleux et point de figures réticulées.

Le pus de l'ulcère est très-granuleux, ne montrant que peu de globules déformés et des globules cancéreux nombreux, également déformés; on y aperçoit surtout des fibres par masses considérables.

Dans la plèvre pulmonaire de cette femme, il y avait, comme nous l'avons mentionné plus haut, des petites plaques cancéreuses blanchâtres de un à six millimètres d'étendue, à forme irrégulière, pénétrant à la profondeur de quelques millimètres dans la substance pulmonaire en écartant ses éléments, et étant déposées elles-mêmes entre les fibres du tissu cellulaire sous-pleural; le microscope y fait reconnaître tous les éléments du squirrhe avec prédominence des globules; en général, la couleur de ces petites plaques est d'un blanc nacré, mais quelques-unes sont infiltrées d'éléments mélanotiques; par places, on y trouve même des figures réticulées et des globules granuleux.

Au milieu du sommet du poumon droit se trouve le corps sphérique décrit plus haut, offrant l'apparence d'une perle. On peut facilement le détacher du tissu pulmonaire ambiant; il est formé de couches concentriques, d'un tissu finement fibreux et opalescent.

Dans le sommet du poumon gauche, il y a quelques tubercules ramollis et, dans plusieurs endroits, un mélange d'infiltration tuberculeuse et cancéreuse. Dans les tubercules, on reconnaît fort bien les globules qui leur sont propres; dans l'infiltration cancéreuse, on distingue non-seulement les globules cancéreux ordinaires, mais encore une autre espèce de cellules cancéreuses, offrant un aspect concentrique, ayant jusqu'à 0^{mm},05 une forme ronde ou ovalaire ; on y aperçoit en outre des globules graisseux et granuleux et des cristaux de cholestérine.

Parmi les tubercules miliaires, il y en a quelques-uns qui sont crétacés. Le tissu pulmonaire autour d'eux est dans un état d'induration et d'inflammation chronique.

L'infiltration cancéreuse du poumon se distingue essentiellement de l'infiltration tuberculeuse, même déjà à l'œil nu, par l'absence d'aspect caséeux, grumeleux, et de friabilité ; on y reconnaît au contraire une trame fibreuse et un aspect plutôt rougeâtre, paraissant finement grenu lorsqu'on l'examine à la loupe. Au microscope, il est encore bien plus facile de les distinguer, les éléments tuberculeux et cancéreux offrant entre eux des différences bien marquées.

3° *Cancer du sein s'étendant jusqu'à l'aisselle et infiltrant le sternum ; tumeurs cancéreuses dans le médiastin et dans le foie.*

Une femme, âgée de cinquante-huit ans, avait depuis plusieurs années une tumeur cancéreuse du sein qui s'était ulcérée après avoir contracté des adhérences avec tous les tissus ambiants et sous-jacents. Pendant le dernier temps de sa vie, la main droite, celle du côté du cancer, avait commencé à devenir œdémateuse ; peu à peu, tout le bras est devenu le siége d'une infiltration séreuse. La malade présenta les symptômes ordinaires du cancer du sein, des douleurs vives dans le sein et tout autour ; les signes d'un dépérissement rapide ; et en outre elle avait éprouvé pendant le dernier temps de sa vie une gêne considérable dans la respiration ; elle avait aussi eu des quintes fréquentes d'une toux sèche. Du reste, je ne l'ai que peu observée pendant sa vie.

A l'autopsie, nous avons trouvé que la masse cancéreuse du sein s'était étendue jusque dans le creux de l'aisselle

droite, sans compter les nombreux ganglions cancéreux
qui l'entouraient; les deux muscles pectoraux étaient généralement infiltrés de matière cancéreuse et tout à fait indurés. Plusieurs côtes étaient usées et en partis absorbées, et
le cancer avait presque atteint la surface de la plèvre; les
veines du bras engorgé, disséquées avec soin, étaient dans
leur état normal jusqu'à la jonction de la veine sous-
clavière et de la veine jugulaire interne; mais là elles
étaient tellement comprimées par des masses cancéreuses
très-dures que, sans être oblitérés, ces vaisseaux n'étaient
que très-incomplétement perméables au sang. Le foie contenait plusieurs tumeurs cancéreuses par masses disséminées; dans les veines qui entouraient l'ovaire gauche, se
trouvait un certain nombre de petites pierres, des phlébo-
lithes. A la surface externe du colon, existait une petite
tumeur graisseuse, attachée à l'intestin par un pédicule long
et mince.

Le cancer ulcéré et très-étendu du sein avait à peine un
pouce d'épaisseur. Ce tissu, qui formait la base de l'ulcère,
était fortement fibreux, réticulaire et infiltré de mélanose.

Le microscope y montre les éléments propres au cancer;
on les retrouve également, mais altérés, dans le pus de
l'ulcère. Dans le muscle pectoral, la structure musculaire a
presque complétement disparu, et l'infiltration cancéreuse
y est si abondante qu'on y voit proportionnellement beaucoup mieux les globules cancéreux que dans le sein lui-
même. Nulle part on ne rencontre trace de transformation
directe entre le tissu musculaire et le tissu cancéreux. Ce
dernier a été déposé et s'est développé au milieu du muscle
pectoral dont il faisait disparaître le tissu par absorption,
substituant sa vie parasitique à la nutrition normale du
muscle.

Les masses cancéreuses du foie varient de volume entre
celui d'un pois et celui d'un marron. Elles montrent à leur
surface une dépression en forme de godet, et paraissent
avoir pris leur origine dans le tissu cellulaire sous-périto-

néal, s'étendant ainsi dans la substance du foie. Elles sont
entourées d'une forte injection vasculaire. Sur une coupe
fraîche, ces masses cancéreuses offrent l'aspect suivant :
une trame fibreuse blanchâtre y alterne avec des réseaux
granuleux et une substance molle, jaune et comme lardacée,
dans laquelle on reconnaît fort bien les globules cancéreux,
qui ont en moyenne $0^{mm},02$, montrant un noyau de
$0^{mm},0075$ à $0^{mm},01$ qui, dans son intérieur, renferme outre
quelques granules irréguliers deux à trois nucléoles. Les
globules granuleux ont jusqu'à $0^{mm},03$; ils sont remplis de
granules de $0^{mm},0017$.

Les cellules du foie qui entourent les masses cancéreuses
sont en bonne partie infiltrées de graisse.

La vascularité de ce tissu squirrheux du foie était plus
forte que dans les autres parties affectées de cancer.

4° Squirrhe de la mamelle.

Une femme, âgée de quarante-six ans, a toujours joui
d'une bonne santé jusqu'à sa quarantième année. Elle a été
bien réglée. Mariée depuis l'âge de vingt-huit ans, elle a
eu sept couches, les dernières à l'âge de quarante ans. A
l'âge de quarante-quatre ans, elle s'aperçut d'une petite tumeur dans le sein gauche, qu'elle attribua à un coup qu'elle
s'était donné quelque temps auparavant. Du reste, on cherche en général à rattacher les tumeurs à une lésion externe,
et les femmes surtout attribuent ordinairement le début du
squirrhe de la mamelle à une contusion de la région mammaire. Cependant, en les interrogeant avec soin, j'ai pu
souvent me convaincre que ce n'était pas le véritable point
de départ de la maladie, et qu'elles portaient une petite tumeur déjà antérieurement au coup auquel elles attribuaient
l'origine de leur mal, ou que ce dernier n'était survenu
qu'assez longtemps après. Quoi qu'il en soit pour le cas
actuel, la tumeur, après être restée petite pendant assez longtemps, commença à grandir plus rapidement et à devenir
le siége de douleurs vives. Elle avait ainsi acquis le volume

d'une petite pomme, ayant contracté des adhérences avec les tissus qui l'entouraient et principalement avec la peau qui la recouvrait. Celle-ci était rouge et enflammée au sommet de la tumeur. La malade a du reste continué à jouir d'une assez bonne santé ; ses règles ne se sont pas dérangées, et elle n'avait pas encore le teint cachectique des affections cancéreuses lorsqu'elle est venue réclamer l'opération à l'hôpital de la Charité, où l'ablation du sein fut pratiquée par M. Velpeau.

La tumeur n'était pas nettement circonscrite ; elle était dure, criant sous le scalpel. Sur une coupe fraîche, elle montrait une trame blanchâtre formée par un réseau de fibres, et entre ces dernières un tissu cancéreux mou, jaunâtre, et de nombreuses arborisations irrégulièrement étoilées, d'un blanc mat, ayant les caractères des figures réticulées (Pl. xix, fig. 4).

La vascularité était inégale, peu prononcée dans la plus grande étendue de la tumeur, mais montrant dans quelques endroits une injection vive et circonscrite ; on dirait des points enflammés au milieu du squirrhe.

Le réseau fibreux n'offre pas une disposition fasciculaire. Les globules sont ronds ou ovoïdes de $0^{mm},02$, leur noyau de $0^{mm},01$; on reconnaît partout une substance inter-globulaire abondante finement granuleuse. On y voit de plus beaucoup de noyaux sans parois d'enveloppe, contenant de petits grumeaux, mais sans montrer distinctement des nucléoles.

Les figures réticulées offrent leurs éléments granuleux ordinaires.

Nous avons observé au microscope dans ce cas un phénomène intéressant par rapport à la formation des globules. Nous avons énoncé plus haut l'opinion que la paroi d'enveloppe des globules cancéreux se formait bien souvent par agglomération, d'abord irrégulière, de substance intercellulaire autour des noyaux. Dans le cas actuel, nous rencontrons un autre mode de formation, fréquent, du reste,

dans beaucoup de cellules des éléments normaux et pathologiques, savoir, une membrane d'enveloppe qui se soulève,
pour ainsi dire, de tous côtés autour du noyau, n'ayant au
commencement que $0^{mm},0025$ de distance du noyau, augmentant de volume par imbibition ou par endosmose, et
finissant par former une enveloppe lâche deux à trois fois
plus grande que le noyau, qui cependant ne se trouve pas
dans le centre de la cellule, mais plutôt à sa circonférence
(Pl. xix, fig. 5).

Dans ce squirrhe, les éléments graisseux et les fibres
élastiques n'existaient qu'en faible proportion.

5° Squirrhe de la mamelle.

Au mois de novembre 1839, je fus consulté par une malade, âgée de quarante-deux ans, qui portait depuis
plusieurs mois une tumeur arrondie et ovoïde dans le sein
droit, tumeur peu mobile, cependant encore assez bien
circonscrite et ayant son siége à peu près au centre de la
glande mammaire. Cette dame jouissait d'une bonne santé
auparavant; elle continua à être bien réglée; elle ne put
attribuer à aucune cause extérieure l'origine de son mal.
Depuis qu'elle avait commencé à s'apercevoir de cette tumeur, elle avait l'esprit frappé et sa santé se dérangea autant par suite de son inquiétude que par le mal en lui-même.
Elle devint surtout d'une irritabilité nerveuse excessive.

On conçoit aisément qu'un traitement antiphlogistique et
fondant n'eut aucun effet sur la marche de la maladie. La
tumeur, au contraire, continua à faire des progrès, à envoyer des prolongements dans le voisinage, à contracter
des adhérences de plus en plus intimes avec les parties environnantes. La santé générale se dérangea, la malade prit
un mauvais teint jaunâtre; elle maigrit et perdit les forces
et le sommeil.

J'insistai sur la nécessité de l'opération, qui me fut à la
fin accordée; et, le 21 mars 1840, je fis l'ablation complète du sein. Les suites de l'opération furent heureuses : la

plaie était cicatrisée au bout de quelques semaines ; la malade reprit des forces, et l'état général de la santé s'améliora sensiblement. J'eus de temps en temps de ses nouvelles, qui furent bonnes ; mais comme elle avait quitté la contrée que j'habitais, je la perdis de vue. Trois ans plus tard, j'appris qu'elle avait une récidive à l'autre sein, et qu'elle se refusait obstinément à toute opération, ce qui fit qu'elle succomba au bout de quelques mois, après avoir éprouvé des souffrances bien vives par suite de l'ulcération étendue qui s'était établie sur cette tumeur squirrheuse.

La tumeur, examinée après l'opération, se montra mal délimitée ; elle avait à peu près le volume d'un œuf de poule. Elle montrait sur une coupe fraîche un aspect blanc, fibreux, dense, n'offrant dans ses interstices que peu de tissu mou d'un gris jaunâtre, tout composé de globules cancéreux et de substance inter-cellulaire. La consistance de cette tumeur était presque celle du fibro-cartilage. Il n'y avait que fort peu d'éléments graisseux, et nulle part trace de figures réticulées.

6° *Squirrhe du sein ; infection cancéreuse ; infiltration squirrheuse du sternum ; tumeur cancéreuse dans le médiastin ; tubercules pulmonaires.*

Une femme, âgée de cinquante-cinq ans, est entrée à l'hospice de la Salpêtrière (service de M. Manec) pour une infection cancéreuse générale. Elle avait été atteinte d'une tumeur cancéreuse du sein, qui avait commencé à se former déjà plusieurs années auparavant. Cette tumeur s'étant ulcérée, on fit l'ablation du sein ; mais quinze mois plus tard le mal récidiva, et la malade fut prise d'une affection cancéreuse de l'autre sein. Bientôt la tumeur cancéreuse contracta des adhérences avec la peau qui la recouvrait, le mamelon se rétracta, le squirrhe s'ulcéra, l'ulcère s'agrandit rapidement, la suppuration devint très-abondante, les ganglions de l'aisselle se tuméfièrent non-seulement du côté du cancer, mais même ceux de l'autre côté ; et, ce qu'il y avait de plus étonnant encore, c'est que ceux des

deux régions inguinales devinrent également le siége de
l'infection cancéreuse. Les symptômes d'une cachexie cancéreuse générale ne tardèrent pas à survenir. La malade
maigrit; elle perdit les forces; elle eut une fièvre continuelle, des douleurs vives, une gêne bien grande de la respiration; et, après avoir éprouvé de vives souffrances, elle
succomba vers la fin de février 1843.

Le sternum était augmenté de volume, et montrait dans
toute son épaisseur une infiltration cancéreuse; sa consistance était diminuée au point qu'on put le couper avec le
scalpel. A sa partie interne, dans le médiastin, existait une
tumeur cancéreuse considérable qui réunissait les deux
poumons dont le volume était considérablement diminué.
Leur tissu était compacte, d'un gris noirâtre; ils renfermaient dans leur sommet de la matière tuberculeuse. Dans
la cavité thoracique se trouvait de plus une quantité notable
d'une sérosité citrine. Les autres organes ne montraient
rien d'anormal.

Dans plusieurs gros vaisseaux, il y avait des caillots gri-
sâtres qu'on aurait pu prendre pour des infiltrations cancéreuses, mais dans lesquels le microscope ne démontra rien
de pareil, et on n'y vit que des éléments fibrineux. Le pus
qui recouvrait les parties cancéreuses ulcérées ne renfermait
presque point de globules du pus, fait que l'on observe, du
reste, assez souvent dans du pus de très-mauvaise nature.
Il était en grande partie composé de granules et de débris
de globules décomposés. On y voyait, de plus, de grands
globules granuleux et beaucoup d'éléments graisseux, ce
qui fait que les globules cancéreux, qui existaient en quantité notable, étaient presque entièrement masqués. Il y avait
enfin dans ce pus, fraîchement pris sur la plaie, beaucoup
de corps vibrioïdes (*vibrio, lineola*. Ehr.), ayant de $0^{mm},005$
à $0^{mm},015$ de longueur sur $0^{mm},0012$ de largeur : leurs
mouvements étaient ou serpentants ou tremblotants. Il
m'était impossible d'y reconnaître une organisation interne;
leur mouvement animal paraissait manifeste. Ces vibrions

étaient les mêmes que nous avons souvent signalés dans le pus, et même une fois dans le sperme de la salamandre atra des Alpes.

La peau était partout tellement adhérente à la tumeur cancéreuse du sein, qu'on ne pouvait l'en détacher.

Le tissu du cancer est jaune, lardacé, criant sous le scalpel, dur par places, plus mou et élastique dans d'autres, laissant sortir par la compression un suc laiteux, jaunâtre, abondant, communiquant à l'eau une teinte opalescente. Dans les endroits dans lesquels il y a un peu plus de vascularité, ce tissu offre, outre le pointillé des vaisseaux coupés, une teinte rosée. A la loupe, ce tissu squirrheux montre une trame irrégulière, blanche, parsemée de parties grenues jaunâtres, qui, dans quelques endroits, existent par masses plus homogènes, moins interrompues ; il y a en outre quelques endroits qui offrent une teinte d'un jaune presque safrané. Dans les ganglions axillaires du côté droit, le microscope fait découvrir des globules tuberculeux mêlés aux globules et aux autres éléments du cancer. Dans la tumeur cancéreuse du médiastin, il se trouve également de la matière tuberculeuse.

La structure du squirrhe du sein est dense et fibrineuse, et offre un feutrage irrégulier ; on y reconnaît une certaine quantité de fibres élastiques. Les globules cancéreux y sont tellement masqués par les éléments graisseux, qu'au premier abord on ne les reconnaît que difficilement ; mais en examinant de près, on leur reconnaît la forme souvent décrite, du reste, avec toutes leurs variétés.

Dans les ganglions axillaires et dans le cancer du médiastin, on les voit mieux que dans le sein. Les parties colorées en jaune safrané sont composées d'une espèce de graisse particulière, formée de vésicules huileuses d'une couleur jaune dans leur intérieur.

La tumeur qui réunit les deux poumons a le volume d'un œuf de dinde ; elle a en général l'aspect squirrheux, mais il y a des endroits dans lesquels l'aspect est caséeux, comme tuberculeux.

Le muscle grand pectoral est tellement infiltré d'éléments cancéreux que sa structure musculaire a presque disparu, remplacée par les fibres et les globules du squirrhe. Nulle part on n'y observe de transformation de l'une de ces substances dans l'autre.

Le sternum offre, dans les mailles de son tissu spongieux, des masses fibreuses en très-petite quantité, et de très-nombreux globules cancéreux, et il est si friable qu'on peut en couper des tranches minces. Les cartilages sont jaunâtres; on n'y voit point d'éléments squirrheux.

Il paraît donc que c'est ce suc cancéreux du squirrhe du sein qui a infiltré et boursouflé le sternum, et qui a ensuite donné origine à la tumeur cancéreuse du médiastin, adhérente à sa surface postérieure.

7° Squirrhe de la mamelle renfermant une matière d'apparence tuberculeuse.

Nous citons ici cette observation, parce qu'elle montre à quelles erreurs peut conduire l'étude de l'anatomie pathologique lorsqu'elle n'est faite qu'à l'œil nu, et lorsqu'on tire des conclusions de l'apparence la plus grossière, sans chercher à étudier à fond les véritable éléments des productions morbides.

Une femme de quarante-deux ans, bien réglée depuis l'âge de quinze ans, avait eu deux enfants, et elle avait nourri de plus quelques autres enfants, ayant fait le métier de nourrice. Elle était assez bien constituée, quoique pâle et offrant les caractères extérieurs du tempérament lymphatique. Sa santé avait été bonne jusqu'à l'âge de trente-huit ans, époque à laquelle elle eut beaucoup de chagrin; cependant, après avoir été maladive pendant les quatre mois avant son entrée à l'hôpital, elle éprouva un dérangement de ses règles et eut plusieurs fois des crachements de sang. Pendant ce temps, les deux seins se gonflèrent et devinrent douloureux, en lui donnant une sensation analogue à celle qu'éprouve une nourrice lorsque le lait monte. Plus tard ses règles reparurent et le gonflement général des seins diminua. C'est alors que la malade s'aperçut qu'elle portait dans le sein gauche une tumeur volumineuse, mal circonscrite et presque de la grosseur du poing. La tumeur était bosselée et le mamelon rétracté depuis deux mois. La pression n'était point douloureuse, mais la malade éprouvait souvent des élancements douloureux dans le sein.

Dans l'aisselle correspondante existait une tumeur du volume d'un œuf de pigeon. La compression et les résolutifs ayant été employés sans succès, on se décida à faire l'opération. C'était à l'Hôtel-Dieu, dans le service de M. Blandin, que se trouvait la malade. Ce chirurgien distingué fit l'ablation complète du sein, et enleva un assez grand nombre de ganglions cancéreux.

La tumeur comprend toute la glande mammaire, qui est presque en entier transformée en tissu squirrheux, d'un blanc grisâtre, au milieu duquel on trouve des petites masses jaunâtres, soit distribuées par points irréguliers, soit dans des cordons qui sont probablement des conduits galactophores. Cette matière offre à l'œil nu la plus grande ressemblance avec la matière tuberculeuse. La tumeur, peu vasculaire à sa circonférence, l'est davantage vers son centre. La compression fait sortir de ces cylindres galactophores, qui ont un à deux millimètres de largeur, une certaine quantité d'une substance granuleuse et comme caséeuse.

L'examen microscopique de cette tumeur ne montre rien de particulier dans la trame fibreuse. Les globules cancéreux sont petits, ne dépassant guère $0^{mm},015$, et leurs noyaux ont en moyenne $0^{mm},01$, se trouvant dans beaucoup d'endroits dans des expansions membraneuses fines, dans lesquelles on ne leur reconnaît aucune paroi d'enveloppe distincte. La tumeur renferme de plus beaucoup d'éléments graisseux, parmi lesquels on remarque des cristaux de cholestérine. Les prolongements irréguliers que la tumeur envoie dans toutes les directions sont principalement composés de tissu fibreux.

Mais le point important de cette étude microscopique
était la détermination exacte des éléments que renfermait la
matière d'apparence tuberculeuse. Or, voici ce que l'observation nous a appris à ce sujet.

Nous voulions d'abord nous assurer si nous n'avions pas
affaire à une altération des éléments du lait et surtout à de
la caséine. Notre premier soin fut donc de préparer de la
caséine fraîche en traitant du lait filtré avec de l'acide acétique. La caséine ainsi obtenue montrait une structure finement granuleuse essentiellement différente de la substance
que nous décrirons tout à l'heure.

Celle-ci, d'apparence tuberculeuse, montrait des globules
déformés et irréguliers, infiltrés d'une matière graisseuse
et renfermant quelques granules; et si un grand nombre
d'entre eux a perdu toute forme caractéristique, on trouve
cependant tous les passages entre les globules déformés et
les noyaux des globules du cancer les mieux caractérisés;
ainsi, le contenu d'apparence tuberculeuse de ces conduits
galactophores et la substance semblable, qui se trouve dans
ce squirrhe par masses disséminées, ne renferment point
d'autres éléments que ceux du cancer, mais dans un état de
déformation et de mélange avec des matières grasses, et
nulle part on n'y reconnaît de véritables éléments tuberculeux.

8° *Cancer encéphaloïde énorme du sein renfermant des
concrétions minérales qui ressemblent au tissu osseux.*

Une femme, âgée de cinquante-quatre ans, d'une assez
bonne constitution, mais maigre et affaiblie par le développement énorme d'un cancer mammaire, avait commencé à
sentir une petite grosseur dans le sein gauche, à peu près
dix ans avant son entrée à l'hospice de la Salpêtrière, où
j'eus occasion de l'observer dans le service de M. Manec.

Pendant les premières années, son mal n'a augmenté que
lentement, et comme elle ne souffrait pas beaucoup, elle ne
voulut point se soumettre à l'opération qui lui avait été

proposée, prétendant qu'elle ne pouvait pas interrompre ses occupations de concierge, et préférant laisser augmenter ce mal plutôt que de risquer de perdre sa place.

Peu à peu la tumeur avait contracté des adhérences avec la peau, qui depuis deux ans était ulcérée, et depuis cette époque la tumeur avait augmenté rapidement et avait atteint le volume d'une petite tête d'enfant. La malade eut par cet ulcère de fréquentes hémorrhagies qui l'affaiblirent beaucoup et qui la forcèrent finalement d'entrer à l'hôpital.

M. Manec lia cette tumeur d'après un procédé par lequel les ligatures agissaient du centre de la tumeur vers la circonférence. Au bout de dix jours, la tumeur se détacha presque en entier, et le peu de tissu cancéreux qui restait fut traité par l'application d'une pâte arsenicale.

Dans la place la plus rapprochée des points sur lesquels la ligature avait principalement agi, la tumeur s'est gangrenée, elle est de plus infiltrée de pus par places. Dans beaucoup d'autres endroits, on reconnaît parfaitement sa structure. Elle est uniformément ronde, largement ulcérée à sa surface. Là où son tissu est bien conservé dans l'intérieur, il offre une teinte d'un blanc jaunâtre, un aspect mou et cérébriforme, et on y reconnaît, comme principal élément, les globules médullaires ou plutôt leurs noyaux pâles, elliptiques, de $0^{mm},015$, renfermant un à trois nucléoles, et montrant dans un assez grand nombre une paroi d'enveloppe bien régulière, ce qui fait varier le volume du globule entier entre $0^{mm},02$ et $0^{mm},025$.

Ce tissu renferme de plus beaucoup de globules granuleux, des éléments graisseux, des fibres pâles et fines et une vascularité bien prononcée. Dans quelques endroits enfin, on reconnaît parmi les fibres une certaine quantité d'éléments fibro-plastiques.

Les parties gangrenées de la tumeur montrent un détritus granuleux noirâtre, dans lequel on reconnaît des éléments du sang, du pus et du cancer, mais tous plus ou moins altérés.

Au milieu de cette tumeur, se trouve une concrétion de plus d'un centimètre, offrant un aspect mamelonné et réticulaire qui lui donne de la ressemblance avec le tissu osseux; mais, au microscope, on n'y reconnaît que des matières minérales amorphes et sans structure distincte; des masses semblables, mais moins volumineuses, se rencontrent dans plusieurs parties de la tumeur.

9° *Tumeur encéphaloïde du sein.*

Cette tumeur nous avait été apportée par un élève des hôpitaux qui avait fort bien reconnu sa nature cancéreuse; elle provenait de la glande mammaire. Les ganglions axillaires étaient le siége de la même altération.

Nous donnons ici la description de ce tissu, parce qu'il offrait cela de particulier que, dans beaucoup d'endroits, il était d'un jaune pâle, homogène et d'une consistance élastique qui, au premier aspect, lui donnait quelque ressemblance avec celui des tumeurs fibreuses, dont cependant l'examen attentif à l'œil nu pouvait déjà le faire distinguer.

Nous insistons sur cette ressemblance, vu que nous avons rencontré un assez grand nombre de tumeurs encéphaloïdes, qui, d'après l'examen superficiel à l'œil nu, pouvaient être prises pour des tumeurs bénignes. D'un autre côté, nous avons observé des cas de tumeurs fibreuses ou fibro-plastiques qui ressemblaient beaucoup à cette forme de tumeurs cancéreuses.

Celle dont nous donnons ici la description a 3 centimètres de largeur sur 25 millimètres d'épaisseur. Sa substance est d'un blanc pâle, assez homogène, formée en bonne partie d'un réseau, d'un stroma irrégulièrement distribué par toute la tumeur, stroma qui est composé de fibres qui laissent des aréoles de diamètre variable entre elles, et ne montrent point de différence avec les fibres qu'on rencontre dans le squirrhe. On ne voit pas, du reste, dans cette substance les figures réticulées si fréquentes dans le cancer. En

comprimant un peu ce tissu, on en fait sortir un suc blanchâtre et lactescent, troublant l'eau avec laquelle on le met
en contact et étant en quantité suffisante pour sortir même
à la plus faible pression. La consistance de cette tumeur est
à peu près celle des tumeurs fibreuses criant sous le scalpel,
n'ayant cependant pas la dureté de quelques formes de cancer. En coupant cette tumeur en divers sens, on finit par
trouver quelques endroits dans lesquels il y a des figures
réticulées d'une teinte jaunâtre terne.

Au microscope, on reconnaît dans le suc cancéreux les
globules de l'encéphaloïde d'une manière tout à fait caractéristique ; ils sont très-pâles, et un très-grand nombre
montrent parfaitement bien des cellules complètes, c'est-à-
dire la paroi cellulaire, un ou deux noyaux et les nucléoles.
Les globules ont en moyenne $0^{mm},02$. Il y en a qui ont jusqu'à $0^{mm},025$; ils contiennent un ou deux noyaux ronds ou
ovales, ayant en moyenne de $0^{mm},0128$ à $0^{mm},0150$. Les
nucléoles existent au nombre de un à deux et ont $0^{mm},0025$.
En général, ces cellules sont finement ponctuées, mais un
certain nombre montrent de plus des granules plus foncés,
offrant aussi tous les passages aux globules granuleux. Le
tissu fibreux de cette tumeur est beaucoup plus blanc que
ne l'est ordinairement le tissu fibreux cancéreux ; il est dense
par places, formant des faisceaux tortueux ; mais, en général, il est tout à fait infiltré de globules encéphaloïdes.
Par places, on reconnaît un grand nombre de faisceaux
ayant tout à fait les caractères de ceux des tumeurs fibreuses
(Pl. xix, fig. 6). Dans les figures réticulées que nous avons
mentionnées, il existe, entre les globules granuleux et
graisseux, de la substance crayeuse comme crétacée ; on y
découvre de plus des cristaux de cholestérine, et il serait
intéressant d'étudier la production des matières crétacées
sous le point de vue de leur origine des matières grasses;
la matière minérale amorphe offre, du reste, l'aspect pul-
vérulent qu'ont en général ces sortes de concrétions.

Nous avons donc affaire ici à une tumeur médullaire

offrant une trame fibreuse bien manifeste et contenant de la matière grasse et granuleuse ainsi que de la matière crayeuse et crétacée.

Les glandes extirpées dans le voisinage de la tumeur encéphaloïde montrent aussi une infiltration de suc encéphaloïde.

10° *Tumeur encéphaloïde du sein chez un homme.*

Un homme, âgé de quarante-cinq ans, d'une bonne constitution, offrant cependant un peu l'apparence du tempérament lymphatique, ayant encore assez bonne mine, était entré à l'Hôtel-Dieu, service de M. Blandin, pour une tumeur cancéreuse qu'il portait au sein. Il prétendait ne s'en être aperçu que depuis six mois. Il l'attribuait à un coup qu'il s'était donné. Mais, comme je l'ai interrogé sur ce point avec beaucoup de soin, je n'ai pas pu lui faire préciser ni l'époque exacte à laquelle il s'est donné le coup, ni celle où son attention avait été attirée pour la première fois sur la tumeur. Celle-ci avait augmenté assez rapidement, et, à son entrée à l'hôpital, elle avait acquis presque le volume du poing, offrant une surface égale, large et aplatie. La peau était adhérente et principalement le mamelon, qui était devenu le siége d'une ulcération superficielle qui ne fournissait qu'une suppuration peu abondante. Pendant le dernier temps, la tumeur était le siége de douleurs assez vives, et il éprouvait en même temps bien souvent des élancements dans tout le bras.

Le tissu de la tumeur, sur une coupe fraîche examinée à l'œil nu et avec un grossissement de loupe de dix diamètres, montre les caractères suivants : il est de consistance élastique, peu vasculaire ; on y reconnaît principalement un tissu jaune, mou, aréolaire, finement grenu, luisant et comme lardacé. Une trame blanchâtre traverse ce tissu. Quand on racle la matière cancéreuse avec un scalpel, il s'y prend un suc demi-concret, presque gélatineux, plus consistant que le suc cancéreux ordinaire. Outre la substance demi-transparente et les fibres, on y reconnaît, de plus, de petites arborisations réticulées d'un blanc mat. La substance jaune lardacée prédomine sur les deux autres.

La trame fibreuse est composée de fibres longues et parallèles. La substance molle jaunâtre, offrant un aspect grenu avec des grossissements de cinquante diamètres, montre avec ces mêmes faibles grossissements des figures irrégulièrement granuleuses, composées de beaucoup de globules blanchâtres entourés de petits granules ; il va sans dire que cette coloration paraît noirâtre lorsqu'on emploie de plus forts grossissements et qu'on éclaire depuis dessous. Dans un endroit, nous remarquons au milieu du tissu cancéreux un canal d'un quinzième de millimètre de largeur, qui rappelle l'aspect des canaux galactophores.

L'examen microscopique de tous ces divers éléments avec de forts grossissements de cinq cents diamètres, nous montre une trame de fibres longues et parallèles, arrangées par faisceaux de $0^{mm},012$, et composées de fibres primitives de $0^{mm},002$.

Les globules cancéreux y sont en général ronds et forment par leur juxtaposition des expansions membraneuses régulières. Les globules isolés cependant offrent beaucoup moins de régularité dans leurs contours. Leur diamètre varie entre $0^{mm},02$ et $0^{mm},035$. Leur surface est finement ponctuée ; les noyaux montrent des contours fortement accusés ayant jusqu'à $0^{mm},015$, contenant ou des grumeaux irréguliers dans leur intérieur, ou des nucléoles.

Quant à la troisième substance, celle que nous avons désignée sous le nom de figures réticulées, nous y trouvons de grands globules granuleux d'une dimension considérable, variant entre $0^{mm},03$ et $0^{mm},06$. Autour d'eux, on reconnaît en outre des vésicules graisseuses et des cristaux de cholestérine. Un certain nombre de globules granuleux renferment un noyau et montrent l'apparence de globules cancéreux infiltrés de granules.

11° *Cancer ulcéré du sein; cancer dans la veine cave supé-rieure, la sous-clavière et l'axillaire du côté droit.*

.C'est à l'obligeance de M. Robin que nous devons l'exa-men de cette pièce bien intéressante. Il a eu la bonté aussi de nous communiquer l'observation que nous allons mettre sous les yeux du lecteur.

La malade qui fait le sujet de cette observation était âgée de quarante ans; elle s'était toujours bien portée, et était d'une bonne constitution. Il y a environ deux ans, elle s'aperçut d'une petite tumeur qui, sans cause connue, s'était développée dans le sein droit. Elle avait le volume de la dernière phalange du pouce, et n'était douloureuse que par une pression exagérée. Plusieurs pommades dites réso-lutives furent inutilement employées. La malade consulta un chirurgien qui lui appliqua un caustique ayant l'aspect d'une pâte noire, qui est peut-être la poudre arsenicale de Rousselot, ou la pâte de chlorure de zinc.

La malade emploie les expressions les plus énergiques pour exprimer les violentes douleurs qu'elle éprouva pen-dant les trente heures qui suivirent l'application du caustique. Après l'action de ce dernier, toute la tumeur se pré-senta sous l'aspect d'une masse dure et noire qui fut détachée au bout de quelques jours. La plaie se cicatrisa lentement, et ne resta guérie que trois semaines. Au bout de ce temps-là elle s'ulcéra, et une plaie de mau-vaise nature, donnant un pus séreux, se développa peu à peu.

Le sein gauche était devenu douloureux pendant l'appli-cation même du caustique; il se gonfla et devint dur pendant que la plaie de l'autre côté marchait vers la cicatrisation; toutefois il ne présentait pas de tumeur bien distincte.

L'ulcération du sein droit gagnant en étendue, atteignit celui du côté gauche quelques mois après l'application du caustique. Depuis environ un an que les deux seins sont envahis, une suppuration abondante, séreuse et fétide a toujours eu lieu ; pendant ce temps-là les deux organes ont totalement disparu.

Deux mois avant son entrée à l'hôpital des cliniques, cette malade a vu ses bras s'œdématier peu à peu en commençant par les mains, principalement du côté droit ; l'œdème a fini par devenir considérable ; il est remonté à l'épaule, à la partie inférieure du cou et au thorax ; depuis quelques jours l'œdème est devenu général, mais moins considérable à la partie inférieure du corps qu'à la partie supérieure.

La malade est entrée à l'hôpital des cliniques le 19 janvier 1845, salle des femmes, n° 22 ; elle présenta alors l'état suivant :

Vaste ulcère à la partie antérieure du thorax, dans le sens transversal, un peu plus du côté gauche que du côté droit.

Il repose sur un fond dur, calleux, grisâtre par places, mou, fongueux, rouge brun, vasculaire dans d'autres endroits. Les bords sont taillés à pic ; ils sont formés par un bourrelet de dureté cartilagineuse de plus d'un centimètre dans toutes ses dimensions. Tout autour de l'ulcère, la peau est ridée et comme tiraillée par le cercle dur qui forme les bords de l'ulcère. Les mouvements déterminent de vives douleurs en distendant les bords de la plaie, ce qui porte la malade à se tenir courbée en avant. L'ulcère paraît d'autant plus déprimé que les parties environnantes sont fortement infiltrées. Il s'en écoule un liquide séro-purulent, grisâtre, ayant l'odeur fétide caractéristique du cancer. On ne sent aucun ganglion engorgé dans les aisselles, dont l'exploration est du reste difficile à cause de l'œdème considérable du bras. Ces membres sont en effet distendus par la sérosité infiltrée ; l'épaule, la partie inférieure du cou et le thorax le sont également, ainsi que nous l'avons déjà dit ; la face l'est aussi, mais moins. Depuis cinq à six jours, il s'est développé dans toute la main et l'avant-bras gauche un érysipèle qui donne à toutes ces parties une teinte uniformément rouge ; la douleur y est vive ; en outre la peau s'est rompue au niveau du dos de la main du même côté ; depuis trois jours, il s'écoule par l'ouverture une assez grande quantité de sérosité purulente.

La fièvre est intense, pouls à cent ; la soif vive, pas d'appétit ; la malade est fort affaiblie , la respiration gênée, pénible ; diarrhée. La faiblesse de la malade et l'ulcère empêchent d'ausculter le poumon et le cœur.

Ces symptômes allaient en augmentant, surtout la fièvre et la gêne de la respiration. L'érysipèle gagnait du côté de l'épaule. La malade mourut le 23 janvier, à dix heures du matin.

Autopsie quarante heures après la mort. A l'extérieur, même infiltration qu'avant la mort; elle est plus marquée dans les points déclives que partout ailleurs. Il ne reste de traces de l'érysipèle qu'un peu de rougeur dans les points déclives seulement.

La dissection montre les lobules du tissu adipeux écartés par une grande quantité de sérosité. On met à nu les veines jugulaires internes et sous-clavières des deux côtés, et on ouvre le thorax et l'abdomen. On remarque alors que le poumon est adhérent dans tous les points de sa surface sans exception ; il est fortement engoué comme dans l'engouement hypostatique. Il ne contient ni tubercules, ni masse cancéreuse. Cependant son bord antérieur droit, plus fortement adhérent aux cartilages costaux et aux côtes que le gauche, présente quelques petites masses cancéreuses qui ne s'étendent pas très-profondément dans son épaisseur et qui adhèrent d'autre part à la face interne des côtes et du bord droit du sternum. Ces petites masses ont un volume qui varie entre celui d'une noisette et celui d'un pois.

Elles sont très-adhérentes au tissu pulmonaire avec lequel elles se confondent insensiblement sans être séparées par un kyste. Du côté opposé, on ne trouve pas de ces tumeurs ni dans le bord antérieur du poumon, ni dans le bord du sternum, ni dans les côtes.

Le cœur est volumineux, mais sans altération de tissu ni de ses orifices, et valvules. Il y a dans les cavités gauches des caillots assez fermes, du volume d'un œuf dans leur ensemble. Il y en a un aussi gros dans le ventricule droit, et un autre dans l'oreillette du même côté ; ce dernier se prolonge dans la veine cave inférieure, laquelle paraît très-volumineuse à son passage dans le diaphragme. Du côté de la veine cave supérieure, le caillot cesse assez brusquement après un centimètre environ de trajet ; il adhère un peu, mais sans continuation de fibres, avec une masse plus dure, moins foncée, qui remplit la veine cave supérieure, les veines sous-clavière, axillaire et les veines brachiales profondes, jusqu'au niveau du muscle brachial antérieur environ. Cette substance remplit la veine et la dilate au point qu'elle a un volume plus considérable que le pouce ; il y a des prolongements dans la veine brachio-céphalique gauche, laquelle est remplie de caillots et de sérosité comme dans les cas de mort par une maladie quelconque. Les veines jugulaires internes et externes de ce côté sont dans le même cas. Il n'y a pas de prolongement non plus dans les veines jugulaires internes et externes du côté droit qui présentent des caillots comme celles du côté gauche. Vers l'abouchement de ces veines, dans la veine cave supérieure et la sous-clavière droite, le caillot cesse brusquement et se trouve seulement en contact avec la matière qui distend ces veines et ne leur adhère pas. Les veines malades sont entourées par une substance dure, criant sous le scalpel, ayant la couleur et presque la dureté du cartilage, et qui se confond peu à peu avec les tissus voisins ; elle fait adhérer la sous-clavière à la première côte, mais celle-ci n'est pas altérée.

L'ulcère est supporté par une couche du tissu cancéreux, atteignant dans quelques points le sternum et les côtes sous-jacentes.

Les insertions du grand pectoral sont détruites par l'ulcération ; les parties de ce muscle qui entourent l'ulcère sont infiltrées ; une dissection minutieuse n'a pu faire dé-

couvrir aucun ganglion lymphatique malade, ni à la base
du cou, ni dans l'aisselle, non plus qu'à la racine du
poumon. L'intérieur de l'utérus, le foie, les reins et le
cerveau ne présentent rien d'anormal.

Examen microscopique. Le tissu encéphaloïde qui se
trouve au-dessous de l'ulcère pénètre jusqu'au muscle pectoral qui en est infiltré par places, ayant cependant conservé
sa structure presque normale. Derrière le sternum se trouvent de petits tubercules cancéreux depuis le volume d'une
tête d'épingle jusqu'à celui d'un petit pois, ayant par places
érodé la surface du sternum. Leur tissu est mou, entouré
d'une membrane cellulaire compacte, et rempli de cellules
encéphaloïdes telles que nous allons les décrire. La substance qui remplit la veine cave est noire et très-peu épaisse,
elle peut facilement être détachée du cancer qui remplit la
majeure partie de la veine. Ce cancer lui-même est très-
adhérent aux parois, mou, rougeâtre, vasculaire à sa surface, et par places, dans son intérieur, est blanchâtre dans
les parties plus internes ayant tout à fait la consistance et les
caractères physiques de l'encéphaloïde. Il est composé de
globules encéphaloïdes dont un certain nombre montrent tous
les passages entre les globules granuleux et les globules ordinaires. Beaucoup de noyaux sont libres, d'autres sont entourés
d'une membrane d'enveloppe plus ou moins irrégulière; ils
renferment en général deux à trois nucléoles, et il y a un
certain nombre de ces nucléoles qui sont solides dans leur
intérieur et diffèrent notablement des granules qui leur ressemblent par leur dimension. Quelques nucléoles sont évidemment entourés d'une zone transparente, ce qui indiquerait que peut-être ils sont munis d'une enveloppe particulière.

Il est donc bien évident que la masse cancéreuse qui remplit cette veine, offre exactement la même structure que le
cancer encéphaloïde dans les autres parties ; et l'on peut décider de la manière la plus positive que nous avons affaire ici
à un cancer de la veine et non à un caillot. Il est infiniment

probable que, dans ce cas, la matière cancéreuse n'est nullement le produit d'une transformation directe du sang, mais que la matière cancéreuse y a été sécrétée par les vaisseaux nourriciers de la veine. Le cancer de la veine cave n'avait, du reste, donné lieu à aucun symptôme particulier. Il est dans cette observation un autre fait digne de remarque : c'est l'existence de tubercules cancéreux à la face postérieure du sternum. Nous serions disposés à croire que c'est par infiltration de suc cancéreux qu'ils se sont formés, et d'une manière analogue à un cas que nous avons rapporté plus haut, dans lequel un cancer du sein était accompagné d'un cancer du médiastin ; le sternum qui les séparait avait d'abord été infiltré de suc cancéreux, et le cancer s'était ensuite propagé par continuité.

Nous ne voulons pas multiplier davantage la citation de nos observations sur ce sujet, craignant de fatiguer l'attention du lecteur ; nous avons, du reste, eu soin de ne choisir parmi nos observations que celles qui offraient quelque point particulier intéressant et qui pouvaient servir à élucider diverses questions encore douteuses dans l'histoire du cancer de la glande mammaire.

§ II. Du cancer du testicule.

On sait qu'on désigne le cancer du testicule sous le nom de sarcocèle. Nous rencontrons une confusion tout aussi grande, en comparant les diverses descriptions de cette maladie, que celle que nous trouvons dans presque toutes les autres parties de la chirurgie, dès qu'il s'agit de la description des tumeurs ; c'est ainsi qu'on a souvent décrit comme cancéreuses des affections syphilitiques ou tuberculeuses, ou les tumeurs fibreuses qui avaient pour caractère commun de transformer le testicule en une masse plus ou moins dure et pesante.

Quelques auteurs allemands, et entre autres Rust et son école, ont distingué dans le testicule le cancer occulte et le cancer ouvert, désignant sous la première dénomination la tumeur cancéreuse non ulcérée, et sous la seconde le cancer ulcéré; cette classification nous paraît essentiellement vicieuse, parce que l'ulcération du cancer ne constitue autre chose qu'une des dernières phases de son développement. Ces auteurs distinguent le squirrhe et l'encéphaloïde du testicule, qui, à la rigueur, peuvent être regardés comme deux formes différentes; le squirrhe serait caractérisé par la dureté considérable, le peu de volume, la surface bosselée et les douleurs vives; l'encéphaloïde, la forme la plus fréquente du cancer du testicule, se caractérise déjà à l'extérieur par un volume plus considérable, une forme plus ronde et plus uniforme. Les auteurs cités plus haut sont tombés de nouveau dans une grave erreur, lorsqu'ils parlent d'un cancer mixte, dans lequel le cancer et le tubercule seraient mêlés ensemble. Nous montrerons plus tard que cette matière d'apparence tuberculeuse n'est nullement formée par du tubercule.

L'encéphaloïde est donc la forme principale du cancer du testicule; il est en général volumineux; nous l'avons vu atteindre de quinze à dix-huit centimètres, ayant en général une forme allongée et ovoïde. Au début, on reconnaît encore le testicule refoulé en arrière, montrant dans les canaux séminifères des contours diffus et une infiltration de globules encéphaloïdes. Le tissu cancéreux envahit le testicule peu à peu, au point que la substance propre finit par disparaître complétement.

La consistance du sarcocèle est variable; elle est tantôt assez généralement élastique, tantôt molle et pulpeuse; dans un certain nombre de cas, elle offre par places une dureté telle que le tissu crie sous le scalpel, tandis que d'autres endroits de la même tumeur n'ont guère que la consistance cérébriforme.

Sur une coupe fraîche, le sarcocèle est tantôt d'un jaune pâle, homogène et finement grenu, tantôt d'un jaune rosé et offrant une disposition lobulée. Quelquefois on voit par places des intersections fibreuses, blanchâtres ; on n'y rencontre guère les figures réticulées signalées dans le cancer de la mamelle ; mais on y aperçoit fréquemment des places assez étendues, d'un jaune pâle et terne, ressemblant beaucoup à l'infiltration tuberculeuse. Cependant, en examinant ces endroits à la loupe, on y reconnaît un aspect grenu, et au microscope, on y trouve, comme principal élément, les noyaux des globules encéphaloïdes infiltrés de graisse.

C'est surtout dans le cancer du testicule que l'on observe la matière colorante que nous avons désignée sous le nom de xanthose formée d'une graisse coloriée en jaune.

De plus, on trouve souvent dans le sarcocèle des épanchements sanguins et fibrineux et quelquefois des abcès phlegmoneux. La vascularité y est variable, toujours plus ou moins développée ; elle traverse quelquefois ce cancer comme un réseau uniforme ; d'autres fois elle y existe comme injection plutôt partielle, se montrant sur les coupes par un pointillé rouge et circonscrit. La vascularité est quelquefois telle que nous entendons encore beaucoup de chirurgiens parler du fongus hématode du testicule, ce dont nous avons vu des préparations fort bien injectées dans les musées d'anatomie pathologique.

Quant aux éléments microscopiques du sarcocèle, nous y trouvons principalement le globule encéphaloïde dans sa forme type et surtout ses noyaux, les globules entiers étant moins généralement développés. La matière grasse existe toujours en quantité notable dans ce cancer, et nous avons vu que non-seulement elle infiltrait ses globules, mais qu'elle donnait même au tissu entier, par places, un aspect tout à fait hétérogène et comme tuberculeux. On y rencontre fréquemment aussi des cristaux de cholestérine et des globules granuleux.

Les fibres, qui ne manquent presque jamais, y sont pâles et fines, formant une trame fort délicate, montrant cependant parfois des intersections fibreuses plus développées ;

les corps fusiformes que l'on y rencontre fréquemment, appartiennent ordinairement à la formation des fibres, et n'ont rien de commun avec les globules cancéreux.

Avant de citer quelques observations sur le cancer du testicule, nous dirons seulement deux mots sur une affection particulière du scrotum, qui a été décrite sous le nom de cancer des ramoneurs, parce qu'elle a été souvent observée sur la peau du scrotum des individus qui exerçaient cette profession. Le cancer des ramoneurs a été décrit par Percival Pott, par Earle, par Everard Home, etc. En lisant ces descriptions, on voit que ce prétendu cancer commence ordinairement par une espèce de verrue qui s'ulcère ensuite et dans laquelle on voit alors beaucoup de prolongements lobulés et arrondis. Je ne puis m'empêcher de comparer cette affection à celle tout analogue que nous avons décrite comme hypertrophie papillaire de la lèvre, et que nous avons rencontrée aussi sur la peau de la poitrine et sur celle du pubis; et il serait bien possible que le cancer des ramoneurs ne fût autre chose qu'une hypertrophie papillaire de la peau du scrotum, ayant une tendance à l'ulcération qui, lorsqu'elle est négligée, peut s'étendre en surface et en profondeur, épuiser les forces du malade et être accompagnée de souffrances vives. Nous sommes frappé de l'accord que nous trouvons parmi les auteurs anglais qui ont décrit cette affection, sur la nature purement locale du mal, sur la réussite ordinaire de l'opération, lorsqu'elle est pratiquée à temps, et surtout sur le fait très-curieux, que même les ganglions lymphatiques inguinaux engorgés se dégorgent après que la partie malade du scrotum a été enlevée. Notre ami M. Mayor nous a dit dernièrement qu'il avait eu occasion d'observer cette affection et qu'il n'y avait trouvé, à l'examen microscopique, que des éléments épidermiques.

Il serait donc bien important d'étudier de nouveau attentivement cette maladie pour décider s'il faudrait définitivement la séparer du cancer et la classer parmi les hypertrophies papillaires, ou la conserver parmi les affections cancéreuses.

Après ces remarques générales sur le cancer du scrotum et du testicule, nous allons communiquer quelques-unes de nos observations sur l'encéphaloïde du testicule.

1° *Cancer encéphaloïde du testicule.*

Varangot (Joseph), âgé de cinquante-neuf ans, couverturier, est né de parents qui jouissaient d'une bonne santé. Son père est mort hydropique à un âge avancé. Sa mère est morte à l'âge de soixante-dix-huit ans, par l'affaiblissement de la vieillesse. Il ne se souvient d'aucun cas de cancer dans sa famille. Il a été bien portant pendant son enfance et pendant sa première jeunesse. A l'âge de dix-neuf ans, il eut une maladie vénérienne (chancres et bubons) pour laquelle il fut traité pendant six semaines à l'hôpital du Midi, par M. Cullérier, et fut en apparence bien guéri, et il n'a jamais éprouvé les symptômes de syphilis secondaire. A l'âge de vingt et un ans, il eut une maladie sur la nature de laquelle je n'ai pu me former une idée bien nette : pendant cette maladie qui dura trois mois, il eut de fréquentes hémorrhagies par la bouche et le nez, qui l'affaiblirent beaucoup. Guéri au bout de ce temps, il dit ne plus avoir été malade jusqu'à ce début de l'affection du testicule. Il s'est marié à l'âge de dix-sept ans, et est devenu veuf à trente-six ans ; il ne s'est pas remarié. Il n'a eu qu'une fille ; il prétend ne s'être point livré à la masturbation et n'avoir pas fait d'excès de femmes, pour lesquelles il dit n'avoir jamais été bien porté. Il a fait de temps en temps des excès de vin, sans cependant avoir été ivrogne. Depuis cinq à six ans il n'en a plus fait et n'a plus eu de relation avec les femmes. Il n'a jamais eu de contusion aux bourses ni fait de chute sur cette partie. Jusqu'il y a dix-huit mois, il était bien portant et ne ressentait surtout aucun mal dans les testicules. A cette époque, il commença à être incommodé par une pesanteur habituelle dans le testicule gauche, et à y éprouver de temps à autre des douleurs lancinantes; il y sentit une dureté à peu près du volume d'une noix, douloureuse à la pression. Pendant cinq à six mois, la tumeur n'augmenta pas rapidement, mais, depuis lors, elle s'accrut davantage et les élancements devinrent plus fréquents. C'est surtout depuis les derniers quatre à cinq mois que le volume de la grosseur, la pesanteur et les douleurs augmentèrent avec plus de rapidité, et, malgré le traitement fondant et rationnel, il maigrit et perdit les forces. La tumeur avait peu à peu acquis un développement considérable. Les élancements devinrent surtout fréquents lorsqu'il était debout; il ne les ressentait pas lorsqu'il était couché.

À son entrée à l'hôpital, il offre l'état suivant : son teint n'est pas très-altéré, et ne porte surtout pas encore l'empreinte d'une infection cancéreuse générale ; les pommettes sont légèrement colorées de rouge ; mais, aux deux régions zygomatiques, autour des yeux et des ailes du nez, l'altération jaunâtre du teint commence à être visible. Il n'a point eu de fièvre ni de frissons fugaces; son sommeil est souvent agité, mais c'est son état habituel depuis cinq ans. L'abdomen, examiné avec soin, ne fait découvrir aucune tumeur; il n'y en a pas non plus ni dans les régions inguinales, ni dans celles du cordon.

Le 12 janvier 1843, M. le professeur Bérard fit l'opération ; à la première incision, il s'écoula beaucoup de liquide de la tunique vaginale. L'ablation du testicule n'offrit rien de particulier. Le malade a souffert le jour de l'opération ; il a été mieux pendant deux jours après ; ensuite il a eu un peu de fièvre et de malaise général, mais la plaie s'est bien cicatrisée. Nous n'avons point eu de ses nouvelles depuis sa sortie de l'hôpital.

Examen de la pièce. La tumeur a neuf centimètres de longueur sur cinq de largeur et quatre d'épaisseur. La substance propre du testicule est refoulée à la surface, et son tissu est transformé en une bouillie blanchâtre dans laquelle on reconnaît encore des canaux séminifères ; la démarcation

n'est pas restée nette entre la partie dégénérée et cette substance. L'épididyme paraît plus particulièrement être le siége
de l'altération ; les tuniques d'enveloppe sont plus épaisses et
offrent un développement vasculaire plus considérable qu'à
l'état normal, injection qui s'étend aussi sur l'albuginée.
La masse de la tumeur est lobulée, et le volume des lobes
varie entre cinq millimètres et trois centimètres ; les lobes
offrent une composition grenue ; les grains ont en moyenne
un demi-millimètre ; ils sont d'un blanc jaunâtre ou d'un
jaune tirant sur le rouge. Dans beaucoup d'endroits, la
substance est très-ramollie et offre alors une teinte rougeâtre, violette même dans les endroits qui sont le siége
d'une effusion de sang.

. Dans quelques endroits plus consistants, les grains sont
si rapprochés que ces lobes prennent un aspect homogène,
ressemblant à du pus concret ou à de la matière tuberculeuse ; mais déjà un simple grossissement à la loupe l'en
fait distinguer. Plusieurs points de la tumeur ont une teinte
d'un jaune safrané. La tumeur est très-vasculaire, et sur
chaque coupe on reconnaît les vaisseaux. Des intersections
blanchâtres d'une apparence fibreuse séparent un certain
nombre de ces lobules.

Examen microscopique. Les restes de la substance du
testicule, examinés comparativement avec les éléments d'un
testicule sain, montrent des canaux séminifères déjà visibles
à l'œil nu et à la loupe. Au microscope, on voit que les contours de ces canaux ne sont plus nets ; leur tissu est diffus
et ramolli, et autour d'eux on reconnaît les éléments du
suc cancéreux mêlés avec les grands globules granuleux qui
accompagnent constamment les ramollissements, soit inflammatoires, soit organiques.

La consistance de la tumeur est très-variable, criant sous
le scalpel dans quelques places, molle et pulpeuse dans
d'autres. La substance des lobes ainsi que le suc cancéreux
qu'on en exprime, est composée : 1° des globules qui constituent un des éléments constants du tissu encéphaloïde. Leur

diamètre varie entre $0^{mm},012$ et $0^{mm},018$; leur forme est généralement ronde, ovalaire ou irrégulière; ils sont pâles, composés d'une substance homogène ou finement grenue, et contiennent dans leur intérieur un à deux et rarement trois nucléoles plus noirs et plus marqués de $0^{mm},0025$ à $0^{mm},0033$. Quelques-uns de ces globules ont encore une membrane d'enveloppe pâle et fine, et acquièrent de cette manière jusqu'à $0^{mm},025$ (Pl. xix, fig. 7). Dans le suc exprimé du testicule sain et dans ses canaux séminifères, on ne trouve rien qui ressemble à ces globules. Ces derniers sont entourés, dans la substance cancéreuse, de beaucoup de granules moléculaires; par places, ils forment, sous le microscope, de fort belles expansions membraneuses qui constituent la base du tissu des lobules. L'acide acétique ne change pas les globules; les acides nitrique et sulfurique les dissolvent.

2° Une seconde espèce de globules qui se trouvent en grande quantité dans cette tumeur, offre des contours noirs très-marqués, une forme irrégulièrement ovale, d'un diamètre en moyenne de $0^{mm},012$, montrant un contenu opalisant, homogène ou grumeleux. Ce sont des noyaux de globules cancéreux infiltrés de graisse (Pl. xix, fig. 8).

3° Un troisième élément de cette tumeur sont des cristaux rhomboïdaux qui s'y trouvent en grande quantité; ils sont très-aplatis, réunis par groupes, insolubles dans l'eau et dans l'acide acétique, se dissolvant dans l'éther froid, et surtout dans l'éther bouillant, ne laissant point de résidu à la combustion; ils y existent en assez grande quantité. Les places, d'un jaune safrané, renferment des globules graisseux jaunes et des cristaux de cholestérine.

Dans l'intervalle de quelques lobes plus grands, on voit un tissu blanc fibreux qui, sous le microscope, montre aussi des fibres minces et fines, à contours nettement marqués (Pl. xix, fig. 9).

Tous ces divers éléments du tissu encéphaloïde se trouvent dans toutes les parties de la tumeur, et les lobes qui ressemblent un peu à de la matière tuberculeuse en sont aussi composés. Dans les parties très-ramollies, on trouve de plus de grands globules granuleux, et dans quelques endroits beaucoup de globules médullaires à double enveloppe décrits plus haut.

2° *Cancer du testicule renfermant un abcès phlegmoneux et des épanchements sanguins.*

Un homme âgé de quarante-huit ans, d'une bonne constitution, d'une famille saine, n'a eu d'autres maladies que deux gonorrhées, il y a environ vingt-cinq ans. Il y a dix ans, il a commencé à s'apercevoir que le testicule droit était à peu près le double plus gros que l'autre ; et, dans sa partie inférieure, il sentait comme deux petites boules. Il n'avait, du reste, jamais eu de contusion sur les bourses. Jusqu'il y a deux ans la tumeur n'augmenta que très-lentement. Depuis cette époque, elle s'est accrue plus rapidement, et depuis quatre mois, il s'y est joint des douleurs lancinantes, vives et fréquentes. Il a pu continuer à travailler de son état (poseur de pavés), jusqu'il y a quinze jours avant son entrée à l'hôpital. Un abcès s'est formé dans la tumeur et s'est ouvert spontanément. La santé générale est restée bonne. Le malade est maigre et a le teint légèrement jaunâtre, quoiqu'il ne présente pas encore le teint jaune paille de la diathèse cancéreuse.

Le malade étant entré à l'hôpital de la Pitié, l'ablation du testicule fut faite par M. A. Bérard, le 13 février 1843.

La tumeur a 13 centimètres de longueur sur 8 de largeur et 6 d'épaisseur. On n'y reconnaît plus distinctement les éléments anatomiques du testicule. On voit bien à la partie supérieure de la tumeur son enveloppe propre, mais son intérieur est occupé par un vaste abcès rempli d'un pus jaunâtre et phlegmoneux. Près de là se trouve une cavité toute remplie de sang, soit coagulé, soit à demi liquide.

Sur une coupe fraîche, la tumeur offre un aspect lardacé, d'un jaune rougeâtre, grenu, lobulaire par places, d'une apparence fibreuse dans d'autres, montrant généralement un fort-développement vasculaire, et même des épanchements sanguins.

L'élément microscopique principal est constitué par des globules médullaires de $0^{mm},02$ à $0^{mm},025$, renfermant un noyau rond ou elliptique de $0^{mm},015$, très-pâle, à contours finement ombrés, et renfermant un à trois nucléoles. On y voit de plus beaucoup de globules et granules graisseux, ainsi que de nombreux globules granuleux. Les fibres sont pâles et fines. Le pus de l'abcès offre les globules ordinaires du pus, mêlés de beaucoup de graisse. Tout autour de l'abcès, le tissu du cancer est infiltré de pus dans une étendue beaucoup plus considérable qu'on ne l'aperçoit à l'œil nu. Les éléments fibrineux et sanguins n'offrent rien de particulier.

Nous choisirons encore une observation parmi nos notes sur ce sujet, parce qu'elle présente tous les éléments que l'on peut rencontrer dans l'encéphaloïde du testicule. Cette pièce nous avait été communiquée par M. Desmarquey. L'opération de la castration avait été faite par M. Blandin, à l'Hôtel-Dieu.

3° *Tumeur encéphaloïde du testicule.*

Cette tumeur a 1 décimètre de longueur sur 6 à 7 de largeur et 5 d'épaisseur. Dans sa substance, on voit alterner le tissu cérébriforme avec des figures réticulées, des infiltrations d'apparence tuberculeuse, des intersections blanches, fibreuses, de la matière colorante jaune, des points très-vasculaires et d'autres qui sont le siége d'épanchements sanguins.

Le tissu cérébriforme se trouve à l'état pur surtout au bord et dans la partie inférieure de la tumeur. Dans les autres parties il est mêlé aux autres tissus dont nous venons de signaler l'existence. Le tissu encéphaloïde pur est passablement vasculaire, montrant par cela même une injection rosée générale. Dans beaucoup d'endroits, il est parsemé

de petites taches d'un blanc terne, offrant 1 à 2 millimètres
de largeur et des contours tout à fait irréguliers. Le microscope les montre composés de grands globules granuleux. Le
tissu cérébriforme lui-même, ainsi que le suc lactescent qui
l'infiltre, montrent comme élément principal des globules
pâles qui ont jusqu'à 0^{mm},03, des noyaux elliptiques qui ont
jusqu'à 0^{mm},0175, renfermant des nucléoles de 0^{mm},005
(Pl. xix, fig. 10).

Les fibres, fines et pâles dans le tissu homogène et jaune,
sont au contraire réunies en faisceaux bien marqués là où
on aperçoit à l'œil nu un tissu blanc et fibreux. Dans les
endroits qui offrent une apparence tuberculeuse, on voit un
mélange de noyaux encéphaloïdes déformés et remplis de
graisse et de grands globules encéphaloïdes remplis de
granules, offrant, du reste, tous les passages entre les globules encéphaloïdes purs et les grands globules granuleux,
dans l'intérieur desquels les granules montrent un mouvement moléculaire (Pl. xix, fig. 11).

La matière colorante jaune forme par places de larges réseaux au milieu de la substance. La coloration jaunâtre y
provient d'une matière colorante particulière d'un jaune rougeâtre, existant par infiltration dans des globules graisseux,
ou plutôt dans les noyaux encéphaloïdes infiltrés de graisse.

Dans les endroits qui montrent des épanchements sanguins et fibrineux, on reconnaît encore par places la teinte
du sang et ses globules, tandis que d'autres ne montrent
que des masses irrégulières de grumeaux fibrineux.

Ce fait nous fournit donc l'occasion de passer en revue dans
une même observation presque tous les éléments que l'on a
occasion de rencontrer dans le cancer médullaire du testicule.

§ III. Du cancer de l'utérus.

La distinction du cancer de l'utérus d'après son siége
est d'une haute importance. Le cancer qui se trouve dans le
fond de l'utérus est ordinairement constitué par du tissu

cancéreux non douteux. On l'y rencontre surtout sous deux
formes qui souvent existent à la fois. L'une est celle par
tumeurs circonscrites, l'autre est celle par infiltration cancéreuse. L'encéphaloïde est la forme la plus ordinaire. Nous
y avons cependant rencontré aussi le squirrhe, et M. Cruveilhier [1] y a observé une espèce de cancer aréolaire pultacé
que nous avons vu plusieurs fois à l'hospice de la Salpêtrière,
et dans lequel l'examen microscopique nous a démontré
surtout les éléments de l'encéphaloïde. Les tumeurs saillantes du fond de l'utérus peuvent quelquefois être senties
à travers les parois abdominales, à travers l'hypogastre, et
offrent alors au palper une sensation de bosselures. On rencontre quelquefois dans ce cancer de nombreux petits foyers
purulents qui renferment un pus verdâtre assez épais. Le
cancer du fond peut se communiquer au col et le détruire
en majeure partie.

Le tissu du cancer utérin, lorsqu'il existe par masses isolées, offre les éléments que nous avons signalés pour les diverses
formes du cancer en général ; lorsqu'il infiltre le tissu de
la matrice, il montre une teinte rosée ou d'un jaune sale ;
quelquefois un aspect tacheté ; le suc cancéreux peut être
exprimé en quantité notable de ce tissu utérin ainsi infiltré.

Il va sans dire que la substance de l'utérus en est plus ou
moins profondément altérée. Quelquefois on y trouve de
nombreux éléments fusiformes. Les globules cancéreux eux-
mêmes y offrent toutes leurs formes diverses et peuvent
atteindre des dimensions fort considérables.

Le cancer du col utérin est quelquefois constitué par du
véritable tissu cancéreux, et alors il peut envahir la partie
supérieure du vagin. Nous avons observé un cas dans lequel
des tumeurs de ce genre avaient comprimé les uretères à
leur entrée dans la vessie, et avaient produit des accidents
graves du côté des voies urinaires.

Mais dans un certain nombre de cas, l'examen le plus

---

[1] *Anatomie pathologique du corps humain*, XXIII, XXIV et XXVII⁰ liv.

attentif ne fait point découvrir de tissu cancéreux dans ces
prétendus cancers du col utérin, et on n'y trouve à l'autopsie qu'un ulcère étendu qui a rongé une grande partie
du col de l'utérus dont la surface inégale, grisâtre, est couverte de sanie, et qui offre au-dessous de la couche liquide
qui le recouvre de nombreuses anses vasculaires. Dans ces
cas-là, le fond de l'utérus est non-seulement ordinairement
sain, mais nous y avons rencontré même une fois des tumeurs
fibreuses qui ne coïncident presque jamais dans l'utérus
avec le véritable cancer.

Nous savons fort bien que ces ulcères constituent un mal
fort grave et entraînent ordinairement la mort. Mais celle-
ci est, dans ces cas, plutôt la conséquence des hémorrhagies
qui épuisent les forces des malades, que celle de l'infection
cancéreuse générale. Cependant nous croyons nécessaire
de fixer toute l'attention des praticiens sur la différence qui
existe entre le cancer utérin dû au développement du véritable tissu cancéreux, et celui qui, n'étant constitué que par
un ulcère rongeant, y forme plutôt une affection cancroïde.
Cette distinction n'est pas sans importance dans la pratique.
La chirurgie moderne ne se borne pas dans le traitement
de cette maladie à une simple expectation ; elle l'attaque par
l'application de la pâte arsenicale, par la cautérisation avec
du nitrate acide de mercure, par l'emploi local du fer incandescent, moyens bien moins dangereux qu'une pusillanimité
théorique le ferait supposer, et surtout très-peu douloureux.
On cite des guérisons par ces différentes méthodes. Cependant la science est loin d'avoir prononcé le dernier mot sur leur
validité. Toutefois, la nature plutôt cancroïde que cancéreuse d'un certain nombre des ulcères rongeants du col
utérin, doit singulièrement encourager à mettre en usage,
dans ces cas, un traitement local et énergique.

Après ces remarques générales, nous allons mettre sous
les yeux du lecteur la description de quelques pièces qui
aideront à faire ressortir tous les détails anatomiques et microscopiques du cancer utérin.

1° *Cancer encéphaloïde occupant presque la totalité de l'utérus.*

Une femme, âgée de cinquante ans, avait succombé à l'hospice de la Salpêtrière, avec tous les symptômes bien connus d'un cancer de la matrice, mais qui n'avaient offert rien de particulier.

À l'autopsie, nous trouvâmes non-seulement tout le corps de la matrice infiltré de matière cancéreuse, mais le col même était en partie rongé par un ulcère, et sur toute la surface de l'utérus, on voyait de nombreuses petites tumeurs cancéreuses dont le volume variait entre celui d'un petit pois et celui d'une fève. Ces tubercules étaient d'un jaune grisâtre et d'une consistance molle, surtout dans leur centre.

Le corps de l'utérus est infiltré de matière cancéreuse, au point qu'on y reconnaît à peine sa structure normale. Dans un endroit de sa substance se trouve un petit kyste rempli de matière calcaire. Toutes ces masses cancéreuses, et surtout celles des petites tumeurs de la surface, se montrent composées d'aréoles remplies d'un liquide gélatiniforme, ce qui donne à l'ensemble une structure aréolaire, que l'on fait encore mieux ressortir en vidant ces aréoles par une légère compression. Le suc lactescent qui en sort a presque la couleur du pus, étant cependant d'une teinte plus pâle.

Les globules que renferme ce cancer montrent des formes bien diverses; ils sont en général assez volumineux, ovoïdes, variant entre $0^{mm},02$ et $0^{mm},0375$, renfermant un noyau qui a en moyenne $0^{mm},012$. Quelques globules constituent plutôt des feuillets allongés, infiltrés par places de granules graisseux. On voit en outre un certain nombre de grandes cellules concentriques, qui offrent jusqu'à $0^{mm},05$, et renferment trois à quatre cellules emboîtées les unes dans les autres. Beaucoup de globules granuleux sont disséminés dans cette tumeur; ils ont en moyenne $0^{mm},03$. Dans les

22

aréoles, on reconnaît des fibres et des éléments fibro-plastiques. L'ulcère du col est recouvert de suc cancéreux. La
muqueuse vaginale est épaissie et infiltrée de divers éléments
de sang décomposé.

2°. Cancer du fond de l'utérus,

Nous avons vu dernièrement, dans la salle de dissection
d'un des hôpitaux de Paris, le cadavre d'une vieille femme
qui avait succombé à une affection cancéreuse de l'utérus.
L'examen de tous les organes ne montra d'autre lésion que
quelques tubercules crétacés et une caverne tuberculeuse
cicatrisée au sommet du poumon gauche. Cette affection tuberculeuse offre des caractères tels que l'œil exercé les
reconnaît comme étant d'une date très-ancienne, et il ne
nous paraît pas probable que la guérison des tubercules ait
été la conséquence du développement du cancer de l'utérus,
quoi qu'en aient dit quelques auteurs sur la guérison pré-
tendue de la tuberculisation sous l'influence du développement d'une affection cancéreuse.

L'utérus était rempli dans son intérieur d'un liquide sale,
d'un jaune brunâtre; il était généralement infiltré de suc
cancéreux, et le tissu encéphaloïde pénétrait toute sa masse
surtout au fond, faisant une saillie bosselée sur les côtés du
sommet de l'utérus. On ne pouvait point distinguer de démarcation nette entre le tissu musculaire et le tissu cancéreux. Dans bien des endroits se trouvaient des points sup-
purés, et ces petits foyers offraient une paroi tellement lisse
que nous avons cru au commencement avoir affaire à du pus
renfermé dans les veines, ce dont la dissection n'a cependant
pu nous convaincre. Dans un endroit se trouvait un
caillot sanguin de date récente.

L'élément cancéreux principal était le globule encéphaloïde montrant de grands globules, des noyaux volumineux
et des nucléoles. Par rapport à ces derniers, nous avons fait
une observation bien intéressante avec un fort jeu de lentille de M. Nachet, au moyen duquel on obtient un grossis-

sement qui va jusqu'à mille diamètres. Dans l'intervalle
d'un certain nombre dé nucléoles nous avons vu distinctement un, deux, même trois nucléoles secondaires.

Les éléments graisseux et granuleux étaient abondants, et
là où le tissu musculaire était encore conservé, il s'y trouvait de nombreux corps fusiformes.

3° *Cancer de l'utérus ; emphysème pulmonaire ; pneumonie*
chronique avec induration ; tympanite.

Nous avons observé ce fait intéressant dans la clinique de
M. Chomel.

C'était une femme de cinquante-huit ans, atteinte d'emphysème pulmonaire et de tympanite. Pendant la vie, elle
n'avait point offert de symptômes de maladie de l'utérus,
dont le col surtout avait été trouvé intact au toucher. Le
corps n'a pu être bien examiné à cause du ballonnement du
ventre. A l'autopsie cependant nous trouvâmes le corps de
l'utérus et les ovaires occupés par des tumeurs squirrheuses
étendues, qui, par la compression qu'elles avaient exercée
sur le rectum, étaient devenues la cause de la tympanite.

A l'autopsie on trouva, dans les poumons, le véritable
type de l'emphysème vésiculaire, les bords du lobe moyen
du poumon droit étaient entièrement transparents. Le
cœur avait offert pendant la vie un bruit de soufflet qui
accompagnait le premier temps. On y trouva, pour toute
lésion, une atrophie marquée. Cet organe n'était pas plus
grand qu'un œuf de dinde ; la femme cependant était grande
et avait le thorax bien développé. M. Chomel a attiré à cette
occasion notre attention sur un fait déjà observé par Senac,
que l'atrophie du cœur était souvent accompagnée d'oppression et d'anhélation. Dans ce cas, du reste, l'oppression
était due à l'emphysème des poumons. Outre l'emphysème,
le lobe inférieur du poumon droit était le siége d'une pneumonie aiguë au second degré, et d'une induration pulmonaire chronique.

Le tissu morbide de l'utérus offrait tous les caractères du

squirrhe dont les éléments, dans ce cas, étaient très-variés.
Des globules qui existaient en grande quantité dans le suc
cancéreux avaient $0^{mm},02$ à $0^{mm},025$; ils étaient finement
grenus dans leur intérieur, renfermaient des noyaux de
$0^{mm},01$ à $0^{mm},015$, centraux ou concentriques, et contenant
aussi quelques granules irréguliers dans leur intérieur. Du
reste, ces granules offraient les formes les plus diverses; il
y en avait de ronds, ovalaires, allongés, trièdres, se terminant en fil mince, en forme de bonnet, de mitre, fusiformes et pointus aux extrémités, et enfin des feuillets de
forme tout à fait irrégulière. On voyait un certain nombre
de noyaux sans enveloppe. Tous ces globules paraissaient
assez aplatis; on apercevait tout autour d'eux beaucoup de
granules et de globules graisseux.

L'ovaire squirrheux montrait les mêmes éléments microscopiques. L'hépatisation rouge du poumon offrait ses
caractères ordinaires. Le tissu pulmonaire induré avait une
consistance telle qu'il fallait un certain effort pour y marquer l'impression du doigt ; il était d'un gris noirâtre,
offrant, par places, un fort développement pigmentaire. A
la loupe, ce poumon avait un aspect grenu. La plèvre y
était très-épaissie et très-vasculaire. Outre le tissu aréolaire
du poumon bien conservé, on voyait partout entre ses
mailles une organisation fibreuse provenant probablement
de fibrine épanchée et coagulée. Nulle part les mailles pulmonaires ne contiennent ni globules du pus ni globules
granuleux. J'ai injecté le poumon emphysémateux, j'ai
trouvé les lésions des vésicules exactement telles que je les
ai décrites dans le paragraphe qui traite de l'emphysème.
L'injection des vaisseaux démontre de plus que les capillaires étaient conservés dans une très-grande étendue, en
cessant surtout plus brusquement aux endroits dans lesquels
les vésicules étaient rompues.

4° *Cancer encéphaloïde de l'utérus.*

Une femme, âgée de trente-huit ans, était atteinte depuis plusieurs années, d'un cancer de l'utérus, auquel elle succomba. Sa maladie avait présenté les symptômes d'une rétention d'urine très-opiniâtre, dont l'autopsie nous rendit compte en nous montrant des tumeurs cancéreuses qui avaient comprimé les uretères à leur entrée dans la vessie. La malade avait de plus accusé, outre les douleurs lombaires qui accompagnent ordinairement le cancer utérin, des douleurs bien vives dans la région du rein droit.

A l'autopsie, nous trouvâmes le col utérin en grande partie rongé. Il offrait une surface inégale verdâtre, très-fétide, montrant par places des granulations rougeâtres vasculaires. Le tissu qui entourait l'ulcère était mou, friable, granuleux, et ressemblait aux ulcères gangréneux.

Les bords vaginaux du museau de tanche étaient très-amincis, presque taillés à pic, ayant du reste contracté des adhérences avec la partie supérieure du vagin très-généralement induré. Au-dessous de l'entrée des uretères dans la vessie existaient deux tumeurs cancéreuses ayant chacune le volume d'une noix, d'une consistance élastique, assez dure, d'une teinte jaune rosée dans leur intérieur, et d'une structure lobulée.

Les uretères, au-dessus des tumeurs qui les avaient comprimés, étaient considérablement dilatés et infiltrés de sérosité. Les deux reins étaient fortement hyperémiés, et le rein droit était augmenté de plus de la moitié de son volume. N'oublions pas de noter que la vessie était enflammée sur plusieurs points, et surtout autour de l'insertion des uretères. Le col utérin était infiltré de matière cancéreuse, mais le fond de l'utérus était sain. Dans le col, on ne voyait que peu de globules encéphaloïdes ayant jusqu'à $0^{mm},02$ et renfermant un noyau et un nucléole. On les voyait bien plus nombreux dans les tumeurs cancéreuses qui entouraient les uretères. Le col, par contre, renfermait beaucoup d'éléments fibro-plastiques. Cependant, dans quelques endroits on pouvait encore reconnaître d'assez larges expansions de globules encéphaloïdes. A l'extrémité inférieure de l'ulcère cancéreux se voyaient de nombreux vaisseaux capillaires, formant des lacis assez denses, et offrant un trajet très-tortueux. Tout autour d'eux, on trouvait des éléments de pus et de sang décomposé. En examinant ce tissu un peu plus haut et plus profondément, on y reconnaît des plaques de tissu cancéreux entourant par places des petits corps arrondis d'un huitième de millimètre, formés de couches concentriques, probablement une espèce de follicule glandulaire. Les fibres et les faisceaux de la substance interne sont bien conservés par places, et on voit que le tissu cancéreux a été principalement déposé dans leurs interstices (Pl. xx, fig. 1).

Nous terminerons la description de ces pièces par celle d'un ulcère rongeant du col utérin dans lequel nous n'avons point vu de tissu cancéreux, fait que nous avons eu occasion d'observer un assez grand nombre de fois, en rencontrant toujours des lésions tout à fait analogues à celles que nous allons décrire.

5° *Ulcère rongeant du col de l'utérus.*

Une femme, âgée de cinquante-six ans, était atteinte depuis trois ans d'un cancer utérin qui avait surtout épuisé les forces de la malade par des hémorrhagies fréquentes et abondantes, et l'avait réduite au dernier degré de marasme. Cette pauvre femme, après avoir éprouvé les divers symptômes et les vives souffrances qui accompagnent ordinairement cette maladie, succomba après une agonie bien longue.

A l'autopsie faite avec le plus grand soin, nous ne trouvâmes d'autre lésion qu'une destruction étendue du col utérin. Le corps de l'utérus n'avait pas sensiblement augmenté de volume, et renfermait quelques corps fibreux peu volumineux. Aucun organe ne montrait trace de tumeurs cancéreuses.

Le col de l'utérus, en majeure partie rongé, est comme

taillé à pic sur un bord vaginal. Toute cette portion est d'un gris noirâtre, et couverte d'une sanie fétide, dans laquelle on reconnaît des granules moléculaires, des globules du sang déformés, des cristaux prismatiques, des globules graisseux, des globules granuleux, et quelques feuillets d'épithélium.

En examinant avec soin le tissu utérin qui entoure l'ulcère, on n'y reconnaît qu'une trame granuleuse de tissu utérin infiltré et ramolli, et beaucoup de vaisseaux remplis d'un liquide gris verdâtre, formé par le détritus du vaisseau. Dans quelques endroits du col existe un tissu fibreux blanchâtre mêlé d'éléments fibro-plastiques analogues à ceux que nous avons signalés dans le corps de l'utérus.

Nous avons donc affaire à un ulcère cancroïde rongeant d'un utérus qui renferme en outre des corps fibreux, et nulle part nous ne découvrons dans le corps de cette femme des tumeurs composées de tissu cancéreux.

§ IV. Quelques remarques sur le cancer de diverses parties des organes génito-urinaires.

Nous venons de communiquer quelques observations sur le cancer du testicule, et sur celui de l'utérus, qui certainement sont les parties des organes génito-urinaires le plus fréquemment atteintes de cancer. Cette maladie se rencontre bien plus rarement dans les autres portions de ce système. Nous l'avons cependant observée plusieurs fois dans l'ovaire, dans les reins, dans la vessie et à la verge. Dans cette dernière partie, nous ne l'avons pas vue assez souvent pour avoir un jugement bien arrêté sur les diverses formes de ce mal qu'on peut y rencontrer. Nous y soupçonnons cependant l'existence bien plus fréquente de tumeurs bénignes que les auteurs ne l'indiquent, et nous ne serions pas étonné que des recherches microscopiques ultérieures prouvassent qu'un certain nombre de prétendus cancers de la verge sont constitués par des hypertrophies papillaires, ou par des tumeurs fibro-aréolaires renfermant des éléments d'épiderme dans leur intérieur. Toutefois nous n'émettons cette opinion que comme une hypothèse, et principalement dans le but d'y attirer l'attention des chirurgiens.

Nous passons sous silence nos observations sur le cancer de l'ovaire, de la vessie et de la verge, parce que nous n'y trouvons rien de particulier à communiquer. Nous nous bornerons ici à décrire en abrégé deux cas de cancer des reins, dont l'un offre la particularité de s'être rencontré chez un enfant de quatre ans, et l'autre est intéressant par le volume considérable et les épanchements sanguins énormes du rein cancéreux ainsi que par l'infection générale qui existait dans ce cas[1].

1° *Cancer encéphaloïde des reins.*

Ce cancer s'est rencontré par masses disséminées dans les reins d'un enfant de quatre ans, dont nous avons rapporté l'observation dans le chapitre des tubercules, à l'occasion de ceux du cerveau.

Les masses cancéreuses avaient de un à deux centimètres d'étendue, se trouvant surtout vers la surface où il y avait une dépression assez marquée. Elles s'étendaient jusque dans les parties centrales des reins, entourées d'une forte injection vasculaire, et par places même de petits épanchements sanguins, qui existaient non-seulement dans le tissu interstitiel des canaux, mais qui remplissaient même un certain nombre de canaux urinifères.

Le tissu cancéreux offrait un aspect homogène d'un blanc jaunâtre, finement grenu, infiltré de suc cancéreux et d'une consistance assez molle; on y reconnaissait des globules encéphaloïdes offrant leurs caractères ordinaires, très-peu de fibres pâles et un certain nombre de corps fusiformes.

---

[1] M. le docteur Rayer a rapporté et figuré plusieurs cas de cancer des reins dans son ouvrage : *Traité des maladies des reins et des altérations de la sécrétion urinaire*, Paris, 1841, tom. III, pag. 675 et pl. 45, 46, 47.

2° *Cancer du rein avec apoplexie cancéreuse, tumeurs cancéreuses dans le foie, dans les poumons et dans une côte.*

Le 10 décembre 1843 , M. Matice, interne des hôpitaux, s'est présenté comme candidat à la Société anatomique, en montrant les pièces fort curieuses d'un cancer du rein accompagné d'une infection cancéreuse générale. Il a joint à ces pièces l'observation fort bien faite et reproduite dans les bulletins de la Société anatomique[1] ; la Société a nommé M. Pigné et moi dans une commission pour examiner ces pièces et l'observation , et pour en faire un rapport.

Nous allons d'abord reproduire textuellement l'observation, et nous communiquerons ensuite le résultat de notre examen microscopique.

Voici l'observation :

« Le 9 novembre 1843 , M. Guillaume Sellier, âgé de
« soixante-quinze ans, est entré à l'infirmerie de Sainte-
« Périne; doué d'une bonne constitution, il s'est toujours
« bien porté, à l'exception de douleurs dans les reins (ré-
« gion lombaire) qui ont une origine immémoriale, et
« d'une douleur dans le côté droit près du mamelon, qui
« s'est manifestée depuis quelque temps. Le malade tousse,
« et le côté examiné avec attention n'offre rien de remar-
« quable sous le point de vue des phénomènes respiratoires.
« Pouls développé, quatre-vingt-cinq pulsations ; soif peu
« vive; légère chaleur à la peau. (Pectorale deux bouillons.)
« 10. L'état pyrétique continue les jours suivants sans
« qu'on puisse s'en rendre compte, l'obscurité du diagnos-
« tic étant aggravée par la surdité considérable et habi-
« tuelle du malade, qui l'empêche de fournir des rensei-
« gnements sur son état. (Même prescription.)
« 12. Le patient tousse, crache du sang en assez grande
« quantité; il est noir, mêlé aux crachats qui sont très-com-

---

[1] *Bulletin de la Société anatomique*, 19e année, p. 5o3-9.

« pactes. La douleur du côté droit n'a pas changé ; elle est
« toujours locale, circonscrite, augmente par la palpation.
« A droite, le murmure respiratoire est faible ; on entend
« quelques bulles de râle crépitant très-lointaines et plus
« grosses que de coutume. La résonnance de ce côté est un
« peu diminuée ; à gauche, rien. Pouls fréquent, déve-
« loppé. (Julep ; tartre stibié 0,40, pect.)

« 13. Pouls irrégulier, moins fort, plus fréquent, cent
« dix pulsations. (Même prescription.)

« 15. La quantité de sang expectoré est équivalente à
« soixante grammes environ dans les vingt-quatre heures ;
« il est noir, comme coagulé ; son expectoration en est rendue
« difficile ; facies bon, appétit nul, pas de dyspnée ; mêmes
« phénomènes du côté de la respiration (on croit à une
« apoplexie pulmonaire centrale), pouls petit, cent pulsa-
« tions. (Pect., deux bouillons.)

« Du 15 au 22 il n'y a rien eu de remarquable, si ce
« n'est la diminution de la quantité de sang, qui est nulle
« aujourd'hui. Le murmure respiratoire est toujours faible ;
« matité de la partie inférieure du côté droit ; urines sangui-
« nolentes pour la première fois ; douleurs dans le ventre et
« les lombes ; pouls peu développé, quatre-vingt-dix pulsa-
« tions. (Lin émulsionné, deux bouillons.)

« 23. Pas de crachement de sang ; murmure respiratoire
« toujours faible. Il semble qu'il y ait moins de résonnance
« au haut et en arrière que du côté opposé ; matité évidente
« en bas et du même côté droit ; pouls peu développé,
« quatre-vingt-huit pulsations ; urines rares, cinq cents
« grammes environ en vingt-quatre heures, sanguino-
« lentes, sans odeur d'ammoniaque ; soif peu vive, un litre
« de tisane par jour ; appétit nul. Le malade a refusé de
« prendre du bouillon ; une garde-robe solide. (Même
« prescription, lait 0,25 lit.)

« 25. Même état de l'appareil circulatoire et respi-
« ratoire ; urine très-sanguinolente, très-trouble, laissant
« déposer au fond du vase une matière jaunâtre, tout à

« fait semblable, quant à l'aspect, à du pus. (Même pres-
« cription.)

« 25. Même état des urines. Le crachement de sang a
« reparu; il est peu abondant, consiste dans des crachats
« rares, non aérés, peu mêlés de mucus bronchique; la
« respiration n'est pas accélérée d'une manière notable; il
« n'y a pas de point pleurétique; le murmure respiratoire
« est mêlé en haut, en arrière et à droite, à du léger souffle
« tubaire et à du râle crépitant à grosses bulles, s'enten-
« dant surtout quand le malade est invité à tousser; pouls
« assez développé, cent huit pulsations par minute. (Lin
« émulsionné; jul. diacodé, lait.)

« 26. Face décolorée de même que la peau du reste du
« corps, traits effilés, sentiment de douleur générale. Le
« malade, au dire des infirmiers, a rendu du sang pur
« rouge par le pénis et l'anus, et en quantité telle que le
« coucher en a été sali; urines rares, couleur de lavures
« de chair, dysurie; elles paraissent toujours contenir du
« pus. Matité de la région rénale gauche, s'étendant en
« avant jusque sur les limites de l'épigastre; tumeur sen-
« sible au toucher, pas de douleur pendant l'exploration.
« La respiration est dans le même état, matité légère au
« sommet du poumon droit; pouls fréquent, très-petit,
« cent vingt pulsations environ. (Lin émulsionné, lait.)

« 27-28. Le malade n'a pas uriné de sang pur; pas de
« changement dans l'état général.

« 29. Face hippocratique, pâleur extrême, urine rare,
« sanguinolente et d'apparence mêlée de pus, sans odeur;
« respiration un peu accélérée, quelques crachats rouillés,
« souffle tubaire léger et râle crépitant à grosses bulles
« dans le lieu précité; pouls petit, irrégulier, cent vingt
« pulsations.

« 30. Mort à cinq heures du matin, sans agonie ni agi-
« tation.

« Nécropsie vingt-quatre heures après la mort. Cadavre
« d'un embonpoint médiocre, appendices graisseux du gros

« intestin surchargés de graisse. Tout le tube digestif est
« sain, ne contenant pas de sang; l'estomac a contracté des
« adhérences avec la tumeur que nous allons décrire. La
« vessie, le rein droit sont sains; le gauche est volumineux,
« déformé, son poids est d'environ un kilogramme, sa
« capsule adipeuse, très-épaisse, est constituée par un tissu
« cellulaire, dense, très-adhérent à la membrane propre
« du rein; il est parsemé de petites tumeurs arrondies, dont
« les coupes sont tout à fait semblables, quant à la couleur
« et la consistance, à celle d'une pomme. Quelques-unes
« d'entre elles sont entièrement plongées dans le tissu adi-
« peux, tendis que d'autres sont logées dans le tissu cellu-
« laire ambiant, qu'elles semblent avoir envahi.

« Déformé principalement près de sa scissure, le rein offre
« dans ce sens des points saillants arrondis, espèces de mame-
« lons remarquables par la couleur noire et la mollesse des
« tissus qui les constituent : ce sont, en un mot, des foyers
« apoplectiques. Fendu de son bord convexe vers le bord con-
« cave, il offre au centre de la coque une excavation pouvant
« loger un œuf de poule, circonscrite par une substance
« molle, de couleur rouge vineuse, et qui semble avoir été
« déchirée comme pourrait l'être le tissu pulmonaire hépa-
« tisé; elle ne renferme pas d'ailleurs du sang épanché.
« Quant au reste de la surface, elle est rouge pâle; en vain
« on chercherait à reconnaître le tissu rénal qui est rempli
« par une substance dure dans certains points, ramollie et
« noirâtre dans d'autres, couleur qui tranche avec celle in-
« diquée plus haut, et qui est prédominante. L'uretère est
« distendu par du sang noir couleur de bistre et à demi coa-
« gulé. L'artère et la veine rénale sont distinctes et sans alté-
« ration. La rate est doublée de volume, adhérente au rein
« malade; elle paraît aussi ramollie. Le foie est très-volu-
« mineux; on voit, à sa surface, de petits points blancs
« arrondis de la largeur d'une pièce d'un demi-franc; d'au-
« tres sont plus grands, offrant une coloration brune au
« centre, qui est entouré par un cercle ou zone de couleur

« blanche. Ces tumeurs ne sont autre chose que la partie
« libre de la périphérie de petites tumeurs, dont les unes
« grosses comme un pois, présentent une coupe en forme
« de cercle, blanche, homogène, identique enfin à la sur-
« face des tumeurs indiquées plus haut, et dont les autres,
« qui sont en général plus étendues, présentent au centre
« une couleur brune en même temps que la substance y est
« ramollie ; quelquefois même on trouve un caillot au centre
« de ces produits morbides.

« Les poumons sont adhérents à la plèvre pariétale à
« l'aide de filaments celluleux ; le cœur est aussi adhérent à
« son péricarde, et n'offre rien de remarquable. Dans les pre-
« miers, on rencontre des noyaux identiques à ceux trouvés
« dans le foie, tous à l'état de crudité, disséminés inégale-
« ment dans toute l'étendue du tiers des deux poumons ; leur
« volume varie entre celui d'un pois et celui d'une noisette.
« Du reste, le tissu pulmonaire est sain, excepté à la partie
« supérieure et postérieure du poumon droit, où l'on re-
« marque une étendue de trois pouces environ, dans laquelle
« le parenchyme est dense, rouge, laissant écouler, quand
« on l'incise, une grande quantité de sérosité sanguinolente.
« Il y a aussi à la partie inférieure de l'hyperémie hyposta-
« tique dans les deux organes. La huitième côte droite est
« le siége d'une altération remarquable : on trouve à la par-
« tie moyenne de son étendue une tumeur grosse comme un
« œuf, de même forme, remplissant l'espace intercostal,
« molle, recouverte en dedans par la plèvre qui n'est pas
« altérée ; elle est tapissée en dehors par le muscle intercos-
« tal correspondant, qui semble perdre quelques fibres dans
« son épaisseur. Le tissu qui la compose ne peut être rigou-
« reusement comparé qu'à lui-même. Mais si on prend du
« tissu splénique préalablement déchiré et réuni en fais-
« ceaux, et si on y fait une coupe perpendiculaire au grand
« axe, on aura une assez bonne idée de l'aspect que pré-
« sente une coupe transversale de la tumeur. Une autre
« coupe antéro-postérieure offre, outre l'aspect indiqué,

« une espèce de coque dont la coupe, bien distincte près de
« l'extrémité vertébrale, peut avoir une ligne d'épaisseur ;
« elle est blanche, homogène, rappelant l'aspect des coupes
« indiquées à l'occasion des tumeurs trouvées dans les pou-
« mons. Le tissu osseux a disparu dans l'étendue de 3 cen-
« timètres, de telle sorte que la côte a été coupée en travers
« comme le serait un muscle ; on voit en outre qu'il manque
« dans l'étendue de 4 centimètres dans la moitié de la portion
« supérieure, de sorte que cette portion irrégulière, friable,
« forme une espèce de biseau. Le périoste est entièrement sain.

« *Réflexions.* En examinant cette observation, il est évi-
« dent que le malade a succombé en partie à une pneumo-
« nie et en partie à une hémorrhagie déterminée par une
« dégénérescence du rein ; bien qu'il soit difficile de recon-
« naître dans la substance qui constitue cet organe le tissu
« encéphaloïde, je ne doute pas que telle a été la nature de
« la lésion. Car, si ce tissu est déguisé dans le rein par les
« altérations dont il a été lui-même le siége, il n'en est plus
« de même dans les poumons, et surtout dans le foie où il
« se présente sous les différentes formes qu'on lui connaît.
« D'ailleurs, à la périphérie du rein, il existe aussi des tu-
« meurs semblables à celles trouvées dans le foie, etc., et la
« généralité de la lésion ne permet pas de la confondre avec
« autre chose que le tubercule ; mais ce dernier ne présente
« jamais au centre des masses qui le constituent de foyers
« apoplectiques. Ceux-ci même n'existeraient pas, qu'il
« serait encore facile de différencier les deux produits mor-
« bides, la couleur, le volume, la forme arrondie, le siége,
« l'âge du sujet, la consistance ; tout, en un mot, plaidant
« en faveur de la première opinion. Il n'est pas moins facile
« de dire ce qu'est la lésion de la côte ; l'aspect du tissu,
« la couleur, la consistance de l'espèce de coque indiquée
« plus haut, la disparition et l'altération du tissu osseux
« me font penser aussi que la tumeur dont elle est le siége
« est constituée par du tissu encéphaloïde ramolli, vascu-
« laire, et même apoplexié dans certains points.

« Si nous passons maintenant au diagnostic, il est pro-
« bable que cette altération aurait pu être déterminée à
« l'aide du microscope, car il me semble que la matière
« prise pour du pus n'était autre chose que la substance
« cérébriforme entraînée par l'hémorrhagie, et peut-être
« par la sécrétion urinaire. Il est à remarquer encore que
« cette altération n'avait pas diminué l'état de santé appa-
« rente du malade, et que généralement on accorde trop de
« faveur à l'espèce de cachexie qu'on observe chez les in-
« dividus affectés de cancer. J'ai vu déjà des tumeurs can-
« céreuses du testicule, des os, etc., ne donner lieu à aucun
« des phénomènes cachectiques tels que l'amaigrissement,
« la teinte jaune paille ou terrasseuse de la peau, etc. Quant
« à la thérapeutique, il est évident qu'elle sera toujours im-
« puissante contre une semblable lésion. »

Il était bien intéressant d'examiner ces pièces au microscope pour déterminer exactement la nature de ces divers
tissus qui, à l'œil nu, montraient un mélange confus d'é-
léments cancéreux et fibrineux.

J'avais justement occasion d'examiner comparativement
un cancer du pylore dans lequel aucun élément étranger ne
se rencontrait, et d'un autre côté, j'avais sous les yeux un
cas d'apoplexie pulmonaire sans autre complication.

Dans les petites tumeurs les mieux conservées, qui n'é-
taient le siége d'aucun épanchement sanguin, il fut facile
de reconnaître les éléments cancéreux bien prononcés. C'é-
taient des globules ronds ou allongés, de 0^{mm},025 à 0^{mm},03,
finement grenus dans leur intérieur, y montrant même, par
places, des petites vésicules graisseuses, et renfermant généralement un noyau de 0^{mm},015, rond ou ovale, à contours
grumeleux. L'élément fibreux n'existait qu'en faible proportion dans toute cette tumeur.

Après avoir acquis ainsi la certitude que le fond de
tous ces tissus était bien véritablement cancéreux, nous
nous mîmes à examiner les parties apoplexiées. Dans la
tumeur de la côte, ainsi que dans le centre de l'épanche-

ment rénal, il y avait une quantité notable de sang, beaucoup de grumeaux irréguliers, et des morceaux assez étendus
de fibrine coagulée dans lesquels l'examen microscopique
fit découvrir les mailles fibroïdes caractéristiques. La présence de globules granuleux et d'éléments graisseux y fit
déjà supposer la présence de tissu cancéreux, dont l'existence au milieu des masses fibrineuse fut mise hors de doute
lorsqu'on les examinait dans le compresseur. En écartant
ainsi tous les divers éléments, on put se convaincre aisément que les globules cancéreux étaient englobés dans la
masse fibrineuse en quantité bien plus notable que l'examen à l'œil nu ne l'aurait fait supposer.

En comparant entre elles les diverses gradations d'épanchements, on reconnut un bien plus grand nombre de globules sanguins dans ceux qui offraient une teinte rouge
foncée, tandis que dans ceux qui étaient déjà décolorés, la
fibrine et les granules moléculaires prédominaient.

§ V. Du cancer de la voûte palatine.

Il n'est pas très-rare de rencontrer des tumeurs cancéreuses dans la voûte palatine. Nous y en avons observé deux
fois, et dans ces deux cas, elles offraient les caractères tranchés
de l'encéphaloïde, dont les globules y étaient très-marqués.

Nous allons rapporter une de ces observations.

Tumeur enkystée encéphaloïde de la voûte palatine.

Une femme, âgée de cinquante et un ans, d'une bonne
constitution, toujours bien réglée, mère de quatre enfants,
mariée depuis l'âge de vingt-cinq ans, entra à l'Hôtel-Dieu,
dans le service de M. Blandin, pour se faire enlever une tumeur qu'elle portait dans la voûte palatine. Ayant toujours
joui d'une bonne santé, elle n'y avait probablement point
fait attention dans le principe, car elle prétendait n'avoir
cette grosseur que depuis six semaines, ce qui était évidemment une erreur.

C'était à peu près le centre de la voûte palatine qui était le point de départ de la tumeur, qui s'étendait en arrière jusqu'au bord du voile du palais, en refoulant l'amygdale droite. Elle offrait au toucher, avant l'opération, une surface bosselée et pouvait avoir 5 à 6 centimètres de longueur sur 3 à 4 de largeur. La malade n'y éprouvait point de douleur, mais elle avait de la peine à parler et la déglutition était difficile. Aucune des parties qui entouraient la tumeur ne parut participer à l'altération morbide.

Cette tumeur étant enkystée, fut facilement enlevée par une simple incision cruciale, et son énucléation fut très-aisée. La plaie, du reste, se cicatrisa promptement et la malade put bientôt quitter l'hôpital.

Examen de la pièce. La tumeur avait à peu près le volume d'un œuf de poussine. Elle était entourée d'une membrane d'enveloppe cellulaire et très-vasculaire. Sa surface était lobulée et d'une coloration mêlée de rouge et de jaune.

Coupée par le milieu, elle montrait peu de vascularité dans son intérieur et offrait une structure lobulée ; les lobules étaient séparés par un stroma d'apparence fibreuse, comme cela se rencontre si fréquemment dans le cancer encéphaloïde. Les fibres qui entouraient les lobules offraient une disposition circulaire ; elles étaient étroites, peu serrées, et montraient partout des intervalles remplis de globules cancéreux.

Quant aux globules cancéreux, ils étaient des mieux caractérisés : ils avaient de $0^{mm},015$ à $0^{mm},02$, et étaient composés d'une membrane d'enveloppe pâle et fine, renfermant un à deux noyaux à contours marqués, de $0^{mm},1$ à $0^{mm},012$, ronds ou elliptiques. Les plus volumineux n'étaient pas entourés d'une enveloppe, et de plus ils étaient de $0^{mm},015$. Tous les noyaux renfermaient un ou plusieurs nucléoles.

On voyait de plus dans cette tumeur beaucoup d'éléments graisseux, ainsi que des cristaux de cholestérine. Un certain nombre des globules encéphaloïdes tendaient à prendre une forme allongée et fusiforme.

§ VI. Du cancer du tube digestif et du foie.

Nous rapporterons dans ce chapitre quelques observations précédées de remarques générales sur le cancer de
l'œsophage, de l'estomac, du cardia et du pylore, sur celui
du cœcum et des gros intestins, et nous y exposerons en
même temps le résultat de nos observations sur le cancer du
foie. Nous savons fort bien que celui-ci se rencontre assez
souvent comme une maladie idiopathique indépendante de
toute autre affection cancéreuse. Mais il est si souvent lié
au cancer, qu'un certain nombre de nos observations sur le
cancer du foie se trouvent par cela même dans celles sur le
cancer de l'estomac, et qu'alors celles où le foie était seul
malade en font tout naturellement la suite.

On sait que le cancer peut se rencontrer dans toutes les
parties du tube digestif. Mais, en général, s'il n'est pas très-
rare de le rencontrer dans le milieu des diverses parties de
ce tube, son siége de prédilection y est pourtant le passage,
la limite entre deux des parties essentielles des organes de la
digestion. Le pylore est sans contredit l'endroit où on le
rencontre le plus fréquemment; le cœcum et le cardia en
sont plus rarement le siége; le rectum présente assez souvent des affections cancéreuses, mais on y confond souvent
des ulcères cancroïdes avec le véritable cancer. Le milieu
de l'estomac est plus fréquemment le siége du cancer que le
milieu de l'œsophage ou celui des intestins, cependant bien
plus rarement que le pylore.

Pendant que l'école physiologique régnait en France, on
a voulu réduire le tubercule et le cancer à de simples terminaisons de l'inflammation. Des auteurs même du plus haut
mérite, qui d'ailleurs ont su fort bien éviter la séduction
de l'exagération de ces doctrines attrayantes par leur appa-
rente simplicité, ont envisagé le cancer de l'estomac et du
pylore comme une simple hypertrophie du tissu cellulaire
sous-muqueux. Il est vrai que, dans un certain nombre de

cas, le cancer offre une structure fibreuse, dense, et peut en imposer pour une simple production cellulaire ; mais dans tous ces cancers, on en exprime le jus lactescent propre à ce produit morbide. De plus, la masse cancéreuse y existe bien souvent par masses disséminées ; les ganglions mésentériques et méso-gastriques, ainsi que le foie et le pancréas, participent dans un grand nombre de cas à l'affection cancéreuse. S'il restait encore parfois des doutes, un seul coup d'œil sur le microscope suffirait pour les dissiper en y démontrant la présence de globules cancéreux, car rien d'analogue ne se rencontre dans le tissu cellulaire hypertrophié. En un mot, une pareille manière de voir n'a plus besoin aujourd'hui d'être réfutée.

Une autre question qui touche cette première de bien près, est celle de savoir si une inflammation du tube digestif peut comme telle passer à l'état cancéreux.

Nous y répondrons encore par la négation. Comme pour le tubercule, nous trouvons pour le cancer un élément particulier, le globule cancéreux, qui diffère de tous les produits de l'inflammation. Nous rencontrons, de plus, tous les jours des exemples de gastrites chroniques qui durent pendant bien longtemps, sans montrer à aucune époque de leur existence la moindre tendance à une dégénération cancéreuse.

Nous trouvons, au contraire, de bien nombreux exemples d'affections cancéreuses qui, si elles ont simulé au début une simple gastrite ou gastralgie, ont bientôt révélé leur véritable nature en faisant promptement dépérir les malades et en leur donnant le teint jaune paille caractéristique. Quelquefois même, sans montrer de tumeurs distinctes et sans être accompagnées de vomissements, ces affections cancéreuses amènent le terme fatal au bout de quelques mois, d'un an, dix-huit mois, et elles se prolongent rarement au delà ; tandis que les gastrites chroniques et les gastralgies durent souvent pendant bien des années avec des intervalles d'amélioration notable. Il va sans dire qu'il ne faut pas confondre avec le cancer les ulcères de l'estomac qui peuvent être la conséquence d'une gastrite chronique.

Nous ne voulons pas nier que, dans des cas rares, le cancer de l'estomac puisse survenir chez des individus atteints de gastrite chronique ; mais nous regarderions ces cas plutôt comme une simple coïncidence, que comme une liaison entre l'effet et la cause. Les affections inflammatoires, tuberculeuses et cancéreuses sont foncièrement différentes les unes des autres ; les deux dernières peuvent faire naître la première par leur présence et par leurs phases de développement, mais jamais la phlegmasie comme telle ne peut avoir pour terminaison la dégénération. Cette opinion est du reste pleinement confirmée aujourd'hui par l'observation de MM. Andral et Gavarret sur le sang, dans les affections organiques ; et le passage que nous avons cité à l'occasion des tubercules, s'applique tout aussi bien au cancer, savoir : qu'au début de ces affections, la fibrine n'augmente nullement dans le sang comme dans les phlegmasies, mais les globules y diminuent ; la fibrine ne commence à augmenter que lorsque le tubercule ou le cancer excitent une inflammation secondaire et deviennent le siége d'un travail organique de ramollissement.

Quant au siége du cancer dans le tube digestif, c'est essentiellement dans le tissu cellulaire sous-muqueux qu'il se développe. On a prétendu que le cancer gélatiniforme se développait dans la membrane muqueuse elle-même. Nous ne pouvons pas partager cette manière de voir. Nous l'avons également rencontré dans le tissu sous-muqueux, seulement le développement considérable de matière gélatiniforme détruit quelquefois la membrane muqueuse bien plus promptement et sur une plus grande étendue que dans toutes les autres formes de cancer. Nous en trouvons une exception lorsque le cancer gélatiniforme commence par la surface externe de l'estomac, ce qui a lieu quelquefois, quoique rarement.

Le cancer enkysté se rencontre aussi parfois dans le tissu sous-muqueux; nous en citerons plus bas un exemple. Ordinairement la matière cancéreuse existe dans les organes de la digestion par infiltration ou par masses mal délimitées. Dans le squirrhe, qui produit presque l'occlusion des orifices de l'estomac, les parties qui se trouvent au-dessus du cancer sont quelquefois considérablement dilatées ; c'est ainsi que le cancer du cardia ou de l'œsophage produit une dilatation telle au-dessus de l'affection cancéreuse, qu'on a assez bien comparé cette dilatation de l'œsophage avec le gésier des oiseaux.

Dans le cancer du pylore, l'estomac est souvent énormément dilaté; cependant nous lui avons trouvé plusieurs fois en cas pareil son ampleur normale, et une fois même il était considérablement diminué de volume dans toutes ses dimensions.

Si, avant d'entrer dans les détails sur la structure du cancer dans ces organes, nous examinons les diverses tuniques qui composent le tube digestif, par rapport à leur participation à cette affection morbide, nous trouvons que, dans ces affections cancéreuses, la membrane muqueuse reste souvent dans un état de parfaite continuité; et on est même frappé que, dans la majorité des cas de cancer de l'estomac que l'on a occasion d'examiner, il ne se trouve point d'ulcération. Bien souvent, au contraire, la membrane muqueuse en s'hypertrophiant, oppose une barrière à l'ulcération cancéreuse. On ne trouve pas en général non plus la muqueuse, dans le squirrhe du pylore, atteinte d'un travail phlegmasique; elle est épaissie et vasculaire, ses éléments glandulaires offrent souvent un développement insolite, mais il n'y a point de diminution de consistance, aucun ramollissement, ni rougeur écarlate, ni teinte grise ardoisée comme dans la gastrite chronique. Il va sans dire que nous sommes bien loin de nier que ces divers signes de l'inflammation ne se rencontrent dans un certain nombre de cas ; nous insistons seulement sur le fait qu'ils n'ont pas lieu généralement.

Analogue au tissu cellulaire sous-muqueux et musculaire, la muqueuse gastrique est donc souvent plutôt le
siége d'une hypertrophie, que celui de l'inflammation et de
l'ulcération, qui, loin d'exister généralement, ne surviennent ordinairement que dans une période avancée de la maladie. Mais de bonne heure la membrane muqueuse contracte des adhérences avec la matière cancéreuse. Toutes
les membranes alors se confondent souvent en une seule
masse.

Le tissu cellulaire qui est le siége d'élection du cancer du
tube digestif, s'hypertrophie également, et on voit des
prolongements flabelliformes, de nombreuses intersections,
quelquefois même des réseaux denses de tissu cellulaire à
travers la tunique musculaire, qui à son tour garde rarement son épaisseur normale, et peut atteindre celle d'un
décimètre et bien au delà. Son tissu, du reste, perd son
élasticité, et devient cassant et friable. Le tissu cellulaire
sous-musculaire s'hypertrophie également, et, comme la
membrane musculaire, il est, dans quelques cas, secondai-
rement infiltré de suc cancéreux. Quant à son aspect à l'œil
nu, le tissu cancéreux se présente dans le tube digestif sous
trois formes.

La plus rare est celle du cancer enkysté, montrant dans
son intérieur un tissu mou, jaune, grenu ou lobulé, infiltré de suc cancéreux, et offrant souvent dans son tissu des
épanchements sanguins.

La seconde forme, celle d'un tissu distinct, mais mal délimité, est plus fréquente. Le cancer offre alors une structure
lobulée, molle, assez vasculaire, d'un jaune rosé ou d'un
gris sale, infiltré de beaucoup de suc cancéreux.

La troisième forme est la plus fréquente, c'est celle par
infiltration et par de très-petites masses. Les deux dernières
se rencontrent ordinairement ensemble.

Dans la première de ces deux formes, on reconnaît une
trame fibreuse d'un blanc jaunâtre, généralement infiltrée
d'un liquide ou d'une substance molle et demi-transparente,

toute composée de globules cancéreux. Il existe en outre,
dans la seconde forme, de petites masses qui atteignent
rarement un centimètre, et qui se trouvent disséminées
dans la tunique musculaire dans laquelle leur teinte blanchâtre les distingue facilement de la teinte rouge pâle de
la substance musculaire elle-même.

Quant au cancer gélatiniforme, nous l'avons surtout observé dans le milieu de l'estomac, dans le cœur et dans le
rectum. Les parois du tube digestif s'y épaississent considérablement. Dans les places profondes, on reconnaît souvent
encore du tissu cancéreux, surtout d'apparence encéphaloïde, mais vers la surface on ne voit que de larges aréoles
remplies d'une gelée tremblotante.

Si nous jetons un coup d'œil sur les éléments microscopiques du cancer du tube digestif, nous y trouvons les
particularités suivantes à noter. Les fibres y forment rarement des faisceaux. Elles s'entre-croisent ordinairement
d'une manière irrégulière dans tous les sens, et offrent quelquefois l'aspect d'un réseau qui rappelle celui de la fibrine
coagulée ; on y rencontre, de plus, des éléments fusiformes
fibro-plastiques.

Les globules cancéreux y offrent une grande variété de
forme, et nous y avons rencontré presque toutes celles
que nous avons décrites dans la partie générale du cancer;
mais toujours, avec quelque attention, on pouvait arriver à
les ramener au type primitif de leur forme.

La gélatine du cancer colloïde de l'estomac et des intestins
est composée d'une trame fibro-aréolaire et d'une matière
transparente qui renferme des globules granuleux peu volumineux, et quelquefois de grands lobules demi-transparents
remplis de globules cancéreux.

On rencontre également dans le cancer du tube digestif
toutes les formes de matière graisseuse ainsi que des globules granuleux, souvent des cristaux de cholestérine, et
quelquefois des cristaux prismatiques. La présence de la
mélanose n'y est pas très-rare non plus.

Comme on pourra s'en convaincre en lisant nos observations, nous avons souvent vu la coïncidence du cancer du
foie avec celui de l'estomac. Cependant l'estomac est quelquefois le seul organe qui renferme des tumeurs cancéreuses.

Tandis qu'on ne rencontre que quelques masses peu
nombreuses dans le foie lorsqu'elles y ont été déposées par
suite de l'infection générale consécutive à un cancer du
sein ou d'un autre organe, on y rencontre au contraire une
quantité bien plus notable de ces petites tumeurs lorsque le
cancer du foie est lié à un cancer de l'estomac, et cette matière cancéreuse atteint son maximum quantitatif dans le
cancer essentiel du foie que M. Cruveilhier a si bien décrit
sous le nom de cancer du foie par masses disséminées [1].

Que le cancer y soit primitif ou secondaire, on le trouve
à la surface sous forme de tubercules saillants ou par masses
arrondies déprimées au centre. Dans l'intérieur du foie, on
en observe quelquefois des masses très-volumineuses.

Dans quelques cas, l'élément fibreux y est très-développé,
et le cancer du foie présente tous les caractères du squirrhe.
Quelquefois on y rencontre des figures réticulées. Ordinairement la consistance du cancer du foie est plutôt molle et
pulpeuse, offrant sur une coupe fraîche un aspect jaune, pâle,
homogène, luisant, infiltré de beaucoup de suc cancéreux.

Dans les masses cancéreuses considérables du foie, on
trouve quelquefois un aspect caséeux et friable, provenant
ou du mélange avec les éléments fibrineux consécutifs aux
épanchements sanguins, ou de la décomposition des globules
cancéreux. Nous avons insisté déjà plusieurs fois sur la ressemblance que le cancer offrait en cas pareil avec le tubercule, et nous avons indiqué les moyens pour parvenir à un
diagnostic sûr.

Nous venons d'examiner un cas fort curieux de tuberculisation du foie dans presque toute la substance dont les

[1] *Anatomie pathologique du corps humain*, xii⁰ livr., in-fol. avec
planches coloriées.

pièces nous avaient été apportées par un élève en médecine. Les masses tuberculeuses offraient la plus grande ressemblance à l'œil nu avec l'aspect de l'encéphaloïde. Cependant, le microscope a promptement éclairé tous les doutes, et nous avons pu nous convaincre que toutes ces masses n'étaient que de nature tuberculeuse.

Les tumeurs cancéreuses du foie sont ordinairement entourées d'une vascularité bien prononcée. Quelquefois leur intérieur cependant paraît peu vasculaire, tandis que dans d'autres cas, des réseaux vasculaires et même de petites ecchymoses y existent en quantité notable. Nous citerons même plus bas un exemple de cancer du foie dans lequel de très-nombreuses petites masses cancéreuses étaient tellement entourées et traversées de vaisseaux, qu'au premier aspect ce foie parut rempli de tumeurs érectiles, et on serait bien en droit de caractériser cette forme sous le nom de cancer hématode du foie.

Après ces remarques générales, nous allons passer en revue quelques-unes de nos observations sur le cancer du tube digestif.

1° *Cancer de l'œsophage.*

Un homme âgé de soixante-huit ans, d'une bonne constitution, avait joui d'une bonne santé jusqu'au mois d'avril 1842, c'est-à-dire, huit mois avant sa mort. A cette époque, il commença à éprouver de la gêne dans la déglutition, qui augmenta en peu de temps au point que d'abord les aliments solides et ensuite les aliments liquides ne pouvaient plus passer. Son teint s'altéra et devint d'un jaune paille; il maigrit rapidement et arriva au dernier degré de marasme; il succomba en présentant tous les signes de la mort par inanition.

Pendant la vie du malade, M. A. Bérard, dans le service duquel il se trouvait, avait fait des essais de cathétérisme pour passer une sonde œsophagienne qui aurait permis de nourrir ainsi le malade; mais la sonde ne put passer, et elle ren-

contra, à la hauteur du rétrécissement, une résistance due à
un corps dur et rugueux, qui quelquefois cependant put
être franchie.

A l'autopsie, on trouva un cancer de l'œsophage qui
commençait à 6 centimètres au-dessous de l'os hyoïde. La
muqueuse de l'œsophage qui recouvrait le cancer présentait
une injection vasculaire pas très-vive et plusieurs ecchymoses. Le cancer lui-même avait 36 millimètres de longueur, et occupait toute la circonférence de l'œsophage qui
était rétréci au point de laisser passer à peine une sonde de
petit calibre. Sa surface était inégale, rugueuse, offrant une
coloration d'un gris noirâtre par places, d'un jaune sale
dans d'autres. A sa partie supérieure se trouvaient plusieurs
cavités dont l'une était occupée par un noyau de prune
qui constituait le corps rugueux que la sonde avait rencontré pendant les tentatives de cathétérisme, et qui en augmentant l'occlusion de l'œsophage, avait certainement accéléré la terminaison fatale. Les autres cavités étaient remplies
d'un liquide d'apparence puriforme.

La partie inférieure de l'œsophage était saine et un peu
rétrécie. L'estomac était dans son état normal. L'intestin
grêle présentait, près du cœcum, un épaississement de
toutes ses membranes occupant l'espace de trois centimètres
carrés, et offrant une consistance dure, criant sous le scalpel. La muqueuse y était un peu épaissie, et montrait un
développement considérable de ses follicules.

Dans le tissu cellulaire sous-muqueux fortement hypertrophié, on reconnaissait des granulations tuberculeuses, et
le microscope y faisait voir les globules tuberculeux ainsi
que divers éléments fibreux du tissu cellulaire épaissi; mais
nulle part d'éléments cancéreux. Les poumons du même
individu contenaient des tubercules crus en petit nombre.

Le tissu cancéreux, examiné à la loupe, montre sur une
coupe fraîche un aspect lobulé, composé de lobes qui ont de
quatre à cinq millimètres et dont les lobules secondaires ne
dépassent guère le volume d'un demi-millimètre; leur teinte

est grisâtre ou d'un jaune rosé. Les vaisseaux se répandent dans leurs interstices. La surface du cancer est recouverte d'un liquide qui offre un mélange de mucus, d'épithélium, de globules sanguins et de cellules cancéreuses; l'épithélium se montre sous la forme pavimenteuse.

Le tissu cancéreux lui-même ne fait voir au microscope que peu d'éléments fibreux; il est surtout composé de globules cancéreux qui sont ronds, ovoïdes ou pointus à leurs deux extrémités, offrant l'aspect caractéristique des globules cancéreux fusiformes qui se distinguent de ceux d'origine fibro-plastique par une largeur beaucoup plus considérable, un noyau beaucoup plus volumineux et un aspect général finement ponctué. Ces globules cancéreux varient entre $0^{mm},02$ et $0^{mm}03$; ceux qui sont fusiformes ont jusqu'à $0^{mm},05$ de longueur sur $0^{mm},02$ de largeur; les noyaux sont proportionnellement petits et n'ont en moyenne que $0^{mm},01$ de millimètre, montrant un ou deux nucléoles dans leur intérieur; quelques cellules renferment plusieurs noyaux (Pl. xx, fig. 2). On rencontre en outre de grandes cellules concentriques, montrant une enveloppe épaisse, un grand noyau à parois également épaissies et dans lequel se trouve un globule grenu qui a jusqu'à $0^{mm},015$ et qui est peut-être un nucléole très-développé (Pl. xx, fig. 3).

Depuis que l'étude des globules cancéreux avec de forts grossissements a plus spécialement fixé notre attention sur la structure du nucléole, nous avons reconnu que celui-ci n'était autre chose qu'une cellule rudimentaire qui, dans certaines circonstances, pouvait se développer considérablement et donner lieu à des formes qui paraîtraient bizarres si on ne pouvait pas les réduire au type d'un développement qui n'offre d'autres particularités qu'un volume plus considérable que celui qu'on rencontre habituellement dans ces globules.

Par places, on voit de petits lobules cancéreux bien isolés, ayant de $0^{mm},06$ à $0^{mm},08$, entourés de couches de fibres concentriques et remplis de globules cancéreux, entre lesquels on reconnaît çà et là une substance inter-cellulaire (Pl. xx, fig. 4).

Ce cancer renferme beaucoup de globules granuleux, peu d'éléments graisseux et une certaine quantité de cristaux prismatiques, et sur plusieurs points de la surface on aperçoit au microscope des corps baccilaires (Pl. xx, fig. 5). Nous avons représenté ces divers éléments dans leur ensemble (Pl. xx, fig. 6).

Un autre cas de cancer de l'œsophage que nous avons eu occasion d'observer, n'offrait d'autres particularités dans ses éléments microscopiques, que de montrer les globules cancéreux renfermés dans une trame réticulée, qui ressemblait beaucoup à de la fibrine coagulée (Pl. xx, fig. 7).

2° Squirrhe de l'estomac.

Une femme, âgée de soixante-neuf ans, blanchisseuse, a joui habituellement d'une bonne santé jusqu'à l'âge de soixante-sept ans, époque à laquelle elle eut pendant quelque temps des symptômes de dyspepsie, qui cependant disparurent complétement; et elle fut de nouveau assez bien jusqu'au mois de février 1842, environ onze mois avant sa mort. Elle fut prise alors de vomissements qui survinrent ordinairement de cinq à trente minutes après qu'elle avait mangé, et elle rendit les aliments mêlés avec une matière noirâtre, qui ressemblait à du marc de café. Dans l'intervalle des vomissements, elle souffrait fort peu de l'estomac.

Au mois de novembre 1842, elle entra à l'hôpital de la Pitié, service de M. Gendrin. On sentit alors du côté droit de l'épigastre, un peu plus bas que le rebord des fausses côtes, une tumeur dure qui occupait à peu près quatre travers de doigt d'étendue. Les vomissements persistaient; la malade était habituellement très-constipée; ses forces n'avaient pas encore considérablement baissé; son teint, quoique altéré, ne présenta cependant point l'empreinte d'une cachexie cancéreuse avancée; la malade continua à souffrir assez peu de l'estomac.

Après être restée six semaines dans ce même état, elle
fut prise, le 23 décembre, d'une diarrhée très-forte et rendait des matières noirâtres, semblables à celles qu'elle avait
rendues antérieurement par les vomissements. Il survint un
état fébrile très-intense, et la malade succomba au bout de
quatre jours.

A l'autopsie, nous avons trouvé l'estomac considérablement diminué de volume dans toutes ses dimensions. Le
cardia et la moitié à peu près de la petite courbure qui
l'avoisine, montrent leur muqueuse d'une consistance normale, mais un peu plus fortement injectée ; les parois, dans
tout le reste de l'estomac, sont épaissies ; la muqueuse, dense
et fortement injectée, a jusqu'à huit millimètres d'épaisseur.
La membrane moyenne a également le double de son épaisseur normale ; elle est traversée par des intersections blanchâtres. Le tissu cancéreux qui se trouve entre la muqueuse
et la membrane musculaire, offre un aspect lobulaire, d'un
jaune lardacé, et infiltré d'un suc cancéreux abondant ; ce
cancer s'étend jusque dans le pylore qui, quoique rétréci,
offre encore cinq millimètres de calibre.

L'estomac mesuré dans toute sa longueur n'a que vingt-
deux centimètres de longueur sur huit à douze de largeur,
ressemblant presque à un intestin dilaté.

Le tissu cancéreux montre des fibres qui s'entre-croisent
irrégulièrement dans tous les sens et qui renferment dans
leurs interstices des globules cancéreux (Pl xx, fig. 8); par
places, ce tissu est assez dur pour crier sous le scalpel ; dans
d'autres, il est plus mou. Les cellules offrent des figures
très-variées, ayant en moyenne $0^{mm},02$, un noyau de
$0^{mm},01$ et des nucléoles de $0^{mm},0025$; les cellules sont très-
aplaties et plusieurs contiennent deux noyaux ; quelques-
unes sont très-allongées et tronquées à leurs deux extrémités (Pl. xx, fig. 9). La matière cancéreuse existe également
entre la membrane musculaire et la membrane péritonéale,
et de nombreux prolongements communiquent entre cette
matière cancéreuse et le tissu sous-muqueux. Entre les

fibres musculaires se trouvent beaucoup d'éléments granuleux; les fibres musculaires ont perdu leur élasticité et se déchirent très-facilement. A la surface de la membrane péritonéale se voient de nombreuses petites plaques saillantes, blanchâtres, que le microscope montre également composées d'éléments cancéreux.

En résumé la membrane muqueuse de l'estomac ne montre d'autre altération qu'un épaississement. Le tissu sous-muqueux est le siége principal du cancer. La membrane musculaire est épaissie, mais elle n'est point dégénérée. La membrane péritonéale, enfin, renferme de nombreuses plaques cancéreuses. Dans le cancer lui-même, l'élément fibreux est assez développé, cependant les globules s'y trouvent en plus forte proportion.

3° *Squirrhe du pylore et du mésentère.*

Le 13 janvier 1843, je vis sur une des tables de la salle d'autopsie de l'hôpital de la Pitié, le cadavre d'un homme déjà âgé, dont on avait oublié de faire l'autopsie. En examinant les parois abdominales, je sentis dans la région du pylore une tumeur dure qui me fit facilement reconnaître un squirrhe de cet organe. Je demandai donc la permission de faire l'autopsie, et je trouvai en effet une tumeur cancéreuse dans le pylore ainsi qu'une dégénération d'un grand nombre de ganglions mésentériques.

L'ouverture du pylore était tellement rétrécie qu'on pouvait à peine y passer un tuyau de plume d'oie. Le pancréas, le foie, la rate et les poumons étaient sains. Les deux reins étaient réunis en un seul qui avait la forme d'un fer à cheval, placé transversalement sur la colonne vertébrale, variété anatomique qui du reste n'est pas très-rare, et qui en général ne donne pas lieu à des accidents graves.

Le pylore est malade dans toute son étendue. La partie cancéreuse offre cinquante-deux millimètres de longueur sur soixante-huit de largeur, et quarante d'épaisseur. L'ouverture stomachique du pylore est plissée, très-dure et presque fermée. La membrane muqueuse est épaissie, injectée par places, et décolorée dans d'autres. Une coupe verticale, faite par le milieu de la tumeur, montre l'épaisseur totale de l'intestin, variant entre quatorze et vingt et un millimètres. La muqueuse ne peut pas en être séparée, et le cancer, ainsi que toutes les tuniques, ne paraissent former qu'une pièce. En examinant ces diverses couches, on voit d'abord la muqueuse d'un jaune rougeâtre, qui a en moyenne deux millimètres d'épaisseur; vient ensuite le tissu cancéreux sous-muqueux ayant une structure aréolaire et variant entre quatre et neuf millimètres d'épaisseur; il est uni inférieurement par des adhérences intimes à la membrane musculaire décolorée, d'un jaune légèrement rougeâtre, et renfermant beaucoup d'intersections et de petites masses blanches de nature cancéreuse. Cette couche musculaire varie entre quatre et huit millimètres. La membrane péritonéale n'est pas fortement altérée. Tout ce tissu est peu vasculaire.

Nous avons affaire ici à un des cancers fibreux des plus durs que nous ayons rencontrés. Sa consistance est celle du cartilage. Les globules ne deviennent bien visibles que dans les portions prises là où le tissu cancéreux touche le tissu musculaire. Ces globules sont en général petits, ne dépassant point $0^{mm},0175$, et montrant des noyaux de $0^{mm},005$ à $0^{mm},0075$. Le tissu musculaire montre dans les granulations blanchâtres de nombreux globules cancéreux. Les fibres musculaires ont en partie disparu par le développement de fibres cellulaires et d'éléments fibro-plastiques. En examinant de près la surface interne de la tunique péritonéale, on y reconnaît également de petites plaques blanchâtres de nature cancéreuse.

Les ganglions dégénérés qui entourent le pylore forment des paquets d'un volume très-considérable. Les ganglions eux-mêmes varient entre le volume d'un haricot et celui d'une noix. Dans leur intérieur, la structure fibreuse ne prédomine pas autant que dans le pylore, et on y reconnaît plus facilement les globules cancéreux. Quelques-unes de ces glandes sont très-vasculaires et montrent même des épanchements sanguins.

4° *Cancer encéphaloïde enkysté de l'estomac.*

Une femme de quatre-vingt-deux ans entra à l'infirmerie de la Salpêtrière, affectée d'une pneumonie double. On n'a point pu avoir de renseignements sur ses antécédents, et surtout on n'a point pu savoir comment se faisaient ses digestions, car la malade succomba trente-six heures après son entrée à l'hôpital.

A l'autopsie, on trouva outre les altérations propres à la pneumonie, une tumeur du volume d'un œuf de poule, ayant son siége dans le tissu cellulaire sous-muqueux entre le cardia et le pylore. La membrane muqueuse qui la recouvrait n'était que très-légèrement épaissie, et offrait du reste tous ses caractères anormaux ; on pouvait facilément la détacher de l'enveloppe de la tumeur.

Le tissu de la tumeur elle-même offre un mélange d'une substance pulpeuse très - molle, et d'une autre substance d'un rouge foncé, montrant déjà à l'œil nu tous les caractères d'un épanchement sanguin qui, à sa circonférence, fait voir toutes les dégradations jusqu'à une fibre parfaitement décolorée. Dans le tissu jaune de la circonférence, le microscope montre d'une manière non douteuse des globules encéphaloïdes en quantité considérable. Dans les autres parties de la tumeur, ces globules se trouvent mêlés à tous les divers éléments fibrineux que nous avons souvent décrits.

Cette tumeur offrait donc l'exemple, du reste assez rare, d'une tumeur encéphaloïde enkystée, siégeant dans le tissu sous-muqueux du milieu de l'estomac, et ayant subi des altérations notables par un épanchement abondant de sang qui s'est fait dans son intérieur, et par le mélange des éléments fibrineux cancéreux propres au cancer.

5° *Ulcère cancéreux de l'estomac.*

Cet ulcère avait son siége sur le milieu de l'estomac. Il était ovalaire, et avait 9 centimètres de longueur sur 5 de largeur; son bord était saillant, dur et calleux; le fond ulcéré montrait beaucoup de matière mélanique. Nous n'avons eu, du reste, que peu de renseignements sur ce malade; nous savons seulement qu'il n'a eu des vomissements que pendant les dernières semaines de sa vie, mais qu'il était atteint depuis assez longtemps d'une entérite chronique dont l'autopsie démontra toutes les altérations cadavériques. Son foie était de plus le siége d'une dégénération graisseuse.

En comparant toutes ces circonstances, on aurait été très-tenté de regarder cet ulcère comme un cancroïde. Cependant une dissection plus attentive nous montra bientôt que sur des coupes verticales du bord des ulcères, le tissu sous-muqueux, intimement adhérent à la muqueuse, offrait par places jusqu'à un centimètre d'épaisseur, montrant un tissu homogène d'un blanc jaunâtre, et envoyant des prolongements flabelliformes à travers la membrane musculaire, et en examinant le tissu homogène qui se trouvait entre la muqueuse et la musculaire avec de forts grossissements microscopiques, il fut facile de se convaincre qu'il renfermait de très-gros globules cancéreux dont un certain nombre cependant étaient tellement infiltrés de granules, que les noyaux en devinrent méconnaissables. Les fibres du tissu cancéreux paraissaient ramollis, irrégulières et granuleuses. Le détritus qui recouvrait l'ulcère montrait un mélange de globules graisseux, cancéreux et mélaniques.

6° *Cancer encéphaloïde de l'estomac et du foie.*

Un homme, âgé de quarante-deux ans, bottier, est entré le 21 novembre 1843, à l'hôpital de la Charité (service de M. Andral). Ce malade, qui dit n'avoir jamais abusé de liqueurs alcooliques, souffre depuis treize mois de douleurs

à l'épigastre avec conservation de l'appétit. Au commencement, il eut une diarrhée violente (jusqu'à vingt selles par
jour); bientôt survinrent des vomissements de bile et de
matières alimentaires presque immédiatement après les repas,
et en même temps il y eut augmentation des douleurs. Le
matin, il eut en général un mieux marqué. Depuis trois
semaines, les vomissements avaient cessé et la digestion du
lait et en général des aliments mous et liquides, se faisait
assez bien. La soif cependant était vive; la langue blanchâtre; la diarrhée avait cessé. L'épigastre était très-sensible
au toucher. On y aperçut une tumeur à base large, se
confondant insensiblement avec la surface de l'hypocondre
gauche. La tumeur est résistante au palper et se perd sous
l'hypocondre gauche. La percussion y donne un son mat
prononcé; la douleur est plus vive du côté gauche que du
côté droit; point de teinte ictérique; le malade n'a jamais
eu la jaunisse; point de toux, point de crachements de sang;
pouls, 76, rien d'anormal au cœur ni dans les carotides;
l'urine est peu abondante, jaunâtre, épaisse, chargée, contenant beaucoup d'urate acide d'ammoniaque.

Après un soulagement notable pendant quinze jours sous
l'influence de deux applications de sangsues et d'opiacés,
il fut repris d'une augmentation de douleurs, de difficulté
de digérer, de diarrhée, etc. Il survint de l'infiltration, de
l'ascite; la maigreur et la décomposition des traits firent des
progrès rapides; la parole s'embarrassa; il survint des douleurs lombaires très-vives, de nouveau des vomissements et
des selles involontaires, et après quelques jours d'une
adynamie profonde, le malade succomba le 15 décembre
1843.

Autopsie. Le foie est doublé de volume, et rempli de
masses encéphaloïdes à divers degrés de développement. Le
tissu hépatique est en grande partie parsemé de ces masses.
La région pylorique de l'estomac est aussi le siége d'une
tumeur encéphaloïde qui y forme un anneau qui la rétrécit
sans cependant l'oblitérer.

Cette tumeur forme à la face interne de l'estomac une saillie étendue en forme de champignon; elle est fongueuse, inégale, de consistance assez molle; dans son voisinage, la membrane muqueuse très-épaissie s'enlève par grands lambeaux. Le tissu cellulaire sous-muqueux est aussi augmenté d'épaisseur, et la couche musculaire présente une hypertrophie très-notable; ses fibres sont aussi grosses que celles qui forment les anneaux circulaires de l'œsophage. Ce cancer était en rapport de contiguïté avec une des tumeurs situées à la face inférieure du foie.

Les tumeurs encéphaloïdes du foie sont disséminées dans sa substance par masses qui primitivement étaient probablement isolées, mais qui sont devenues confluentes par leur accroissement. Les plus petites ont à peine le volume d'un grain de chènevis, tandis que les plus volumineuses ont la grosseur d'une pomme et au delà. On ne découvre pas dans le milieu, à l'œil nu, de la substance hépatique, pas même dans les plus petites. Elles sont en général d'un blanc jaunâtre, tirant sur le rose et le rouge plus vif dans un certain nombre. Leur structure est finement lobuleuse; ces lobes sont arrondis et en partie entourés de ramifications vasculaires. A la coupe, on voit suinter en quantité notable un suc cancéreux lactescent, mollasse. Tout ce tissu offre bien l'aspect cérébriforme. Le tissu hépatique qui entoure les tumeurs paraît plus rouge et plus injecté. La vascularité devient de plus en plus considérable à mesure qu'on examine de plus grandes masses, et dans un certain nombre de ces masses cancéreuses on reconnaît des dépôts fibrineux, suite d'hémorrhagies antécédentes. Dans bien des endroits, on voit au milieu des petits lobules, des petites masses granuleuses blanchâtres. Dans quelques coupes de masses étendues, la disposition des lobes offre une forme étroite, et les lobes ont l'apparence de partir du centre, du reste, mal circonscrit.

Dans l'estomac, la masse encéphaloïde occupe surtout la portion pylorique, ayant essentiellement son siége dans le tissu sous-muqueux, et envoyant des prolongements flabelliformes dans la substance musculaire hypertrophiée; la masse cancéreuse y a jusqu'à un centimètre d'épaisseur et au delà.

C'est dans les petites masses récentes qu'on voit le plus de globules encéphaloïdes complets. Ils ont en moyenne de $0^{mm},02$ à $0^{mm},025$, ayant une enveloppe assez aplatie et lamelleuse, soit ronde, soit elliptique, soit irrégulière, et on en voit même qui ont de $0^{mm},03$ à $0^{mm},04$, contenant deux grands noyaux. L'enveloppe est finement granuleuse; le noyau n'est pas placé au centre, il a en moyenne de $0^{mm},01$ à $0^{mm},025$, mais un assez grand nombre d'entre eux ont $0^{mm},015$, et plusieurs dépassent même ce diamètre. Ces noyaux sont sphériques ou elliptiques, ayant un bord fortement ombré renfermant un grand nombre de granules et un à trois nucléoles. Ces nucléoles ont de $0^{mm},025$ à $0^{mm},005$, et il y en a même qui ont jusqu'à $0^{mm},01$, un contour marqué et un centre transparent. Les noyaux elliptiques ont jusqu'à $0^{mm},02$ de longueur sur $0^{mm},0125$ de largeur. Il est à remarquer que beaucoup de nucléoles sont entourés d'une zone transparente. Quelques-uns de ces globules contiennent des petits globules graisseux dans l'intérieur, et en général il existe beaucoup de globules graisseux dans ces masses encéphaloïdes, ainsi qu'un certain nombre de globules granuleux (Pl. xx, fig. 10).

7° Cancer du pylore et du foie.

Ce cancer, qui existait par masses très-considérables dans le foie et sous forme d'infiltration encéphaloïde dans le pylore, offrait cela de particulier que, tandis que les masses cancéreuses du foie avaient un aspect non douteux ainsi que les éléments microscopiques du cancer, les masses plus considérables, au contraire, avaient un aspect caséeux, friable, mou, qui leur donnait une grande ressemblance avec la matière tuberculeuse. Même au premier examen avec le microscope, on voit des corpuscules qui ressemblent à ceux

du tubercule. Mais, en examinant de plus près, on peut se
convaincre qu'on n'a affaire qu'à des noyaux cancéreux déformés, ayant de $0^{mm},0125$ à $0^{mm},015$, n'étant pas collés
ensemble comme les corpuscules du tubercule, montrant
çà et là des nucléoles bien manifestes, ayant une forme plus
ronde; on voit en outre, dans un certain nombre de globules, leurs parois d'enveloppe distincte mêlées partout de
beaucoup d'éléments graisseux (Pl. xxi, fig. 1).

Nous avons cité ce fait pour montrer que les globules
cancéreux très-déformés et en voie de décomposition peuvent prendre de la ressemblance avec les globules du tubercule, et montrer encore bien plus cette analogie dans leur
ensemble vu à l'œil nu. Quelquefois le mélange du globule
cancéreux déformé avec les éléments fibrineux et surtout
les grumeaux irréguliers qui en constituent les débris,
peuvent encore augmenter cette ressemblance avec les tubercules.

Nous tenons beaucoup à fixer l'attention des pathologistes
sur ce sujet, parce que les cas ne sont nullement rares dans
lesquels la tuberculisation du foie offre l'apparence du
cancer ainsi que l'inverse, savoir : des tumeurs cancéreuses
du foie qui offrent beaucoup de ressemblance avec l'affection tuberculeuse se rencontrent également. Nous renvoyons
du reste, pour de plus amples détails sur ce sujet, aux remarques et aux observations que nous avons rapportées dans
le paragraphe du premier volume de cet ouvrage, qui traite
de la tuberculisation du foie.

8° Cancer encéphaloïde du foie et du pylore.

Nous rapportons principalement cette observation à cause
de la vascularité très-prononcée que présentaient les masses
cancéreuses du foie et des formes très-variées que montraient les cellules dans le cancer du pylore. Aussi ne rap-
porterons-nous que les détails de cette observation qui ont
un rapport direct avec ces deux points en question.

Le cancer existait dans le pylore sous forme d'infiltration

encéphaloïde et principalement comme suc cancéreux déposé entre les mailles du tissu cellulaire sous-muqueux hypertrophié. La membrane muqueuse qui recouvrait le cancer était également très-épaissie.

Les cellules qui composaient le cancer étaient, en général, très-volumineuses, et il y avait surtout beaucoup de grandes cellules mères qui renfermaient des petites cellules ayant alors jusqu'à $0^{mm},05$ (Pl. xxi, fig. 2 a), renfermant des noyaux et des nucléoles. Une de ces cellules offrait un aspect bien remarquable, elle était sphérique et avait $0^{mm},05$. Sa paroi était considérablement épaissie ; elle renfermait à sa circonférence cinq à six noyaux de $0^{mm},01$, montrant, dans leur intérieur, un nucléole et quelques granules. Sur un point de la circonférence de cette grande cellule était placée une cellule plus petite, ayant à peu près $0^{mm},04$ de longueur sur $0^{mm},025$ de largeur et renfermant deux grands noyaux de beaucoup de petits granules. Voilà donc une formation cellulaire des plus compliquées (Pl. xxi, fig. 2 b).

Le cancer du foie avait ses caractères ordinaires ; il offrait seulement, comme nous avons mentionné plus haut, cela de curieux, que les petites masses cancéreuses rétractées en forme de champignon à leur surface, étaient beaucoup plus dures que ne l'est généralement le cancer du foie. Elles étaient très-vasculaires et, au microscope, on pouvait facilement distinguer les vaisseaux ; mais dans bien des endroits il y avait en outre de petits épanchements apoplectiques, ce que le microscope mettait hors de doute. Quant aux globules, ils étaient beaucoup plus petits que dans le cancer de l'estomac, n'ayant en moyenne que $0^{mm},015$ et ne montrant point, en général, de membranes d'enveloppe. Comme dans un cancer encéphaloïde des reins que j'ai examiné dernièrement, beaucoup de noyaux étaient englobés dans une masse granuleuse, ce qui, en général, est assez souvent le cas pour les cellules cancéreuses. Avec de très-forts grossissements, on reconnaît des nucléoles secondaires dans l'intérieur des nucléoles ordinaires (Pl. xxi, fig. 3).

9° *Cancer de l'estomac, du foie et des poumons.*

Ce cancer avait son siége dans le cardia et dans la partie supérieure de l'estomac. La membrane muqueuse qui le recouvrait était fortement épaissie et présentait un aspect mamelonné, et offrait des végétations sur lesquelles on voyait de petits corps demi-transparents, variant depuis le volume d'un grain de chènevis, jusqu'à celui d'un petit pois, et n'étant autre chose que des petites glandes de la muqueuse hypertrophiée. Nulle part nous ne découvrons, dans la muqueuse épaissie, trace de suc cancéreux. Le tissu cancéreux qui se trouve au-dessous de la muqueuse du cardia offre un aspect lardacé et une consistance molle, n'envoyant point de prolongements dans la membrane musculaire, au milieu de laquelle se voient cependant de petites masses cancéreuses. La trame fibreuse qui sert de base à toute cette matière cancéreuse est peu développée. On y reconnaît, outre les fibres ordinaires, un certain nombre de fibres élastiques. Les globules du cancer offrent, en général, leurs dimensions ordinaires, montrant cependant quelques grandes cellules mères et des cellules concentriques qui renferment un certain nombre de noyaux et en outre un certain nombre de globules cancéreux fusiformes. Le suc cancéreux existe partout en quantité bien notable(Pl. xxi, fig. 4).

Le pancréas est induré et offre plusieurs petites tumeurs cancéreuses dont une, du volume d'une noisette, est toute teinte en noir par la matière de la mélanose qui existe sous forme de granules et sous celle de globules pigmentaires.

Dans le foie, se trouvent plusieurs petites masses cancéreuses disséminées, molles, lardacées, lobulaires et aréolaires; on y reconnaît, au microscope, un stroma fibreux, des globules cancéreux et beaucoup de globules granuleux qui, par places, forment des figures réticulées. Du reste, ces petites tumeurs ne sont pas volumineuses, variant depuis le volume d'un petit pois jusqu'à celui d'une noix.

De petites masses cancéreuses semblables existent dans le poumon gauche; elles y sont d'un jaune rougeâtre, très-molles, offrant un aspect gélatiniforme, variant de volume entre celui d'une lentille et celui d'une noix, et montrant de nombreux globules cancéreux déposés entre les fibres pulmonaires qui ne sont que très-incomplétement détruites.

10° *Cancer gélatiniforme du cœcum.*

Cette pièce fort intéressante m'a été apportée par un élève en médecine qui n'a pu me donner que des renseignements très-incomplets sur ce cas pathologique.

Nous rapporterons cependant la description de cette pièce avec tous ses détails, vu que parmi les pièces que nous avons eu occasion d'examiner et qui constituaient un cancer gélatiniforme de l'estomac, du cœcum, du rectum, du péritoine et de divers autres organes, c'est une des plus intéressantes à étudier.

La production morbide a son siége dans le cœcum et s'étend vers la partie supérieure du colon.

Pour ne pas confondre les divers éléments morbides entre eux, nous avons procédé à l'examen de toutes les couches de l'intestin en commençant par la membrane péritonéale; c'est ainsi que nous avons pu nous convaincre que nous avions affaire à un cancer encéphaloïde accompagné d'une sécrétion gélatiniforme qui n'était pas cancéreuse elle-même.

L'intestin était largement ouvert, la partie malade formait une masse volumineuse de 9 centimètres de large sur 12 de long, et de 3 à 4 d'épaisseur. Elle fait saillie à la surface interne de l'intestin, dont la muqueuse offre un aspect largement aréolaire ressemblant d'une manière éloignée à une ruche d'abeilles, à cellules irrégulières et de dimensions bien différentes, plusieurs ayant la forme de fentes; le grand diamètre des fentes varie entre un et cinq millimètres.

Le diamètre des aréoles est sujet à peu près aux mêmes variations. L'intestin est épaissi dans les parties éloignées du siége principal du cancer ; tout l'intestin y a 37 millimètres, et la muqueuse y est spécialement épaissie, elle a 22 millimètres. La muqueuse, du reste, est molle, fortement adhérente au tissu musculaire, dont les fibres, fermes et très-adhérentes, sont fortement développées.

Vue à l'extérieur, la tumeur cancéreuse est presque partout circonscrite par une substance dont la dureté, d'abord assez notable au point de crier sous le scalpel, va ensuite en diminuant au point de n'offrir qu'une consistance molle tout à fait pulpeuse à mesure qu'on s'avance vers l'intérieur de la tumeur ou vers sa partie gélatiniforme. La portion dure de cette substance parait revêtue à l'extérieur par un prolongement de la muqueuse, s'étendant dans quelques points à toute l'épaisseur de l'intestin jusqu'à sa surface péritonéale. Elle est d'un aspect blanc sale, légèrement opalescente, et renferme des vaisseaux dont quelques-uns ont même un très-fort volume. La partie molle pulpeuse est toute inférieure ; sa couleur est d'un gris rosé mêlé par places d'une teinte rougeâtre qui paraît devoir être attribuée au grand nombre de vaisseaux qui la parcourent dans ce point. Elle rappelle tout à fait l'aspect de la substance grise du cerveau qui a subi le ramollissement rouge et commence à se putréfier. Déjà au sein de cette substance, soit dure, soit molle, on voit des aréoles largement dilatées et remplies par une substance gélatiniforme à mesure qu'on avance vers l'intérieur de la tumeur ; ces aréoles, toujours bien apparentes et limitées, se voient très-bien à l'œil nu, car les lignes blanchâtres et fines deviennent extrêmement volumineuses et sont entièrement remplies par la même substance gélatiniforme, qui paraîtrait au premier abord constituer, à elle seule, la presque totalité du centre de la tumeur. La diminution des aréoles est très-variable, elle oscille entre plusieurs millimètres et elle va même bien au delà; plus les aréoles sont volumineuses, plus la gélatine qu'elles renferment est transparente. Cette substance, ainsi comprise au sein de vastes aréoles qui ne sont, pour ainsi dire, que l'épanouissement des cellules de la substance, forme la coque antérieure, rappelant par son aspect, sa couleur, sa forme, sa transparence, l'état mou et tremblant d'une gelée ou plutôt de la colle d'amidon. Dans plusieurs points, elle est évidemment traversée par des vaisseaux, qui sont même assez nombreux, par places, pour lui donner un aspect rougeâtre ou légèrement rosé. Dans quelques points isolés au sein de cette masse gélatiniforme s'aperçoivent de petits points blanchâtres, mal circonscrits, durs, évidemment crétacés, déposés sans lignes de démarcation au sein du tissu. Là où la tumeur se joint au reste de l'intestin, elle présente à l'extérieur plusieurs pédicules comme isolés par de grands intervalles, ne paraissant être que de vastes cellules remplies de ce même tissu gélatiniforme qui constitue la masse de la tumeur.

Dans l'épaisseur de la substance qui forme la coque, dans un point qui semblait ramolli, se trouve une petite quantité remplie d'une substance semi-fluide, filante, d'un blanc verdâtre, paraissant à l'œil nu être du pus. Au microscope on y reconnaît des globules du pus, soit pris en masse sous forme de fausses membranes, soit isolés ; les globules sont ronds, ayant de 0^{mm},01 à 0^{mm},0125, quelques-uns n'ayant que 0^{mm},008 ; ils sont très-granuleux, montrant en majorité plutôt un seul noyau excentrique de 0^{mm},005, que plusieurs noyaux plus petits.

La matière crétacée, dure, résistante à la compression, d'un blanc jaunâtre, montre sous le microscope une structure finement granuleuse, n'offrant ni cristaux ni forme ostéoïde.

Les parties dures qui existent au fond de la tumeur et correspondent aux membranes de l'intestin, ne montrent point distinctement l'élément cancéreux. Mais la matière molle, d'un blanc grisâtre, lactescente, prise entre les éléments des intestins confondus ensemble, et le commencement de la substance gélatiniforme, forment un suc épais, abondant, ayant tous les caractères physiques du suc encéphaloïde, et montrent au microscope principalement des noyaux cellulaires qui ont en moyenne de $0^{mm},01$ à $0^{mm},0125$, lorsqu'ils sont ronds et jusqu'à $0^{mm},0175$ de longueur sur $0^{mm},01$ de largeur lorsqu'ils sont elliptiques; on voit une ombre légère près de leur contour fortement accusé, et dans leur intérieur une substance granuleuse pâle, et de plus, dans quelques-uns, un à deux nucléoles pleins et ayant en moyenne $0^{mm},0028$. Ces noyaux sont en partie groupés ensemble et comme contenus dans de larges feuillets parfois arrondis de substance inter - globulaire, pâles et finement ponctués. Cependant un certain nombre d'entre eux est entouré d'une membrane d'enveloppe phyloïde et irrégulière ou régulière, soit sphérique, légèrement aplatie, soit ovoïde. Les feuillets ont jusqu'à $0^{mm},0275$ de longueur sur $0^{mm},015$ de largeur; les globules ronds, ayant en moyenne $0^{mm},025$, forme et dimension qui font reconnaître ces éléments globuleux comme ceux de l'encéphaloïde (Pl. XXI, fig. 5). Du reste, ce suc encéphaloïde infiltre généralement toutes les parties jaunes, grises et rougeâtres qui n'ont pas encore passé à l'état nettement gélatiniforme. De nombreux vibrions s'agitent dans tous les sens au milieu de ces liquides.

Après avoir examiné la composition moléculaire de l'infiltration cancéreuse, nous passons à la matière gélatiniforme.

Vue avec un grossissement de 50 diamètres, nous y reconnaissons une trame irrégulière, fibreuse, à mailles tantôt arrondies, tantôt anguleuses, sans type distinct, leurs fibres étant plus ou moins parallèles, sans ramifications, minces, mais à contours distincts, et formant tantôt des faisceaux, tantôt des anses (Pl. XXI, fig. 6). Avec ce même faible grossissement, on reconnaît soit dans les mailles, soit entre les fibres elles-mêmes, une substance comme tachetée et finement grenue, montrant ensuite lorsqu'on examine

avec un grossissement de 500 diamètres, beaucoup de
globules à bord pâle, à contours irréguliers et faiblement
accusés, recouverts et contenant dans leur substance de petits granules moléculaires très-variables de diamètre, et
variant entre 0^{mm},05 et 0^{mm},12, contenant parfois un noyau
de 0^{mm},0025 à 0^{mm},0051 (Pl. xxi, fig. 7). Il est à remarquer qu'en outre on y trouve quelques globules et noyaux
encéphaloïdes rares qui n'y sont qu'accidentellement et déformés. Du reste, les éléments de la substance colloïde sont
si différents de ceux de l'encéphaloïde, qu'ils ne permet-
traient pas à eux seuls un jugement positif sur la nature
cancéreuse de la tumeur, si nous n'avions constaté avant
les éléments de l'encéphaloïde, dont le colloïde paraît, dans
ce cas, plutôt une complication qu'une transformation.

11° *Cancer gélatiniforme du rectum.*

Au mois de mars 1843, j'ai vu dans la collection anatomique de Bâle un fort beau cas de cancer colloïde du rectum. Comme cette préparation était conservée dans de
l'alcool, je n'ai pas pu porter un jugement bien sûr au sujet
de sa composition microscopique ; mais, autant qu'on pouvait
en juger à l'œil nu, la matière gélatineuse renfermée dans
des aréoles avait pour base un tissu cancéreux d'un blanc
jaunâtre et passablement dur.

La gélatine elle-même, conservée dans de l'alcool, avait
gardé sa transparence ; le microscope y montrait des fibres,
des globules granuleux et la matière hyaline. Nous avons
pu nous procurer les renseignements suivants, que M. Miescher a bien voulu nous communiquer avec beaucoup
d'obligeance.

Le malade était âgé de cinquante-huit ans ; il avait été
bien portant jusqu'en été 1842. A cette époque, il avait commencé à éprouver de temps en temps des douleurs de ventre
assez vives, qui cédaient ordinairement aux remèdes calmants. Peu à peu ces douleurs devinrent plus fréquentes
et presque permanentes. Le malade perdit l'appétit et les

forces, et il ne put plus quitter le lit, et, dans cet état, il entra à l'hôpital de Bâle.

On y constata une tumeur sur le côté gauche de l'abdomen, irrégulièrement délimitée, et siégeant dans la région iliaque gauche. Le ventre était, du reste, généralement sensible; il éprouvait souvent des douleurs lancinantes. Après avoir été constipé au début de la maladie, il fut pris d'abord de diarrhées nocturnes qui ensuite revinrent pendant le jour, et puis bientôt un caractère colliquatif qui amena promptement la mort du malade.

L'autopsie, faite le 29 novembre, montra une hypertrophie avec induration du tissu cellulaire sous-muqueux du cardia, mais sans dégénération. Les intestins étaient extérieurement collés ensemble par des adhérences récentes. Le siége principal du mal était dans la fin du colon et dans le rectum. Toutes les parois de l'intestin y étaient épaissies, tuméfiées, renfermant par places de la mélanose, et montrant à la surface interne de l'intestin des masses considérables d'une matière gélatineuse et tremblotante.

Les autres organes étaient à peu près dans leur état normal.

Après ces observations, qui ont principalement pour but de faire ressortir les diverses formes de cancer du tube digestif et leurs diverses complications, nous allons rapporter encore trois faits sur le cancer du foie. Le premier nous montrera les détails anatomiques du squirrhe du foie, et d'une manière plus prononcée que dans toutes nos observations précédentes. Le second a surtout rapport à un cancer hématode du foie, et le troisième offre de l'intérêt par la complication d'un cancer du foie avec les signes d'une infection purulente, sans que nous ayons pu découvrir à l'autopsie une phlébite qui en aurait expliqué la cause.

12° *Squirrhe du foie.*

Ce squirrhe, très-volumineux, formait une seule tumeur dans le centre du foie.

A l'œil nu, on y distingue un tissu jaune, lardacé, et des arborisations blanchâtres plus ou moins étendues, qui sont probablement des capillaires atrophiés par la compression. Le tissu est dur, mais plus vasculaire que ne l'est ordinairement le squirrhe. Disons en passant que cette femme avait aussi présenté à l'autopsie un squirrhe dans l'ovaire. Les fibres squirrheuses de la tumeur du foie sont minces, serrées, réunies en faisceaux, qui divergent et forment ainsi des réseaux qui laissent entre elles des mailles. Leur trame et leur ensemble n'offrent point l'aspect pâle et effacé des fibres de l'encéphaloïde, et malgré leur densité, ces fibres squirrheuses font reconnaître des contours très-marqués; ils offrent de plus un aspect granuleux. Les globules qui se trouvent en très-grande quantité dans ce tissu ont tous les caractères des globules squirrheux, ayant en moyenne $0^{mm},02$ et exceptionnellement $0^{mm},03$, des parois très-pâles et finement grenues, des noyaux très-marqués de $0^{mm},01$, contenant aussi des granules; on y voit en outre beaucoup de noyaux libres sans enveloppe et beaucoup de formes intermédiaires; les éléments graisseux n'y existent qu'en petite quantité. Le tissu qui correspond aux arborisations blanches d'aspect vasculaire, est composé de fibres tortueuses du tissu fibrilleux, transformation que subissent ordinairement les vaisseaux oblitérés.

13° *Cancer hématode du foie.*

Une femme, âgée de soixante-cinq ans, entra le 3 février 1845 à l'hôpital de la Charité, service de M. Rayer, dont un des élèves, M. Clèreau, m'a communiqué des détails sur ce fait qui m'avait frappé par son altération pathologique particulière.

Cette femme dit avoir joui d'une bonne santé. Elle a eu dix enfants; elle n'a fait d'autre maladie qu'un ictère à l'âge de trente ans, qui a duré pendant plusieurs semaines.

La malade dit qu'elle a maigri depuis trois ans et qu'elle était atteinte d'ictère depuis quatre mois. Elle a perdu les forces et elle se sentait très-fatiguée dès qu'elle avait un peu travaillé.

A son entrée à l'hôpital, elle présente un ictère général ; elle est très-maigre et faible. Elle n'a point de fièvre. Elle a peu d'appétit ; la langue est chargée d'un enduit blanc jaunâtre. Elle ne vomit pas ; elle va régulièrement à la selle, mais les matières sont décolorées. Les urines sont troubles et épaisses. Le foie est volumineux, s'étendant jusqu'à la crête iliaque ; sa partie supérieure est inégale et bosselée.

Après avoir présenté ces symptômes pendant plusieurs jours, elle eut, pendant le dernier temps de sa vie, une disposition hémorrhagique générale. Elle eut d'abord des vomissements abondants d'un sang noirâtre, ensuite des hémorrhagies par le nez et par les gencives ; la peau se couvrait d'ecchymoses ; le sang des hémorrhagies, noirâtre d'abord, devint bientôt rouge et très-fluide, mêlé cependant de quelques caillots plus foncés.

Après avoir montré une prostration extrême des forces et des selles involontaires décolorées, mais non teintes de sang, elle succomba le 13 février.

A l'autopsie, faite le 15, on trouva le foie et l'estomac très-volumineux.

Le foie est d'une consistance inégale dans différents points, d'une couleur gris noirâtre, très-friable. A la coupe, le foie est grisâtre ; ses granulations sont très-prononcées. Les ouvertures des vaisseaux laissent écouler un liquide puriforme, probablement le contenu des canaux bilifères composé de bile altérée, mélangée peut-être avec du pus. Les parois de ces vaisseaux sont notablement épaissies.

Dans l'intérieur du foie, on trouve de nombreuses tumeurs circonscrites, d'un volume très-variable, montrant une coloration qui varie entre le rouge jaunâtre et la couleur lie de vin claire comme briquetée. Ce tissu est mou, cependant dans une de ces tumeurs, du volume d'un œuf de poule, qui se trouve près de la vésicule du fiel, sa consistance est dure.

La vésicule du fiel est atrophiée et perdue dans un amas de tissu adipeux. Elle contient une bile incolore et quatre à cinq cellules à facettes, de couleur blanche, du volume d'une petite noisette.

L'examen attentif des tumeurs contenues dans le foie montre qu'elles sont de nature cancéreuse, mais offrant des particularités assez remarquables. Elles sont disséminées dans tout le foie par masses bien diverses, dont les plus volumineuses sont de la grosseur d'une pomme, tandis que les plus petites ont à peine le volume d'une tête d'épingle. Quelques-unes offrent d'une manière bien évidente la surface rétractée en forme de champignon, que nous avons signalée comme caractère presque constant du cancer du foie. Toutes offrent cela de particulier qu'il y a une telle vascularité même dans les masses les plus petites, qu'à l'état naissant ce cancer ne paraît absolument composé que de vaisseaux sanguins. En le soumettant à l'inspection microscopique on reconnaît que partout, même dans les masses les plus petites, il existe de la substance cancéreuse dont les éléments globuleux peuvent être facilement reconnus.

Les masses les moins volumineuses sont parfaitement arrondies. A l'œil nu, elles offrent une teinte très-rouge qui prédomine au point que, dans bien des endroits, il faut les examiner à la loupe pour bien connaître la substance jaune cancéreuse. C'est là le véritable fongus hématode cancéreux. J'ai voulu savoir si cette rougeur était due à une infiltration, à des épanchements de sang ou à des vaisseaux très-nombreux et dilatés. Quoique j'y aie mis la plus grande attention, et que cette observation me laisse encore quelques doutes, je crois pourtant avoir vu distinctement dans bien des endroits les vaisseaux capillaires considérablement dilatés, par conséquent cette vascularité se rapprocherait assez de celle des tumeurs érectiles.

Ce cas nous rappelle tout à fait le cancer cirsode décrit par Muller.

S'il est assez difficile de voir le tissu cancéreux à l'œil nu dans les plus petites masses, on le reconnaît par contre facilement en quantité notable dans celles qui sont plus volumineuses. Dans celles-ci ce tissu, regardé à l'œil nu, offre une couleur jaune lardacée et un aspect grenu, qui provient probablement de son mélange avec des éléments fibrineux, et dans quelques tumeurs on rencontre en effet de très-petits caillots. Tous ces éléments sont assez fortement teints de bile. Les globules cancéreux n'y offrent du reste rien d'anormal. On les voit en général fort bien avec leurs parois cellulaires, noyaux et nucléoles; mais ils sont en partie infiltrés de matières grasses.

L'estomac est très-volumineux; il s'étend d'un côté à l'autre de l'abdomen; en bas il s'étend jusqu'au niveau d'une ligne horizontale qui irait d'une épine iliaque antérieure supérieure à l'autre. Dans sa cavité il contient à peu près un demi-litre de sang noir fluide. Lorsqu'il a été lavé, la membrane muqueuse a présenté vers l'extrémité pylorique des points noirs assez prononcés et assez nombreux, les uns du volume d'une petite tête d'épingle, d'autres moins étendus, paraissant offrir un orifice. Vers la grande courbure, il restait des mucosités noirâtres, filantes, qui empêchaient de distinguer ce mince pointillé. La muqueuse était épaissie et inégale, mais ne paraissait pas ramollie.

Les intestins, tant grêles que gros, étaient remplis de sang noir, dont une partie était prise en caillots peu fermes, et une autre partie fluide. La muqueuse de l'intestin n'offre aucune ulcération; elle n'est pas ramollie, mais elle est imprégnée de sang, ce qui lui donne dans certains points une coloration noirâtre; c'est surtout la muqueuse du cœcum qui paraît le plus imbibée de sang, et qui offre cette coloration noire rougeâtre au plus haut degré.

La graisse qui recouvre l'épiploon et le mésentère est d'une coloration jaune.

La rate est petite, ayant à peu près 8 centimètres de longueur sur 5 de largeur; elle est assez dure et résistante; il n'y a que peu de boue splénique. Les reins présentent un volume normal ; ils sont colorés en jaune.

Les poumons sont sains, crépitants; ils ont une teinte gris noirâtre. Le droit est un peu gorgé de sang à la partie postérieure. Le cœur est d'un volume assez considérable ; il n'est pas ramolli, pas d'ulcérations des valvules ni des orifices. Pas d'ossification des artères.

Les sillons de sa surface sont remplis d'une graisse jaunâtre.

Cerveau. Les méninges ont une coloration jaune verdâtre très-prononcée. La sérosité qui se trouve en assez grande quantité dans les ventricules a une coloration jaune. A la coupe, la substance blanche et la substance grise ont leur coloration normale, seulement par l'ouverture des vaisseaux il s'échappe un liquide coloré en jaune. D'ailleurs, il a une consistance normale. Il n'y a pas de ramollissement circonscrit. La cavité de l'utérus est remplie de sang.

14° *Tumeur du foie et du pylore ; infection purulente.*

Un homme, âgé de trente-cinq ans, était entré à l'hôpital Beaujon le 5 février 1844, pour une maladie de l'estomac ; il avait des vomissements et des douleurs à l'épigastre.

Pendant son séjour à l'hôpital, son état s'améliora sensiblement sous l'influence de la diète et de l'eau de Vichy, et il était sur le point de quitter l'hôpital, lorsque, le 18 février, il fut pris de frissons vagues et répétés, ensuite de symptômes typhoïdes ; grande prostration des forces, l'intelligence restant intacte, fièvre, etc. Quarante-huit heures après les premiers frissons, il fut pris de douleurs articulaires dans les deux genoux et dans le poignet gauche; il survint une œdématie des membres, surtout du membre supérieur droit. Les symptômes généraux marchèrent en s'aggravant, et le malade succomba dans la nuit du 22 au 23 février.

A l'autopsie, nous nous attendions à trouver une phlébite plus ou moins étendue. Nous trouvâmes en effet une des lésions qui accompagnent souvent la phlébite, une suppuration abondante dans le genou droit et beaucoup moins abondante dans le poignet gauche. Du reste, les veines des sinus cérébraux, des quatre membres, de la cavité thoracique et de la cavité abdominale, celles de la veine porte, en particulier, examinées avec soin, n'offrent rien d'anormal; mais il est pourtant probable, d'après les symptômes et la présence du pus dans les jointures, qu'il y a existé une phlébite dont nous n'avons pu découvrir le siége.

Les poumons n'offraient rien de particulier; il n'y avait d'abcès métastatiques ni dans les poumons ni dans le foie. L'estomac montrait au pourtour du pylore une hypertrophie de tous les éléments de la muqueuse; la membrane musculaire et la péritonéale, mais surtout la musculaire, avaient considérablement augmenté de volume.

La muqueuse épaissie offre sur une coupe verticale un aspect blanc, jaunâtre, homogène, paraissant infiltrée du suc encéphaloïde. Il n'y a point d'intersection flabelliforme dans la membrane musculaire.

Le foie est le siége de petites tumeurs encéphaloïdes existant au nombre de dix à douze, et variant depuis le volume d'un petit pois jusqu'à celui d'une noisette. Elles offrent la dépression en forme de godet que nous avons déjà signalée dans le cancer du foie. Lorsqu'on les coupe par le milieu, on les trouve très-molles, d'un jaune clair, homogène, infiltrées du suc lactescent cancéreux en très-grande quantité, offrant tous les caractères de l'encéphaloïde dont le microscope démontre les globules caractéristiques.

En général le tissu hépatique est congestionné et très-vasculaire dans le cancer du foie; mais nous l'avons rencontré deux fois tout à fait anémique; dans ces cas il y avait coïncidence entre la dégénération cancéreuse et le foie gras, complication qui se rencontre assez rarement.

§ VII. Du cancer du péritoine et du mésentère.

Nous avons eu occasion d'observer un certain nombre de fois le cancer du péritoine et du mésentère, sans compter la dégénérescence cancéreuse des ganglions mésentériques qui accompagne si fréquemment le cancer du pylore et des intestins.

Dans la cavité abdominale, les tumeurs cancéreuses peuvent même devenir plus volumineuses que dans les autres cavités splanchniques. Non-seulement on y rencontre des tumeurs étendues, mais souvent aussi elles y existent en nombre considérable, ce qui permet d'en étudier toutes les phases de développement, parce qu'on trouve à la fois des tumeurs récentes ayant à peine le volume d'une tête d'épingle à côté de masses cancéreuses de volume bien différent.

Nous avons rencontré, dans un cas de cancer du péritoine, des petites tumeurs cancéreuses dans une des veines mésentériques ; la même malade avait des tubercules dans le péritoine et dans les poumons.

Nous allons en rapporter quelques détails.

Tumeurs encéphaloïdes et tuberculeuses dans le péritoine, dans le foie, dans une veine mésentérique ; cavernes tuberculeuses dans les poumons ; hydropisie.

Une femme, âgée de soixante-deux ans, avait succombé après avoir présenté pendant la vie les symptômes d'une tuberculisation pulmonaire avancée, et, pendant les derniers temps, les signes d'une hydropisie. Avant que cette dernière survînt, on put constater à travers les parois abdominales l'existence de tumeurs bosselées sur plusieurs points de la cavité abdominale.

A l'autopsie, nous trouvâmes des tubercules pulmonaires à l'état cru et ramollis, et des cavernes dans le sommet des deux poumons.

Dans la cavité thoracique ainsi que dans l'abdomen, il y avait un épanchement aqueux assez considérable.

Toutes les parties du péritoine renfermaient des masses cancéreuses très-nombreuses et en partie très-volumineuses. Un certain nombre d'entre elles étaient mêlées d'une infiltration tuberculeuse non douteuse. Ces masses cancéreuses avaient surtout leur siége autour du diaphragme, à la surface du foie, dans toutes les parties du mésentère, dans les ganglions lombaires et à la surface péritonéale des intestins, sur laquelle elles formaient des plaques analogues aux tubercules, variant de volume entre celui d'un pois et celui d'un œuf de poule. Plusieurs tubercules cancéreux pénétraient depuis la surface du foie dans sa substance. Dans une des veines mésentériques, existent des tubercules cancéreux en si grande quantité, que son calibre en est en partie obstrué; cependant on voit encore, dans leur intervalle, du sang liquide. A côté de ce vaisseau, existe un cordon noueux, grisâtre, complétement oblitéré, qui ressemble parfaitement à un vaisseau lymphatique. Dans le foie, la plaque cancéreuse la plus volumineuse se trouve comme les autres sous sa surface péritonéale, offrant un aspect lobulé, ovoïde, de 16 millimètres de long sur 10 de large.

Toutes ces masses encéphaloïdes sont jaunâtres, molles, composées essentiellement des globules encéphaloïdes que nous avons souvent décrits; on voit en outre une trame fibreuse facile à voir, qui entoure des aréoles remplies de globules médullaires qui, à l'état complet, ont jusqu'à $0^{mm},025$; mais, en général, on voit peu de ces globules à enveloppe bien distincte; pour la plupart, ils sont ronds ou ovalaires, ayant dans ce dernier cas de $0^{mm},015$ à $0^{mm},04$ de longueur sur $0^{mm},01$ à $0^{mm},015$ de largeur, renfermant un ou deux granules bien manifestes de $0^{mm},0025$ à $0^{mm},005$.

Le foie avait diminué de volume et sa surface était cirrhosée; des masses considérables de tissus dégénérés l'entouraient, qui, sur une coupe fraîche, offraient un aspect mou et jaunâtre au bord, un aspect blanchâtre au milieu, et, dans plusieurs endroits, des points d'infiltration molle,

caséeuse, ayant tous les caractères de la matière tuberculeuse. Dans la partie jaune et molle, le microscope
montre les éléments du tissu cérébriforme; dans les endroits
blanchâtres, les éléments de l'encéphaloïde sont mêlés avec
les globules des tubercules; dans les parties jaunâtres ca-
séeuses enfin, la matière tuberculeuse avec ses corpuscules
irrégulièrement ronds et ses granules dans sa substance,
est presque la seule appréciable.

Plusieurs des ganglions engorgés sont simplement hypertrophiés, point altérés dans leur structure ni infiltrés du
suc de la dégénérescence.

Dans la plupart des engorgements mésentériques, on
voit, du reste, bien distinctement le mélange des matières
cérébriformes et tuberculeuses, et de plus beaucoup de
cristaux, des prismes allongés.

Les plus petites masses encéphaloïdes sont celles qui se
trouvent dans les parois de la veine mentionnée, et quelques-unes ont à peine le volume d'un grain de chènevis.
Sur une coupe, elles présentent un aspect jaunâtre, grenu
et lobulé, et on y reconnaît les fibres et les globules décrits.
Autour du diaphragme, existent aussi beaucoup de ces
petites granulations cancéreuses qui partout y montrent
la même organisation. Les globules médullaires dans ces
masses d'origine récente, sont presque tous entourés d'une
membrane d'enveloppe; l'intérieur d'un certain nombre
de ces encéphaloïdes miliaires est presque liquide, tellement le blastème globuleux y prédomine sur la trame
fibreuse.

Le diaphragme, tout infiltré de tubercules et de masses
médullaires, a presque perdu sa structure musculaire.

§. VIII. Du cancer des organes de la respiration.

Le cancer de ces organes est plus rare que celui des autres
organes que nous venons de passer en revue. Cependant,
nous l'avons observé dans presque toutes les parties qui

constituent l'appareil respiratoire; mais il faut dire qu'en général, le cancer secondaire, c'est-à-dire celui qui est consécutif à l'infection générale, est proportionnellement plus fréquent dans ces parties que son développement primitif.

Le cancer n'a point de siége de prédilection dans les poumons. On le rencontre indistinctement dans les divers lobes, dans le centre, ainsi qu'à la surface des poumons. Dans ce dernier cas, nous l'avons vu se développer au point de provoquer l'absorption des côtes et de faire saillie sous la peau. Lorsque le cancer existe par petites masses disséminées dans le poumon, il offre au commencement une disposition analogue à celle des abcès métastatiques; il est entouré d'une vascularité assez prononcée au début, il est d'abord comme infiltré dans le tissu cellulaire pulmonaire; peu à peu il s'étend davantage, les vésicules et les petites bronches disparaissent, et il finit par occuper une étendue assez considérable, s'étendant jusqu'à la moitié et au delà d'un lobe tout entier. Nous l'avons vu exister quelquefois par infiltration plus étendue; mais, en général, les tumeurs cancéreuses, soit squirrheuses, soit encéphaloïdes, se délimitent assez bien. Leur tissu est blanc, jaunâtre, lobulé, plus ou moins vasculaire, offrant les caractères que nous leur connaissons dans d'autres organes, renfermant des globules cancéreux bien distincts, des fibres, de la mélanose, de la graisse, etc., et surtout beaucoup de cristaux de cholestérine.

Le cancer pulmonaire peut devenir le siége d'épanchements sanguins, surtout lorsqu'il atteint un volume considérable. On trouve aussi quelquefois, en même temps, des épanchements apoplectiques dans le tissu pulmonaire, qui n'est pas le siége d'un cancer. Quelquefois ces tumeurs cancéreuses sont tellement vasculaires qu'elles constituent un véritable fongus hématode des poumons, et quand on les injecte elles ont l'air d'être en majeure partie composées de vaisseaux; cependant l'examen attentif y fait toujours découvrir le tissu cancéreux.

Nous avons rencontré quelquefois une forme toute particulière de cancer dans le tissu cellulaire sous-pleural, savoir, de nombreuses petites plaques de quatre à huit millimètres d'étendue sur deux à trois d'épaisseur, blanches ou d'un blanc jaunâtre, et montrant d'une manière non douteuse les globules cancéreux dans les mailles d'une trame fibreuse.

Nous avons déjà vu plus haut, à l'occasion du cancer du sein, que lorsque ce dernier donne lieu à une infection générale, il se développe assez fréquemment des tumeurs cancéreuses dans le médiastin antérieur, dont on peut même quelquefois expliquer le mode de formation par continuité, vu que le suc cancéreux infiltrant le sternum peut devenir ainsi le point de départ de tumeurs à sa face postérieure et dans le médiastin. Une fois nous avons observé une tumeur pareille dans le médiastin postérieur, et M. Andral, dans le service duquel nous avons vu cette malade, l'avait fort bien diagnostiquée et avait même reconnu pendant la vie qu'elle comprimait une des bronches principales. Le cancer du médiastin peut prendre son origine dans les glandes bronchiques.

Tumeur encéphaloïde du médiastin postérieur, mort par asphyxie causée par la compression de la tumeur sur la bronche principale du côté gauche, tumeur cancéreuse dans le mésentère, trace d'une ancienne grossesse extra-utérine.

Une femme, âgée de cinquante-cinq ans, entre à l'hôpital de la Charité, présentant l'aspect et le teint cachectique propres aux affections cancéreuses. La maigreur n'avait pas encore atteint le degré que l'on observe souvent dans la période avancée du cancer. A part une tumeur cancéreuse que l'on constata dans le mésentère, la malade était surtout atteinte d'une dyspnée considérable accompagnée d'une douleur vive dans la région claviculo-sternale.

Après avoir été soulagée par l'application de vingt sangsues, la malade fut reprise, deux jours avant sa mort, d'une oppression qui allait toujours en augmentant et qui fit bientôt place à tous les symptômes de l'asphyxie et mit bientôt fin à la vie de la malade. Je regrette de ne pas avoir suivi plus attentivement cette malade pendant la vie, et surtout de ne pas posséder les détails sthétoscopiques exacts.

A l'autopsie, nous trouvâmes dans la partie postérieure de la poitrine une tumeur cancéreuse, ayant à peu près le volume de deux poings, adhérente en arrière à la colonne vertébrale, dont le tissu osseux n'était cependant pas encore altéré. En haut, cet encéphaloïde comprimait la partie inférieure de la trachée-artère, ainsi que la bronche principale du côté gauche dont la paroi postérieure et externe paraissait transformée en tissu cancéreux. Du reste, la muqueuse de la trachée ainsi que celle de la bronche n'offraient aucun signe de phlegmasie; le poumon gauche était le siége d'un emphysème bien prononcé; la tumeur avait contracté des adhérences intimes avec la partie inférieure du lobe supérieur du poumon gauche, dont la plèvre était épaissie et infiltrée de matière cancéreuse.

La tumeur elle-même était bosselée et lobulée, entourée d'un tissu cellulaire condensé sous forme de membrane d'enveloppe dans laquelle se répandaient beaucoup de vaisseaux. L'aorte passait au milieu de la tumeur; elle était intacte dans sa structure, mais un peu dilatée.

Ce tissu est d'un blanc jaunâtre, cérébriforme, infiltré d'une quantité notable de suc lactescent. Le tissu est lobulé, montrant dans l'interstice des lobules une trame fibreuse et des vaisseaux; par places le tissu est légèrement verdâtre, tirant sur le gris dans d'autres et montrant dans quelques portions un pointillé rouge provenant d'un plus fort développement vasculaire. Le microscope y montre les éléments ordinaires de l'encéphaloïde, savoir, un stroma fibreux, pâle, dense, plus développé par places, et des globules cancéreux bien caractérisés dont les noyaux, dans quelques endroits, sont infiltrés de graisse. En général, les éléments graisseux s'y trouvent en quantité moyenne.

La tumeur encéphaloïde du mésentère avait son siége sur le trajet de l'artère iliaque droite qui, du reste, ainsi que sa veine, n'avait point été comprimée; la tumeur avait près d'un décimètre de diamètre; elle était d'une bonne consistance, infiltrée de beaucoup de suc cancéreux, et offrait, en général, les mêmes caractères que la tumeur du médiastin.

Cette femme présentait un autre fait fort curieux; elle portait près du pavillon de l'ovaire droit, dans le tube, un petit fœtus tout racorni, de deux pouces de longueur, d'apparence osseuse, qui, vu l'âge de la malade dont les menstrues devaient avoir cessé depuis plusieurs années, a au moins séjourné pendant deux ou trois ans dans son intérieur. Ces pièces ayant été remises à monsieur le professeur Paul Dubois, je n'ai pu, à mon grand regret, en examiner les détails.

§ IX. Du cancer de l'œil.

Le cancer de l'œil est une affection qui est loin d'être rare; c'est même une des formes du cancer que l'on rencontre le plus fréquemment chez les enfants, chez lesquels nous l'avons vue atteindre quelquefois un volume vraiment monstrueux, l'œil complétement détruit étant remplacé par un champignon énorme, saignant et couvert de sanie qui, au dehors, avait détruit la face et en dedans avait atteint le cerveau.

Ce cancer est dans la majorité des cas suivi de récidive après l'opération, et souvent même il existe en même temps des masses cancéreuses sur le trajet du nerf optique et dans le cerveau lui-même. Aussi les chirurgiens expérimentés s'abstiennent-ils en général de l'opérer chez les enfants, et nous avons entendu dire à M. Guersent fils, chirurgien de l'hôpital des Enfants, que lui et son prédécesseur, M. Baffos, avaient fini par renoncer à cette opération, au moins à l'hôpital des Enfants.

On cite cependant quelques cas de réussite tant chez l'enfant que chez l'adulte. Nous voulons bien accorder que l'opération dans le véritable cancer de l'œil soit capable de prolonger la vie du malade, et nous avons cité plus haut un fait de ce genre tiré de notre pratique; mais nous nous permettrions de douter que cette opération amène souvent la guérison radicale.

Nous avons vu, dans le courant de ce volume, que les parties externes de l'œil, soit les paupières, soit la conjonctive, soit l'orbite, pouvaient devenir le siége des tumeurs les plus diverses, enkystées, fibrineuses, fibreuses, graisseuses, sarcomateuses, érectiles et mélaniques. Nous avons vu de plus que les tumeurs mélaniques et fibrineuses se rencontraient assez souvent dans la partie postérieure de l'œil près de la rétine et de la choroïde, qui sont aussi le siége de prédilection et le point de départ des tumeurs cancéreuses[1]. Nous savons d'un autre côté combien le diagnostic de toutes ces diverses tumeurs offre souvent de difficulté. En un mot, il nous paraît probable que les cancers de l'œil cités comme guéris par l'opération, n'étaient pas en général de véritables tumeurs cancéreuses.

Quant au tissu du cancer de l'œil, il offre en général les caractères de l'encéphaloïde. Quelquefois les fibres y sont très-développées. Outre une vascularité prononcée, on y rencontre habituellement beaucoup de matière mélanique et quelquefois de la matière colorante jaune. Les membranes de l'œil comprimées de plus en plus par le développement de la production accidentelle, finissent par disparaître les unes après les autres, et ordinairement d'arrière en avant. Elles ne subissent pas une transformation directe en pulpe cancéreuse, et dans les cancers de l'œil peu volumineux on les reconnaît encore pendant assez longtemps à l'état rudimentaire et atrophié.

Nous avons eu occasion d'observer plusieurs fois le cancer de l'œil dans les hôpitaux et dans notre pratique; nous

---

[1] Voyez Cruveilhier, *Anat. pathologique,* XXXIXᵉ livraison in-fol.

devons de plus à l'obligeance de M. Sichel, d'avoir pu examiner un assez grand nombre de pièces fort curieuses de sa
collection anatomo-pathologique des altérations de l'œil.

Si ces pièces conservées dans de l'alcool ne nous ont pas
paru offrir une grande valeur sous le rapport histologique,
elles nous ont au moins permis de bien étudier leur disposition anatomique.

Nous n'entrons pas dans de plus amples détails sur le
cancer de l'œil, vu que depuis longtemps les ophthalmolo-
gistes en ont fait le sujet d'une étude spéciale, et que la
science possède déjà de nombreux matériaux sur ce genre
d'altération.

§ X. Du cancer de la lèvre, de la joue et de la face en général.

Nous avons déjà parlé du cancer de la lèvre à l'occasion
des tumeurs épidermiques. Nous y avons cherché à démontrer qu'un grand nombre de soi-disant cancers de la lèvre
n'étaient que des tumeurs épidermiques qui pouvaient se
montrer sous la forme aréolaire.

Nous touchons ici à une des questions les plus importantes de la chirurgie, et comme nous avons observé dans
les lèvres et dans les joues aussi bien des tumeurs cancéreuses que des tumeurs épidermiques, nous croyons ne pas
tomber dans des répétitions inutiles en posant ici le diagnostic entre les trois affections principales que l'on a décrites
comme cancer de la face, et que nous séparons en tumeurs
épidermiques, tumeurs cancéreuses et ulcères cancroïdes.

1° Les caractères distinctifs des tumeurs épidermiques
sont les suivants : Leur début est marqué ou par une petite
grosseur en forme de verrue, ou par une petite dureté qui
se transforme bientôt en crevasse. Dans l'un et dans l'autre
cas la surface s'ulcère bientôt et se recouvre d'une croûte
mêlée des éléments du pus et de l'épiderme. Lorsqu'on enlève cette croûte, on voit au fond de l'ulcère des granulations saillantes que l'examen attentif fait reconnaître comme

des papilles hypertrophiées. Elles sont d'un jaune rosé, unies ensemble par leur base, rarement par leur sommet, quelquefois bien distinctes et allongées. D'autres fois la surface de l'ulcère est plus uniforme, l'induration est peu prononcée et pas très-étendue, et si quelques petits ganglions offrent un engorgement lymphatique considérable, on n'y découvre cependant point de ces paquets glandulaires durs et volumineux qui caractérisent les ganglions lymphatiques cancéreux. Lorsqu'on a enlevé la croûte qui recouvre ces tumeurs papillaires, on découvre de nombreuses papilles supportées par une base fibro-aréolaire dans laquelle l'examen microscopique montre, aussi bien que dans les papilles, l'épiderme comme principal élément. Les éléments glandulaires de la peau y sont également très-développés, et on voit, outre les glandes en forme de grappes, de petites fossettes remplies de couches concentriques de feuillets épidermiques. Le tissu musculaire est parfaitement sain au-dessous ; ce tissu est élastique, et la compression n'en fait jamais sortir de liquide ressemblant au suc cancéreux. Tout au plus on sort de ses aréoles une petite quantité de matière granuleuse d'un blanc terne ressemblant un peu à du gruau cuit.

Cette matière se trouve en quantité encore plus notable dans la seconde forme de tumeurs épidermiques ulcérées de la face, et forme alors une couche assez homogène d'une certaine épaisseur, d'un blanc terne, et très-généralement infiltrée de la matière granuleuse décrite, dans laquelle le microscope fait reconnaître les feuillets épidermiques larges, aplatis, renfermant un petit noyau, étant ordinairement mieux caractérisés.

Nous avons déjà dit plus haut que tous les chirurgiens étaient d'accord sur la fréquence beaucoup plus grande de la réussite de l'opération du cancer de la lèvre que de l'extirpation de la plupart des autres tumeurs cancéreuses. Comme, cependant, l'altération bénigne de la peau peut souvent rester en germe dans les parties non enlevées par l'opération et donner lieu, par cela même, dans quelques cas, à une récidive purement locale, qui, lorsqu'elle est négligée, peut devenir un vaste ulcère et compromettre par la suite la vie du malade, nous insistons sur deux points capitaux dans l'opération de ce genre d'altération, savoir : *a'* qu'on ne peut pas explorer avec assez de soin les parties d'apparence saine qui entourent ces altérations bénignes, et il s'ensuit, *b,* qu'il faut opérer bien largement ce genre de tumeurs et faire toujours les incisions dans une assez grande distance du siége principal du mal, et ne laisser aucun point suspect. Comme la récidive ne peut être que locale lorsque le diagnostic de tumeur épidermique a été exact, il faut de nouveau opérer largement dès qu'il y a commencement de récidive, et on obtiendra alors un succès assez constant. Nous signalons de nouveau à cette occasion le peu de sévérité que mettent, en général, beaucoup de pathologistes dans l'appréciation de l'ulcération et des récidives locales des tumeurs, toujours disposés qu'ils sont à voir du cancer partout.

2° Le cancer est proportionnellement plus rare dans la lèvre que les tumeurs de bonne nature. Il commence par un ou plusieurs points très-durs, que l'on sent dans le tissu des lèvres, dont il occupe bientôt toute l'épaisseur, offrant au toucher une surface inégale qui, plus tard, devient bosselée. La peau, le tissu cellulaire sous-cutané et le tissu musculaire se confondent bientôt en une seule masse qui s'enflamme et finit par s'ulcérer. Les bords de l'ulcère se renversent et deviennent durs et calleux. L'ulcère sécrète un liquide sanieux. Les ganglions lymphatiques sous-maxillaires s'engorgent et se remplissent de matière cancéreuse ; l'ulcère augmente de profondeur et d'étendue, et bientôt surviennent tous les symptômes et la terminaison fatale de la cachexie cancéreuse.

Les cancers que l'on opère offrent rarement une très-grande étendue, parce que le cancer de la lèvre attire de bonne heure et l'attention du malade et celle du chirurgien. Sur une coupe fraîche, ce tissu cancéreux se montre mal délimité, envoyant des prolongements à travers le plan musculeux; il est dur, criant sous le scalpel, d'un blanc jaunâtre, lardacé, infiltré de beaucoup de suc cancéreux et présentant quelquefois des figures réticulées. Au microscope, on y voit une trame fibreuse et une substance plus molle, toute composée de globules cancéreux mêlés souvent d'éléments graisseux et granuleux.

Le cancer de la joue offre, en général, une structure analogue à celle des autres parties, et on y rencontre tantôt du squirrhe, tantôt la forme encéphaloïde, et ce dernier, parfois enkysté, est fort bien séparé de tous les tissus ambiants. C'est surtout le cas avec les tumeurs cancéreuses qui ont leur siége à la partie postérieure de la joue, près de l'oreille, et qui quelquefois prennent leur origine dans un ganglion lymphatique dégénéré.

Ces derniers sont quelquefois le siége d'un cancer idiopathique et primitif. Nous avons donné des soins à un malade qui avait tout le pourtour du cou garni de tumeurs encéphaloïdes qui avaient également leur siége dans les ganglions lymphatiques du cou. La marche de ce cancer a été rapide. Je n'ai pu découvrir de tumeurs cancéreuses dans aucun autre organe.

Le cancer se rencontre quelquefois dans la glande parotide et produit alors de grands ravages dans cette région. Mais les cas ne sont pas très-rares dans lesquels des chirurgiens ont enlevé des ganglions hypertrophiés et ulcérés, siégeant au devant de la parotide, tumeurs qu'ils ont prises et extirpées pour du cancer de la parotide ellemême.

3° Nous arrivons ici à une troisième forme de maladie de la face prise pour cancéreuse. C'est l'ulcère cancéreux de la face, qui dans un grand nombre de cas, n'offre pas de véritable tissu cancéreux, mais montre tous les caractères de l'ulcère que nous appelons cancroïde. On en rencontre à des degrés bien divers d'étendue et de profondeur, depuis le volume d'une lentille jusqu'à celui de plusieurs

pouces de largeur, avec destruction du nez, des joues, de
l'œil, etc. Il est certain que, dans quelques cas, ces ulcères
constituent la fonte d'une tumeur cancéreuse, et offrent une
base squirrheuse encéphaloïde; mais, dans un grand nombre de cas, nous avons constaté, tant sur le vivant que par
l'examen microscopique, que ces ulcères ne reposaient nullement sur une base cancéreuse, et, à leur début, on réussit
souvent à les guérir, soit par l'extirpation, soit par l'application de la pâte arsenicale.

On rencontre cependant dans la pratique un certain
nombre de cas dans lesquels ces guérisons ne se soutiennent
pas, et les ulcères cicatrisés se recouvrent pour s'agran-
dir plus promptement et pour creuser plus profondément
dans les tissus. Malgré l'incurabilité à laquelle arrivent
alors ces ulcères, j'ai pourtant cru remarquer qu'ils per-
mettaient aux malades de vivre pendant plus longtemps que
les ulcères qui ont pour base un véritable tissu cancéreux.
Aussi ces ulcères, en général, ne détériorent pas promple-
ment la santé générale, et amènent bien plus souvent la
mort par l'étendue et la gravité du mal local, que par infection cancéreuse.

Il serait bien à désirer qu'on étudiât très-attentivement
cette forme d'ulcères rongeants pour pouvoir établir définitivement leurs véritables rapports avec le cancer.

1° Cancer de la lèvre.

Un homme, âgé de soixante-trois ans, avait été atteint
d'un cancer ulcéré de la lèvre inférieure, qui était indurée
dans toute son épaisseur. L'ulcère avait à peu près un pouce
de diamètre; il était recouvert sur ses bords par des croûtes
rougeâtres au-dessous desquelles se trouvait un mélange de
pus, de cellules d'épithélium et de globules cancéreux. Le
tissu du cancer montre sur une coupe fraîche un aspect lardacé peu vasculaire, renfermant beaucoup de glandes hypertrophiées et montrant à sa surface de petits lobules dus
probablement au développement des papilles. Le tissu du

centre de la tumeur, examiné au microscope, montre une
trame fibreuse renfermant beaucoup d'aréoles arrondies et
remplies d'une substance grisâtre demi-transparente, composée d'un tissu intercellulaire et de globules ronds ou ovalaires de 0^{mm},02 à 0^{mm},025, renfermant un noyau excentrique de 0^{mm},0075. Dans quelques endroits, le tissu fibreux
est bien prédominant ; dans d'autres, ce sont les globules
dont beaucoup de noyaux sont dépourvus d'une membrane
d'enveloppe. Du tissu cancéreux est également déposé dans
la substance musculaire qui se trouve au-dessous du cancer.
On distingue dans l'épaisseur de la lèvre plusieurs masses
cancéreuses; dans toutes, les globules cancéreux sont bien
visibles et faciles à distinguer des feuillets d'épiderme.

2° Cancer de la lèvre.

Un homme, âgé de cinquante-huit ans, d'une bonne constitution, d'une famille saine, a joui habituellement d'une
bonne santé. Depuis un an, il a commencé à sentir une
induration dans la lèvre inférieure qui s'est ulcérée et dont le
malade a successivement enlevé les croûtes à mesure qu'elles
se formaient. Depuis neuf mois, la tumeur a tellement augmenté de volume qu'elle occupait une bonne partie de la
lèvre inférieure ; elle était le siége de douleurs lancinantes,
vives. L'opération devint nécessaire et fut pratiquée par
M. le professeur P. Bérard, chirurgien de l'hôpital Saint-
Antoine. Cette pièce m'a été communiquée par M. Deville.

La tumeur a 35 millimètres de hauteur sur autant de
largeur, et 18 millimètres d'épaisseur. Toute sa surface est
ulcérée; un aspect granuleux existe à la surface de l'ulcère,
tandis que les parties profondes ont un aspect lardacé et
une consistance dure. La structure est à fibres aréolaires,
fines, parallèles, disposées en faisceaux et établissant des
anastomoses entre les divers faisceaux. Leur juxta-position
est, par places, si dense qu'on ne voit point de cellules
entre elles. A la jonction des aréoles, les fibres vont en
divergeant. Parmi les fibres fines ordinaires, on remarque

beaucoup de fibres élastiques. On exprime de cette tumeur
un suc cancéreux assez abondant. Les globules y ont en
moyenne $0^{mm},02$, renfermant un noyau qui varie entre
$0^{mm},01$ et $0^{mm},015$. Il y existe en outre beaucoup de globules
graisseux.

3° Tumeur cancéreuse de la joue et des lèvres.

Nous avons vu enlever cette tumeur à un malade sur
lequel nous n'avons du reste point de renseignements, et
qui était couché dans une des salles de l'Hôtel-Dieu (service
de M. Roux, qui en fit l'ablation).

La tumeur occupait la commissure droite des lèvres et
s'étendait d'une manière irrégulière en haut dans un espace
de 3 à 4 centimètres. Elle occupait toute l'épaisseur de la
joue et était intimement adhérente à la peau, qui, cependant, n'était pas ulcérée. Elle était d'une consistance
moyenne, rouge, vasculaire par places, et anémique dans
d'autres. Tout son tissu était composé de lobes et de lobules
d'un jaune rosé demi-transparents, tout à fait arrondis et
non séparés par des intersections fibreuses.

Ce tissu renferme peu de fibres, mais principalement des
globules, parmi lesquels on distingue de grands globules
encéphaloïdes qui ont jusqu'à $0^{mm},03$, et renferment des
noyaux qui varient entre $0^{mm},012$ et $0^{mm},02$, contenant un
à deux nucléoles. On voit de plus des cellules mères qui
sont remplies d'un certain nombre de ces noyaux. Le tissu
musculaire de la joue a en grande partie disparu, et presque tous les tissus entre la peau et la muqueuse sont envahis
par le tissu encéphaloïde.

4° Tumeur encéphaloïde enkystée de la joue.

Un homme âgé de trente-six ans, d'Orsières (Vallais),
a commencé à sentir, il y a trois ou quatre ans, une tumeur à la joue droite, qui a peu grandi pendant les premières années. Ce n'est que depuis l'hiver dernier qu'elle a
bien augmenté de volume. La tumeur ne lui a jamais fait

mal. Il a toujours joui d'une bonne santé ; par moment il y a éprouvé des élancements ; l'état général de la santé n'a pas été affecté. Son teint est un peu jaunâtre, mais point cachectique. Cette tumeur a été enlevée le 30 mai 1843.

La tumeur s'étendait depuis le cartilage de l'oreille jusque tout près de l'angle de la mâchoire ; elle avait une direction oblique et était très-mobile dans la partie supérieure, mais adhérente inférieurement à la glande parotide.

Examen de la pièce. Cette grosseur est entourée partout d'un kyste cellulaire, qui s'est condensé en membrane d'enveloppe rouge et vasculaire, mais laissant déjà entrevoir au-dessous un tissu lobulé. Elle a 5 centimètres de longueur sur 29 millimètres de largeur, et 24 d'épaisseur.

Sa consistance est inégale, molle, presque gélatiniforme par places, d'une dureté fibreuse, presque cartilagineuse dans d'autres. Dans toute son épaisseur, la tumeur est composée de lobules qui ont de 2 à 5 millimètres de diamètre, et qui sont séparés les uns des autres par des intersections fibreuses. Les lobules ont une teinte grise jaunâtre, tandis que les intersections sont plutôt blanches, lactescentes par places, se distinguant par leur opacité de la substance des lobules, qui sont luisants et demi-transparents. La tumeur est vasculaire dans toute son étendue, mais les principales arborisations vasculaires se trouvent entre les lobules. En comprimant la tumeur, on en fait sortir peu de suc, mais beaucoup de ces petits lobules demi-transparents. En voulant disséquer les petits lobules sur une plaque de verre, on leur reconnaît assez de résistance et une consistance élastique. La compression écrase facilement ce tissu. En examinant la substance demi-transparente avec un faible grossissement microscopique, on y reconnaît une trame aréolaire, une espèce de stroma fibreux avec des arborisations vasculaires, et entre les mailles des fibres un tissu très-finement grenu, qui n'est autre chose que l'agglomération des cellules que nous allons décrire.

Si nous passons maintenant à l'examen des éléments de

la tumeur avec un fort grossissement, nous trouvons les éléments suivants :

1° Des faisceaux de fibres, soit de fibres cellulaires fines, soit de fibres élastiques plus larges et plus noires dans leurs contours ; mais l'élément de beaucoup le plus important de la tumeur, ce sont des globules caractéristiques de l'encéphaloïde, ayant en moyenne $0^{mm},015$ à $0^{mm},02$ à forme ronde, ovale, ou irrégulièrement allongée, composés d'une paroi cellulaire finement ponctuée, d'un noyau à contours plus marqués, qui offre en moyenne $0^{mm},01$, grenu aussi dans son intérieur, et renfermant un ou plusieurs nucléoles. Nous avons donc sous les yeux une tumeur qui offre tous les caractères de l'encéphaloïde à l'état cru ; avec cela de particulier que la tumeur est enkystée, nous rappelant parfaitement une tumeur encéphaloïde de la voûte palatine extraite par M. Blandin, et un autre encéphaloïde du tissu sous-muqueux de l'estomac, tumeurs que nous avons décrites plus haut.

Ajoutons que ce sont surtout les tumeurs de ce genre qu'on a souvent prises pour des tumeurs de bonne nature, mais que, du reste, l'école française du jour diagnostique déjà habituellement comme tumeurs encéphaloïdes.

5° *Ulcère cancroïde du nez.*

Une femme, âgée de soixante-dix ans, avait depuis assez longtemps sur la partie inférieure gauche du nez un ulcère qu'on avait désigné comme cancéreux, et qui avait à peu près l'étendue d'une pièce de 2 francs. La peau était complétement détruite, et la surface du cartilage était érodée. Pendant la vie, cet ulcère avait fourni une sécrétion particulière d'un blanc jaunâtre offrant l'aspect et la consistance de la terre glaise.

Cette femme succomba, et à l'autopsie nous ne trouvâmes aucune lésion cancéreuse dans les organes internes, et elle nous offrit l'occasion de disséquer le fond et les environs de l'ulcère de la face.

On reconnaît distinctement que l'ulcère ne repose nullement sur un tissu cancéreux. La matière exsudée de l'ulcère, qui nous avait frappé pendant la vie de la malade, montre un mélange de globules graisseux et de nombreux feuillets épidermiques, ainsi que des granules d'élaïne. L'aspect particulier de cette substance de la surface de l'ulcère était surtout dû à l'abondante sécrétion épidermique. Dans la base de la tumeur, on ne reconnaît que les fibres du derme et de nombreux éléments épidermiques; mais il n'y a nulle part trace d'éléments qui offrent la ressemblance la plus éloignée avec ceux du cancer.

Nous avons fait la même remarque dans plusieurs cas, dans lesquels nous avons enlevé par l'instrument tranchant de petits ulcères de la face, dont aucun moyen thérapeutique ne pouvait amener la cicatrisation.

Nous ne traiterons pas dans des paragraphes spéciaux le cancer de la peau, le cancer du tissu cellulaire sous-cutané, celui des veines, celui des centres nerveux, etc., vu que nos observations sur le cancer de ces parties n'offrent point de caractères spéciaux, et nous terminerons nos observations sur le cancer par quelques remarques sur celui du système osseux.

§ XI. Du cancer des os.

Nous avons vu, dans le courant de cet ouvrage, que le système osseux pouvait être le siége des altérations les plus diverses. Nous y avons décrit successivement les diverses formes d'affections inflammatoires des os, la carie, la nécrose, l'hypertrophie, la transformation cartilagineuse, les tumeurs érectiles, fibreuses ou fibro-plastiques, qui peuvent prendre origine soit dans l'intérieur de l'os, soit dans sa partie superficielle; nous avons enfin passé en revue les tumeurs ostéoïdes, qui offraient cela de particulier qu'elles finissaient souvent par former une maladie constitutionnelle.

Nous avons vu de plus qu'on désignait sous le nom d'ostéo-sarcomes, les tumeurs les plus diverses du système osseux et de son enveloppe périostale. Nous avons cherché à établir des caractères anatomiques distinctifs entre toutes ces diverses lésions, et nous arrivons à l'affection, sans contredit la plus grave du système osseux, au cancer de l'os.

On rencontre ce cancer quelquefois sous forme squirrheuse comme une tumeur dure qui, prenant origine dans les mailles du tissu osseux, finit par détruire celui-ci sur une assez grande étendue. La forme la plus fréquente du cancer de l'os est cependant l'encéphaloïde, qui se présente sous deux formes distinctes, sous celle de tumeur cancéreuse, et sous celle d'infiltration. L'une et l'autre prennent origine dans l'intérieur même du tissu osseux. Nous passons naturellement sous silence ici les tumeurs cancéreuses qui, sans avoir pris leur point de départ dans le système osseux, finissent par l'envahir et par y produire une destruction assez étendue.

L'encéphaloïde de l'os qui se caractérise comme un tissu bien distinct offre souvent l'aspect cérébriforme et lobulé le plus prononcé. Dans d'autres circonstances, il forme un tissu mou ou élastique, homogène, d'un jaune pâle et infiltré du suc cancéreux, très-abondant. Quelquefois très-vasculaire, ce tissu, dans d'autres circonstances, ne l'est qu'à un degré peu prononcé; se développant dans le principe dans les aréoles du tissu osseux, il détruit ordinairement ce dernier dans une assez grande étendue et fait bientôt saillie sous les parties tégumentaires, offrant une fausse sensation de fluctuation que nous avons déjà signalée plusieurs fois comme pouvant se rencontrer dans les tumeurs encéphaloïdes. Quelquefois, du reste, cette fluctuation est due à un épanchement sanguin dont nous connaissons la fréquence dans les tumeurs cancéreuses. Lorsque ces tumeurs ont leur siége dans le voisinage d'une artère volumineuse, elles peuvent offrir un sentiment de pulsation qui les ferait facilement confondre avec des tumeurs anévrismatiques. Elles peuvent aussi présenter les caractères des tumeurs érectiles de l'os, lorsque de nombreuses artérioles se répandent dans le tissu cancéreux.

La science possède un assez grand nombre de faits de la ligature de l'artère principale d'un membre, pratiquée pour des tumeurs de cette nature et naturellement sans succès.

Comme toutes les tumeurs cancéreuses, celles de l'os envoient aussi des prolongements dans toutes les directions et détruisent les muscles, les nerfs, les ligaments, et en général tous les tissus de leur voisinage. Le cancer sous cette forme se rencontre tantôt dans la continuité de l'os, tantôt dans son extrémité articulaire, et nous l'avons vu nécessiter l'amputation de la cuisse lorsqu'il avait son siége dans le genou, une fois même la désarticulation de l'épaule, la tumeur s'étant développée dans la tête de l'humérus. Plusieurs fois enfin nous l'avons observé dans l'os maxillaire supérieur, dont l'ablation a dû être pratiquée.

La seconde forme de cancer encéphaloïde de l'os est celle qui, sans former des tumeurs circonscrites, existe plutôt par infiltration, et ne fait pas pour cela moins de ravage, pouvant même entraîner, comme la première forme, la fracture cancéreuse spontanée de l'os, fait qui a souvent frappé les pathologistes, mais dont ils n'ont pas toujours reconnu la véritable cause.

Quelquefois le cancer colloïde peut se développer dans le système osseux, de même que la matière colorante noire peut s'y trouver en quantité assez notable pour lui donner la forme du cancer mélanique. Après ces remarques générales nous allons citer quelques faits particuliers.

1° *Tumeur encéphaloïde du tibia.*

Nous avons observé ce malade, dans le temps, à l'hôpital de la Charité, dans la clinique de M. Velpeau, et nous avons recueilli avec soin cette observation, que nous avons ensuite vue reproduite dans la *Gazette des hôpitaux*, du 25 novembre 1843. Comme cet article donne en même temps le résumé de la brillante leçon de clinique à laquelle nous avons assisté, et dans laquelle M. Velpeau parlait surtout de la difficulté du diagnostic de ces tumeurs, nous allons citer en entier cet intéressant article.

« Huart, Charles-Édouard, âgé de vingt-neuf ans, exer-
« çant la profession de cuisinier, se présenta à la Charité
« vers le mois de septembre; il s'ennuya de l'hôpital, de-
« manda à sortir en promettant de revenir pour se sou-
« mettre à l'opération que M. Velpeau lui avait déclaré
« être indispensable. Cet homme est d'une constitution
« assez bonne; il dit n'avoir jamais fait de maladie grave;
« il porte une tumeur au genou droit dont il a commencé à
« souffrir il y a douze ans, dit-il, mais il paraît que depuis
« six ans surtout les douleurs ont acquis plus d'intensité.
« Il a déjà été traité dans un des hôpitaux de Paris, et,
« chose assez remarquable, c'est pour une maladie de la
« hanche qu'on l'a soumis à des médications assez éner-
« giques, puisqu'il porte les traces de six ou huit cautères
« appliqués autour de cette région. Cependant alors comme
« aujourd'hui, il souffrait du genou seulement, comme la
« tumeur dans ce lieu n'existait pas, l'étonnement que doit
« causer un pareil traitement cesse, puisqu'on sait que
« dans la coxalgie les malades accusent la souffrance au
« genou, bien que le siége du mal soit dans l'articulation
« coxo-fémorale. La tumeur actuelle n'étant pas encore
« appréciable, on comprend comment on a pu croire à une
« affection de la hanche. En sortant de cet hôpital, il a
« subi un traitement qui n'a eu aucun résultat.

« Aujourd'hui ce malade se présente à notre examen
« avec une douleur vive dans le genou, surtout à la pres-
« sion; il a ressenti des élancements à diverses époques. La
« tumeur qu'on aperçoit à la partie interne au-dessous du
« condyle interne du fémur est bosselée, elle fait, à pro-
« prement parler, partie du genou; sa base est large, mal
« circonscrite; si on la presse dans divers points, on recon-
« naît qu'elle est dure dans certaines de ses parties et
« molle dans d'autres; de plus, et c'est là un caractère

« qui mérite la plus grande attention, si on touche cette
« tumeur superficiellement, on ne voit pas qu'elle soit
« le siége de battements; mais si l'on y place le doigt et
« qu'on l'y laisse longtemps, on ne manque pas alors
« d'apercevoir un mouvement d'expansion, de véritables
« pulsations, enfin on y distingue un bruit de soufflet.

« De quelle nature est cette tumeur? C'est une question
« qu'il n'est pas facile de résoudre, si ce n'est peut-être en
« passant en revue toutes celles qui peuvent se présenter
« dans ce lieu et avec ces caractères.

« On observe dans le point où elle est placée des tumeurs
« tuberculeuses, purulentes, des kystes, des anévrismes et
« des cancers.

« Les tumeurs tuberculeuses ne sont pas rares sans doute,
« mais le plus communément elles sont indolentes, et
« d'ailleurs elles surviennent chez les sujets lymphatiques;
« rien n'indique chez cet homme l'existence de cet état. La
« tumeur n'est évidemment pas des deux espèces suivantes.
« Il reste à opter entre un anévrisme et une tumeur cancé-
« reuse. Si elle ne présentait pas de pulsations, qu'on ne
« perçût rien par l'auscultation, qu'on ne sentît rien avec
« la main, le diagnostic serait promptement éclairci; mais,
« nous l'avons dit, il y a des battements, il y a du souffle
« même, et bien plus, quand on comprime l'artère fémo-
« rale, ces battements cessent.

« Ne se trouve-t-on pas alors pressé de conclure que la
« tumeur est un anévrisme, surtout en réfléchissant qu'il
« est un caractère assez important qui vient en aide à ce
« diagnostic, à savoir : que les tumeurs cancéreuses ont en
« général une marche plus rapide; cependant, on aurait
« tort de décider d'après ces faits qu'il s'agit d'une tumeur
« anévrismale; car il y a des tumeurs qu'on a vu présenter
« tous les mêmes caractères que celle-ci, et cependant ce
« n'étaient point des anévrismes.

« Il y a une douzaine d'années, M. Velpeau a vu une
« tumeur dans les régions parotidienne et sous-maxillaire,

« offrant tous les symptômes caractéristiques d'un abcès ;
« elle était fluctuante et rougeâtre ; il se décida à l'ouvrir.
« Au moment où tenant le bistouri d'une main il embras-
« sait la tumeur de l'autre ; il sentit avec cette dernière
« des battements tellement distincts qu'il n'osa plus enfoncer
« l'instrument, effrayé des conséquences que pouvait avoir
« l'ouverture d'un anévrisme de cette région. Il fut cepen-
« dant constaté qu'il ne s'agissait d'autre chose que d'une
« tumeur encéphaloïde avec quelques points ramollis. Com-
« ment expliquer les battements dont cette masse était le
« siége ? Par le lieu même où elle siégeait, située qu'elle
« était sur les carotides, et soutenue dans divers points par
« les os, les pulsations de ces artères la soulevaient et lui
« donnaient l'apparence qui fit croire à une erreur de
« diagnostic.

« M. Velpeau a vu encore, il y a quatre ou cinq ans,
« avec M. Bréon, un jeune homme traité pour un abcès par
« congestion ; après avoir temporisé, il fut décidé que
« M. Velpeau en ferait l'ouverture. Le jour fut pris, tout
« fut préparé; mais avant de procéder à l'opération il plaça
« l'oreille sur la tumeur et il entendit le bruit de forge très-
« prononcé ; il fit part de cette découverte au médecin or-
« dinaire, et résolut de ne faire qu'une ouverture fort petite;
« le sang jaillit par jets. Le malade mourut au bout de
« quelques mois, et on trouva à l'autopsie une masse col-
« loïde avec quelques points ramollis.

« De la connaissance de ces faits on est porté à conclure
« qu'il ne suffit pas qu'une tumeur soit le siége de batte-
« ments pour qu'on doive nécessairement la regarder
« comme anévrismale. Dans le cas qui nous occupe, par
« exemple, on ne peut choisir qu'entre ces deux sortes de
« lésions, une tumeur ou un anévrisme. Et de quelle im-
« portance n'est-il pas que la question soit résolue si nous
« arrivons à parler de la thérapeutique? La tumeur est-elle
« un anévrisme ? c'est la ligature qu'il faut pratiquer. Est-ce
« un cancer ? c'est l'amputation qu'il faut pratiquer; c'est-

« à-dire que dans un cas, on devra faire une opération qui,
« bien que grave, laissera au malade son membre dans toute
« son intégrité, et que, dans l'autre, on ne devra pas balancer
« à amputer la cuisse. La certitude du diagnostic est donc
« ici ce dont on doit se préoccuper le plus ; car s'il est des
« circonstances où, dans l'impossibilité où l'on est d'arriver
« à cette certitude, il est permis de mettre en œuvre un
« traitement qui conviendra, que ce soit l'une ou l'autre
« des affections entre lesquelles on hésite, il n'en est pas de
« même dans le cas actuel, où l'un des traitements sera cer-
« tainement le seul efficace.

« Qu'on connaisse, en effet, ce que la science possède de
« cas analogues. Il y a dans le répertoire d'anatomie et de
« chirurgie, l'observation d'un fait tout semblable à celui
« dont nous parlons, dans lequel M. Lallemand pratiqua la
« ligature qui fut suivie, dit-on, de succès ; mais Dupuy-
« tren la fit aussi pour une tumeur pareille ; elle diminua
« d'abord, puis elle reprit son volume ; il fallut amputer.
« M. Velpeau, appelé près d'une dame, pour une tumeur
« sur le condyle externe du fémur, lia la crurale dans la
« pensée d'un anévrisme des os ; l'opération en elle-même
« réussit parfaitement ; la maladie diminua, mais au bout
« de six mois il fallut faire l'amputation, la tumeur conti-
« nuait à prendre de l'accroissement. Un autre fait du
« même genre fut encore observé par M. Velpeau, il y a
« quatre ou cinq ans. Une jeune fille de dix-neuf ans portait
« une tumeur sur le trajet de la tête du péroné ; une ponc-
« tion ayant été pratiquée, le sang s'élança par jets et l'on
« crut à un anévrisme des os ; on fit l'amputation, la ma-
« lade guérit. Il s'agissait d'une masse cancéreuse.

« Il n'y a donc guère, parmi les faits que nous venons de
« citer, et qui se rapprochent du cas qui nous occupe, que
« celui de M. Lallemand, dans lequel la ligature paraisse
« avoir amené la guérison de la maladie ; mais comme l'ob-
« servation en a été publiée peu de temps après l'opération,
« il serait fort possible qu'il fût arrivé ce que nous avons vu

« survenir chez la malade de M. Velpeau, c'est-à-dire que
« la maladie ait diminué d'abord pour reparaître ensuite.

« D'autres chirurgiens, parmi lesquels il faut ranger
« Scarpia, Pearson, Boyer, M. Roux, ont cité des cas ana-
« logues.

« Or, dans des affections de cette espèce, du moment où
« il y a autre chose qu'un anévrisme, il est évident que la
« ligature devra être insuffisante et ne mettra pas le malade
« à l'abri de l'amputation. En la pratiquant, c'est donc l'ex-
« poser à deux opérations très-graves, dont la première
« aura été presque certainement inutile.

« Ces considérations acquièrent une haute valeur, si l'on
« examine le mal avec l'attention scrupuleuse qu'il mérite.
« On voit que bien qu'il y ait des pulsations dans la tumeur,
« elles n'occupent qu'une certaine portion de sa masse ;
« que de plus elles sont assez peu marquées pour passer
« complétement inaperçues, si l'attention n'est pas forte-
« ment attirée sur elles ; de plus, il y a de la douleur ; le
« malade nous a dit avoir éprouvé des élancements ; enfin,
« la dureté des bords et les caractères précédents portent
« M. Velpeau à penser qu'il s'agit d'une tumeur cancéreuse
« d'une nature colloïde ou cérébriforme.

« Quant aux pulsations dont cette masse est le siége, dit-
« il, l'explication n'en est pas très-facile à donner, et celle
« que nous hasardons ne satisfera peut-être pas complète-
« ment. Nous pensons que quelques-unes de ces tumeurs
« sont le siége de battements, parce que les artères qui pas-
« sent derrière ou les traversent, trouvent d'un côté un
« point d'appui sur les os, et de l'autre des parties molles
« dans la portion dégénérée ; tout le mouvement dont sont
« agités ces vaisseaux se communique à quelques parties de
« la tumeur, plus susceptibles que les os, où les portions
« dures de la masse, d'être soulevées par lui. Le mouvement
« circulatoire des capillaires peut aussi ne pas être étranger
« aux pulsations et au souffle que l'on perçoit dans les tu-
« meurs qui ne sont point anévrismales. Qui ne sait que

« certains ulcères présentent des battements et la sortie du
« sang par jets?

« La tumeur occupe spécialement le condyle interne, et
« puisque l'amputation du membre est la seule ressource
« que peut offrir la chirurgie au malade, on pourait songer
« peut-être à la désarticulation; mais deux raisons doivent
« faire repousser cette idée. D'abord il y a lieu de craindre
« un prolongement de la tumeur dans le jarret; et ensuite
« il est de règle, toutes les fois qu'il s'agit d'une tumeur de
« mauvaise nature, de celles que nous appelons malignes,
« de ne point amputer dans son voisinage. Nous pouvons
« ajouter encore que la désarticulation n'offre pas, quant
« au résultat de l'opération en elle-même, de chances plus
« favorables que l'amputation de la cuisse, et que par con-
« séquent, puisque celle-ci réunit d'ailleurs d'autres avan-
« tages, c'est à cette opération que nous devons nous arrêter.

« Le malade est dans des conditions favorables; il a été
« examiné avec soin, il n'a pas de lésions organiques, pas
« de tubercules, pas de ganglions engorgés dans l'aine. La
« seule circonstance fâcheuse, c'est que les raisons qui ont
« fait appliquer les cautères à la hanche doivent faire
« craindre qu'il n'y ait dans cette région quelque autre ra-
« cine du mal; cependant cet homme affirme n'avoir jamais,
« même alors, souffert que du genou.

« L'amputation a été pratiquée immédiatement par la
« méthode circulaire. La tumeur était en effet de nature
« cancéreuse; elle se présentait sous la forme d'une bosse
« en dehors et dans le jarret; le fémur scié dans sa lon-
« gueur était parfaitement sain. Un prolongement de la
« tumeur semble appartenir à la capsule; à la partie externe
« du fémur se voit aussi une plaque de tissu morbide, qui
« s'étend jusque sur le condyle externe du tibia; les vais-
« seaux et les nerfs poplités croisaient par leur direction
« celle de la tumeur. La tête du tibia, sciée sur plusieurs
« points, laisse voir une caverne et une masse du tissu cé-
« rébroïde qui la détruit en grande partie.

« Nous ne pouvons terminer cette observation sans faire
« remarquer tout ce qu'elle présente de vraiment intéres-
« sant, c'est-à-dire, l'immensité de notions indispensables
« pour ne pas commettre d'erreurs de diagnostic, et ce fait
« si remarquable, qu'une tumeur cancéreuse peut présenter
« des pulsations. »

Le tissu de la tumeur cancéreuse qui avait pris origine
dans la tête du tibia, était très-vasculaire, d'un jaune rougeâtre, mou, lobulé, offrant tout à fait l'aspect de la surface
d'un cerveau enflammé.

Outre les vaisseaux, on y reconnaît une trame fibreuse,
pâle et fine, formant par places des réseaux plus distincts
et entre eux des aréoles. L'élément essentiel et caractéristique, le globule encéphaloïde, y montre sa forme la plus
normale, arrondi dans les globules complets de $0^{mm},02$,
plus ellipsoïde dans les nombreux noyaux de $0^{mm},0125$, isolés ou renfermés dans cette enveloppe; les nucléoles sont
partout très-distincts. On remarque également une certaine
quantité de globules granuleux et d'éléments graisseux,
ainsi que de nombreuses parcelles de détritus osseux.

Le tissu encéphaloïde qui s'insinue entre les tendons et
les muscles, est plus consistant, homogène, d'un jaune
rosé, médiocrement vasculaire, et paraît être de formation
plus récente que celui de la cavité du tibia. Il offre dans sa
structure microscopique cela de particulier, que beaucoup
de noyaux encéphaloïdes, elliptiques, allongés, de $0^{mm},015$
à $0^{mm},02$ de longueur, sur $0^{mm},01$ à $0^{mm},015$ de largeur, sont
entourés d'une membrane d'enveloppe fusiforme qui se
distingue du reste facilement des globules et cellules fusiformes fibro-plastiques, ces derniers étant beaucoup plus
étroits, beaucoup plus pointus et filiformes à leur extrémité et ne renfermant qu'un noyau étroit qui contient de
forts petits nucléoles. Il y a donc, pour le moment, autant
de différence entre le corps fusiforme cancéreux et celui
de bonne nature, qu'il y en a entre le globule encéphaloïde
et le globule fibro-plastique. Si on les a quelquefois con-

fondus, c'est qu'on ne s'est pas servi de grossissements suffisamment forts ; avec celui de cinq cents diamètres, tout œil médiocrement exercé appréciera ces différences.

Ce malade a succombé quelque temps après l'opération. Mais n'ayant pas assisté à l'autopsie, nous regrettons de ne pas pouvoir en communiquer les détails. Les fragments de pièces de cette autopsie que nous avons examinés, et que l'on avait pris pour cancéreux, tels qu'un champignon rougeâtre provenant de la membrane médullaire du fémur, des plaques blanchâtres sous la plèvre, ne nous ont montrés au microscope aucun élément cancéreux.

2° *Tumeur encéphaloïde de l'os maxillaire supérieur.*

Un homme, âgé de trente - cinq ans, entre à l'hôpital de la Charité, dans le service de M. Velpeau, pour se faire opérer d'une tumeur qu'il portait à la joue droite. M. Velpeau y reconnaît un ostéo-sarcome de la mâchoire supérieure dont il fait l'ablation complète.

L'examen de la pièce prouve que la tumeur a pris son origine du tissu de l'os maxillaire ; et une partie du tissu accidentel en remplissait la cavité, tandis que la plus grande partie avait détruit la partie antérieure de l'os et faisait saillie en dehors.

Le tissu est assez dur, consistant, d'un jaune rosé, médiocrement vasculaire. Au microscope, on y reconnaît une structure fibro-aréolaire, ces aréoles étant remplies de globules cancéreux qui offrent une grande variété d'aspect. (Pl. xxi, fig. 8.) Un grand nombre d'entre eux, bien sphériques, de $0^{mm},03$ à $0^{mm},035$ de diamètre, renferment un noyau de $0^{mm},015$ et deux nucléoles de $0^{mm},0025$. Outre ces éléments on voit un pointillé fin dans la paroi cellulaire ; du reste, absence complète d'éléments graisseux ; quelques cellules très-grandes, ayant jusqu'à $0^{mm},045$, montrant un certain nombre d'anneaux concentriques et au centre un noyau muni de nucléoles. On voit de plus des globules encéphaloïdes fusiformes. (Pl. xxi, fig. 9 et 10.)

3° *Cancer des os ; fracture. Cancer de la peau, des plèvres, de la rate et du foie ; granulations tuberculeuses
grises dans les poumons.*

Au mois de mars 1844, je vis, dans un des pavillons de
dissection de l'école pratique avec mon ami M. Deville, qui
y avait la direction des travaux anatomiques, le cadavre
d'une femme qui avait l'air jeune encore, guère au delà de
trente-cinq ans, qui nous frappa par les nombreuses tumeurs d'apparence cancéreuse que nous aperçûmes à la
peau. Nous en fîmes alors l'autopsie complète et nous trouvâmes de bien nombreuses lésions.

Les tumeurs de la peau varient entre le volume d'un grain
de chènevis jusqu'à celui de six centimètres. Ces masses,
aplaties en général, ont une consistance extrêmement
dure; elles paraissent situées dans l'épaisseur même des
lames profondes de la peau, offrant tous les caractères des
tubercules squirrheux de la peau. Leur tissu est formé, par
places, de fibres propres à la peau ; mais dans les tumeurs
volumineuses, on reconnaît une trame fibreuse de nouvelle
formation, qui renferme dans ses aréoles un tissu d'un gris
rosé, demi-transparent.

A la cuisse droite, nous trouvons, vers l'union des quatre
cinquièmes inférieurs avec le cinquième supérieur, une
fracture sans aucun gonflement des parties molles aux environs, sans aucune ecchymose. Cette fracture aurait donné
au premier abord l'idée d'une fracture ancienne ou d'une
fausse articulation. Cependant, en faisant exécuter des mouvements de déplacement aux fragments, on produit une
crépitation en tout identique à celle par fracture récente.

Au voisinage de la fracture du fémur, le canal médullaire est rempli par un mélange de moelle huileuse et d'une
substance grise demi-transparente, qui forme par places
des petites tumeurs arrondies qui ont creusé des loges
dans l'épaisseur du tissu compacte, jusque tout à fait à la surface de l'os. On retrouve encore une substance analogue,

infiltrée au sein des mailles du grand trochanter de l'autre fémur, et il y en avait probablement aussi dans plusieurs autres os du squelette.

Le poumon gauche se montre parsemé à sa surface, dans le tissu cellulaire sous-pleural, de petites plaques d'un blanc jaunâtre, dures, très-minces, larges de cinq à quinze millimètres, autour desquelles la plèvre est légèrement froncée. La substance de ces plaques crie sous le scalpel ; elle est demi-transparente, uniforme, sans vaisseaux notables apparents à l'œil nu.

La substance même des poumons, surtout du poumon gauche, est criblée d'un nombre considérable de granulations grises demi-transparentes, de nature tuberculeuse. Au sommet des poumons existent des dépressions nombreuses rappelant l'aspect des cicatrices tuberculeuses. Les bronches laissent écouler par leur ouverture béante, sur une coupe fraîche, un peu de pus épais.

Dans le foie, existent plusieurs masses cancéreuses d'un volume variant depuis celui d'un petit pois jusqu'à celui d'une noix. Les masses sont entièrement constituées par un tissu mou, uniforme, d'un gris jaunâtre comme serait la substance grise extérieure des circonvolutions cérébrales. Sur la coupe, on n'y voit pas de vaisseaux volumineux. Leur surface externe est très-nettement limitée, bien que le tissu leur adhère d'une manière intime.

Au milieu de la rate, dont le volume est assez petit, se trouve une tumeur un peu dure, du volume d'une petite noix environ, constituée par l'infiltration du tissu cancéreux dans les mailles du tissu de la rate.

Le volume du cœur est un peu plus grand qu'à l'état normal ; il présente à l'extérieur quelques plaques blanchâtres, traces d'une ancienne péricardite. Les cavités droites, de même que l'artère pulmonaire et toutes ses ramifications, sont entièrement remplies par un sang noirâtre, ayant à peine éprouvé par places un léger commencement de coagulation.

L'utérus et les reins n'offraient rien d'anormal.

Dans toutes ces productions cancéreuses, l'examen microscopique montre comme élément principal les globules cancéreux les mieux caractérisés. Au sein du tissu osseux malade, ces globules sont mêlés d'une grande quantité de graisse. Au niveau de la fracture s'y trouvent beaucoup de globules de sang déformés.

Partout où l'examen à l'œil nu avait montré une structure fibreuse donnant lieu à une consistance plus dense du cancer, on reconnaît au microscope un stroma fibreux abondant, constituant l'enveloppe ainsi que des cloisons nombreuses dans l'intérieur des tumeurs. Il offre l'apparence d'un tissu fibreux ou fibro-cellulaire normal hypertrophié.

Dans la rate ainsi que dans plusieurs points d'infiltration cancéreuse des os, les globules cancéreux sont déposés au sein des éléments physiologiques de ces parties.

RÉSUMÉ GÉNÉRAL

SUR LES TUMEURS.

1° *Tumeurs de bonne nature.*

1° Les tumeurs que l'on appelle bénignes et auxquelles nous donnons le nom de homœomorphes, ne renferment que des éléments qui se trouvent à l'état normal dans l'organisme, soit à l'état permanent, soit pendant la période embryonale.

2° Il existe la plus grande analogie entre la formation des tissus accidentels et la formation embryonale.

3° Les tumeurs épidermiques et épithéliales, peu étudiées jusqu'à présent, sont fréquentes et se rencontrent sous des formes bien diverses. On les prend souvent pour des tumeurs cancéreuses.

4° Un certain nombre de tumeurs de la lèvre, réputées cancéreuses, ne renferment d'autres éléments que ceux de l'épiderme.

5° L'épithélium peut former des productions accidentelles qui quelquefois sont enkystées et forment de véritables tumeurs.

6° Nous distinguons les formes suivantes de tumeurs épidermiques : *a*, sécrétion locale très-abondante de cellules épidermiques par couches superposées (callosités); *b*, tumeurs épidermiques papillaires se rencontrant aux parties génitales où elles constituent les condylomes et forment souvent aussi des tumeurs papillaires dans d'autres régions, soit à la lèvre, où on les prend souvent pour du cancer, soit sur diverses autres parties du corps; *c*, tumeurs fibro-épidermiques renfermant dans les papilles des fibres et des cellules d'épiderme. Les papilles peuvent y être isolées ou entourées d'une enveloppe commune; *d*, tumeurs épidermiques très-vasculaires, presque érectiles; *e*, tumeurs fibro-épidermiques papillaires compliquées d'hypertrophie de tous les éléments glandulaires de la peau ; *f*, tumeurs épidermiques fibro-aréolaires non papillaires; *g*, productions cornées prenant origine ou dans des follicules sébacés, ou dans des cicatrices, ou dans des parties enflammées ou même dans des verrues; *h*, hypertrophie de tous les éléments de la peau, constituant la pachydermie ou l'éléphantiasis des Arabes.

7° Les tumeurs enkystées désignées sous les noms de hygrômes, athérômes, mélicéris, sont constituées par des glandes sébacées hypertrophiées avec occlusion de leur orifice, et amas dans leur intérieur de tous leurs produits de sécrétion.

8° On peut y rencontrer les éléments suivants : *a*, de l'épiderme par couches membraneuses ou par grumeaux; *b*, des matières grasses sébacées; *c*, du tissu graisseux composé de vésicules; *d*, des cristaux de cholestérine ; *e*, de la substance cornée composée d'épiderme condensé; *f*, des éléments fibrineux consécutifs à des épanchements sanguins; *g*, des matières minérales granuleuses; *h*, des fibres cellulaires et des vaisseaux se trouvant surtout dans les membranes d'enveloppe de ces tumeurs.

9° Les fibres du tissu cellulaire peuvent se condenser sous forme de kystes et renfermer un liquide séreux, ou gluant; leurs parois peuvent devenir fibreuses, fibro-chondroïdes; fibro-plastiques et s'infiltrer de matières assez abondantes; leur intérieur peut former une surface unie ou être cloisonné, ou montrer une formation de kystes secondaires sur les parois du kyste primitif.

10° Les kystes de la glande thyroïde sont constitués, dans le principe, par la condensation locale de son tissu aréolaire qui finit par former des cavités closes.

11° Les tumeurs enkystées des ovaires peuvent prendre leur première origine dans les vésicules de Graaf.

12° Les épanchements de sang constituent souvent des tumeurs que l'on appelle fibrineuses, qui peuvent s'entourer d'un kyste et persister ainsi pendant longtemps.

13° Les éléments du sang renfermés dans ces tumeurs peuvent subir les transformations suivantes : *a*, résorption du sérum et conservation du caillot; *b*, disparition des globules, conservation de la fibrine par nombreux grumeaux qui deviennent lisses à leur surface, lorsqu'ils se trouvent dans une jointure; *c*, des masses pierreuses peuvent s'y déposer; *d*, leur membrane d'enveloppe peut être constituée par des kystes multiples.

14° Les tumeurs érectiles renferment, entre les capillaires du système artériel et veineux dilatés, un tissu fibro-aréolaire dans lequel on reconnaît des corps fusiformes. Jamais on n'y rencontre trace d'éléments cancéreux, et le fongus hématode de nature cancéreuse en diffère par les caractères le plus tranchés.

15° Les tumeurs érectiles peuvent être multiples et dépendre d'une disposition constitutionnelle.

16° Les tumeurs graisseuses peuvent être composées de vésicules adipeuses, de granules graisseux ou de cristaux de cholestérine. A ces éléments correspondent leurs trois formes principales de lipôme, de stéatôme et de cholestéatôme; des fibres cellulaires les traversent souvent dans tous les sens. On y rencontre quelquefois des cristaux, de la matière pigmentaire noire et des feuillets d'un aspect particulier.

17° Les tumeurs graisseuses sont quelquefois constitutionnelles et se rencontrent alors sur un grand nombre de points de la surface du corps.

18° La mélanose est une formation accidentelle de pigment noir, soit sous forme de granules, soit sous celle de globules, déposés souvent dans du tissu cellulaire hypertrophié.

19° Les éléments de la mélanose peuvent être déposés dans l'intérieur de diverses cellules normales et pathologiques

20° La mélanose est quelquefois constitutionnelle; elle peut entraîner un dépérissement général et même la mort, sans renfermer pour cela d'éléments cancéreux.

21° La mélanose peut se rencontrer dans tous les produits morbides, dans ceux de l'inflammation et de la tuberculisation ainsi que dans toute espèce de tissus accidentels.

22° Les tumeurs que l'on a désignées sous le nom de sarcomes sont composées des éléments qui constituent les diverses phases de développement du tissu cellulaire; savoir: globules fibro-plastiques, corps fusiformes, fibres élargies dans leur milieu et enfin des fibres complètes. Nous désignons ces tumeurs sous le nom de fibro-plastiques.

23° Nous en distinguons deux formes : a, des tumeurs molles et lobulées, assez vasculaires, ressemblant à certaines formes d'encéphaloïde; elles en diffèrent par l'absence de suc cancéreux, par une certaine sécheresse et élasticité de leurs tissus, et par l'absence ordinaire d'éléments graisseux, sans compter la différence de leurs éléments microscopiques. Toutefois, il peut se présenter des cas dans lesquels le diagnostic offre de grandes difficultés; b, les tumeurs fibro-plastiques sarcomateuses ont à peu près la consistance du poumon carnifié; elles sont tantôt d'un rouge homogène, tantôt d'un rouge alternant avec du jaune, offrant un aspect finement grenu et une vascularité moyenne; on n'en exprime point de suc ressemblant à celui du cancer.

24° Outre les éléments fibro-plastiques et fibreux, on y rencontre une espèce particulière de cellules mères, d'un vingtième à un douzième de millimètre, renfermant des noyaux et des globules fibro-plastiques dans leur intérieur.

25° Les éléments fibro-plastiques constituent la base d'un certain nombre d'hypertrophies.

26° Les tumeurs fibreuses, essentiellement composées de fibres complètes disposées en faisceaux ou s'entre-croisant dans tous les sens, renferment aussi ordinairement des globules et des corps fusiformes qui ne sont autre chose que du tissu fibreux en voie de formation. On en rencontre aussi dans le suc transparent et jaunâtre, du reste peu abondant, que la compression fait sortir de ces tumeurs.

27° Les hémorrhagies qui accompagnent les tumeurs fibreuses proviennent des vaisseaux appartenant aux parties qui les entourent, mais nullement des vaisseaux propres à ces tumeurs.

28° Les tumeurs fibreuses sont ordinairement entourées d'une membrane d'enveloppe. Elles peuvent cependant exister sous forme diffuse et mal délimitée dans divers tissus et principalement dans les interstices du tissu musculaire.

29° Les tumeurs fibreuses renferment les éléments microscopiques suivants : *a*, des fibres; *b*, de petits globules et corps fusiformes, parfois des corps cunéiformes; *c*, une substance intermédiaire finement ponctuée ; *d*, des feuillets irréguliers ; *e*, exceptionnellement des globules granuleux et des éléments graisseux; *f*, du tissu fibreux très-condensé, offrant l'apparence du cartilage ; *g*, des matières minérales sous diverses formes; *h*, dans des cas rares, du véritable tissu osseux.

30° Les tumeurs fibreuses peuvent quelquefois s'enflammer, se ramollir, s'ulcérer, mais elles ne peuvent pas devenir cancéreuses.

31° Les tumeurs mammaires chroniques, désignées sous le nom de corps fibreux de la mamelle, sont constituées par une hypertrophie de la glande mammaire. Elles sont lobulées lorsque c'est l'élément glandulaire qui est le principal siége du mal. Elles offrent par contre une apparence fibrogranuleuse lorsque le tissu cellulaire qui entoure les parois de la glande est aussi hypertrophié. Ces tumeurs peuvent s'enkyster par condensation du tissu cellulaire ambiant, se séparer de la glande mammaire et l'atrophier en la comprimant.

32° Le tissu colloïde peut se développer comme tissu accidentel en dehors de toute complication cancéreuse; il est composé d'une trame fibreuse aréolaire, d'une gélatine

transparente, de granules, de globules granuleux, et il renferme quelquefois des cristaux.

33° Les tumeurs cartilagineuses, décrites par M. J. Muller sous le nom d'enchondromes, constituent une transformation rétrograde de l'os en cartilage ; ce dernier s'y trouve
souvent sous la forme embryonale.

34° Ce tissu cartilagineux accidentel est ordinairement
entouré d'une coque osseuse ; il se présente tantôt sous
forme demi-transparente, rougeâtre et vasculaire, tantôt
sous l'apparence d'un blanc bleuâtre et lactescent, caractéristique pour le cartilage, dont les globules particuliers s'y
trouvent toujours.

35° Les tumeurs cartilagineuses sont essentiellement bénignes, ne récidivant point après l'opération.

36° Les tumeurs osseuses ou ostéophytes ont leur siége
ou dans le périoste, ou dans la membrane médullaire, ou
dans le tissu osseux lui-même.

37° Les tumeurs osseuses qui se développent entre le
périoste et l'os ont un aspect stalactiliforme particulier ;
elles parcourent dans leur développement les phases de la
formation embryonale de l'os, passant surtout par l'état
cartilagineux.

38° Ces ostéophytes suivent ainsi la marche inverse de
celles que l'on observe dans l'enchondrome.

39° Quant aux ostéophytes que l'on observe chez les
femmes enceintes ou en couche, nous empruntons les conclusions suivantes à l'excellent travail sur ce sujet, publié
par M. Ducrest. [1] « De ce qui précède, il est permis de con-
« clure, 1° que la grossesse donne lieu, chez un certain
« nombre de femmes, à une production osseuse sur la face
« interne du crâne ; 2° que cette production se montre en
« proportion d'autant plus grande, que les femmes sont
« moins avancées en âge ; 3° que les parties en rapport avec

[1] Ducrest, *Thèse pour le doctorat en médecine*, 26 janvier 1844,
p. 18.

« elle (le crâne et la dure-mère) ne présentent pas de
« lésions spéciales; 4° que sa présence ne donne lieu à au-
« cun symptôme particulier, au moins tant que les trous qui
« livrent passage aux nerfs crâniens ne sont pas envahis. »

40° Les tumeurs du tissu osseux proprement dit ont,
le plus souvent, une structure dense et éburnée avec hypertrophie des éléments solides de l'os et diminution de ses
aréoles.

41° L'hypertrophie de la membrane médullaire a pour
effet une dilatation considérable des aréoles osseuses avec
hypertrophie du tissu osseux qui les entoure. Ce genre de
tumeurs constitue celles que l'on a décrites sous le nom de
spina-ventosa.

42° Les éléments destinés à la nutrition des os, peuvent
exister en trop grande abondance dans le sang, et donner
lieu à diverses maladies.

43° Quelquefois cette hyperostosie générale donne lieu à
une hypertrophie pas bien considérable, mais se rencontrant
à la fois sur un assez grand nombre d'extrémités osseuses
articulaires.

44° Dans d'autres circonstances, le dépôt local de l'hyperostosie se fait dans un seul endroit et constitue une tumeur osseuse volumineuse qui nécessite l'amputation.

45° Quelque temps après cette opération, les malades
succombent ordinairement par suite de la production d'un
grand nombre de tumeurs osseuses dans divers organes
intérieurs, et principalement dans ceux de la cavité de la
poitrine.

46° Ces tumeurs ostéoïdes constitutionnelles peuvent
se développer primitivement dans les parties molles.

47° Beaucoup de productions morbides, désignées sous
le nom d'ossification anormale, ne sont constituées que
par diverses agglomérations minérales, formées tantôt de
masses amorphes, tantôt de l'agglomération de corps arrondis, rayonnés ou concentriques dans leur intérieur, tantôt
enfin de plaques cholestériques.

2° *Tumeurs cancéreuses*.

48° Le cancer est une production hétéromorphe, ne trouvant pas son analogue dans l'organisme à l'état physiologique.

49° Ses trois principaux caractères sont : qu'il renferme des globules qui lui sont propres; qu'il a une tendance très-prononcée à l'infection générale de toute l'économie, et que de plus, il tend à envahir tout ce qui l'entoure.

50° Il faut séparer du cancer les ulcères cancroïdes qui partagent avec lui la tendance destructive, mais qui en diffèrent par l'absence de tissu et de globules cancéreux.

51° Le cancer peut se présenter sous trois formes principales, sous celle d'une tumeur mal délimitée, sous celle d'une tumeur enkystée, et enfin sous celle de l'infiltration des tissus par le suc cancéreux.

52° La consistance du cancer varie selon l'organe qui le renferme, et dépend en bonne partie de la plus ou moins grande quantité d'éléments fibreux dans son intérieur.

53° Toutes les formes sous lesquelles on peut rencontrer le cancer ont des caractères et des liens physiologiques communs et montrent entre elles tous les passages intermédiaires. Les formes diverses n'y constituent par conséquent que des variétés, mais nullement des espèces différentes.

54° Les éléments qui composent le cancer se distinguent en éléments propres à cette production morbide et d'autres que l'on trouve dans les productions les plus diverses, et ordinairement même dans l'organisme à l'état normal.

55° Le globule cancéreux est la partie qui distingue les tumeurs cancéreuses de toutes les autres productions morbides. Il a en moyenne de $0^{mm},018$ à $0^{mm},03$, offrant des contours ronds, ovoïdes, irréguliers ou fusiformes, renfermant un noyau dont les dimensions varient entre $0^{mm},0075$ et $0^{mm},02$, et dont les contours ordinairement fortement accusés sont ronds ou elliptiques. Le noyau renferme ou des grumeaux irréguliers ou des nucléoles au nombre de un à cinq, variant entre 0^{mm},0025 et 0^{mm},0033, et pouvant atteindre exceptionnellement jusqu'à 0^{mm},01. Avec de forts grossissements, on reconnaît quelquefois dans leur intérieur des nucléoles secondaires.

56° Les globules cancéreux peuvent subir diverses transformations, soit en s'altérant, soit en s'infiltrant de granules et de de graisse. Ils peuvent ainsi prendre la forme de globules granuleux ou de globules graisseux.

57° On rencontre souvent des noyaux de globules cancéreux, sans parois d'enveloppe, ou isolés, ou englobés dans des expansions membraneuses finement ponctuées. D'autres fois, on rencontre des cellules mères renfermant un certain nombre de noyaux, et, dans quelques cas, des cellules formées de plusieurs couches concentriques.

58° Dans la forme du cancer que l'on désigne sous le nom de squirrhe, l'enveloppe des globules est en général assez bien conservée; les noyaux sont petits, la forme des contours assez variable. Dans l'encéphaloïde, le noyau est plus développé, plus souvent elliptique, finement ombré au bord, renfermant des nucléoles bien distincts; souvent ces noyaux sont entourés d'enveloppes irrégulières ou fusiformes.

59° Quelle que soit la variété des formes dans les globules cancéreux, on trouve entre elles tous les passages intermédiaires.

60° Les autres éléments que l'on rencontre dans le cancer sont: a, des fibres qui forment des faisceaux ou qui s'entre-croisent dans tous les sens, et auxquelles se trouvent joints des éléments fibro-plastiques fusiformes; b, de la graisse sous forme de granules, de vésicules, de gouttelettes huileuses et de cristaux de cholestérine. Les éléments gras donnent au tissu cancéreux une apparence tuberculeuse lorsqu'ils s'infiltrent dans une certaine étendue; c, de grands globules granuleux, semblables à ceux de l'inflammation, constituent dans le cancer des groupes de figures réticulées; d, de la matière colorante s'y trouve

souvent en quantité notable, soit comme pigment noir
(mélanose), soit comme pigment jaune (xanthose); *e*, on
rencontre quelquefois une quantité notable de matière gélatineuse; *f*, les vaisseaux sont en général assez développés
dans les productions cancéreuses, et donnent souvent lieu
à des épanchements sanguins dont on trouve les éléments
fibrineux mêlés aux éléments cancéreux. On rencontre
en outre, dans le cancer, des cristaux prismatiques, des
concrétions minérales et même quelquefois du tissu osseux.

61° Le développement plus considérable de l'un de ces
divers éléments décide de la forme du cancer. Celui-ci présente la forme encéphaloïde lorsque ce sont principalement
les globules cancéreux qui sont bien développés et en quantité prédominante. Le cancer dur, avec fort développement
de l'élément fibrineux, constitue le squirrhe dont le cancer
réticulaire n'est qu'une des nombreuses variétés, caractérisée par les figures réticulées de globules granuleux; le fort
développement de matière gélatineuse donne le cancer gélatiniforme. L'infiltration du tissu cancéreux par la matière
colorante noire est désignée sous le nom de cancer mélanique; le fort développement vasculaire donne au cancer
l'apect du fongus hématode.

62° La vascularité du cancer paraît dans quelques cas
être purement artérielle, complétement dépourvue de veines.

63° Le cancer envahit les tissus qui l'entourent; ses éléments étant déposés au milieu d'eux, il les fait ainsi disparaître, mais il ne les transforme pas dans sa substance
propre, comme on dit ordinairement; les tissus disparaissent
par compression et par absorption, mais ne montrent jamais
la moindre forme intermédiaire entre leurs éléments normaux et les globules cancéreux.

64° Les tissus le plus facilement altérés par le cancer
sont le tissu cellulaire, la peau et les muscles; viennent
ensuite les veines, puis les os, et en dernier lieu les tendons
et les artères. Quant aux nerfs, nous ne pouvons pas déci-

der jusqu'à quel point le cancer les altère, n'ayant pas fait suffisamment d'observations sur ce sujet.

65° L'analyse chimique du cancer ne nous a presque rien appris jusqu'à présent sur sa nature. Il faudrait, pour découvrir sa nature spécifique, analyser séparément le suc cancéreux, ce qui n'a pas été fait jusqu'à ce jour.

66° La dureté ou la mollesse du cancer ne correspond pas à ses diverses phases de développement. De très-petites masses tout à fait récentes peuvent être très-molles, tandis que, d'un autre côté, des tumeurs cancéreuses volumineuses, développées depuis longtemps, peuvent être très-dures.

65° Il faut donc distinguer avec le plus grand soin le ramollissement inflammatoire et ulcératif de la consistance molle primitive du cancer.

68° Nous ne pouvons pas encore décider aujourd'hui si le cancer peut, dans le principe, n'être qu'un mal local, attendu que les chirurgiens extirpent trop souvent, comme tumeurs cancéreuses, des productions tout à fait bénignes. Les doctrines déduites de ces résultats n'ont par conséquent rien de convaincant.

69° Le cancer n'est jamais la conséquence directe ni de l'inflammation ni de l'altération d'une tumeur bénigne.

70° Ce qu'on a souvent décrit sous le nom de dégénération des tumeurs, n'était que le ramollissement et l'inflammation ulcérative simple sans le moindre dépôt de tissu cancéreux.

71° Il est probable que les recherches futures prouveront que le cancer, comme le tubercule, trouvent leur dernière cause dans une disposition générale, une véritable diathèse; mais que celle-ci, comme dans le tubercule, peut n'exister dans le sang qu'en petite quantité et s'épuiser ainsi dans un dépôt local.

72° Il faut cependant convenir que, dans la majorité des cas, l'opération du véritable cancer est suivie de récidive. Ce résultat est masqué, dans sa vérité effrayante, par les

fautes de diagnostic qui font souvent désigner comme cancéreux ce qui ne l'est pas en réalité.

73° C'est par cette même raison que les chirurgiens ont
observé depuis longtemps que certaines tumeurs cancéreuses récidivaient moins souvent que d'autres ; c'est surtout pour le cancer des lèvres et pour celui du scrotum,
désigné sous le nom de cancer des ramoneurs, qu'ils ont
soutenu cette thèse. Nous avons vu que, dans la majorité
des cas, ces ulcères n'étaient pas réellement cancéreux.

74° Ce serait une folle exagération que de ne pas vouloir opérer le cancer parce qu'il tend à récidiver. Il est
certain que si cette opération n'amène que rarement une
guérison complète, elle a pourtant bien souvent pour résultat de prolonger la vie des malades et d'alléger, pour
quelque temps, leurs souffrances.

75° Dans l'infection générale du cancer, tous les organes
peuvent en renfermer, mais ce sont surtout les ganglions
lymphatiques et le foie qui deviennent le plus souvent le
siége de ces dépôts secondaires de la matière cancéreuse.

76° Il faut séparer du cancer les ulcères cancroïdes qui
se rencontrent surtout à la face, au col de l'utérus et dans le
rectum. Ces ulcères, tout en ayant une tendance destructive,
ne renferment point de véritables éléments du cancer et
doivent surtout être soigneusement distingués du cancer
ulcéré, qui montre au-dessous de l'ulcère le tissu particulier du squirrhe ou de l'encéphaloïde.

77° Les tumeurs cancéreuses ont, en général, une tendance à se ramollir et à s'ulcérer, quoique celle-ci soit
moins générale qu'on ne l'a prétendu.

78° Le pus des ulcères cancéreux renferme rarement des
globules du pus bien formés. On y trouve souvent des globules et des fibres du tissu cancéreux.

79° Il se forme quelquefois, au milieu des tumeurs cancéreuses, de petits abcès phlegmoneux qui sont loin de s'ouvrir toujours au dehors.

80° De toutes les tumeurs non inflammatoires de la

glande mammaire, le squirrhe est le plus fréquent. Il y devient moins volumineux que l'encéphaloïde et bien moins que certaines formes d'hypertrophie de la glande mammaire.

81° Nous avons souvent vu prendre cette dernière pour une affection cancéreuse. Elle en diffère cependant par les caractères suivants : elle attaque de préférence les jeunes femmes, dont elle n'altère point la santé générale ; sa marche est lente et se prolonge quelquefois pendant bien des années ; elle peut devenir très-volumineuse sans altérer la peau et le mamelon. Il va sans dire que sa structure anatomique diffère essentiellement de celle du cancer.

82° On sait que le cancer du sein envahit ordinairement les muscles pectoraux et quelquefois même les os, le sternum et les côtes. Mais, ce qui est moins généralement connu, c'est qu'il peut infiltrer le sternum et produire ainsi à sa face postérieure des tumeurs cancéreuses sans que le sternum ait éprouvé des pertes de substance bien appréciables.

83° On rencontre quelquefois dans la glande mammaire une espèce particulière de tissu encéphaloïde d'un jaune homogène, d'une bonne consistance élastique, ayant de la ressemblance avec certaines tumeurs fibreuses. Le caractère le plus distinctif, en cas pareil, est la présence du suc cancéreux, que la compression fait sortir de ce tissu. En cas de doute, le microscope décidera facilement la question.

84° On a prétendu que le squirrhe était moins souvent suivi d'infection générale que l'encéphaloïde : cela est doublement inexact. D'abord ces deux affections ne sont que des nuances du même mal, et ensuite nous n'avons point, en général, observé d'infection cancéreuse plus générale et plus fréquente qu'après les récidives du squirrhe du sein.

85° Quoi qu'on en ait dit, l'encéphaloïde est presque la seule forme de cancer que l'on rencontre dans le testi-

cule. Les autres formes ne s'y trouvent qu'exceptionnellement.

86° Une dissection attentive montre que, dans un assez
grand nombre de sarcocèles, le testicule et les canaux séminifères sont conservés pendant plus longtemps dans ce cancer qu'on ne le croit généralement.

87° C'est dans le cancer du testicule que l'on rencontre
souvent la matière colorante jaune que nous avons décrite
sous le nom de *xanthose*. On y trouve, de plus, fréquemment l'infiltration grasse particulière que l'on a désignée
comme matière tuberculeuse déposée au milieu du cancer.

88° L'utérus peut devenir le siége de toutes les différentes
formes de cancer. Il est cependant important de se rappeler,
aussi bien pour le diagnostic que pour le traitement, qu'un
bon nombre de prétendus cancers ulcérés du col de l'utérus
ne sont que des ulcères rongeants sans tissu cancéreux ni
dans la matrice ni ailleurs.

89° L'opinion que le cancer du pylore n'est, en général,
qu'une hypertrophie du tissu cellulaire sous-muqueux, est
tout à fait erronée. Ce cancer, quelquefois dur et fibreux,
il est vrai, renferme toujours son suc particulier ; il est en
outre bien fréquemment accompagné de dépôts cancéreux
dans les glandes mésentériques, ainsi que de masses cancéreuses développées dans le foie.

90° La gastrite chronique peut quelquefois se terminer
par l'ulcération ; mais elle ne passe jamais directement à
l'état cancéreux, quoique cependant le cancer de l'estomac
puisse simuler les symptômes de la gastrite chronique.
Néanmoins, en y mettant beaucoup d'attention, il est possible, dans un bon nombre de cas douteux de ce genre,
d'arriver à un diagnostic précis.

91° Dans des cas rares, le cancer de l'estomac peut se
présenter sous forme d'une tumeur enkystée.

92° L'estomac, souvent dilaté dans le squirrhe du pylore,
garde souvent ses dimensions ordinaires, et, dans des cas
rares, il diminue considérablement de volume.

93° La membrane muqueuse gastrique, qui recouvre les tumeurs encéphaloïdes, est quelquefois fortement hypertrophiée et présente un aspect lobulé, et, à un examen superficiel, on la prend alors pour du tissu encéphaloïde, erreur que nous avons vu commettre plusieurs fois.

94° Cette hypertrophie de la membrane muqueuse oppose, dans certains cas, une barrière à l'ulcération.

95° Dans les dissections de cancers de l'estomac que nous avons eu occasion de faire, nous avons naturellement rencontré quelquefois de vastes ulcères. Cependant, nous avons été frappé du fait que, bien souvent, la muqueuse qui recouvre ces cancers n'était pas enflammée.

96° La forme la plus fréquente du cancer de l'estomac est le squirrhe du pylore; celui du cardia est déjà plus rare. L'encéphaloïde, dans ces deux régions, se rencontre également assez souvent. Lorsqu'un cancer existe au milieu de l'estomac, il est le plus souvent gélatiniforme. Ce dernier se rencontre aussi parfois dans le cœcum, le colon et le rectum.

97° Le cancer du foie qui accompagne fréquemment celui de l'estomac, et surtout aussi l'infection générale, est pourtant assez fréquemment idiopathique. Il existe alors par masses très-nombreuses ordinairement encéphaloïdes, et en cas pareil, on ne rencontre point toujours d'autres tumeurs dans les autres organes.

98° Le squirrhe est plus rare dans le foie. Le cancer hématode peut s'y rencontrer. Le cancer gélatiniforme y est rare.

99° Les poumons sont plus souvent le siége du cancer secondaire par infection que du cancer primitif. Ce dernier cependant peut y acquérir des dimensions considérables et perforer même les côtes.

100° Il est probable que les tumeurs cancéreuses que l'on rencontre dans les médiastins, prennent souvent leur origine dans les ganglions bronchiques.

101° On rencontre quelquefois sous la plèvre de petites

plaques d'un blanc jaunâtre assez dures, accompagnant
l'infection générale et montrant au microscope, d'une manière non douteuse, les éléments du cancer.

102° Le véritable cancer de l'œil commence ordinairement par les parties profondes de cet organe, soit par la
rétine, soit par les tissus qui l'entourent. Il faut cependant
être sur ses gardes, et ne pas prendre pour cancéreuses des
tumeurs mélaniques ou fibrineuses, pour lesquelles nous
avons vu plusieurs fois extirper l'œil sans nécessité absolue,
immédiate.

103° Ce qui nous prouve que cette erreur a été commise
assez souvent, c'est que beaucoup de chirurgiens prétendent
que l'on peut guérir le cancer de l'œil en l'extirpant de très-
bonne heure. Dans un bon nombre de cas de ce genre,
nous croyons plutôt à une erreur de diagnostic qu'à une
guérison de cancer.

104° Le cancer des os se présente sous deux formes principales, sous celle de tumeurs circonscrites, ou sous celle
d'infiltration encéphaloïde. Il prend ordinairement son origine dans les aréoles du tissu osseux, qu'il détruit en donnant lieu ainsi quelquefois à des fractures spontanées de
nature cancéreuse.

105° Les tumeurs cancéreuses qui proviennent des os et
qui font saillie au-dessous de la peau, peuvent présenter
une fausse apparence de fluctuation ; quelquefois aussi on y
sent des pulsations qui les feraient facilement confondre
avec des tumeurs anévrismatiques ou érectiles. On ne saurait être assez sur ses gardes en cas pareil, parce que les
conséquences d'une erreur de diagnostic peuvent être des
plus graves.

MÉMOIRES DIVERS.

I.

MÉMOIRE SUR LA FORMATION DU CAL.

Nous partagerons ce travail, tout basé sur nos propres observations, en deux parties. Dans la première, nous exposerons les détails des faits observés; dans la seconde, nous donnerons l'histoire générale de la formation du cal.

PREMIÈRE PARTIE.

OBSERVATIONS.

Première observation. Fracture du tibia d'un lapin. L'animal a été tué quinze heures après la fracture. — Les téguments, soit le tissu cellulaire sous-cutané, soit les aponévroses, sont infiltrés d'un liquide rougeâtre, dans lequel le microscope ne fait découvrir que les éléments du sang un peu décoloré, surtout beaucoup de globules, mais point de coagulation fibrineuse.

Entre les muscles, près de la fracture, le sang épanché a une teinte d'un brun rougeâtre, il est coagulé; les globules du sang sont en partie intacts, en partie agglomérés et déformés. Les muscles qui sont très-rapprochés de l'endroit de la fracture offrent de nombreux faisceaux déchirés, légèrement rétractés, à aspect frangé.

Le périoste n'est pas détaché de l'os sur une grande étendue; on voit ses lambeaux déchirés, libres et flottants. La fracture est simple, il n'y a point d'esquilles; le périoste est aussi infiltré de sang, de même que la membrane médullaire dont les éléments graisseux donnent au sang infil-

tré un aspect jaune brunâtre. Les fragments ne sont pas en
contact; ils se croisent, et la difformité est assez considérable, le membre est raccourci de cinq lignes.

Deuxième observation. Fracture de la jambe antérieure
d'un lapin, examinée quarante-cinq heures après la fracture. — Les deux os de la jambe sont cassés à peu près dans
leur milieu, mais le déplacement est peu considérable; les
surfaces des fragments sont presque en rapport. Il est à remarquer que, chez ces animaux qui se soutiennent et qui
sautent sur les jambes de derrière, les fractures des membres antérieurs ne donnent presque pas lieu au déplacement
et sont par conséquent bien plus aptes pour l'étude de la
formation du cal, que les jambes postérieures dont les fractures ne guérissent qu'avec beaucoup de difformité, ce que
nous aurons occasion de voir dans la suite de ces observations.

La peau enlevée, les téguments sont recouverts d'une
ecchymose sanguine qui, depuis le milieu de l'os, s'étend
jusque tout en bas. Ce tissu cellulaire sous-cutané est infiltré d'une sérosité rousse, dans laquelle on voit encore des
globules sanguins intacts ou peu déformés, mais en moins
grande quantité. A travers l'infiltration de l'épanchement,
on reconnaît bien les fibres primitives du tissu cellulaire,
et entre ces fibres on distingue des fibres élastiques plus
larges et à contours plus foncés.

Les muscles sont infiltrés de la même matière rouge brunâtre, mais moins que le tissu sous-cutané. Parmi les faisceaux musculaires qui entourent les fragments, il y en a
un certain nombre qui sont restés intacts; ceux qui ont été
déchirés offrent des extrémités parfaitement arrondies et
légèrement renflées.

Le périoste est décollé dans chaque fragment, dans l'étendue de quatre lignes; ses bords libres sont frangés et déchirés; il est intimement adhérent aux muscles dans l'étendue
de son décollement et par sa face externe, tandis qu'il est
lâchement superposé à l'os sur les fragments; il est rougeâtre, épaissi, granuleux, cependant on reconnaît bien

sa structure fibreuse primitive; entre lui et l'os, on voit un certain nombre de petits globules de $0^{mm},0033$.

La surface libre des fragments n'a point subi de changement; il existait une esquille détachée, recouverte de fibres musculaires adhérentes au périoste, à sa surface externe.

La membrane médullaire est épaissie et très-gorgée de sang infiltré, nettement déchirée et dépassant un peu le niveau des fragments, comme une végétation, sous forme de choux-fleurs. Sa structure fibro-graisseuse n'a point subi d'altération marquée.

Troisième observation. Fracture d'une jambe antérieure d'un lapin; la fracture datait de quatre jours. — Pour mieux étudier le mode de circulation dans ce membre fracturé, je l'ai injecté par l'artère brachiale, au moyen d'un mélange de colle de poisson et de cinabre. La masse de l'injection a pénétré jusque dans des capillaires très-fins.

Dans le tissu cellulaire sous-cutané, on reconnaît, outre les capillaires injectés artificiellement, beaucoup de sang coagulé en voie de résorption, et offrant une couche bien moins épaisse qu'à une période moins avancée. Le tissu cellulaire n'est pas altéré dans sa structure. On y reconnaît non-seulement ses faisceaux de fibres, mais même des filets nerveux très-déliés qui s'y ramifient.

Une infiltration rougeâtre uniforme, entre les gaînes de presque tous les muscles, s'étend sur toute la longueur du membre : on y remarque aussi un développement bien plus fort de capillaires qu'à l'état normal. On y reconnaît encore beaucoup de globules du sang, soit isolés, soit agglomérés. Il n'y existe aucun élément d'exsudation.

Les muscles les plus profonds, déchirés en partie, adhèrent intimement entre eux et au périoste; les extrémités déchirées des faisceaux musculaires paraissent tout à fait rapprochées. Autour de la fracture s'est déjà formée une espèce de capsule qui emboîte bien les fragments peu déplacés et très-rapprochés les uns des autres. On peut suivre des vaisseaux, qui de la paroi de la capsule vont dans l'os près des fragments; cette capsule est formée en partie par la couche musculaire profonde intimement adhérente au périoste, et surtout par le périoste lui-même.

Celui-ci est épaissi, très-vasculaire, et l'injection artificielle y démontre un réseau vasculaire dense; il renferme, outre ses fibres, beaucoup de petits globules, ce qui lui donne un aspect granuleux; par places, on y voit des globules plus grands de $0^{mm},01$ à $0^{mm},02$. Le périoste est soulevé dans l'espace de quatre à cinq lignes, à partir de l'extrémité libre des fragments; c'est depuis le point de la jonction du périoste avec l'os, là où il commence à en être détaché, qu'on voit que des arborisations vasculaires vont en partie dans l'os, mais beaucoup de vaisseaux se répandent dans ce périoste épaissi et très-rouge. Il existe de plus des anastomoses entre les faisceaux des muscles qui adhèrent à la surface externe du périoste et ceux de ce dernier.

La surface interne et libre du périoste est composée d'une certaine quantité de globules de $0^{mm},01$; entre le périoste et l'os existe une exsudation rougeâtre, molle, dans laquelle on reconnaît déjà des fibres fines et des globules de $0^{mm},01$, granuleux dans leur intérieur, dont nous venons de faire mention. La capsule et son contenu n'ont pas encore la consistance dure que nous leur verrons prendre bientôt, mais quoique encore molle, leur consistance est plus ferme que celle d'une gelée, à peu près celle de la fibrine coagulée. La surface libre des fragments osseux n'a point subi de changement; seulement l'os est vasculaire près des fragments et près du périoste.

La moelle de l'os est rouge, épaissie, remplissant non-seulement tout le canal de l'os, mais le dépassant même; sa surface libre est cependant moins irrégulière que dans l'observation précédente; il existe dans sa substance des caillots bleuâtres, restes de sang épanché en voie de résorption. Le microscope fait reconnaître dans la membrane médullaire une structure fibro-granuleuse qui renferme les vésicules graisseuses de la moelle, bien moins visibles qu'à l'état normal. A quelques lignes de distance de la fracture, sa substance est beaucoup plus compacte qu'à l'état sain, mais sa structure est normale.

Quatrième observation. Fracture de la jambe d'un lapin. L'animal a été tué six jours après la fracture. — L'épanchement sanguin du tissu cellulaire sous-cutané est en grande partie résorbé ; il en existe davantage à quelques lignes au-dessus de la fracture qu'autour de cette dernière elle-même, qui se trouve à peu près dans le milieu du membre.

Le tissu cellulaire sous-cutané et interstitiel est encore un peu plus injecté qu'à l'état normal; autour de la fracture il est plus dense et plus rigide ; et, entre ses fibres, il contient assez généralement une masse jaunâtre finement granuleuse.

La déchirure des couches musculaires profondes a été plus forte dans ce cas que dans les précédents, et les parties déchirées sont unies entre elles par une masse gélatineuse jaunâtre, infiltrée de granules moléculaires à mouvement tournoyant sous le microscope, là où ils se trouvent libres. C'est une espèce de coagulation fibrineuse, mollasse, qui sert de substratum à l'établissement de nouvelles anastomoses, et qui, elle-même, s'organise plus tard pour former le tissu fibrilleux cellulaire, le tissu inodulaire destiné à unir intimement les cylindres musculaires déchirés. Cette organisation se fait probablement par absorption de toutes les parties liquides et capables de résorption ; il reste alors pour résidu le tissu fibrilleux, conforme à celui qui constitue les adhérences entre les poumons et les parois de la poitrine, ou entre le péritoine et les téguments abdominaux, ou même à celui des cicatrices blanches de la peau. Remarquons, en passant, que la densité des fibres de ce tissu le rend peu apte à la circulation. C'est une des raisons pour lesquelles de larges surfaces de tissu inodulaire de la peau s'ulcèrent facilement et se cicatrisent avec peine.

La couche musculaire profonde est intimement adhérente à la capsule qui emboîte les fragments et qui est devenue plus solide, de consistance fibreuse. Comme dans l'observation précédente, les fragments sont très-rapprochés les uns des autres, mais la direction du membre est peu courbe; les fragments, quoique rapprochés, se rencontrent sous un angle très-obtus.

Le périoste est d'un jaune rougeâtre, très-vasculaire et détaché sur une étendue de quatre à cinq lignes; même plus loin il est épaissi et rougeâtre, et se soulève de l'os bien plus facilement qu'à l'état sain; là où ses bords étaient déchirés, on ne voit presque plus de solution de continuité; l'organisation de l'exsudation inodulaire en a presque effacé la marque.

Entre le périoste et l'os, existe une substance intimement adhérente à l'un et à l'autre, composée d'une substance hyaline d'un blanc bleuâtre, de nombreuses fibres pâles et à contours effacés, et de beaucoup de corpuscules de $0^{mm},01$ à $0^{mm},0125$, parfaitement ronds, granuleux dans leur intérieur, un certain nombre contenant un noyau; ils sont d'une couleur blanche bleuâtre : ce sont les vrais corpuscules du cartilage. La masse inter-cellulaire n'offre pas encore partout l'aspect fibreux et la forte consistance que nous avons mentionnés; plusieurs places ont encore la consistance d'une gelée jaunâtre, et renferment aussi beaucoup de ces corpuscules cartilagineux.

La surface des fragments paraît un peu plus ramollie; elle n'est pas encore recouverte de substance cartilagineuse. La membrane médullaire est épaissie et injectée. On ne découvre point de corpuscules du cartilage dans sa trame.

Cinquième observation. Septième jour de la formation du cal sur les os de la jambe de devant d'un lapin. — Le tissu cellulaire sous-cutané est à peu près revenu à son état normal; il existe quelques traces de l'épanchement au-dessus de la fracture et autour d'elle. Du reste, le membre est assez droit, il n'y a que peu de difformité. L'aponévrose superficielle et les muscles sont intimement adhérents, unis ensemble par une inflammation adhésive. Les muscles plus profonds adhèrent non-seulement entre eux, mais surtout aussi à la bosse qui correspond à la fracture ; le tissu qui a produit cette adhérence est rougeâtre, vasculaire, formé de fibres minces, déliées et parallèles. L'adhérence avec la capsule est si intime, qu'en détachant avec précaution les muscles qui sont collés à sa surface, il reste avec ces derniers une partie du périoste recouverte d'éléments du cartilage. Les muscles, à l'endroit de leur déchirure, sont unis ensemble par le tissu fibrilleux vasculaire dont nous venons de faire mention.

La capsule qui emboîte les fragments a la forme d'une olive ; elle est pleine et dure, plus épaisse au niveau de la fracture que vers ses deux extrémités ; elle a neuf lignes de longueur, sa consistance est déjà celle du cartilage et donne de la solidité au membre.

Le périoste est épaissi sur toute la jambe, mais surtout à l'endroit où il entoure la tumeur du cal dont il forme, avec les faisceaux musculaires profonds qui lui adhèrent, l'enveloppe solide. De chaque côté de l'extrémité libre des fragments, il est décollé dans l'étendue de quatre à cinq lignes ; il est jaunâtre, plus rouge par places, beaucoup plus vasculaire qu'à l'état normal.

Le cal a une à deux lignes d'épaisseur ; il est assez généralement d'un blanc mat, de la couleur du cartilage, plus jaune par places ; on y retrouve tous les éléments du vrai cartilage, dont le plus important sont les globules propres à cette substance. On voit, en général, peu la paroi cellulaire de ces globules, parce que cette dernière est très-diaphane et très-intimement liée à la substance inter-cellulaire ; ils ont $0^{mm},02$ à $0^{mm},03$, renfermant des cellules plutôt ovales que rondes, dont beaucoup à contours assez irréguliers de $0^{mm},0108$ à $0^{mm},0162$ de largeur, sur $0^{mm},0162$ à $0^{mm},0243$ de longueur ; l'intérieur de ces globules, qui ne sont que les noyaux des globules plus grands, contient de six à huit granules de $0^{mm},0025$; plusieurs cellules renferment deux noyaux.

La substance inter-cellulaire de ce cartilage de nouvelle

formation est composée d'une masse hyaline et de fibres
parallèles et éloignées, assez larges pour paraître parfois
comme des canaux. Dans les endroits les plus avancés en
développement, on reconnaît déjà des canaux bien formés
et des dépôts de sels calcaires que l'acide chlorhydrique dissout avec effervescence, en faisant voir dans la substance du
cartilage un réseau formé par des plaies dans lesquelles les
molécules de la masse inter-cellulaire se sont écartées pour y
laisser déposer les sels calcaires. Les deux fragments sont unis
ensemble par cette masse du cal; entre leur extrémité libre s'a-
perçoit un tissu rouge, mou, vasculaire, fibreux, granuleux
et contenant de petits globules. Le cal paraît surtout vasculaire aux places correspondantes des vaisseaux du périoste
et de l'os. Les fragments sont un peu ramollis à leur surface.

Une esquille complétement détachée se trouve tout entourée d'un cartilage de nouvelle formation en dedans de
la capsule périostique, et se trouve ainsi hors de contact
avec les parties molles. Il est probable que, par la suite,
ces esquilles, si elles ne sont pas volumineuses, sont en
bonne partie résorbées. La moelle et la membrane médullaire sont épaissies, vasculaires, mais ne montrent point
d'exsudation, ni de cartilage, ni de cal.

Sixième observation. Formation du cal au huitième
jour ; les os viennent de la jambe antérieure d'un lapin. —
Il n'existe plus qu'une plus forte vascularité et fort peu
d'ecchymose autour de la fracture. Le reste du membre a
repris sa couleur normale.

Les muscles superficiels ne sont pas bien adhérents ; mais
les couches profondes le sont comme dans l'observation
précédente, La capsule est moins rouge et injectée, elle est
devenue plus solide et les fragments paraissent assez étroitement emboîtés. La capsule a huit lignes de long sur une
à trois d'épaisseur; elle est formée du périoste toujours
épaissi, et d'une substance qui déjà, au premier aspect,
offre **tous** les caractères du cartilage : elle est fortement
adhérente à la surface de l'os dénudé du périoste. Les élé-

ments microscopiques du cal n'ont pas varié. A la place qui correspond à la fracture même, il y a plus de vaisseaux et c'est là que je vois aussi le plus de corpuscules du cartilage. La surface de l'os est non-seulement un peu ramollie sous le cal, mais même un peu plus loin, de même que l'injection et l'épaississement du périoste s'étendent plus loin aussi que la fracture. La moelle et sa membrane sont toujours hyper-émiées, mais il ne s'y trouve point de corpuscules du cartilage.

Septième observation. Dixième jour après la fracture de la jambe. — Il existe encore les restes de l'épanchement sous-cutané qui offre une teinte rougeâtre ; le membre fracturé, mesuré avec soin comparativement avec celui de l'autre côté, n'offre point de raccourcissement. Les muscles de tout le membre sont plus ou moins engorgés ; les superficiels peuvent facilement être séparés ; les profonds adhèrent à la capsule ; le tissu musculaire y est plus pâle, mais plus compacte qu'à l'état normal ; la substance qui réunit les muscles déchirés entre eux et à la capsule du cal est blanchâtre et fibreuse ; la capsule elle-même a neuf lignes de longueur et autant d'épaisseur. Le périoste se confond avec la surface de la tumeur du cal ; il n'adhère que lâchement à toute la surface de l'os, et à l'endroit où il s'en détache pour recouvrir le cal, il est très-vasculaire. Sous le microscope, le périoste épaissi montre, entre les vaisseaux et les fibres, une substance granuleuse, jaunâtre par places. La surface interne est recouverte en partie de corpuscules cartilagineux. La couche du cal entre le périoste et l'os a de tous les côtés à peu près deux lignes d'épaisseur. En examinant successivement des tranches horizontales et des verticales, on reconnaît bien tous les éléments du cartilage et dans plusieurs endroits un commencement d'ossification. Ces parties sont d'un blanc mat, tirant sur le jaune ; leur structure se montre déjà à la loupe poreuse et alvéolaire. La partie du cal entre les fragments est très-vasculaire, et une partie de ces vaisseaux paraissent provenir de la membrane médullaire ; là où le cal touche le canal médullaire, il offre une structure fibro-granuleuse, contenant des globules de 0^{mm},005, mais nulle part les corpuscules propres au cartilage.

Les parties du cal en voie d'ossification montrent au microscope des réseaux de canaux et des globules cartilagineux très-granuleux dans leur intérieur. L'acide chlorhydrique fait disparaître tous leurs sels calcaires, et, chose curieuse, même les granules de l'intérieur des globules. La substance cartilagineuse elle-même montre un réseau de canaux en partie de structure fibreuse ; dans ses aréoles, se trouvent des cavités qui renferment les globules, et celles qui n'en contiennent point sont remplies de granules très-fins, de 0^{mm},0025. On reconnaît, outre les réseaux des canaux transversaux, aussi des canaux longitudinaux dans les intervalles des aréoles, et tout le cartilage offre déjà un caractère de stratification. Il paraît que les sels calcaires qui transforment le cartilage en os se déposent en partie dans les canaux inter-cellulaires, en partie sous forme de granules dans les globules mêmes ; les éléments de ces sels de chaux sont des granules ou de la matière amorphe. Dans la partie la plus rapprochée du périoste, il n'y a point d'ossification, mais pas très-loin, à un quart de ligne de la surface, elle commence. Les surfaces des fragments paraissent ramollies et former une masse contiguë avec la substance cartilagineuse. L'exsudation qui provient de l'intérieur de la moelle est fibro-granuleuse et nullement cartilagineuse. La moelle est rouge et gonflée, et comme comprimée dans le canal de l'os. La capsule osséo-cartilagineuse donne déjà une grande solidité au membre fracturé.

Huitième observation. Fracture du fémur d'un cochon d'Inde, tué treize jours après la fracture. — Cette observation est intéressante, parce qu'elle nous montre une forme pathologique de la régénération de l'os. L'animal était très-maigre, le déplacement était considérable, la cuisse raccourcie de quatre lignes. Il n'existe plus d'épanchement

sous-cutané ; les muscles ne sont que très-lâchement adhérents entre eux et à la capsule. Cette dernière forme autour
des fragments une poche mince et fluctuante, et en l'ouvrant on en fait sortir un liquide rougeâtre, qui contient
beaucoup de globules du sang irréguliers et à bords frangés, à aspect crénelé. Elle est formée par le périoste, dont
les éléments sont mêlés de granules ; il peut être facilement détaché de l'os dans une certaine étendue. La masse
qui recouvre l'os près des fragments est rougeâtre, très-
vasculaire et fibreuse ; la membrane médullaire, rouge et
dense, est aussi composée des mêmes éléments ; la moelle
est rouge, gonflée et irritée dans presque toute sa longueur.
Le bord du fragment supérieur est lisse, montrant à sa surface libre des granulations rougeâtres, probablement provenant des vaisseaux de sa substance ; il n'est point recouvert de substance cartilagineuse. Le fragment inférieur,
par contre, est entouré d'une masse cartilagineuse en partie
fibreuse, en partie renfermant de vrais corpuscules du
cartilage ; cette substance, d'une ligne d'épaisseur, est
très-rouge et vasculaire, et elle s'étend un peu vers la
cavité de la moelle ; cette dernière offre les mêmes caractères que dans le fragment supérieur.

Nous avons donc ici affaire à un état général mauvais ;
et quant à l'état local de la fracture, la régénération est
bien au-dessous de ce qu'elle devrait être le treizième jour,
et nous trouvons plutôt les éléments d'une affection inflammatoire des parties lésées, qu'un travail de réparation.

Neuvième observation. Fracture du tibia d'un lapin,
datant de dix-huit jours. — Comme nous l'avons fait remarquer précédemment, chez ces animaux les fractures
des membres postérieurs sont bien plus difformes que celles
des membres antérieurs. Nous en avons un exemple sous
les yeux. Le lapin qui nous fournit cette observation avait
eu, pendant plusieurs jours, la jambe mobile dans tous les
sens à l'endroit de la fracture ; cependant le cal a fini par
se solidifier ; mais le tibia, au lieu d'être droit, forme un

angle de 120°; le fragment inférieur était situé à côté du supérieur, et il avait presque pénétré la peau. Comme il était important d'étudier à cette époque la vascularité du cal, j'ai fait par l'artère crurale une injection avec de la colle et du cinabre, le tout filtré et convenablement préparé. Il existe à la peau, vis-à-vis de la fracture, une ulcération rougeâtre, mince; la peau y est adhérente à la tumeur du cal. La fracture conserve encore quelque mobilité dans la capsule. Le fascia cruralis et les muscles superficiels et profonds sont bien injectés, et sont unis ensemble par un tissu cellulaire dense. Le périoste est rouge, injecté et épaissi, formant l'enveloppe du cal. Là où il a été détaché de l'os par la fracture, existe le plus de vaisseaux et l'ossification la plus avancée. Le cal a huit lignes de longueur, et entoure partout les fragments d'une couche osséo-cartilagineuse, qui partout a environ deux lignes d'épaisseur. Le cal adhère extérieurement au périoste et, par sa face interne, à l'os lui-même; entre lui et l'os, on voit distinctement des vaisseaux. L'ossification est bien plus avancée dans les couches les plus rapprochées de l'os que dans celles qui touchent le périoste. Le cal contient, parmi la substance bleuâtre et lactescente munie des globules caractéristiques du cartilage, un assez grand nombre de taches, d'îles, de substance jaune, terne, ossifiante; on y découvre les sels calcaires que l'acide chlorhydrique en fait sortir avec effervescence; de plus, une structure aréolaire, spongieuse, des canaux longitudinaux et transversaux qui, de tous les côtés, cherchent à se joindre, mais sont encore vagues, isolés dans bien des endroits. La substance calcaire remplit déjà une bonne partie des globules cartilagineux qui, cependant, ne se sont pas encore transformés en corpuscules irrégulièrement étoilés et canaliculés, propres à l'os complet. Dans l'intérieur de beaucoup d'aréoles de canaux osseux, on reconnaît encore de la substance cartilagineuse contenant des vacuoles, dans lesquelles se trouvent les corpuscules cartilagineux situés comme dans des creux, des petites fossettes. Traitée avec l'acide muria-

tique, toute la partie ossifiée du cal reprend l'aspect du
cartilage primitif. Notons ici que l'ossification, quoique
provenant des vaisseaux du cal, ne montre pas cependant
une distribution vasculaire régulière dans le cal en rapport
avec les places ossifiantes. La surface de l'os près des fragments est ramollie et vasculaire, et la place qui correspond
à la fracture l'est le plus. Les fragments, du reste, se croisent, et l'inférieur se trouve du côté externe du supérieur
et le touche sans lui être uni dans l'espace de trois lignes;
ils sont recouverts d'une substance cartilagineuse ossifiante,
soit à leur surface libre, soit latéralement : on voit de plus
une communication établie entre le canal médullaire et sa
membrane avec la tumeur du cal. En l'examinant avec le
plus grand soin au microscope et à la loupe, je n'y découvre ni globules cartilagineux, ni ossification commençante. C'est une substance cellulo-vasculaire qui tend à
s'unir très-intimement à la tumeur du cal, qui croît, pour
ainsi dire, à sa rencontre, après avoir recouvert la surface
libre des fragments.

Nous avons ici un exemple très-instructif pour nous
démontrer comment la nature sait triompher des plus
grands obstacles pour son travail réparateur, lorsqu'elle
n'est pas entravée par un vice constitutionnel comme dans
l'observation précédente, et comme nous en rencontrerons
encore plus loin.

Dixième observation. Fracture de vingt-deux jours du
membre antérieur d'un lapin. — Il n'existe point de raccourcissement; les deux fragments sont dans un rapport
parfait. L'épanchement est complétement résorbé; les
muscles superficiels sont détachés de la fracture : il n'y a
que quelques faisceaux musculaires et plusieurs tendons qui
adhèrent à la capsule du cal. Le périoste est encore un peu
épaissi et vasculaire sur toute l'étendue de la capsule de
neuf lignes de longueur sur quatre à cinq d'épaisseur. Une
partie de ses vaisseaux passent de sa surface interne dans la
masse du cal. L'ossification du cal est en grande partie

achevée; il n'y a que quelques places très-voisines de l'endroit de la fracture qui ne sont pas ossifiées. Les fragments sont en rapport direct, et le canal médullaire est rempli, dans l'étendue de quatre lignes, de substance osseuse qui, provenant de la circonférence après avoir recouvert les fragments, paraît avoir envahi le canal dans tout son calibre au niveau et un peu au-dessus et au-dessous de la fracture. La moelle n'est plus rouge et gonflée; elle a sa vascularité normale; elle adhère intimement à la surface interne de l'os. La substance qui réunit directement les fragments est en bonne partie osseuse; mais, dans quelques endroits, elle est encore osséo-cartilagineuse, passant sans démarcation à la substance qui oblitère une partie du canal.

Onzième observation. Fracture de vingt-neuf jours du tibia de la jambe postérieure d'un lapin. — Pendant les premiers jours après la fracture, les fragments étaient très-mobiles; peu à peu elle s'est raffermie, mais la consolidation n'a eu lieu qu'avec une grande difformité, et même le pied a guéri dans une position vicieuse, étant complétement en arrière. Les deux fragments se trouvent l'un à côté de l'autre, immobiles et entourés du cal, mais ne formant aucune espèce de continuité; le fragment supérieur avait même traversé la peau : malgré cela, la guérison a eu lieu, le raccourcissement a été considérable. L'animal a fini par pouvoir marcher; mais il a toujours eu l'air souffrant; il a maigri, et en ouvrant les cavités splanchniques je m'attendais à trouver des tubercules; cependant je n'en ai point trouvé. Tout l'épanchement du tissu cellulaire a été résorbé; mais les muscles profonds sont restés adhérents au cal, et même les tendons qui passaient près de la surface de l'os ont été pris dans la masse du cal, offrant le phénomène bien remarquable de passer comme à travers des ponts et des canaux de l'osséo-cartilage. Le périoste recouvre toute cette masse difforme de la fracture, depuis la limite saine du fragment supérieur jusqu'au bas du fragment inférieur; il est épaissi et vasculaire, recouvert à sa surface externe de beaucoup de fragments, de cylindres musculaires déchirés d'un huitième à un sixième de millimètre, à forme ronde ou carrée, à bords nettement dessinés et composés de fibres musculaires primitives et de raies transversales à la surface. La substance qui réunit la peau aux fragments et qui forme des brides ligamenteuses entre ces dernières, est fibreuse, grenue et blanchâtre.

Dans un endroit correspondant à l'adhérence entre la peau et le fragment inférieur, il existe entre l'os et le périoste une masse blanchâtre de consistance crémeuse, composée de globules de $0^{mm},0056$ à $0^{mm},0066$ sphériques, ou de forme irrégulière, grenue dans leur intérieur, d'une coloration jaunâtre. Le fragment, scié dans toute sa longueur, montre la substance du cal en grande partie ossifiée, et au milieu de cette masse très-considérable du cal, existe une cavité de six lignes de longueur sur une à trois de largeur et deux de profondeur, revêtue d'une membrane fibro-cellulaire et remplie d'une masse assez consistante, friable, comme caséeuse, d'un blanc jaunâtre, offrant à l'œil nu tout à fait l'aspect de la matière tuberculeuse, et au microscope une agrégation de petits globules de $0^{mm},0056$ à $0^{mm},0084$, d'un blanc jaunâtre, à contours marqués, à surface irrégulière et inégale, n'éprouvant aucune altération par l'acide acétique, étant déformés et réduits en masse granuleuse par l'acide chlorhydrique. La moelle de ce fragment a son aspect normal, et nulle part surtout on n'y découvre ni éléments osseux ni cartilagineux. L'os de nouvelle formation se distingue de l'os ancien par une structure plus poreuse et une plus forte vascularité, ainsi que par la persistance d'éléments cartilagineux dans un grand nombre d'aréoles. Les corpuscules propres aux os sont bien visibles; ils ont cependant une forme moins allongée et moins étroite, ainsi que moins de prolongements linéaires latéraux que ceux de l'os ancien. On reconnaît enfin toutes les formes intermédiaires entre les globules cartilagineux et les corpuscules osseux.

Le fragment supérieur, scié également par le milieu, montre aussi une ossification bien avancée, mais encore plus de cartilage que dans l'autre fragment : il y existe aussi une petite masse tuberculeuse de quatre lignes de long sur deux de large, composée des mêmes globules. La moelle de ce fragment est injectée et gonflée, mais à son extrémité libre se trouve de la matière du cal ossifié. Entre les deux fragments existe une masse de cal considérable, ossifiée, empêchant toute espèce de mobilité des fragments.

Si l'existence d'une masse tuberculeuse doit déjà nous étonner en elle-même, elle nous surprendra encore davantage par la non-existence de matière tuberculeuse dans aucun autre organe, quoique je les aie tous examinés avec soin.

Douzième observation. Fracture de trente-trois jours d'une jambe antérieure d'un lapin. — La fracture est bien consolidée, la jambe n'est pas raccourcie ; la tumeur du cal a considérablement diminué, elle a à peu près cinq lignes de longueur sur deux à trois d'épaisseur ; le périoste a repris sa texture et son aspect normal ; les deux fragments sont dans le rapport le plus complet, et le membre est tout à fait droit ; on ne rencontre point de ligne entre les fragments qui indiquerait exactement la solution de continuité. La substance osseuse du cal est plus vasculaire que l'os ancien ; le ligament entre les deux os de l'avant-bras est ossifié.

Les deux os sciés par le milieu montrent la moelle à l'état normal, mais au niveau de la fracture le canal des os est oblitéré sur un trajet de trois lignes en haut ainsi qu'en bas de cette masse osseuse qui, du reste, est plus poreuse et plus vasculaire que l'os ancien : la moelle s'arrondit ; elle a contracté des adhérences vasculaires et cellulaires avec l'os provenant du cal, qui a interrompu sa continuité.

Treizième observation. Fracture de la jambe d'un lapin, datant de quatre mois. — Le tissu cellulaire sous-cutané et les muscles superficiels ont repris leur aspect normal, et toutes les traces, soit d'épanchement, soit d'adhérence, ont complétement disparu ; les muscles profonds, quoiqu'ils puissent être disséqués et séparés, et quoiqu'ils soient surtout détachés de l'endroit de la fracture, montrent cependant encore une certaine rigidité et quelques adhérences entre eux. Le périoste n'offre plus rien d'anormal ; il est lisse, uniformément fibreux, partout adhérent à l'os, ayant sa vascularité normale. Les deux os de celle antérieure, sciés par le milieu, montrent le canal médullaire parfaitement rétabli ; ces os ont la même longueur que les os correspondants de l'autre côté ; à l'extérieur, une légère saillie indique la place de la fracture ; en dedans, un des os montre une rainure qui correspond à la solution de continuité ; la moelle est revenue à son état primitif, à ne former qu'un seul cordon, mais elle paraît encore un peu plus rouge qu'à son état physiologique, et sa pulpe fibro-graisseuse, reconnaissable partout, s'est donc reproduite dans l'endroit qu'oblitérait dans son canal la tumeur du cal. A ces expériences faites sur des animaux, nous ajouterons quelques observations faites sur l'homme.

Quatorzième observation. Fracture du tibia, examen de l'os deux ans après la fracture. — Un homme, âgé de soixante-dix-neuf ans, était entré à l'hôpital de Genève, le 16 juillet 1841, pour une fracture du tibia droit à six pouces au-dessous du genou. Sorti de l'hôpital le 23 avril 1842, il conservait encore un peu de mobilité entre les deux fragments. Il est mort ivre le 27 mai 1843. C'est à l'obligeance de M. Théodore Maunoir, chirurgien très-distingué de l'hôpital de Genève, que je dois cette pièce intéressante. La fracture a été oblique et les fragments se recouvrent un peu ; la saillie oblique qui en résulte à l'extérieur a 7 centimètres de longueur et 8 millimètres de saillie au-dessus du niveau de l'os. En faisant une coupe verticale sur l'os dans toute sa longueur, on voit que la consolidation a fini par être complète. Le canal médullaire est bien rétabli, mais la moelle y paraît un peu plus vasculaire ; le calibre du canal y est un peu rétréci par la légère saillie qu'y fait l'os de nouvelle formation, qui réunit les deux fragments; l'ossification, du reste, dans cette substance est complète, et nulle part il n'existe plus le moindre vestige de cartilage. L'os nouveau provenant du cal est composé d'une substance striée, d'une apparence irrégulièrement fibreuse, disposée en réseau à mailles assez larges, et montrant des corpuscules osseux dont un certain nombre, encore assez ronds et sans prolongements latéraux, dénotent une formation plus récente que les corpuscules étroits et finement étoilés de l'os ancien. En résumé, nous avons donc ici un os un peu difforme, mais dont tous les éléments sont rentrés dans leur état physiologique.

Quinzième observation. Fracture mal consolidée, fausse articulation. — Un homme de cinquante ans avait eu une fracture du tiers supérieur de l'humérus, qui ne s'était point consolidée, et à la place de laquelle s'était formée une fausse articulation. Les fragments très-mobiles étaient entourés d'une masse fibreuse et ligamenteuse qui formait autour d'eux comme une nouvelle capsule articulaire. La structure y est la même que dans le périoste, c'est pour ainsi dire une capsule du cal vide. Autour des fragments et sur leurs extrémités libres se trouve une substance blanche bleuâtre, dans laquelle le microscope fait découvrir tous les éléments du véritable cartilage, et surtout d'une manière bien évidente les globules cartilagineux. Cette substance adhère intimement à l'os, et nous montre des vestiges du cal. Je n'ai pas pu avoir des renseignements précis sur le malade duquel provenait cette pièce.

Seizième observation. Fracture de la cuisse consolidée au vingtième jour. Développement d'une variole confluente. Douleur du cal. Travail rétrograde dans ce dernier. Mort. Examen de la fracture. — Nous terminerons ces observations par un cas fort curieux, que nous avons eu occasion de voir dans le service de M. Guersant fils, chirurgien de l'hôpital des Enfants. Comme ce cas se trouve décrit dans la *Gazette des hôpitaux* du 10 décembre 1842, nous re-

produirons ici les détails communiqués dans ce journal, et
nous ajouterons ensuite les détails microscopiques sur l'examen de cette pièce intéressante.

« Le nommé Aly (Louis), âgé de dix ans, peu développé
pour son âge, mais non atteint de rachitisme, était tombé
de côté en courant dans une sablonnière, et, dans sa chute,
la cuisse porta sur une grosse pierre. Cet accident occa-
sionna une fracture qui le fit entrer à l'hôpital. La fracture
siégeait à la réunion du tiers inférieur de la cuisse avec le
tiers moyen.

« Au vingtième jour, cette fracture parut bien consolidée,
ou du moins le petit Aly pouvait soulever le membre dans
son lit, sans qu'il y eût flexion au niveau de l'endroit fracturé.

« Le membre ne conservait aucun raccourcissement, et
tout paraissait annoncer une guérison heureuse, lorsque le
malade présenta les prodromes d'une variole. Déjà depuis
quelques jours il accusait de la céphalalgie, qui fit craindre
un instant l'invasion d'une méningite, quand la fièvre vint
s'y ajouter.

« Mais bientôt d'autres symptômes, et notamment une
douleur profonde des reins et un mal de gorge, firent naître
des présomptions à l'égard d'une fièvre éruptive, qui se
convertirent en presque certitude quand on eut appris que
le petit Aly n'avait pas été vacciné.

« Aux périodes d'invasion et d'incubation de la variole,
succéda celle d'éruption. L'apparition des pustules fut
lente, pénible; elles se montrèrent en grand nombre, et
pour la plupart ombiliquées, mais en général fort petites.

« Une circonstance bien remarquable, et qui mérite
d'être signalée à part, c'est que, dès l'invasion de la
maladie, le cal de la fracture devint douloureux. Nous ferons remarquer également que l'appareil, qui, dès le
vingtième jour avait été levé, ne fut pas remis.

« A la période de suppuration, la peau affecta une
couleur ictérique et présenta un grand nombre de phlyc-
tènes, véritable complication de pemphigus à la variole.

« Au sixième jour de l'éruption variolique, le petit Aly
eut un peu de délire, et succomba au septième jour dans le
coma.

« A l'autopsie, on a trouvé les vaisseaux encéphaliques
gorgés de sang, mais absence totale de caractères anatomiques d'une méningite ou d'une encéphalite. »

Les autres organes n'ont présenté rien de remarquable.
Le membre fracturé a été regardé avec soin. Le foyer de la
fracture s'est présenté au moment de la mort, dans des
conditions qui n'étaient aucunement en rapport avec
l'époque à laquelle la fracture était arrivée, en raisonnant,
bien entendu, au point de vue des doctrines généralement
admises sur le travail physiologique du cal. Ces conditions
n'étaient pas non plus en rapport avec les apparences de
consolidation constatées avant l'invasion de la variole. Les
fragments chevauchaient l'un sur l'autre d'un pouce et
demi au moins ; la tumeur du cal se présentait sous la forme
d'une masse d'un rouge ecchymotique au milieu de laquelle
on distinguait parfaitement les muscles, qui étaient aussi
fortement ecchymosés, mais cependant distincts des tissus
voisins ; les fragments étaient unis entre eux par des liens
d'apparence fibreuse dont la couleur était analogue à celle
des muscles. Dans aucun des points de la tumeur on ne remarquait le plus léger dépôt de substance calcaire.

« On a cru reconnaître quelques points de nécrose dans
les extrémités des fragments.

« En résumant les caractères présentés par le foyer de la
fracture, on n'y trouve rien d'analogue à ce que la tumeur
du cal offrait du vingt-septième au vingt-huitième jour, au
dire de Dupuytren. Notons que l'on admet généralement
une marche plus rapide chez les enfants, vers la guérison
des fractures ; d'où l'on doit conclure que l'époque de la
mort du petit Aly (vingt huitième jour), se trouve corres-
pondre au quarante-cinquième ou cinquantième jour chez
les adultes, pour ce qui est, bien entendu, de la fracture de
la cuisse. Cette époque correspond elle-même à la troisième

période de Dupuytren (du vingt-cinquième au trentième, quarantième, cinquantième ou soixantième jour), pendant laquelle s'effectue la cartilaginification de la tumeur du cal, bientôt suivie de son ossification qui, au centre, présente une grande analogie avec le tissu spongieux de l'os.

« Rien de pareil n'existait ici. Faut-il conclure pour cela que la doctrine de Dupuytren est inexacte ? nullement. Est-il raisonnable d'admettre qu'il s'agit ici d'un cas pathologique dans lequel une affection générale avec fièvre a réagi sur un cal récemment formé et en a provoqué le ramollissement et la résorption ? On aurait plusieurs motifs pour adopter cette manière de voir, et ces motifs sont les suivants :

« Premièrement, nous rappellerons qu'ayant levé l'appareil avant la manifestation des prodromes de la variole, on a trouvé qu'à cette époque le membre n'était nullement flexible au niveau de la fracture. Il faut ajouter qu'il n'existait aucun raccourcissement du membre. Or, à l'autopsie, on a trouvé un chevauchement notable des fragments qui assurément n'aurait pu s'effectuer sans une marche rétrograde du cal et son retour à l'état mou.

« Secondement, on a trouvé la tumeur du cal molle, sans aucun mélange calcaire. A ceux qui pourraient objecter que ce fait ne dépend que d'une simple lenteur dans la marche du cal, on pourrait répondre que l'état constitutionnel extérieur du petit Aly exclut l'admission de cette objection. Nous ferons observer ensuite que le foyer de la fracture n'a présenté rien d'analogue aux phénomènes qui appartiennent à la première et à la deuxième période de Dupuytren. Il est donc plus plausible d'admettre qu'il y a eu résorption des principes solidifiables du cal sous l'influence de l'affection générale accompagnée de fièvre, et que les choses se sont passées ici comme dans les cas observés par Langenbeck et par MM. Malgaigne et Vidal de Cassis, qui ont vu le cal se ramollir, devenir flexible et même se résorber, sous l'influence d'un simple érysipèle. »

D'ailleurs l'influence des maladies générales sur le cal des
fractures est un fait pathologique que de nombreuses observations placent en dehors de toute contestation.

Sans parler ici des maladies générales chroniques, qui
non-seulement ajournent indéfiniment la formation et la
solidification du cal osseux, mais qui dans quelques cas lui
impriment un travail rétrograde, telles que le rachitisme,
la syphilis, la cachexie cancéreuse, le scorbut, que S. Cooper
prétend pouvoir résorber le cal plusieurs années après sa
formation, au point de rendre de nouveau l'os souple et
flexible au niveau de la fracture, sans parler de ces affections chroniques, disons-nous, ni de l'état de grossesse, et
pour nous en tenir aux affections aiguës seulement, nous
rappellerons que ces mêmes effets peuvent être produits par
les fièvres graves, ainsi que le démontrent les observations
recueillies également par Langenbeck. Disons enfin en terminant que M. Guersant fils a vu lui-même dans plusieurs
circonstances le cal devenir douloureux dans le cours d'une
variole, preuve évidente que, dans beaucoup de cas au
moins, cette affection exerce une influence sur la marche
du cal, d'où ressort une indication qui d'ailleurs s'appuie
sur l'observation du jeune Aly, savoir l'importance de continuer l'usage de l'appareil à fracture pendant toute la
durée d'une variole intercurrente, et au delà, s'il le faut,
et de le réappliquer si l'affection cutanée se déclarait peu
de temps après la consolidation de la fracture.

Nous ajouterons à cette description quelques détails sur
l'os fracturé. Les muscles les plus rapprochés étaient le siége
d'une ecchymose qui avait les caractères d'un épanchement
de date récente. La partie inférieure du fragment supérieur
est dénudée du périoste dans une assez grande étendue; il
y existe une fente, une fissure dans l'os de huit lignes de
long, dirigée en haut et en dehors. Le périoste du fragment
inférieur est sain jusqu'à deux pouces au-dessous de l'extrémité libre du fragment; depuis là il est épaissi, lamelleux
et très-vasculaire, et au microscope on découvre dans sa

partie externe une formation normale de fibres régulières ;
mais en dedans les fibres contiennent entre elles beaucoup
de granules, et on remarque un grand nombre de globules
à noyaux, ronds, allongés, fusiformes, en un mot, les divers degrés intermédiaires entre les globules et les fibres,
que nous avons constamment trouvés dans le tissu fibreux
de nouvelle formation. Le périoste du fragment supérieur
au-dessus de la place dénudée est aussi très-épaissi, rouge,
luisant, à la fois très-vasculaire et ecchymotique, les capillaires étant entourés d'une rougeur diffuse. A sa surface
interne il contient des lamelles minces de tissu osseux qu'on
en détache facilement. Au dessous de ces endroits, le fémur
est rouge, enflammé et ramolli à sa surface ; ces parties osseuses malades sont raréfiées dans leurs éléments, et plus
poreuses qu'à l'état normal. On ne rencontre nulle part des
passages entre le cartilage et l'os, nulle part le moindre élément cartilagineux, et tous les débris du cal que nous avons
sous les yeux ont les caractères de l'os de nouvelle formation. La surface interne des fragments est obstruée par un
liquide jaunâtre, gélatiniforme, dans lequel des globules du
sang sont mêlés à des éléments d'exsudation inflammatoire.

Si nous résumons tous ces divers produits de date récente que nous rencontrons tant dans le périoste qu'à la
surface externe des fragments ainsi que dans leur canal médullaire, nous ne rencontrons que des éléments d'une inflammation récente, et si la résorption d'un cal antérieur à
l'invasion de la variole ne peut pas être mise en doute,
nous croyons pouvoir signaler comme sa cause principale
une véritable inflammation du cal lui-même et des parties
qui ont opéré la sécrétion.

SECONDE PARTIE.

THÉORIE GÉNÉRALE DE LA FORMATION DU CAL.

Avant de faire la description générale de la formation
du cal, nous passerons en revue les divers éléments des

membres fracturés, qui sont plus ou moins endommagés,
pour examiner d'un côté les changements qu'ils éprouvent,
d'un autre côté, la part qu'ils prennent à la régénération
de l'os. Les points sur lesquels il faudra essentiellement
fixer notre attention, sont : 1° L'épanchement du sang qui
survient immédiatement après la fracture ; 2° l'état des
muscles pendant la formation du cal ; 3° les changements qui surviennent dans le périoste ; 4° les diverses phases de la substance du cal ; 5° les fragments ; 6° les modifications qu'éprouvent la membrane médullaire et la moelle
des os ; 7° la vascularité du cal et les vaisseaux qui paraissent concourir à sa formation. Nous terminerons enfin ce
Mémoire par le résumé général de la formation du cal, en
réunissant tous ces divers éléments, et nous ferons mention en même temps de quelques formes pathologiques du
cal, dont nos observations nous ont présenté plusieurs
exemples.

1° Épanchement du sang résultant de la fracture, assez
étendu en longueur, occupant presque tout le membre blessé
et répandu dans toutes les couches cellulaires, depuis l'os
jusqu'au tissu cellulaire sous-cutané. Le microscope n'y démontre que les éléments du sang modifié par la coagulation,
pris cependant encore en une gelée, puis séparé en sérum
et en caillot ; ce qui montre que la coagulation du sang se
fait différemment dans l'économie vivante, qu'après sa séparation de l'organisme. Quarante-cinq heures après la
fracture, cette séparation a eu lieu ; nous rencontrons une
sérosité rougeâtre partout dans les parties superficielles ;
mais, dans les parties plus profondes entre les muscles, le
sang est pris en caillots brunâtres. Vers le quatrième jour,
nous voyons déjà une diminution de l'épanchement, et sa
résorption commence dans les parties superficielles ; en
devenant moins abondant, il commence aussi à le décolo-
rer. Les éléments sont toujours ceux du sang non transformé ; point d'éléments exsudatifs. Au sixième jour, nous
trouvons le sang des parties superficielles presque résorbé ;

mais chose curieuse, il persiste quelquefois plus haut que
la fracture, mais point à son niveau; et nous rencontrons
entre les couches de tissu cellulaire, surtout entre les profondes, une infiltration jaunâtre granuleuses, qui n'est
pas une transformation de l'ecchymose, mais le produit
d'une exsudation consécutive à l'hyperémie qui a succédé à
la lésion du membre. Ce qui démontre l'origine inflammatoire de cette substance, c'est qu'au septième jour nous
trouvons, au moyen de cette substance granuleuse jaunâtre, une adhésion opérée entre l'aponévrose superficielle
et les muscles, entre les muscles plus profonds, et entre ces
derniers et la capsule du cal.

L'épanchement est à peu près résorbé; il en existe seulement un peu vis-à-vis de la fracture. Au huitième et au
dixième jour, l'épanchement se résorbe de plus en plus,
mais l'hyperémie tend encore à augmenter pour présider
avec énergie tant au travail réparateur lui-même, que pour
le cerner des sécrétions nutritives des parties molles. Dans
les observations suivantes, nous ne rencontrons plus du
tout d'épanchement, et nous pouvons dire que la résorption
se fait jusqu'au huitième jour chez ces animaux, savoir :
vers le quart du temps employé à la première formation du
cal, et elle s'est à peu près opérée vers l'époque où dans la
capsule du cal l'exsudation s'est transformée en cartilage
solide et ossifiant.

2° *État des muscles pendant la formation du cal.* L'é-
tude des changements qui surviennent dans les muscles,
par la violence exercée sur eux par la fracture, offre un
double intérêt physiologique; d'abord celui de voir quel
rôle ils jouent dans la guérison de la fracture, et puis l'étude
de leur propre travail réparateur, la voie que suit la nature
pour réunir leurs faisceaux déchirés, et pour leur rendre
l'aptitude des mouvements.

Vers la quinzième heure, nous ne rencontrons dans les
muscles superficiels qu'un épanchement interstitiel, tandis
que les muscles profonds nous montrent de véritables dé-

chirures, et les faisceaux qui présentent cette solution de
continuité offrent des extrémités libres et irrégulièrement
frangées. A quarante-cinq heures, ces extrémités se sont
arrondies, et ont pris un aspect plus uniforme; elles sont
légèrement renflées, tendant à se rapprocher, mais aucune
réunion n'a encore eu lieu. Le quatrième jour, nous trouvons que les muscles, et surtout les profonds, adhèrent entre
eux au moyen de la substance jaune granuleuse, exsudation que nous avons déjà mentionnée; nous voyons de
plus que les extrémités arrondies des cylindres déchirés sont
également adhérentes à la surface externe du périoste, ce
qui leur donne une position fixe, et rapproche leurs parties
divisées, tout en rendant au périoste l'appui pour sa réunion, et en concourant à la formation de la capsule, en
dedans de laquelle se forme le cal. Nous avons souvent vu,
dans nos expériences de physiologie pathologique, que le
premier moyen que la nature emploie pour la régénération
des tissus est de fixer les parties séparées, en les faisant
adhérer à celles qui les entourent, pour en rapprocher les
extrémités. Nous possédons entre autres une pièce curieuse,
dans laquelle, après l'excision d'un morceau de quatre
millimètres du nerf sciatique (chez un cochon d'Inde),
les deux extrémités séparées s'étaient considérablement re-
tirées; elles avaient d'abord contracté des adhérences intimes avec les muscles ambiants, et fixées, pour ainsi dire, par
des attelles naturelles, s'étaient ensuite parfaitement réunies par une substance fibreuse intermédiaire, dans laquelle il n'y avait cependant pas encore de production d'un
nouveau tissu nerveux à l'époque où nous examinions la pièce.

Au sixième jour a succédé à la fixation des fragments
musculaires, un vrai travail réparateur. Les extrémités des
faisceaux déchirés sont unies ensemble par une masse gélatineuse, jaunâtre, infiltrée de granules moléculaires; c'est
apparemment une coagulation fibrineuse molle, une exsudation plastique destinée à coller ensemble les parties séparées, pour ensuite se condenser en tissu inodulaire. Disons,

en passant, que dans ces cas nous n'avons pas constaté les observations de plusieurs auteurs allemands de premier mérite (MM. Valentin, Henle, Gerber et autres), d'après lesquels le tissu cellulaire, surtout celui des cicatrices, se forme par transformation de globules particuliers en corps allongés, ensuite fusiformes, devenant enfin de véritables fibres; cette formation que nous décrirons ailleurs, et que nous avons souvent observée, n'est nullement générale, et dans la cicatrisation, les transformations fibrineuses se font dans un certain nombre de lésions, sans passer par l'intermédiaire des métamorphoses, que nous appelons fibro-plastiques.

Les muscles profonds, réunis ainsi, adhèrent de plus en plus à la capsule du cal. Vers le septième jour, nous voyons que les vaisseaux tendent déjà à traverser cette masse réunissante, et nous rencontrons aussi une plus grande vascularité dans le tissu plastique adhésif, qui réunit les couches de divers muscles entre elles. Les parties déchirées rétablissent de plus en plus leur continuité. Vers le huitième jour, l'adhérence qui réunissait aussi les muscles superficiels a cessé, les muscles profonds continuent à être intimement adhérents.

Au dixième jour, nous trouvons les muscles profonds compactes et denses, du reste, pas très-rouges, ayant gardé leurs rapports d'adhérence; mais la substance qui réunit les muscles profonds entre eux et la capsule, et qui forme la substance intermédiaire entre les cylindres déchirés, est blanche, fibreuse et de plus en plus dense. A cette époque, la cicatrisation des muscles est à peu près complète; seulement les masses intermédiaires diminuent toujours davantage et finissent par constituer une ligne presque imperceptible, en sorte qu'il y a réunion intime, cellulaire, sans qu'il y ait reproduction musculaire. Notons, à l'appui de cette assertion, que de nombreuses expériences que nous avons faites sur l'excision de faisceaux musculaires sans fracture, nous ont amené à peu près au même résultat, et

que la plus ou moins grande perte de substance constitue
seule la diversité de l'aspect extérieur de la réparation. Les
adhérences contractées entre les muscles disparaissent de
plus en plus, les muscles profonds se détachent aussi de la
capsule du cal, et vers le trente-troisième jour, époque à
laquelle nous avons rencontré un cal parfaitement solide,
nous ne rencontrons plus que des vestiges d'adhérence. Il
va sans dire que la formation pathologique du cal, ou, pour
nous exprimer plus nettement, la réunion par seconde intention, au lieu de celle par première intention, peut puissamment modifier ce travail, et que même une grande
difformité, un déplacement notable des fragments, peut
bouleverser toutes ces dispositions. C'est ainsi que nous rencontrons dans notre onzième observation, au vingt-neuvième jour de la fracture, une adhérence intime entre les
muscles profonds et le cal, et nous y voyons même plusieurs tendons tellement pris au milieu de la masse du cal,
qu'ils passent comme à travers des canaux dans sa substance,
et nous rencontrons de plus, à la surface de la capsule, un
certain nombre de fragments musculaires primitifs, et
montrant encore à leur surface des raies transversales. La
substance, du reste, qui réunit les muscles, est blanche,
grenue est fibreuse.

Abstraction faite de ces modifications anormales, nous
rencontrons donc dans nos observations la cicatrisation
musculaire accomplie au dixième jour; mais la cessation
des adhérences des divers muscles entre eux n'a lieu que
beaucoup plus tard.

3° *Périoste*. Nous avons vu qu'à quinze heures, le périoste, au niveau de la fracture, était déchiré, infiltré de
sang, ses lambeaux libres et flottants dans le liquide de
l'épanchement. A quarante-cinq heures, les lambeaux ne
sont pas encore réunis, mais intimement adhérents aux
muscles profonds par l'inflammation adhésive survenue
après la fracture; il est rouge, épaissi, plus vasculaire qu'à
l'état normal, et entre ses éléments fibreux se trouve une

exsudation granuleuse. A quatre jours, le périoste, toujours uni aux muscles profonds, entoure la fracture comme une capsule fermée de tous les côtés; sa solution de continuité, il est vrai, n'est pas encore histologiquement réparée, mais solidement comblée par le plan musculaire qui lui adhère et en favorise le rapprochement; il est détaché de l'os du fragment, de chaque côté, dans l'étendue de quatre lignes; il est très-rouge, vasculaire, granuleux, et montre à sa surface interne des globules d'exsudation, dont quelques-uns ont jusqu'à 0^{mm},01. A six jours, nous trouvons sa solution de continuité bien rétablie et cicatrisée; ses bords qui étaient déchirés sont réunis par une substance fibreuse, inodulaire, de nouvelle formation; la capsule est uniforme et solide. Le périoste est non-seulement hyperémié au niveau de la fracture, mais presque sur toute la longueur du membre, partout vasculaire et un peu épaissi; il se détache plus facilement de l'os qu'à l'état normal. Au septième et au huitième jour, nous ne notons pas d'autres changements, qu'une diminution de sa vascularité. Au dixième jour, cette même diminution nous fait bien connaître que sa plus forte injection capillaire existe sur les deux fragments à l'endroit où le périoste commence à être détaché de la surface de l'os; il continue, du reste, à être épaissi et infiltré d'une substance granuleuse, jaunâtre. Dans la suite du travail réparateur, nous n'avons d'autres particularités à noter que les vaisseaux que nous avons vus, au moyen de l'injection artificielle, passer du périoste dans le cal, et que, quelles que soient la difformité et l'étendue du déplacement et du cal, le périoste forme toujours son enveloppe. A mesure enfin que la guérison de la solution de continuité de l'os avance, il retourne à son état normal, et à la fin de cette réparation, il ne reste plus qu'une vascularité un peu plus prononcée au niveau de la fracture.

4° *Substance du cal.* A quinze heures, nous ne trouvons encore que les éléments de l'épanchement sanguin. A quarante-cinq heures, l'espace entre le périoste et l'os est déjà

rempli par un liquide rougeâtre, dans lequel on reconnaît
quelques globulins d'exsudation de $0^{mm},0033$. A quatre
jours, la capsule ou plutôt l'espace entre le périoste et la
superficie externe de l'os, là où le périoste est détaché, se
trouve remplie d'une gelée rougeâtre, très-molle, mais
montrant déjà au microscope des fibres fines et des globules
en petite quantité de $0^{mm},01$ granuleux dans leur intérieur, première apparition des globules du cartilage encore incomplétement formé.

Au sixième jour, la substance du cal montre plus de
solidité; elle est intimement adhérente par sa face superficielle au périoste et par sa partie la plus profonde à la
surface dénudée de l'os. Cette substance est hyaline, d'un
blanc bleuâtre, à fibres pâles et nombreuses, montrant de
nombreux corpuscules du cartilage; la consistance n'est pas
encore uniforme; on voit une gelée jaunâtre alterner irrégulièrement avec une matière blanche de la consistance du
fibro-cartilage; on dirait que l'aspect louche et lactescent
du cartilage est dû à sa solidification, à la condensation de
ses éléments. Au septième jour, le cal est uniformément
cartilagineux; ses globules ont atteint leur développement
complet; ils ont de $0^{mm},02$ à $0,03$, ils sont ronds ou
ovales, contenant un noyau qui renferme des granules
dans son intérieur. Dans ce cartilage on voit déjà la formation de quelques canaux, et çà et là quelques vestiges de
sels calcaires. Cet état était le même au huitième jour. Au
dixième, nous trouvons un travail prononcé d'ossification.
Une partie du cartilage a encore conservé sa structure primitive, mais elle est irrégulièrement parsemée de taches
jaunes et ternes, dans lesquelles le microscope montre une
structure poreuse et aréolaire, et des réseaux de canaux
contenant du phosphate et du carbonate de chaux; dans
les aréoles se trouvent des corpuscules du cartilage très-
granuleux dans leur intérieur, contenant aussi des sels calcaires. L'acide chlorhydrique, introduit par capillarité entre
les deux lames de verre placées sous le microscope, dissout

en bonne partie les granules de l'intérieur des globules, et fond aussi les sels contenus dans les canaux ; cet acte de dissolution est accompagné d'une forte effervescence, dégagement d'acide carbonique, qui trouble d'abord l'observation, mais montre ensuite le cal ossifiant ramené à l'état de cartilage. L'ossification est moins avancée dans la partie du cal qui regarde le périoste, que dans celle qui recouvre l'os. Au treizième jour nous avons noté un cal pathologique, mince, rougeâtre, vasculaire, fibreux, contenant peu d'éléments du cartilage. L'inflammation avait entravé la régénération. Au dix-huitième jour nous voyons dans un cal, du reste très-difforme, une ossification plus avancée, qui est surtout complète à l'endroit où le périoste se détache de l'os fracturé. Les fragments qui se croisent sont maintenus par un cartilage ossifiant qui les entoure de toutes parts ; entre l'os et le cal, on voit des vaisseaux, et autour de l'os lui-même l'ossification est plus avancée que vers le périoste. La substance ossifiante est répartie dans le cal par taches irrégulières sans vascularité correspondante. Dans leur structure aréolaire et spongieuse, on reconnaît des réseaux de canaux longitudinaux et transversaux qui tendent à se joindre, mais qui, dans bien des endroits, sont encore vagues et isolés ; les globules cartilagineux contiennent beaucoup de sels calcaires. La substance cartilagineuse persiste dans les aréoles sous forme de vacuoles, renfermant des globules. A vingt-deux jours, nous trouvons l'ossification presque complète, surtout dans les parties profondes. Le cal qui toujours a marché de la périphérie au centre, a atteint les fragments et la cavité médullaire ; celle-ci, au niveau de la fracture se trouve comblée par le cartilage presque ossifié. Au vingt-neuvième jour, nous rencontrons de nouveau un cal pathologique. Nous trouvons dans son milieu deux cavernes tuberculeuses enkystées. L'ossification a également eu une marche assez régulière, et nous voyons apparaître les corpuscules propres à la substance osseuse, mais encore un peu arrondis, sans prolongements canaliculaires. A trente-

trois jours enfin, nous trouvons un os complétement formé
qui réunit intimement les fragments, et comble solidement
le canal médullaire. Le principal changement qui survient
par la suite, consiste en une diminution de volume, mais
avec augmentation de solidité du cal, et la partie osseuse
qui bouchait le canal et avec laquelle la membrane médullaire de l'os avait contracté des adhérences intimes, devient
de plus en plus poreuse, et finit par disparaître en grande
partie, et à permettre au cordon médullaire de rétablir sa
continuité.

5° *Fragments de l'os cassé.* Jusqu'au quatrième jour,
nous n'y remarquons point de changement appréciable, à
l'exception de l'épanchement de sang qui baigne les os, et
qu'on voit surtout bien dans la membrane médullaire. A
quatre jours, nous avons noté une vascularité plus prononcée de l'os dénudé du périoste, et partant de l'endroit
où ce dernier commence à être détaché. A six jours, la surface externe du cal paraît légèrement ramollie; les extrémités libres des fragments n'ont point changé. A sept jours,
ils sont un peu ramollis, et contiennent entre elles une substance molle, rouge, vasculaire, finement fibreuse et granuleuse, mais ne montrant au microscope aucun élément
du cartilage. Au dixième jour, nous trouvons que le cal
a fait de grands progrès et a envahi en marchant toujours
de dehors en dedans la surface libre des os, et que la substance fibro-vasculaire provenant de la membrane médullaire
tend à contracter avec lui des adhérences intimes, et à envoyer des vaisseaux dans sa substance. Cette marche de la
formation du cal fait ensuite des progrès, et à vingt-deux
jours, nous trouvons les éléments du cal intimement adhérents à la surface des fragments, et la cavité médullaire envahie par un cal presque ossifié. Dans les deux observations
du dix-huitième et du vingt-neuvième jour, nous avons
noté un fort déplacement. Dans ces cas, les extrémités libres
des fragments n'étaient nullement en rapport, mais un cal
ossifiant les entourait et les recouvrait de toutes parts;

nous parlerons plus loin de la manière par laquelle la nature
opère la guérison dans ces cas. Au trente-troisième jour,
nous rencontrons enfin une réunion complète des fragments
dont la substance unissante n'a besoin par la suite que de
devenir plus solide et plus compacte.

6° *Membrane médullaire et moelle osseuse.* Après
quinze heures, nous trouvons l'infiltration et l'épanchement
sanguin aussi bien dans la moelle de l'os que dans les autres
parties. Après quarante-cinq heures, nous rencontrons des
signes d'hyperémie inflammatoire : la moelle est rouge,
épaissie, gonflée, dépassant l'extrémité des fragments. Au quatrième jour, l'inflammation a diminué, et on reconnaît dans
son intérieur des caillots en voie de résorption. Au sixième
jour, nous trouvons encore la moelle épaissie et injectée,
mais ne montrant aucun des éléments du cal. Cet état persiste jusque vers le dixième jour, époque à laquelle la membrane médullaire envoie la substance fibro-vasculaire entre
les fragments pour se réunir au cal. A mesure que la formation du cal avance, la membrane médullaire qui rentre dans
son état normal ne joue plus qu'un rôle secondaire dans le
travail réparateur ; au trente-troisième jour, époque à laquelle
nous voyons la consolidation opérée, nous n'y découvrons
rien autre de particulier, que les adhérences qu'elle a contractées avec la substance osseuse, qui oblitère le canal médullaire, adhérences qui par la suite deviennent importantes
parce qu'elles servent à rétablir la continuité du canal.

7° *Vascularité de la formation du cal.* Si nous jetons
un coup d'œil sur les vaisseaux qui sont les plus importants
à noter dans la régénération osseuse, nous rencontrons jusqu'au quatrième jour, à dater surtout depuis la fin du
second, un développement général de l'afflux sanguin, une
véritable hyperémie de tout le membre. Au quatrième jour,
nous rencontrons non-seulement un plus fort développement capillaire dans les vaisseaux superficiels, mais, au
moyen de l'injection artificielle, nous voyons aussi des
anastomoses entre le périoste détaché et les vaisseaux de la

surface dénudée des fragments, et l'angle de la séparation
du décollement du périoste est le plus vasculaire ; la surface
de l'os l'est un peu moins; les capillaires du périoste, enfin,
s'anastomosent avec ceux des muscles. Au septième jour,
nous avons de nouveau noté une plus forte vascularité
non-seulement dans le périoste, mais aussi à la surface
dénudée des fragments; de l'un et de l'autre partent des
vaisseaux qui se répandent dans le cal, et les parties les
plus voisines de l'os paraissent même ossifiées plus tôt que
celles situées du côté du périoste. Il est enfin important à
noter qu'à cette époque la membrane médullaire commence
déjà à envoyer dans le cal des vaisseaux, destinés plutôt à
l'adhésion intime qu'à la sécrétion osséo-cartilagineuse. Ces
trois ordres de vaisseaux, ceux du périoste, ceux de la surface dénudée de l'os, et ceux de la membrane médullaire, se
montrent pendant tout le travail de la formation du cal,
plus ou moins développés, et nous n'aurons qu'un seul fait
important à y ajouter, savoir, que le dépôt du phosphate et
du carbonate calcaire et l'ossification elle-même ne sont nullement liés à une vascularité correspondante dans la substance du cal.

RÉSUMÉ.

Si nous déduisons de ces détails sur chacun des tissus qui
participent à la régénération de l'os, l'ensemble de la formation du cal dans l'ordre chronologique, nous voyons que,
quinze heures après la fracture, il n'existe qu'un épanchement sanguin récent, avec déchirure des muscles profonds
et du périoste ; celui-ci est détaché de la surface de l'os dans
une plus grande étendue qu'à l'endroit de la fracture elle-
même. La moelle et sa membrane sont aussi infiltrées du sang
épanché par des vaisseaux déchirés. Après quarante-cinq
heures, l'épanchement superficiel sous-cutané offre un aspect
plus liquide et plus séreux que celui qui se trouve entre les
parties profondes du membre et qui a davantage les caractères

d'un caillot. Les extrémités des muscles déchirés sont arrondies et enflées ; le périoste, toujours décollé, offre des bords frangés ; à sa surface il a contracté des adhérences avec les muscles ambiants et entre ses fibres se trouve une exsudation granuleuse. Entre le périoste et l'os on rencontre déjà aussi une exsudation plastique liquide, jaune, contenant des globules de 0^{mm},0033 ; les fragments n'ont point éprouvé de changement ; la moelle est enflammée et gonflée, et dépasse le niveau des fragments.

A quatre jours, l'ecchymose diminue bien ; les muscles déchirés adhèrent au périoste et forment avec lui une capsule qui emboîte la fracture, ce qui rapproche à la fois les muscles déchirés et la solution de continuité du périoste et de l'os. Le périoste est rouge et vasculaire. L'exsudation entre lui et la surface de l'os a pris une consistance gélatineuse, et on y reconnaît déjà, au moyen du microscope, des fibres et des globules du cartilage ; la surface dénudée de l'os est plus vasculaire et paraît contribuer à l'exsudation osséo-plastique. La surface des fragments, ainsi que la membrane médullaire, ne participent pas encore à ce travail ; l'hyperémie médullaire a diminué.

A six jours, l'ecchymose sous-cutanée est en grande partie résorbée ; les muscles et le périoste sont pour ainsi dire cicatrisés par une substance granuleuse et fibrineuse intermédiaire. L'adhérence entre les muscles et le périoste hyperémié persiste ; le cal a pris la consistance cartilagineuse, ne montrant plus que dans peu d'endroits une consistance gélatineuse et un teint jaunâtre. Les éléments microscopiques du cartilage s'y caractérisent de plus en plus. L'extrémité des fragments et la membrane médullaire ne montrent pas de traces du cal.

A sept jours, tout l'épanchement est réduit à un petit espace autour de la fracture. Un tissu cellulaire fibro-vasculaire réunit solidement les muscles déchirés. Le cal montre une structure réticulaire, un commencement d'ossification et de formation de canaux. Entre les extrémités libres des fragments, se trouve un tissu rouge, fibro-granuleux, très-vasculaire ; les fragments sont ramollis à leur surface, et on voit des vaisseaux provenant du périoste et de la surface de l'os et se répandant dans la substance du cal. La membrane médullaire qui a fourni la substance placée entre les fragments ne contient point d'éléments de cartilage.

A huit jours, nous ne notons qu'un retour plus complet des parties superficielles et des muscles à leur état naturel.

A dix jours, nous voyons encore le périoste infiltré d'un produit exsudatif granuleux ; le cal offrait de grands progrès dans l'ossification ; dans les parties ossifiantes, sa substance est poreuse, canaliculée et alvéolaire ; et les réseaux des canaux contiennent dans leur intérieur des sels calcaires, tandis que les creux, les alvéoles contiennent encore des globules cartilagineux, dans l'intérieur desquels cependant les sels calcaires sont également déposés sous forme granuleuse. L'ossification est moins avancée du côté du périoste que vers la surface de l'os. La substance inter-fragmentaire fibreuse et vasculaire, provenant de la membrane médullaire, tend à contracter des adhérences de plus en plus intimes avec le cal.

A dix-huit jours, nous voyons l'ossification encore plus avancée, et de toutes parts des canaux longitudinaux et transversaux tendent à se joindre pour former la substance spongieuse de l'os nouveau ; les corpuscules cartilagineux s'ossifient de plus en plus. La jonction entre la substance fibreuse et vasculaire de l'intérieur de l'os devient de plus en plus intime.

A vingt-deux jours, nous rencontrons une ossification à peu près complète ; elle est plus avancée au-dessus de la surface de l'os, qu'immédiatement au-dessous du périoste. Le cal a non-seulement envahi la surface libre des fragments, mais il oblitère même la cavité médullaire dans laquelle la membrane médullaire lui adhère intimement.

A trente-trois jours, nous ne rencontrons plus de traces

d'épanchement ; tous les muscles ont repris le jeu libre de leur mouvement ; le périoste est à l'état normal ; la masse du cal a considérablement diminué; l'ossification y est complète, seulement il y existe un peu plus de vascularité que dans l'os ancien. Le canal médullaire est oblitéré par un cal bien ossifié qui a contracté des adhérences intimes avec la membrane médullaire ; la moelle est restée dans son état normal.

A quatre mois, nous trouvons le canal médullaire complétement rétabli.

Nous avons enfin sous les yeux, dans nos observations, plusieurs formes de cal pathologique.

Dans la huitième observation, nous rencontrons une inflammation de toutes les parties qui devaient concourir à la formation du cal. Au lieu d'une masse solide osséo-cartilagineuse, nous n'y voyons que quelques vestiges du cartilage, et l'intérieur de la capsule rempli d'un liquide rougeâtre contenant beaucoup de globules du sang déformés, et toutes les parties ambiantes et internes, muscles, périoste, fragments, membrane médullaire, dans un état d'hyperémie inflammatoire.

Dans la onzième observation, nous voyons, sur un cal très-difforme, non-seulement des altérations curieuses dans les parties environnantes, telles que des tendons qui passent à travers la masse du cal, mais dans ce dernier lui-même se trouve une altération des plus remarquables, des véritables cavernes remplies de substance tuberculeuse, entourées d'une membrane fibreuse de nouvelle formation.

La quatorzième observation nous montre que le canal médullaire peut même se rétablir après des fractures obliques dans lesquelles les fragments n'ont pas été réunis en une position continue. Il paraît qu'en pareil cas les deux parois internes des fragments qui se touchent sont en partie résorbées, et que c'est ainsi que la continuité du canal redevient plus ou moins normale. Ce qui nous confirme dans cette manière de voir, c'est que dans divers musées anatomiques nous avons rencontré des pièces dans lesquelles des fractures obliques guéries depuis un laps de temps plus ou moins long, nous ont montré tous les degrés intermédiaires entre le rétablissement partiel et très-incomplet, et la réintégration la plus parfaite du canal médullaire.

La quinzième observation est une preuve que, lorsque la formation du cal est même restée rudimentaire au point de former une fausse articulation, les fragments se trouvent également recouverts d'une substance cartilagineuse ossifiante, très-peu considérable, il est vrai, tant à leur circonférence qu'à leur extrémité libre.

La seizième observation enfin est un exemple fort remarquable de la prompte résorption d'un cal déjà bien avancé, opérée sous l'influence de la variole qui a probablement eu pour suite une inflammation aigüe de toutes les parties qui avaient concouru à la formation du cal. Nous observons, du reste, souvent quelque chose d'analogue dans les parties molles, dans lesquelles une perte de substance considérable, presque complétement réparée par un long et pénible travail de granulation, de suppuration et de cicatrisation, reparaît promptement avec destruction de toutes les parties régénérées sous l'influence d'un érysipèle ou d'une autre affection inflammatoire.

Terminons ce travail par la théorie générale de la formation du cal, et répétons, à cette occasion, qu'après avoir soigneusement comparé nos observations avec celles de nos devanciers, nous sommes de plus en plus convaincus que ces résultats peuvent être appliqués très-bien à l'homme, avec la différence essentielle pour le temps, qui chez lui, non-seulement est, en général, plus considérable que chez d'autres mammifères, mais montre même des différences notables dans la régénération des os divers de son squelette.

Si nous n'entrons pas ici dans des détails complets et critiques sur l'historique de la question qui nous occupe, c'est que, d'un côté, nous n'avons voulu que déduire les conclusions rigoureuses de nos propres observations, entourées de toutes les précautions possibles, pour éviter des erreurs graves; d'un autre côté, les hommes qui se sont occupés de la formation du cal; et parmi lesquels nous citerons avec un profond respect les noms de Duhamel, de Detlef, de Bordenave et Fougeroux[1], de Haller[2], de Dupuytren[3], de G. Breschet[4] et de M. Villermé, de MM. Méding, Wéber, Miescher[5]; et surtout les beaux travaux de M. Flourens[6], dans ces derniers temps, ont tous plus ou moins bien observé; mais la divergence des opinions qui sont résultées de leurs travaux nous amènerait à une discussion de leurs observations trop étendue pour les limites de ce Mémoire.

Arrivons aux conclusions de notre travail :

Les os reçoivent, à l'état normal, des vaisseaux nombreux qui passent en bonne partie par le périoste avant de se ramifier dans la substance de l'os. Ces vaisseaux ont le double but d'entretenir la nutrition des os, et de présider à la fois à leur accroissement lent, mais continu, ainsi qu'à la résorption des parties qui sont remplacées par les substances osseuses nouvellement sécrétées.

Rappelons, de plus, que dans la formation fœtale des os, dans le poulet, par exemple, on commence à en voir les premiers vestiges bien différenciés vers le sixième jour, et que si nous en avons déjà vu au cinquième, cependant à cette époque leur tissu était encore composé des globules organo-plastiques, qui, pendant le commencement de la vie em-

[1] *Mémoires sur les os.* Paris, 1760, in-8°, fig.

[2] *Deux Mémoires sur la formation des os, fondés sur des experiences.* Lausanne, 1758, in-12, fig.

[3] *Exposé de la doctrine de Dupuytren sur le cal* (Journal universel des Sciences médicales. Paris, 1820, t. XX, pag. 131).

[4] *Essai sur les veines du rachis; Recherches historiques et experimentales sur la formation du cal*, etc., thèse. Paris, 1819, in-4°, fig.

[5] *De inflammatione ossium eorumque anatome generali*, etc. Berolini, 1836, in-4°, fig.

[6] *Recherches sur le développement des os et des dents.* Paris, 1842, in-4°, fig.

bryonale, constituent d'une manière presque uniforme les tissus et les organes. Depuis le sixième jour, nous voyons tous les os constitués par des cartilages, montrant une substance inter-cellulaire homogène et des petits corpuscules cartilagineux, dont nous sommes même obligés d'admettre plusieurs espèces différentes. Plus tard, des canaux se forment dans la substance inter-cellulaire; une vascularité abondante s'y ramifie; les canaux se remplissent en partie de sels calcaires, etc., et ainsi se forment les os, sujet sur lequel nous avons fait des observations très-détaillées, dans les diverses classes des animaux vertébrés dont nous communiquerons les détails dans un travail spécial.

Or, ces deux éléments, savoir, la formation embryonale de l'os et les phénomènes fondamentaux de sa nutrition, constituent la base de la régénération des os lésés, la base de la formation du cal.

L'épanchement des éléments du sang qui suit immédiatement la fracture et dont nous avons cherché à préciser tous les détails, n'a rien à faire avec la sécrétion spéciale du cal. La première période de cette dernière ne commence que lorsque la réaction inflammatoire a commencé à passer, et même une inflammation trop vive en empêche et en retarde le développement; cependant cette inflammation n'est pas sans utilité pour le cal : en réunissant par une exsudation granuleuse et gluante les parties ambiantes de la fracture, elle fait précéder les attelles cartilagineuses et osseuses que la nature prépare, par des attelles élastiques qui, moins solides, il est vrai, ont au moins, oûtre quelque mérite contentif, celui de circonscrire les limites de la nouvelle sécrétion.

La première période de la sécrétion du cal commence par une exsudation provenant essentiellement des vaisseaux qui, chargés avant la lésion d'entretenir l'os dans son état d'intégrité, en renferment plus particulièrement les éléments futurs à l'état de dissolution. Ces éléments en sortent par transsudation capillaire, ils sont fournis surtout par les vais-

seaux du périoste et de la surface de l'os, à l'endroit où le
périoste est détaché, mais ni par la surface libre des fragments, ni par aucun des éléments de l'intérieur de l'os, et
ils ne proviennent surtout point de la membrane médullaire. Cette exsudation d'abord liquide, ensuite gélatineuse,
est le vrai sarcode du cal, l'élément qui, par son origine et
par son développement ultérieur, montre qu'il renferme
déjà virtuellement les éléments de l'os nouveau.

La seconde période est l'organisation cartilagineuse de
cette exsudation liquide que nous appellerons ostéo-
plastique. La matière liquide devient solide, compacte;
elle s'organise de plus en plus; sa couleur jaunâtre passe à
une teinte blanche et lactescente; son intérieur contient des
corpuscules du cartilage, identiques avec ceux de l'embryon et de nombreux réseaux, ainsi que des vaisseaux provenant du périoste et de la surface de l'os.

Dans la troisième période, celle de l'ossification du cal,
nous voyons d'abord dans son intérieur, sans vascularité
particulière correspondante, de nombreux îlots de substance ossifiante, dont nous avons déjà suffisamment indiqué les détails. Mais un point sur lequel nous ne pouvons pas
trop insister, c'est que le cal provenant de l'espace entre le
périoste détaché et l'os dénudé, fourni par les vaisseaux de
ces deux parties, procède de dehors en dedans; il atteint
d'abord l'espace entre les fragments et finit par combler
des deux côtés le canal médullaire dans une certaine étendue. Et nous répétons que le rôle que joue dans tout ce travail la membrane médullaire n'est que secondaire, et consiste seulement dans le développement d'une substance fibreuse et de vaisseaux qui vont, pour ainsi dire, à la rencontre du cal, et ne font que cimenter son union, d'un côté
avec les fragments, d'un autre côté avec les parois de la cavité médullaire. Les vaisseaux du périoste et de l'os jouent
donc le rôle principal, ceux de la membrane médullaire
un rôle tout à fait secondaire.

La quatrième période commence par l'ossification complète de l'exsudation ostéo-plastique; elle se termine par la disparition d'une grande partie de sa masse et par le rétablissement du canal médullaire.

Le cal diminue à mesure qu'il devient plus solide; la substance cartilagineuse y disparaît tout à fait; les aréoles se développent davantage; la circulation y devient plus facile et plus continue soit en dehors, du côté du périoste, soit en dedans, du côté de la membrane médullaire. Nous ne voyons pas moins diminuer le cal en dehors qu'en dedans, et nous avouons qu'attribuer sa résorption partielle à l'action de la membrane médullaire, est une hypothèse bien séduisante, mais qui ne nous paraît pas encore suffisamment démontrée, vu que le cal de la cavité médullaire ne diminue guère en beaucoup plus forte proportion que celui placé entre le périoste et l'os.

La formation du cal est donc, en résumé, une régénération fœtale de l'os lésé.

II.

MÉMOIRE SUR LA TEIGNE.

Parmi les maladies qui devraient le plus attirer l'attention des praticiens, il s'en trouve une qui est très-cruelle à cause de l'isolement dans lequel elle place les malades qui en sont atteints, et qui n'occupe pourtant en général que peu la sollicitude des médecins et des administrations. Nous voulons parler de la teigne.

Quant à sa nature intime, nous devons au professeur Schœnlein l'intéressante découverte, que la véritable teigne est produite par une plante cryptogame, qui croît sur la tête. Depuis Schœnlein, plusieurs médecins se sont occupés de ces cryptogames; et nous citerons parmi les auteurs qui, pour ce point de l'étude des maladies de la peau, ont bien mérité de la science, les noms connus de Gruby, de Bennet, de Fuchs et de Remak.

Mais il est fâcheux de dire qu'on s'est occupé avec moins de succès du traitement de la teigne, que de sa nature pathologique. Dans ce travail, nous communiquerons surtout les résultats de nos propres observations, qui nous ont amené à la connaissance de plusieurs phénomènes peu étudiés, et nous exposerons le traitement de cette maladie qui, malgré nos efforts, ne nous a pas encore conduit à des résultats satisfaisants.

Nous commencerons par quelques remarques sur le *Porrigo favosa*.

Le siége des *favi* désignés sous le nom de pustules faveuses, est ordinairement la tête, surtout les régions frontale, occipitale et temporale. Cependant, nous l'avons observé sur les joues, dans le pavillon de l'oreille, au dos, sur les épaules, sur les membres, et même une fois sur le pénis, surtout sur le gland. Ils sont plus serrés et plus fortement enchâssés dans le tissu du derme de la figure que sur la tête où on peut, par conséquent, plus facilement en faire l'extraction complète[1]. Nous avons vu, chez un jeune garçon de neuf ans, l'intérieur de l'oreille rempli de végétations du favus qui ressemblaient de la manière la plus frappante aux lichens des arbres.

Le favus est constitué par un corps complétement étranger à la peau, et n'a certainement point de ressemblance avec la pustule faveuse avec laquelle on l'a toujours confondu jusqu'à ces derniers temps. La pustule, qui ne diffère de la vésicule que par une plus grande intensité et par une plus grande profondeur d'inflammation suppurative du tissu de la peau, offre une surface jaune, saillante et bombée, laissant apercevoir distinctement, à travers sa paroi mince, du pus qu'une légère pression en fait sortir; la peau tout autour est plus ou moins rouge et enflammée; la pustule ne peut jamais être sortie en entier du tissu du derme avec lequel elle est dans l'état de continuité le plus parfait.

Le favus, au contraire, est extérieurement parfaitement lisse, sec et cassant; il peut être facilement sorti de la peau sans la moindre déchirure en laissant un creux lisse, qui n'est rouge que par l'irritation que le favus a provoquée comme corps étranger. La couleur du favus est d'un jaune pâle, un peu plus foncée dans sa partie inférieure qu'à sa surface. Il est ordinairement arrondi à sa surface inférieure ou légèrement allongé en un pédicule mousse et court. Il varie de grandeur entre un et quinze millimètres, et même au delà.

Tant que les favi sont petits, ils montrent une dépression en forme de godet sur leur milieu; mais, à mesure qu'ils grandissent, on reconnaît à leur surface une disposition concentrique irrégulière, montrant des fragments d'anneaux, qui souvent recouvrent par confluence des surfaces assez étendues de la peau. On y voit distinctement le point de passage des cheveux, mais en les enlevant, on se con-

[1] Voyez Rayer, *Traité des maladies de la peau.* Paris, 1835, t. I, pag. 697.

vainc aisément que le bulbe du cheveu se trouve ordinairement bien plus profondément dans la peau, que l'extrémité
lisse et arrondie du favus (Pl. xxII, fig. 1). Le creux rougeâtre qui reste après son extraction se comble rapidement,
quelquefois déjà au bout d'une heure, et disparaît promptement. L'intérieur du favus est d'un blanc jaunâtre, grumeleux, présentant quelquefois une espèce de creux, qui
n'est probablement que l'effet de la dessiccation intérieure.

La surface du favus est composée d'une membrane d'enveloppe d'un jaune couleur de soufre, dans laquelle le
microscope montre une substance homogène et finement
ponctuée. L'intérieur, d'un blanc pâle, est poreux et formé
de grumeaux entièrement composés de sporules (graines
des cryptogames) et de fils simples ou ramifiés. Ces éléments ne sont pas renfermés dans des tubercules particuliers, ni de la surface, ni de l'intérieur. Dans le principe,
les favi sont recouverts de l'épiderme dont on détache des
lamelles en les enlevant, mais desquelles on peut cependant
les séparer aisément.

Les sporules, qui occupent de beaucoup la plus grande
partie de l'intérieur des réceptacles, ont une forme ou
ronde ou plus habituellement ovale, ayant des bords très-
marqués et un intérieur homogène, légèrement opalisant.
Les plus jeunes ont $0^{mm},005$ de diamètre; celles qui sont
plus développées, offrent sur cette même largeur une longueur de $0^{mm},0075$ à $0^{mm},0125$. On voit beaucoup de ces sporules groupées ensemble, et de plus un certain nombre
qui se sont allongées davantage et offrent un étranglement
au milieu; d'autres qui ont une forme presque triangulaire
à angles tout à fait arrondis; d'autres plus allongées encore,
montrent également plusieurs étranglements; quelques-unes
paraissent enfin composées de sporules confluentes qui ont
fini par former des fils dans lesquels des parois d'intersection dénotent la séparation primitive des globules (Pl. xxII,
fig. 2). Ces fils peuvent montrer plus tard des ramifications
qui, quelquefois, ressemblent dans leur groupement aux

fils conjugés de Zygnœma ; d'autres fils, ramifiés ou simples renferment des granules fins ; outre les fils de 0^{mm},005
de largeur, on en voit de très-fins ayant à peine 0^{mm},0025.
Tout autour des fils et des sporules, on aperçoit une quantité notable de granules moléculaires de 0^{mm},001 à 0^{mm},002,
qui ne sont très-probablement autre chose que des sporules
très-peu développées. Quelques sporules, bien formées, paraissent avoir une double membrane d'enveloppe, et d'autres
même offrent dans leur intérieur comme l'apparence d'un
noyau (Pl. xxii, fig. 3 et 4).

Nous avons découvert dans ces sporules un phénomène
bien remarquable, savoir un mouvement en apparence
spontané. Ce mouvement consiste en une rotation presque
continue d'une sporule simple ou double, ou même d'une
agglomération de plusieurs ; il a l'air d'avoir lieu sur des
corps linéaires, ce qui montre combien ces sporules sont
minces. Nous avons du reste délayé ces sporules avec de
l'eau examinée auparavant, pour éviter toute espèce d'erreur avec des infusoires. Lorsque deux sporules sont réunies
ensemble, ce mouvement rotatoire prend quelquefois l'apparence d'une vraie locomotion, composée du double mouvement rotatoire autour de l'axe et du mouvement progres-
sif. Les sporules ne subissent aucun changement dans leurs
dimensions, ne montrant ni contraction, ni dilatation. Il
est probable que ce mouvement rotatoire est la conséquence
d'un mouvement des molécules très-finement divisées dans
leur intérieur. Nous savons, du reste, que le mouvement
moléculaire dans l'intérieur des globules n'est pas un phénomène rare ; nous l'avons signalé, entre autres, dans les
globules du sang de très-jeunes larves de batraciens. Nous
n'avons pas pu découvrir de cils vibratils à leur surface.

Ce mouvement a déjà été observé dans les sporules
de cryptogames. Meyen l'a signalé dans celles du *Mucor*;
Gœppert l'a trouvé dans celles du *Phallus impudicus* et
dans la *Nemospora incarnata*; Hannover l'a vu dans les
spores de la conferve contagieuse des batraciens, l'*Achlya*

prolifera ; il a été enfin signalé depuis longtemps pour la Vaucheria clavata : nouvelle preuve, du reste, que la locomotion n'est nullement une prérogative du règne animal.

On a souvent confondu les favi avec les croûtes de la teigne. Ces dernières ne sont autre chose que le résultat de l'inflammation suppurative qui se forme autour d'elles. Les croûtes de la teigne sont ou jaunes, ou noires, ou d'un gris terreux ; ces dernières sont les plus minces. Les premières sont en grande partie composées de pus concrété, mêlé avec des feuillets d'épiderme. La teinte noirâtre des croûtes provient en partie du produit de sécrétion des glandes sébacées et en bonne partie des éléments du sang altéré qui sort des capillaires. Les malades en se grattant à cause de la vive démangeaison qu'ils éprouvent font couler ce sang. La démangeaison est ordinairement en rapport avec l'épaisseur des croûtes, et trouve probablement sa dernière cause dans la turgescence des capillaires autour des fibrilles nerveuses des papilles de la peau.

Telle est la nature du Porrigo favosa. L'autre forme qu'on a décrite sous le nom de Porrigo scutulata, en diffère par quelques caractères. Son siége est plus particulièrement borné au cuir chevelu, auquel cette affection communique une odeur qui ressemble à celle de la farine gâtée. Les éléments primitifs de l'éruption se trouvent plutôt réunis par groupes de forme irrégulière, qu'isolés, et on ne reconnaît guère à leur surface la dépression en forme de godet. Les croûtes étendues, épaisses, entremêlées de cheveux secs et collés ensemble, paraissent au premier aspect former le principal élément de la maladie. Dans leur composition microscopique, on reconnaît un plus grand nombre d'éléments épidermiques que d'éléments du pus. Lorsqu'on enlève ces croûtes, on peut cependant se convaincre qu'il y existe également des champignons faveux. Mais ils sont situés sous l'épiderme et sont beaucoup plus petits que dans le porrigo favosa, ayant à peine un demi à deux millimètres

de diamètre. Ces champignons, quoique appartenant au
même genre, nous paraissent cependant, vu leur position
sous l'épiderme, et leur diamètre beaucoup plus petit, former une espèce particulière, caractérisée aussi par l'absence du godet. Parfois on enlève avec une seule pellicule
d'épiderme deux ou trois de ces petits réceptacles aplatis
ou arrondis, ou irrégulièrement allongés ou bosselés à
leur surface intérieure.

Soit qu'on ouvre les réceptacles, soit qu'on trempe les
croûtes dans de l'eau, soit enfin qu'on soumette à l'inspection microscopique les cheveux pris dans les endroits malades, on y découvre toujours des sporules et des fils. Les
sporules sont rondes ou allongées, ayant $0^{mm},003$ à $0^{mm},005$
de longueur sur $0^{mm},003$ à $0^{mm},004$ de largeur; il y en a
qui ont de $0^{mm},0075$ à $0^{mm},01$ de diamètre, et quelques-
unes de ces sporules offrent même soit une tache distincte
dans leur intérieur, soit un noyau mal circonscrit.

Ces sporules sont en partie allongées, avec une espèce
d'étranglement au milieu. On voit par places des lignes de
sporules étroitement juxtaposées, des fils dans lesquels les
bords tendent à former une ligne ondulée, mais dans l'intérieur desquels on reconnaît les sporules séparées ;
d'autres dont les deux limites extérieures sont parfaitement
distinctes et égales, mais dans l'intérieur desquelles on reconnaît des diaphragmes. Par ce groupement et par cette
confluence se forment probablement des fils, non-seulement
simples, mais aussi des fils ramifiés. (Pl. xxii, fig. 5.) Il
existe entre ces fils à contours marqués, d'autres fils très-
pâles, variant entre $0^{mm},0012$ à $0^{mm},0025$ de largeur, et renfermant des granules fins dans leur intérieur.

Toutes les portions des champignons de la teigne que
l'on soumet à l'inspection microscopique, montrent ces divers éléments.

Les auteurs qui se sont occupés de l'étude de la teigne,
ont depuis longtemps signalé la différence qui existe entre
les achores et les favi. Nous avons vu de quoi étaient

composés les favi; il nous reste à examiner la nature des achores.

Après avoir fait raser les cheveux des enfants atteints de la teigne, et après avoir fait tomber préalablement toutes les croûtes et réceptacles cryptogamiques, on ne rencontre des fils et des sporules que le long des cheveux encore enchâssés dans le derme. Mais autour de beaucoup de cheveux soit coupés à ras, soit faisant saillie, se trouvent de fort petites pustules d'un jaune pâle, paraissant avoir une légère dépression au centre, qui est l'endroit où le cheveu passe. Au premier aspect, on serait disposé à croire qu'on a affaire à une nouvelle apparition de fort petits favi, et en effet, parfois on voit en même temps se montrer dans d'autres endroits de très-petits champignons de favus, qui, plus jaunes et plus secs que les pustules, peuvent aisément être énucléés. Mais ces pustules en question, d'un jaune terne et incomplétement transparentes, ne se laissent pas enlever, et lorsqu'on les pique avec une aiguille fine, on en voit sortir une gouttelette de pus. Abandonnées à elles-mêmes, ces pustules se dessèchent et forment des croûtes jaunâtres, quelquefois confluentes, dans lesquelles les éléments du pus prédominent sur ceux de l'épiderme. En faisant l'extraction des cheveux qui passent par ces pustules, extraction qui n'est nullement aussi facile que les auteurs ont prétendu, on peut se convaincre qu'en général la double gaîne du bulbe et de la partie intra-cutanée du cheveu, ainsi que les conduits excréteurs spiraux des glandes sébacées sont parfaitement intacts, et que l'inflammation suppurative a lieu au dehors et tout autour de la gaîne du cheveu. Les pustules achoriques ne sont donc autre chose, dans la véritable teigne, que l'élément primitif de l'inflammation suppurative secondaire.

Les cheveux subissent presque toujours une altération dans la teigne, et l'œil exercé reconnaît même souvent, par le simple aspect des cheveux, l'existence antérieure de la teigne. Mais cette affection, tout en affaiblissant la crue des cheveux, ne les détruit presque jamais entièrement. La tinea decalvans de quelques auteurs est une tout autre maladie. En général les cheveux, dans la véritable teigne, sont altérés dans leur tissu : ils sont pâles ; leur principe colorant paraît notablement diminué, et on aperçoit les fibrilles ou les petits cylindres longitudinaux unis en-semble par une substance inter-cellulaire transparente; ils ont l'air comme macérés sur toute leur longueur, et mon-trent des globules graisseux, des cellules d'épiderme et des fils ou sporules à leur surface. Les bulbes sont en général bien plus profondément implantés dans la peau que la base des favi; mais le mauvais état et l'atrophie des cheveux s'expliquent par la compression exercée sur eux par les favi, ainsi que par l'augmentation de la sécrétion de l'épiderme, et par le pus fourni par les capillaires nutritifs de la substance pilipare et aux dépens de cette dernière.

Nous avons encore une autre particularité à noter par rapport aux cheveux des teigneux. Plusieurs fois nous avons trouvé le long des cheveux des corps brunâtres, granuleux dans leur intérieur, peu transparents, surtout vers le centre, offrant jusqu'à un sixième de millimètre de diamètre, ronds, pyriformes, ou irrégulièrement allongés, parais-sant parfois comme implantés dans l'axe du cheveu, rem-plis de granules de $0^{mm},0025$. Il est probable que ces corps sont aussi de nature végétale ; il serait même possible que ce fussent de fort jeunes réceptacles de champignons favi-ques. (Pl. xxji, fig. 6.)

J'ai rencontré une fois dans les croûtes d'un ulcère ato-nique de la jambe, une production végétale analogue à celle de la teigne. En examinant ces croûtes à l'œil nu, je fus frappé de quelques taches jaunâtres, sèches, de 1 à 2 millimètres d'étendue, offrant une apparence de moisis-sure.

A l'examen microscopique, j'y trouvai des globules de $0^{mm},005$ à $0^{mm},01$, ronds ou légèrement ellipsoïdes, montrant un ou deux noyaux de $0^{mm},0025$. Dans quelques globules, on reconnaissait une double membrane d'enveloppe ; il y existait d'autres globules de 0^{mm},01 à 0^{mm},015, remplis de globules fort petits. Les globules de 0^{mm},005 à 0^{mm},01, tendaient à se réunir pour former des fils moniliformes, dont quelques-uns étaient même ramifiés. On pouvait, du reste, suivre toutes les formations intermédiaires entre les simples globules et les fils moniliformes et ramifiés. (Pl. XXII, fig. 7.)

Si nous jetons un coup d'œil sur les meilleurs auteurs qui se sont occupés de la classification de la teigne, et parmi lesquels nous citerons surtout Armstrong, Sauvages, Willan et Bateman, Plenck, Alibert, Biett, Rayer, nous rencontrons une grande divergence d'opinions. Nous espérons qu'on sera bientôt d'accord sur la véritable nature de la teigne, vu que tous les observateurs qui l'ont étudiée au microscope sont aujourd'hui du même avis et la regardent comme une production végétale parasitique, se développant sur diverses parties de la peau, et principalement sur la tête.

Les éruptions du cuir chevelu nous paraissent pouvoir être classées dans les trois catégories suivantes, dont les deux premières constituent la fausse teigne, et la troisième seulement la véritable.

1° Augmentation de la sécrétion épidermique du cuir chevelu, pellicules minces d'un blanc grisâtre entre les cheveux ; quelquefois sécrétion sébacée augmentée, absence de signes d'inflammation. On pourrait désigner cet état comme l'hyperépidermie du cuir chevelu. C'est le pytiriasis capitis de Biett, la teigne furfuracée d'Alibert. La teigne amiantacée ou asbestine appartient tantôt à cette maladie, tantôt à la suivante.

2° a. Inflammation de la partie superficielle de la peau, chargée de la sécrétion d'épiderme, que nous désignerons sous le nom de dermatite superficielle ou sous-épidermidale, caractérisée par l'éruption de vésicules ou de pustules très-superficielles, qui se sèchent, forment des croûtes minces, jaunâtres, foliacées, dans lesquelles les éléments de l'épiderme prédominent sur ceux du pus. Les cheveux sont souvent collés ensemble ; c'est l'eczéma chronique du cuir chevelu de Biett, et la teigne asbestine de quelques auteurs ; parfois le Psoriasis capitis.

2° *b.* Inflammation de la couche plus profonde du derme, caractérisée par des pustules plus manifestes, plus jaunes, plus profondes, plus enflammées autour ; ensuite formation de croûtes épaisses, cassantes, jaunâtres, poreuses, parfois granuleuses, mêlées de sérosité purulente ; les cheveux sont collés ensemble dans une certaine étendue. C'est la vraie dermatite du cuir chevelu ; c'est l'eczéma impétéginodes ou plutôt l'impétigo du cuir chevelu de Biett, c'est le Porrigo favosa de l'auteur de l'article TINEA CAPITIS du *Dictionnaire de chirurgie* de Rust ; c'est la Tinea favosa d'Astruc et de Sauvages ; la Tinea granulata de quelques auteurs, la Scabies capitis favosa de Plenck, la Tinea muciflua d'Alibert.

La première classe est une simple augmentation de sécrétion ; la seconde, une inflammation, et, disons-le en passant, une inflammation qui se développe très-souvent sous l'influence d'une cause constitutionnelle et générale. L'une et l'autre de ces classes ne sont pas la véritable teigne qui constitue la troisième classe.

3° Véritable teigne, cryptogames végétant dans l'épaisseur du derme, de préférence dans celui du cuir chevelu, mais pouvant se montrer aussi sur d'autres parties du corps. C'est la maladie que M. Gruby a fort bien désignée sous le nom de *Porrigo phyta.* Elle est caractérisée par la formation de réceptacles cryptogamiques jaunes, renfermant des fils et des sporules qui en constituent les graines. Ici, nous distinguons deux formes : *a,* les végétaux cryptogamiques sont saillants au-dessus de la surface de la peau et de l'épiderme ; ils sont ou isolés ou groupés ensemble et confluents. Les vésicules et les croûtes provenant de l'inflammation secondaire renferment les éléments du pus et de l'épiderme ; c'est

le Porrigo favosa de Biett, le Porrigo lupinosa, le favus des
auteurs ; *b,* les végétaux cryptogamiques beaucoup plus
petits restent ordinairement, quoique pas toujours, cachés
sous l'épiderme qui, au-dessus d'eux, forme de larges expansions de croûtes confluentes : c'est le Porrigo scutulata
de Biett, le Porrigo figurata de Willan ; le Ringworm des
Anglais, la Tinea granulosa ou rugosa d'Alibert et la Tinea
ficosa d'Astruc.

Les frères Mahon[1] ont émis l'opinion que les favi n'é-
taient autre chose que des glandes sébacées hypertrophiées,
opinion tout à fait erronée d'après l'examen microscopique
qui, non-seulement y fait reconnaître d'une manière
incontestable les sporules, les fils simples et ramifiés
de certains végétaux inférieurs, mais démontre surtout
l'absence de la structure et du produit de sécrétion des
glandes sébacées avec lesquelles ils n'ont pas le moindre
rapport.

D'après ce qui précède, nous ne pouvons pas non plus
partager l'opinion émise par Underwood, Luxmore, Dun-
can et Hecker, adoptée également par plusieurs auteurs
français, savoir, que les favi sont une maladie, une transformation spéciale des bulbes des cheveux.

On a souvent débattu la question, si la teigne était une
maladie scrofuleuse ou non. Comme aucune des formes de
scrofules ne revêt la forme cryptogamique, comme les éléments de la suppuration, du ramollissement, de la tuberculisation sont essentiellement différents de ceux propres
au favus, l'examen de la nature même de la maladie diffé-
rencie déjà ces deux affections. Cette opinion est encore
appuyée par le fait que beaucoup d'enfants, atteints de la
teigne, n'offrent aucun des caractères des scrofules.
MM. Rilliet et Barthez[2] observent fort bien qu'à l'hôpital des enfants, les malades de la salle des teigneux n'étaient

[1] *Recherches sur le siège et la nature des teignes.* Paris, 1829, in-8°.
[2] *Traité des Maladies des enfants,* t. II, p. 725.

en général pas scrofuleux, et que ceux de la salle des scrofuleux n'étaient pas atteints de la teigne. L'eczéma et l'impetigo du cuir chevelu se rencontrent plus fréquemment
comme une complication, ou plutôt comme une manifestation.

La teigne se développe quelquefois sur des enfants d'une
bonne constitution; d'autres fois elle peut se développer
chez des enfants scrofuleux, mais on ne l'observe guères en
plus forte proportion chez ces derniers que chez des enfants
forts et robustes. Un fait digne de remarque, c'est que
beaucoup d'enfants qui sont atteints depuis longtemps
du favus, offrent un aspect cachectique, et chez les
jeunes filles parfois l'époque menstruelle en paraît retardée.

Nous donnons des soins à une jeune fille, âgée de dix-
neuf ans, atteinte depuis onze ans d'un favus fort étendu
et tenace. Eh bien! elle n'est pas encore réglée, tandis que
sa sœur, âgée de dix-sept ans, atteinte du favus à un très-
léger degré, est bien formée. Du reste, nous ne nous permettrions pas d'en tirer des conclusions; seulement il nous
paraît convenable de distinguer la cachexie comme effet
de la malade de celle qui en favorise la formation, et n'oublions surtout pas que beaucoup d'enfants atteints du favus
ne sont ni maigres ni cachectiques.

La teigne faveuse est donc une maladie *sui generis*, consistant dans la germination de sporules végétales, qui se
développent sous l'influence d'une prédisposition individuelle, mais qui n'est nullement identique avec la diathèse
scrofuleuse ou tuberculeuse.

L'existence d'un végétal sur le corps vivant n'est nullement un fait isolé et extraordinaire, et depuis qu'on a étudié avec le microscope les diverses productions des surfaces
de la peau et des membranes muqueuses, les faits de ce
genre se sont bien multipliés. Ces observations, éparses dans
les journaux scientifiques et dans des mémoires divers, se
trouvent fort bien réunies dans un ouvrage publié récem-

ment par Sobernheim [1] ; nous emprunterons quelques détails à cette partie de son ouvrage.

Après avoir parlé des champignons du ferment, l'auteur continue : « Quevenne et Hannover ont trouvé le champignon du ferment dans les urines diabétiques, lorsqu'elles commençaient à fermenter ; Hannover, Langenbeck, Bennet, Rayer et Klencke ont trouvé un champignon filiforme sur plusieurs membranes muqueuses. Hannover [2] a trouvé une espèce de Leoptomitus Agardh. sur la membrane muqueuse de la bouche et de la langue chez deux malades atteints de fièvre typhoïde, de plus sur les aphthes des enfants nouveau-nés, sur la muqueuse de l'œsophage et sur celle de la vessie. Bennet [3] a rencontré un champignon analogue au Pénicillum glaucum Linn. dans le produit de l'expectoration d'un malade atteint de tubercules pulmonaires. Rayer (l'Instit., 1842, n° 492) a observé des végétations byssoïdes sur la plèvre d'un tuberculeux et dans les intestins d'un homme atteint de pneumothorax. Quant aux cryptogames observés sur des animaux, J. Muller, Rayer et Montagne ont vu des formations byssoïdes sur les sacs aérifères des oiseaux, E. Deslongchamps dans ceux de l'oie, et Mayer sur la membrane nictitante de Falco rufus ; Serrurier et Rousseau, chez les mêmes animaux et de plus dans le Cervus axis et dans le Testudo indica ; Reinhardt dans l'Anser segetum, Alca torda et cornoramus carbo. R. Owen en a vu dans les poumons de Phœnicopterus ruber, et Bennet sur la peau de Cyprinus auratus. »

L'auteur passe ensuite en revue les épiphytes et les entophytes contagieux. Nous dirons ici, en passant, que nous préférons au nom d'épiphytes celui de dermophytes, par oposition aux dermo-phlogoses et aux hyperépidermies et hyperdermies. L'auteur donne quelques dé-

---

[1] Sobernheim, *Elemente der allgemeinen Physiologie.* Berlin, 1844, p. 88-99.

[2] Muller's *Archiv.*, 1842, p. 283.

[3] *Transactions of the royal society of Edinburgh*, t. II, p. 277.

tails sur la muscardine des vers à soie si bien décrite par
Bassi et V. Audouin, maladie très-meurtrière dans les grands
établissements de vers à soie de la Lombardie, et produite
par un champignon Botrytis bassiana. J'ai vu, en 1827, à
Berlin, une épidémie de cette même maladie sur les che-
nilles de Bombyx villica; ces insectes périssaient tous; flas-
ques d'abord, ils devenaient promptement blancs, comme
couverts d'un duvet, secs et cassants. Malheureusement, je
ne connaissais pas à cette époque l'emploi du microscope,
et je n'ai pas pu étudier tous les détails de cette intéressante
observation, mais elle est toujours restée gravée dans ma
mémoire comme un des plus vifs souvenirs de mes premières études d'histoire naturelle. Les sporules sèches de la
muscardine peuvent garder pendant plusieurs années leur
force contagieuse.

Ehrenberg (*Frorieps Notizen*, 1839, p. 218) a trouvé
sur une espèce de poisson, Salmo eperlanus, une végétation,
Tremella meteorica, qui entraînait la mort. Henle a observé
des vorticellaires sur les pieds de tritons; et Hannover a
signalé sur les salamandres aquatiques une formation con-
fervoïde très-contagieuse, d'après Meyen, de l'espèce Achlya prolifera. Il a même réussi à transplanter ces végétaux
par inoculation. Remak a reproduit sur lui-même les végétations du favus, et d'après ce que M. Schœnlein m'a dit
à ce sujet, c'était en les fixant sur la peau intacte. Gruby
dit avoir transplanté le champignon de la teigne non-seulement sur des animaux sains, mais même sur des plantes
phanérogames, fait qui a besoin d'être confirmé par de
nouvelles observations. D'après J. Muller (*Archiv.*, 1842,
p. 201) le favus appartient au genre Oidium Link. et a
surtout du rapport avec l'Oidium aureum du bois. Nous pro-
posons pour le cryptogame de la teigne le nom de *Oidium
Schoenleini,* en dédiant l'espèce au célèbre médecin qui a
le premier signalé la nature végétale de la teigne.

Nous avons montré dernièrement les champignons de la
teigne à MM. Mougeot des Vosges et à M. Muchlenbeck de

Mulhouse, qui l'un et l'autre se sont beaucoup occupés de recherches sur les cryptogames ; ils ont trouvé que les sporules
et les fils ressemblaient beaucoup à ceux des mucédinées.

M. Gunsburg a trouvé une espèce de Mycoderma dans
les bulbes des cheveux des malades atteints de la plique
polonaise. MM. Langenbeck, Vogel, Fuchs et Oesterlen ont
tout particulièrement étudié les végétaux cryptogames des
aphthes. Gruby enfin a aussi reconnu la nature végétale
du Mentagra, qu'il nomme d'après cela Mentagra phyta.

Déjà, en 1838, Boehm a signalé l'existence de fils de végétaux sur la membrane muqueuse des intestins de malades
qui avaient succombé au choléra.

Nous sommes, du reste, loin d'avoir énuméré toutes les
observations de végétaux inférieurs trouvés, soit à la surface, soit dans l'intérieur du corps de l'homme ou des animaux. Toutefois, d'après ce qui précède, on verra facilement que la nature végétale du favus n'est nullement
aujourd'hui un fait exceptionnel.

La nature végétale de la teigne nous rend un compte facile
de sa contagion. C'est par les sporules qui germent dans le
tissu du derme du cuir chevelu que la maladie se transmet.

Il est hors de doute que, sur le grand nombre de personnes en contact avec un malade atteint de la teigne, il n'y
a qu'un très-petit nombre qui prennent la maladie. Si d'un
côté cela tient à une prédisposition individuelle, d'un autre
côté cela doit trouver aussi sa cause dans les conditions
extérieures plus ou moins favorables à la germination des
graines ; celles-ci peuvent, par exemple, tomber sur la tête
de deux individus également prédisposés et aptes à prendre
la maladie, et chez l'un, en contact immédiat avec la
peau, les sporules y resteront et s'y développeront, tandis
que chez l'autre, tombant sur les cheveux, ou étant enlevées avec le peigne ou d'une autre manière, elles ne pro-
duiront aucun effet. Il faut donc aussi bien tenir compte
des circonstances fortuites favorables à la formation de la
teigne, que de la prédisposition individuelle.

Si la contagion s'explique aisément par la transmission directe des sporules du véritable séminium de la maladie, l'hérédité rencontre de plus grandes difficultés, si l'on veut s'en rendre compte d'une manière rationnelle. De tous temps, les auteurs en médecine l'ont admise, et la véritable teigne porte en allemand le nom de *Erbgrind* (teigne héréditaire). On pourrait, si on voulait décider cette question *à priori*, ne pas manquer d'arguments spécieux pour appuyer l'hérédité. Nous avons vu que les plus petits granules moléculaires, et qui probablement ne sont autre chose que de jeunes sporules, avaient à peine $0^{mm},001$ de millim. On connaît de plus les observations faites par plusieurs auteurs modernes qui ont pu se convaincre que des animaux vivants pouvaient circuler avec le sang, observations que j'ai pu plusieurs fois confirmer pour le sang des batriciens, que Gruby a étendues au sang du chien, et Klencke même à celui de l'homme. On pourrait alors dire que si l'existence des hœmatozoaires dans le torrent de la circulation était un fait hors de doute, on serait tout aussi bien en droit d'admettre que de très-petites sporules végétales pouvaient circuler avec le sang, en être excrétées, et servir ainsi de base à la production de la maladie et à sa transmission par hérédité. Les migrations si curieuses des entozoaires à travers divers organes, à travers le sang, à travers même diverses espèces d'animaux, migrations observées par Eschricht, Miescher et par Steenstrup, et que de fort savants naturalistes, tels que Muller et Valentin, regardent comme démontrées par l'observation, parleraient aussi en faveur de l'hypothèse, que la transmission de la teigne par l'hérédité puisse se faire par la circulation des petites sporules avec le sang, qui passeraient de la mère à l'enfant.

Mais, chaque fois qu'il s'agit de décider la question ardue de l'hérédité d'une maladie, il faut avant tout examiner si les faits sur lesquels on s'appuie sont exacts et vrais.

Une mère, par exemple, quoique en apparence guérie, peut encore avoir gardé quelques champignons isolés en trop petite quantité pour fixer son attention, mais suffisants pour transmettre directement la teigne à ses enfants.

Le fait suivant, tiré de ma pratique, a bien contribué à augmenter mes doutes sur ce sujet. J'ai donné des soins à une famille dont la fille aînée âgée de dix-neuf ans, intelligente du reste, m'a donné les renseignements suivants sur sa parenté : la mère avait eu la teigne pendant son enfance ; elle était guérie à l'époque de son mariage. Elle avait eu sept enfants ; l'aînée, sujet de cette observation, avait la maladie depuis dix ans ; la seconde, âgée de dix-sept ans, en était atteinte depuis huit ans ; le troisième, âgé de seize ans, avait la teigne depuis sept ans ; le quatrième, âgé de treize ans, l'avait aussi depuis sept ans ; le cinquième, âgé de onze ans, ne l'a jamais eue ; le sixième, âgé de huit ans, était teigneux depuis quatre ans ; enfin, le septième enfant, âgé de quatre ans, n'en a point eu. Le père n'a jamais eu le porrigo. Après avoir fait beaucoup de recherches pour savoir jusqu'à quel point ces renseignements étaient exacts, j'ai pu vérifier que des membres de la famille vivant avec les autres, n'avaient en effet jamais eu la maladie ; mais quant à l'hérédité, on m'a affirmé que la mère n'avait jamais été entièrement guérie, mais qu'elle cachait soigneusement son mal ; en effet, je l'ai toujours vue ayant la tête couverte d'un bonnet noir épais.

Quelle foi ajouter aux renseignements tantôt inexacts, tantôt intentionnellement trompeurs des malades, lorsqu'il s'agit des questions douteuses de la science? Il faudrait donc, avant de chercher l'explication de l'hérédité de la teigne, examiner de nouveau avec la plus grande sévérité si la teigne est réellement héréditaire ou non.

Quant au traitement de la teigne, on a proposé beaucoup de moyens soi-disant spécifiques et infaillibles ; cela seul est la meilleure preuve de la difficulté de sa guérison. Nous ne chercherons pas à faire ici l'énumération de toutes ces méthodes et de toutes les formules employées contre cette maladie, et dont le plus grand nombre ne doivent leur vogue et leur succès qu'à l'ignorance de leurs inventeurs qui, pour la plupart, ne savaient pas distinguer la vraie teigne, le favus, de la fausse teigne, eczéma et impetigo du cuir chevelu.

On a généralement recommandé d'enlever les croûtes au moyen de cataplasmes émollients, de lotions savonneuses, de frictions huileuses. Cela n'est efficace que pour faire tomber complétement les croûtes secondaires produites par l'inflammation qui est la conséquence du développement du favus dans la peau. Les favi disparaissent bien aussi par cette méthode, mais étant ramollis par ces substances liquides ou demi-liquides, bon nombre de sporules se répandent dans la peau. Nous insistons sur la nécessité d'ôter les champignons du favus à sec et un à un au moyen de petites spatules, d'aiguilles à coudre, en un mot d'instruments quelconques. On détache aisément l'épiderme autour, et rien de plus facile que d'enlever en totalité ces favi qui, tout enchassés qu'ils sont dans la peau, n'y tiennent par aucune adhérence. Cela est si facile que j'ai pu le faire faire par mes infirmiers, qui bientôt ont appris à ôter ces petits champignons sans faire souffrir les malades. Cette méthode est un peu plus pénible, mais bien autrement efficace que d'enlever des croûtes en masse, vu que chaque réceptacle enlevé débarrasse la tête d'une multitude innombrable de sporules qui sont les véritables graines de la maladie.

L'emploi de la calotte, tombé entre les mains des empiriques, n'est nullement aussi cruel et douloureux qu'*a priori* on a voulu le faire croire. Dans des cas qui ne sont pas invétérés, c'est un moyen efficace qui ne mérite ni la confiance absolue qu'y mettent les hommes qui l'emploient presque exclusivement contre la teigne, ni le dédain que lui montre la plupart des praticiens en le rejetant complétement.

Parmi les remèdes du règne végétal que j'ai employés avec succès dans ces maladies, j'insisterai surtout sur l'emploi de l'hellébore (*rad. veratri albi*) à la dose de huit grammes sur trente d'axonge, et sur celui du tabac en fomentation, à la dose de huit à douze grammes sur une livre de décoction. Il va sans dire qu'il faut couvrir la tête de taffetas ciré, pour la tenir toujours propre et apte à recevoir l'action directe des médicaments. Si l'on omet cette précaution, les croûtes secondaires se reformeront rapidement ; du reste, ce moyen seul contribue quelquefois pour sa bonne part à la guérison. Par la même raison, je préfère faire raser les cheveux de la tête que de les faire couper. La condition *sine qua non* dans le traitement de la teigne est toujours d'avoir la tête aussi accessible que possible à l'absorption des remèdes.

Les remèdes métalliques joueront toujours le rôle principal dans le traitement. Les alcalins ne sont pas toujours assez puissants, et je n'ai guère observé de bons effets obtenus par le carbonate de chaux, de soude ou de potasse. Les lotions de Thomson seraient peut-être, parmi les alcalins, le moyen le plus actif ; elles sont composées de potasse caustique liquide contenant le quart ou le tiers de potasse, une partie d'eau, et d'alcool deux parties. Toutefois, il faudrait commencer par des lotions moins fortes. Le sulfure alcalin est bien plus actif et plus efficace.

Nous pouvons recommander avec Biett, comme salutaires, les lotions de Barlow, dont la composition se trouve dans tous les formulaires.

Un autre moyen des plus actifs et des mieux indiqués est l'emploi du sublimé corrosif dissous dans de l'alcool à la dose d'un à deux décigrammes par trente grammes d'eau, lorsqu'on l'emploie comme lotion, ou en plus petite quantité, quand on en fait usage en fomentations. L'efficacité du sublimé dans cette maladie nous rappelle la belle observation de Bouchardat (*Gazette médicale*, 29 juillet 1843), savoir, qu'un liquide qui contiendrait 0,001 de bichloroïde de mercure, ou 0,005 de muriate de strychnine, empoisonne les plantes. Le sublimé, du reste, détruit les moisissures et les animaux hostiles aux collections d'histoire naturelle.

En général, nous donnons pour le traitement de la teigné la préférence aux solutions sur les onguents. Toutefois, plusieurs onguents sont-pourtant d'une grande efficacité, et j'ai pu confirmer le succès de la pommade de iodure de souffre, à la dose d'un à deux grammes par trente grammes d'axonge, mélange recommandé à juste titre par Biett.

Le sulfate et l'acétate de cuivre, si efficaces pour détruire les champignons et les moisissures, sont également des remèdes efficaces dans le traitement de la teigne. La dose est de un à deux décigrammes et au delà par trente grammes d'eau. Les pommades de calomel, d'onguent citrin, d'oxide de zinc, d'acétate de plomb, sont d'une utilité secondaire, et n'agissent en général que sur l'inflammation consécutive au développement des sporules végétales.

Quant au traitement général, il faut qu'il soit tonique lorsque l'état cachectique du malade favorise le développement de la maladie. Les préparations de houblon, de gentiane, de quassia, de quinquina, le café de glands et un régime substantiel, feront la base de ce traitement.

Lorsque le malade est évidemment scrofuleux, l'emploi du iodure de potassium et de l'huile de foie de morue agiront favorablement sur la constitution, sans cependant exercer une action directe sur la maladie locale. Les purgatifs, les dérivatifs et les exutoires, n'auront aucune action directe sur le mal en lui-même; mais leur emploi deviendra nécessaire, lorsque la longue durée de la teigne aura provoqué la sécrétion habituelle de matières purulentes, et la formation de croûtes épaisses sur le cuir chevelu. C'est alors qu'un traitement purement local peut avoir des effets fâcheux, non pas que la matière de la teigne puisse rentrer, comme on s'exprime d'une manière fautive, mais la suppression d'une sécrétion purulente sur la tête pourrait provoquer une inflammation suppurative des méninges ou de tout autre organe intérieur. C'est dans ce sens qu'il faut, en général, envisager aujourd'hui l'ancienne doctrine des métastases.

Du reste, la véritable teigne est toujours une maladie longue et difficile à guérir; il faut même, avec les meilleurs soins, des mois entiers pour en venir à bout, et après la guérison on ne peut pas assez insister sur l'appropriation soigneuse des vêtements, sans quoi les rechutes sont inévitables. C'est même une des principales raisons pour lesquelles les familles dans lesquelles cette maladie est héréditaire et où un certain nombre d'individus en sont atteints à la fois, s'en débarrassent difficilement; les malades guéris hors de leurs foyers ont souvent des rechutes par le manque de précautions nécessaires lorsqu'ils sont de retour dans leur famille.

Il est donc indispensable de recommander les plus grandes précautions et les soins de propreté les plus minutieux pour extirper la teigne dans une famille dont plusieurs des membres ont été atteints de cette maladie depuis un certain temps.

III.

MÉMOIRE

SUR

LES HYDATIDES DU FOIE RENFERMANT DES ÉCHINOCOQUES[1].

—

Les hydatides du foie ont été décrites par plusieurs auteurs avec des caractères si différents que, malgré les efforts de la zoologie moderne pour déterminer d'une manière rigoureuse les diverses espèces d'animaux qui peuvent donner lieu à des hydatides dans nos organes, nous rencontrons pourtant dans les doctrines pathologiques sur ce sujet une assez grande confusion.

Parmi les travaux récents sur les hydatides renfermant des échinocoques, nous citerons surtout la thèse de M. Livois[2], thèse qui a contribué à éclairer beaucoup de questions obscures de ces affections morbides. Nous supposons que les résultats de ses recherches sont connus de nos lecteurs, et nous croyons que l'exposé de nos observations sur ce sujet ne sera pas une répétition inutile, attendu qu'il renferme plusieurs faits qui compléteront les doctrines sur ce point.

Les vésicules hydatiques, renfermant un liquide hyalin, contiennent ordinairement un nombre plus ou moins grand de granules et de très-petites vésicules à peine visibles à l'œil nu, qui ne dépassent guère un millimètre de dia-

---

[1] Nous avons publié ce Mémoire il y a deux ans dans les *Archives de Muller*. Mais nous tenons à le reproduire en langue française, vu qu'il renferme plusieurs points qui sont loin d'être généralement connus.

[2] *Recherches sur les échinocoques chez l'homme et chez les animaux*, Paris, 1843, in-4, fig.

mètre. Déjà avec de faibles grossissements microscopiques
on reconnaît dans l'intérieur de ces vésicules un certain
nombre d'échinocoques; ce nombre varie de six à dix.
Dans quelques-unes de ces petites vésicules, nous avons
vu quelquefois les échinocoques réunis ensemble par
des cordons aplatis, qui offraient une apparence rubanée.
D'autres fois, ils étaient libres, sans trace aucune de
liens communs. Outre ces groupes renfermés dans des
vésicules communes, on rencontre dans le liquide hydatique un certain nombre d'échinocoques tout à fait libres,
et assez souvent on voit ces animaux isolés, entourés
d'une vésicule. La grandeur de l'échinocoque varie entre
un dixième et un sixième de millimètre; il a une forme
ovale ou arrondie à l'état de rétraction; sa forme est
allongée, et à peu près deux fois plus longue que large, lorsque l'animal a sorti sa tête et montre ses diverses parties à
l'état d'extension (Pl. xxii, fig. 8). On y distingue alors
trois parties. La première, beaucoup plus étroite et plus
courte que les deux autres, forme la tête, qui présente une
forme sphérique ou transversalement ellipsoïde, entourée
d'une couronne de crochets coniques ou trièdres (Pl. xxii,
fig. 10). Cette couronne a été si souvent décrite par les zoo-
logistes que nous n'en donnerons pas de plus amples détails. La seconde partie, celle qui vient après la tête, est
à peu près trois fois plus large que celle-ci, et occupe
les deux cinquièmes de la longueur totale de l'animal entier.
C'est dans cette partie qu'on distingue très-bien les quatre
suçoirs, que l'on voit encore mieux lorsque l'animal se
trouve à l'état de rétraction (Pl. xxii, fig. 9). Lorsqu'il est
étendu, on n'en aperçoit ordinairement que deux. La troisième partie de l'échinocoque est plus longue et un peu
plus étroite que la précédente; elle montre à sa partie inférieure une légère échancrure.

La substance de ces animaux, examinée au microscope
avec des grossissements de cinq cents diamètres, est en partie transparente, montrant des granules et des stries longi-

tudinales fines qui, vers les bords, offrent quelquefois une
apparence réticulaire. On voit en outre, dans tout l'intérieur, et surtout vers les bords, des globules ronds ou allongés, de $0^{mm},005$ à $0^{mm},007$, à contours fortement marqués,
renfermant une substance opalescente. Ces globules sont
probablement de nature albumineuse ou graisseuse. Nous
ne pouvons nullement partager l'opinion de quelques naturalistes qui veulent les regarder comme des ovules. Ces derniers montrent toujours, même chez les animaux d'une
organisation tout à fait inférieure, une structure beaucoup
plus compliquée, et surtout une vésicule germinative, entourée d'une espèce de vitellus et renfermant la tache de Wagner. Nous avons rencontré dans l'intérieur de ces animaux,
de même que dans les cysticerques, une autre espèce de
globules très-pâles, dans l'intérieur desquels nous avons
quelquefois reconnu une vésicule interne, constituant une
sorte de noyau. Nous tenons à signaler leur existence, sans
pouvoir nous prononcer sur leur nature. En tout cas, nous
ne les prendrions pas pour des ovules. La rétraction de
ces animaux se fait, comme on sait, par une espèce d'inva-
gination. L'animal présente alors la forme d'une bouteille
arrondie à large goulot. Depuis la partie supérieure, on peut
suivre dans l'intérieur les organes rétractés ; on voit à travers la surface la tête avec ses crochets, et au-dessous d'elle
les quatre suçoirs dont nous avons parlé plus haut (Pl. xxii,
fig. 9).

Chez l'homme, dans la plupart des hydatides du foie, on
n'observe plus les échinocoques vivants et montrant des
mouvements distincts. Cependant, lorsqu'on a soin d'examiner, chaque fois que l'occasion s'en présente, un très-
grand nombre de ces petites vésicules, on trouve quelquefois
des entozoaires vivants. Les mouvements de ces animaux,
lorsque ceux-ci sont contenus et pour ainsi dire fixés dans la
vésicule mère, sont ou légèrement tournoyants autour de
l'axe, ou vermiculaires, ondulés, et montrent la plus grande
ressemblance avec le mouvement péristaltique.

Dans l'intérieur de ces animaux vivants, j'ai observé un mouvement vibratil des mieux caractérisés. J'ai pu le voir dans tout l'intérieur de l'animal, et même pendant plusieurs heures de suite. Ce n'étaient nullement des cils de la surface externe, analogues à ceux des infusoires, qui étaient le siége de ce mouvement ; mais, quoique au commencement j'eusse assez de peine à distinguer les cils vibratils de l'intérieur, je pus cependant les voir plus tard et me convaincre qu'ils étaient contenus dans l'intérieur de l'animal lorsque le liquide qui entourait les animaux commençait à s'évaporer. Il fallait aussi, pour bien les voir, diminuer l'intensité de la lumière et se servir d'un diaphragme fin. Ces cils étaient légèrement recourbés, minces, n'ayant guère au delà de $0^{mm},0012$ de largeur. Ils étaient surtout plus visibles vers le bord.

Je n'ai vu qu'une fois ce mouvement vibratil dans les échinocoques, mais d'une manière trop distincte pour conserver le moindre doute sur son existence. J'ai de plus observé ce même mouvement vibratile dans l'intérieur d'un ver d'eau douce qui, à l'état de rétraction, présentait assez de ressemblance avec les échinocoques.

Nous n'entrerons pas dans de plus amples détails sur la structure de ces entozoaires ; elle a été assez souvent décrite par d'autres observateurs. Mais nous exposerons le résultat de nos recherches sur la structure des membranes des hydatides elles-mêmes, ainsi que sur les altérations que leur présence provoque dans les diverses portions du tissu hépatique.

Le volume des vésicules hydatiques nous a paru varier, en moyenne, entre 5 millimètres et 4 centimètres, mais nous les avons vues soit beaucoup plus petites, soit bien plus volumineuses. La paroi de l'hydatide est ou transparente, ou incolore, tirant légèrement sur le jaune verdâtre, ou bien elle est terne, blanchâtre, très-peu transparente. Cet aspect n'est nullement l'indice d'une altération des échinocoques contenus dans les vésicules.

A l'examen microscopique, on trouve leur membrane composée de nombreuses couches stratifiées étroitement unies ensemble, et dont on peut séparer les feuillets (Pl. xxii, fig. 11).

Sur une coupe verticale, la membrane de l'hydatide offre un aspect fibreux. Les couches, examinées isolément, sont composées d'une substance hyaline et d'un pointillé très-fin. Parfois on remarque, de plus, des fibres très-fines disposées en réseaux. Le liquide renfermé dans les hydatides contient passablement de gouttelettes graisseuses ou huileuses et des cristaux de cholestérine. A la surface d'un certain nombre de ces vésicules, on remarque comme un appendice pédi-culé, également composé de couches membraneuses concentriques. La même structure se rencontre sur des kystes hydatiques beaucoup plus volumineux, remplis de vésicules secondaires.

Sur la paroi interne d'un certain nombre de vésicules hydatiques, on voit beaucoup de vésicules secondaires du volume d'un demi à deux millimètres, renfermant encore quelquefois des vésicules remplies d'échinocoques. Ces petits kystes secondaires sont solidement attachés d'un côté à la paroi interne de la vésicule mère, tandis qu'ils sont libres sur tout le reste de leur circonférence. Un certain nombre d'entre eux sont déjà en majeure partie détachés et ne tiennent plus à la vésicule mère que par un pédicule. A mesure que ces petites vésicules secondaires se développent, elles se détachent et leur paroi d'enveloppe commune finit par se rompre. Les parois vésiculeuses des kystes ainsi détruits, qui ne renferment plus ni échinocoques ni vésicules secondaires, finissent par se décomposer et par former des masses gluantes, d'aspect gélatineux, qui quelquefois peuvent remplir des poches assez volumineuses.

Il faut bien distinguer de ces membranes stratifiées, propres à chaque hydatide, la paroi d'enveloppe, le kyste commun qui renferme toute la masse des hydatides. C'est un kyste fibro-cellulaire, entièrement formé de tissu cellulaire condensé, qui peut devenir tellement consistant qu'il prend alors un aspect cartilagineux. Les fibres primitives de ce tissu ont en moyenne $0^{mm},003$, et sont quelquefois réunies en faisceaux qui peuvent offrir jusqu'à $0^{mm},025$ de largeur. Parmi les éléments de ce tissu fibreux de nouvelle formation, on reconnaît des corps fusiformes et, en outre, des cristaux de cholestérine.

La substance du foie la plus rapprochée de la capsule qui entoure les hydatides perd ordinairement ses éléments caractéristiques. Les cellules que l'on rencontre dans le foie à l'état normal disparaissent, et on n'y trouve qu'un tissu fibreux, au milieu duquel on reconnaît quelques vaisseaux, et çà et là quelques canaux biliaires. Cette substance du foie ainsi altérée montre tantôt une teinte d'un gris jaunâtre, tantôt une teinte noirâtre. L'enveloppe péritonéale du foie, dans les parties correspondantes à ces poches, est généralement épaissie et très-vasculaire.

Nous avons observé plusieurs fois la formation d'abcès tout autour des poches hydatiques du foie, abcès qui probablement s'étaient formés par suite de l'irritation que ces entozoaires provoquaient sur les tissus environnants. En général, cependant, les hydatides du foie ne causent que rarement des accidents aussi graves; elles réagissent sur la santé générale plutôt par le trouble des fonctions des organes qui les renferment.

IV.

QUELQUES REMARQUES

SUR LES FORMES PRINCIPALES SOUS LESQUELLES SE MONTRENT LES
GLOBULES ÉLÉMENTAIRES DANS LES PRODUITS PATHOLOGIQUES.

—

Une des différences fondamentales entre la nature inorga-
nique et la nature vivante consiste en ce que, dans l'une,
c'est la forme anguleuse et cristalloïde qui constitue le type,
la forme régulière de développement, tandis que, dans l'autre,
c'est la forme ronde, le globule. Le cristal n'est point susceptible d'un développement ultérieur. C'est le dernier terme
d'évolution auquel peut arriver la matière minérale. Le
globule, bien au contraire, est le point de départ des
formations les plus diverses et du développement le plus
hautement organisé. Il est, pour ainsi dire, le commencement, le produit primitif de la force créatrice organique.

Les naturalistes qui ont les premiers reconnu que la
cellule, le globule ou l'utricule était la base de la plupart des formations du règne animal et du règne végétal,
ont bien mérité de la science. Cette vérité, déjà préparée
par les travaux de plusieurs savants français et allemands,
n'a pourtant été reconnue, dans son application générale,
que depuis les travaux de MM. Schleiden et Schwann.

La théorie cellulaire, qui jusqu'à présent a eu peu de
retentissement en France, a exercé une grande influence
sur les progrès de la physiologie moderne en Allemagne [1].

[1] Consultez J. Henle, *Traité d'anatomie générale*, Paris, 1843, t. I,
pag. 148 et suiv. — J. Muller, *Manuel de physiologie*, traduit de l'allemand, avec des annotations, par A. J. L. Jourdan. Paris, 1845, t. II.

Mais malheureusement une partie des observations sur lesquelles on la fondait n'étaient pas exactes. D'un autre côté, on avait trop vite généralisé les types et les lois du développement cellulaire. Mais, bien que certains esprits plus enthousiastes que sévères, plus accessibles aux hypothèses que portés vers l'observation, aient été égarés par des idées trop exclusives sur la théorie cellulaire, il faut pourtant convenir que celle-ci constitue, dans la science moderne, une des découvertes les plus brillantes et les plus riches en application, pourvu qu'on examine avec exactitude les faits sur lesquels elle se base et qu'on soit sobre en déductions.

Dans nos recherches physiologiques[1], nous avons étudié avec attention tout ce qui a rapport au développement cellulaire, mais il serait complétement étranger au but de cet ouvrage d'en rapporter ici les détails. Nous tenons donc plutôt maintenant à montrer l'application de la théorie cellulaire à l'étude des produits morbides, à la physiologie pathologique.

La forme la plus simple sous laquelle on rencontre la matière dans les produits morbides, est le granule moléculaire, nom vague sous lequel on désigne les éléments les plus hétérogènes. En général, on comprend sous ce terme banal tous les petits globules dont le diamètre ne dépasse guère $0^{mm},0025$.

On croyait y être arrivé à l'extrême limite, aux véritables molécules de la matière. Mais, si d'un côté bon nombre de ces granules de nature élaïque ou stéarique ne sont pas, en effet, susceptibles de beaucoup de développement, nous avons pourtant pu nous convaincre que d'autres de ces très-petits granules n'étaient autre chose que de jeunes cellules. C'est ainsi que, entre autres, nous avons vu plus d'une fois dans de très-petits nucléoles un, deux, jusqu'à trois nucléoles secondaires, et même au delà. Nous espé-

---

[1] Publiées en partie dans les *Annales des sciences naturelles.*

rons que les progrès qu'on fait aujourd'hui dans la con-
fection des lentilles grossissantes, nous éclaireront sur la
véritable mesure et sur la diversité de ces granules dits
moléculaires.

M. Schwann indique comme le type de la cellule, une
paroi cellulaire, un contenu cellulaire, un noyau, et
dans celui-ci un nucléole; mais cette forme est bien loin
d'être générale, et, de plus, nous n'avons pu confirmer la
théorie de cet auteur d'après laquelle le nucléole serait le
premier formé, le noyau se déposerait ensuite autour de
celui-ci, et la paroi cellulaire se formerait plus tard autour du noyau.

Quant à la préformation du nucléole, nous n'avons pas
pu l'observer dans les produits morbides. D'un côté, l'observation directe ne nous a rien montré de pareil; d'un
autre côté, nous objecterions à cette voie de formation
qu'on rencontre souvent des noyaux sans nucléoles, qu'on
trouve d'autres noyaux qui renferment de deux à cinq nucléoles, et qu'enfin, on voit quelquefois des nucléoles
secondaires dans les nucléoles primitifs. Tout nous porte
donc à croire que le nucléole se forme postérieurement au
noyau.

Quant au dépôt de substance autour du noyau, pour former la paroi cellulaire, nous avons assez souvent pu vérifier cette observation. Dans d'autres circonstances, nous
avons vu la formation du noyau, au contraire, postérieure
à celle de la paroi cellulaire. Nous avons vu de plus, dans
des cellules pathologiques, le même mode de développement de la paroi cellulaire autour du noyau, que M. Schleiden a signalé pour le règne végétal, c'est-à-dire que la
paroi cellulaire se soulève autour du noyau d'abord comme
un verre de montre, et qu'ensuite elle finit par l'entourer
complétement et se dilater par imbibition.

Il y a différentes formes de globules qui, à aucune époque
de développement, ne montrent ni noyau ni nucléole.
Ce sont alors ou des petits granules, tantôt graisseux, tan-

tôt albumineux, qui s'agglomèrent, et, par une espèce de confluence périphérique, finissent par constituer un globule granuleux, ou c'est une paroi cellulaire qui renferme un contenu demi-liquide ou presque concret, dans lequel se voient quelques granules soit transparents, soit opaques au centre.

Quant aux globules granuleux, nous distinguons, dans les produits morbides, ceux qui sont primitivement granuleux et qui se forment d'après le mode indiqué, et ceux qui ne sont qu'accidentellement granuleux, c'est-à-dire des cellules à noyaux et nucléoles qui s'imbibent d'une matière qui, dans l'intérieur de ces globules, prend la forme de granules et masque ainsi les éléments primitifs de cellules.

Un autre mode de formation cellulaire, assez fréquent dans les sécrétions pathologiques, est celui de grandes cellules mères qui renferment, dans leur intérieur, ou plusieurs cellules complètes, ou un certain nombre de noyaux, avec leurs nucléoles. La cellule mère, en cas pareil, finit souvent par se rompre et laisser ainsi sortir les noyaux ou les jeunes cellules qu'elle renfermait.

Il est très-important de se rappeler que, dans les maladies chroniques, les produits globulaires montrent ordinairement à la fois toutes les gradations entre les jeunes cellules en voie de formation, les cellules pour ainsi dire à leur état de maturité, et les cellules en voie de décomposition.

Nous ne croyons pas avoir épuisé ici tous les types de développement globulaire dans les produits accidentels, mais nous en avons au moins indiqué les plus importants et ceux que l'on rencontre le plus souvent. On peut, en y jetant un coup d'œil, se convaincre de nouveau de cette vérité, reconnue aujourd'hui par tous les naturalistes, que les lois de la nature, très-simples en elles-mêmes, offrent une grande variété dans leur application.

Les cellules peuvent se transformer en fibres. Nous voyons alors la paroi cellulaire s'allonger, devenir pointue à ses deux extrémités, et s'allonger en fibres, avec résorption consécutive de son noyau. Cette transformation est des plus fréquentes dans les produits morbides. Cependant, il faut en distinguer ici des cellules qui peuvent devenir fusiformes par juxtaposition étroite et serrée sans jamais montrer la moindre disposition à la transformation fasciculaire et fibreuse.

Quant à la formation de vaisseaux dans les produits morbides, nous n'avons pu y reconnaître une transformation cellulaire, et nous n'avons pas plus été à même de confirmer ici la formation vasculaire par cellules étoilées indiquée par Schwann, que nous n'avons pu la vérifier pour le développement embryonnaire des vaisseaux dans le poulet.

Une autre exception à la formation globulaire, que nous avons rencontrée dans les produits morbides, c'est l'origine des fibres et des brides ligamenteuses consécutives aux exsudations et surtout aux fausses membranes. Nous n'avons pas vu ces fibres prendre origine de cellules allongées et fusiformes, et nous n'y avons reconnu autre chose qu'une condensation, qu'une réduction au minimum de volume de la fibrine coagulée.

Les produits morbides se forment donc, en général, d'après les lois qui président à l'embryogénie et à l'évolution des éléments physiologiques en général; et il n'y a d'amorphe, dans les sécrétions pathologiques, que les produits de la décomposition.

FIN DU TOME DEUXIÈME ET DERNIER.

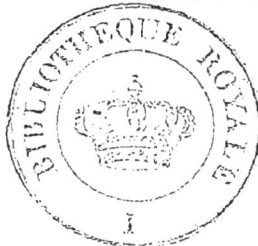

TABLE

DES MATIÈRES DU TOME DEUXIÈME.

TROISIÈME PARTIE.

DES TUMEURS.

Considérations générales.........................Page   1
Des tissus accidentels et des tumeurs en général..........   *id.*
CHAPITRE I. — DES TUMEURS HOMOEOMORPHES.............   5
  § I. — Des tumeurs épithéliales et épidermidales......   *id.*
    1° — Tumeur épithéliale de la surface de l'utérus.....   16
    2° — Hypertrophie épithéliale de la surface de l'œil; sta-
    phylôme.................................   17
    3° — Cornée staphylomateuse; cristallin opaque.....   18
    4° — Condylomes; tumeurs épidermiques papillaires.   22
    5° — Grosseur dans la peau ne contenant qu'une inflam-
    mation suppurative et un développement fibreux et
    épidermique assez notable....................   24
    6° — Tumeur épidermique ulcérée de la lèvre.......   26
    7° — Tumeur ulcérée de la lèvre................   29
    8° — Tumeur papillaire épidermique, siégeant sur les
    parois de la poitrine.........................   32
    9° — Tumeur volumineuse siégeant sur le pubis, con-
    stituée par une hypertrophie de tous les éléments de la
    peau   33
  § II. — Tumeurs enkystées d'origine crypteuse........   49
    1° — Tumeur enkystée du cou..................   54
    2° — Tumeur enkystée sébacée de la tête..........   55
    3° — Tumeur enkystée de la paupière.............   56
    4° — Tumeur enkystée au front.................   *id.*

5° — Tumeur enkystée du vagin..............Page   57
6° — Tumeur crypteuse se trouvant dans un sac herniaire...   *id.*
§ III. — Des tumeurs enkystées cellulaires..............   62
   1° — Granulations séreuses dans les ventricules du cerveau...   66
   2° — Kystes séreux dans la pie-mère..............   67
   3° — Kystes séreux dans l'ovaire................   *id.*
   4° — Kystes nombreux de l'ovaire d'une vieille femme   68
   5° — Transformation charnue de la paroi d'un kyste
abdominal...   *id.*
   6° — Kystes de l'ovaire montrant une transformation osseuse et cartilagineuse.............................   69
   7° — Kyste ovarien guéri........................   71
§ IV. — Des tumeurs fibrineuses...................   83
   1° — Tumeur fibrineuse de la rate.:..............   87
   2° — Couches fibrineuses d'une poche anévrismatique..   89
   3° — Tumeur fibrineuse de l'utérus..............   90
   4° — Tumeur fibrineuse de l'encéphale............   91
   5° — Tumeur fibrineuse de l'œil.................   92
   6° — Tumeur fibrineuse de l'œil.................   93
   7° — Corpuscules fibrineux gélatiniformes dans l'intérieur d'une jointure................................   94
   8° — Corps fibrineux d'un kyste du coude..........   *id.*
   9° — Tumeur fibrineuse sanguine enkystée du sein....   95
§. V. — Des tumeurs érectiles....................   97
§. VI. — Des tumeurs graisseuses.................   100
   1° — Tumeur graisseuse sous-cutanée.............   104
   2° — Tumeur graisseuse du cou..................   *id.*
   3° — Tumeur graisseuse pédiculée...............   105
   4° — Tumeur stéatomateuse du cou...............   *id.*
   5° — Production stéatomateuse..................   106
   6° — Cholestéatôme.............................   107
§ VII. — De la mélanose et des tumeurs mélaniques.....   111
   1° — Tumeur mélanique à la surface interne de l'intestin..   114
   2° — Tumeur mélanique tuberculeuse des intestins...   115
   3° — Végétations mélaniques des intestins.........   116
   4° — Tumeur mélanique de l'œil.................   *id.*

5° — Tumeur mélanique de l'œil, extirpation, infection mélanique générale, mort, tumeurs mélaniques dans un grand nombre d'organes................Page 117

§ VIII. Des tumeurs fibro-plastiques ou sarcomateuses... 120

1° — Tumeur du sein de bonne nature, ressemblant au tissu encéphaloïde, composée de tissu fibro-plastique 127

2° — Tumeur fibro-plastique de la paupière.......... 129

3° — Tumeur sarcomateuse de la conjonctive......... 130

4° — Tumeur fibro-plastique très-volumineuse de l'a-vant-bras 130

5° — Tumeur fibro-plastique développée autour du gros orteil.................................... 136

6° — Tumeur fibro-cellulaire à la jambe........... 138

7° — Tumeur fibro-globulaire élastique à la cuisse.... 140

8° — Tumeur sarcomateuse de la tête............. 142

9° — Tumeur sarcomateuse de la mâchoire supérieure. 144

10° — Sarcôme fibro-plastique de la mâchoire supé-rieure 145

11° — Tumeur de la dure-mère ayant son siége près du sommet du rocher droit...................... 148

12° — Fongus de la dure-mère................... 151

13° — Fongus de la dure-mère................... 154

14° — Fongus sarcomateux fibro-plastique du col de la matrice.................................. id.

15° — Tumeur fibro-plastique de la mamelle d'une fe-melle de lapin............................. 156

— Glande lymphatique hypertrophiée de la région parotidienne............................. 157

— Hypertrophie d'une glande lymphatique...... 158

§ IX. — Des tumeurs fibreuses................... 160

1° — Tumeur fibreuse sous-cutanée.............. 169

2° — Tumeur fibreuse du cou................... 170

3° — Tumeur fibreuse de la mâchoire inférieure...... id.

4° — Tumeur fibreuse de l'orbite................ 172

5° — Tumeur fibreuse de la région cervicale........ 173

6° — Tumeur fibreuse du genou................. 174

7° — Tumeur fibreuse de la cloison du nez.......... id.

8° — Tumeur fibreuse de l'intérieur du nez......... 175

9° — Tumeur fibreuse molle des fosses nasales....... id.

10° — Tumeur fibreuse volumineuse et pédiculée des fosses nasales...................................Page 176

11° — Tumeurs fibreuses développées dans les ganglions du nerf sympathique............................ 179

12° — Hypertrophie du ganglion cervical moyen.... 182

13° — Cicatrices de troncs nerveux dans un ancien moignon d'amputation.......................... 184

14° — Tumeurs fibreuses de l'utérus............... 185

15° — Tumeur fibreuse de l'utérus enlevée par l'opération.. 186

16° — Tumeur fibreuse ostéoïde.................. 187

17° — Tumeur fibreuse d'apparence ossifiée......... id.

18° — Tumeur fibreuse contenant de la substance osseuse....................................... 188

§ X. — De l'hypertrophie de la glande mammaire..... 189

1° — Hypertrophie de la glande mammaire.......... 193

2° — Hypertrophie partielle de la glande mammaire.. 194

3° — Tumeur mammaire........................ 195

4° — Hypertrophie de la glande mammaire avec transformation fibro-colloïde...................... 198

§ XI. — Quelques remarques sur le tissu colloïde...... 202

§ XII. — Des tumeurs cartilagineuses............... 207

Description générale d'après Muller.................... id.

1° — Tumeur cartilagineuse d'une phalange........ 212

2° — Tumeur cartilagineuse développée entre deux lobes pulmonaires.................................. 213

3° — Enchondrome d'un os métacarpien........... 216

§ XIII. — Des tumeurs osseuses.... :............... 219

1° — Tumeur du périoste........................ id.

2° — Ostéophyte du tissu osseux................. 228

3° — Ostéophyte provenant de la membrane médullaire 229

4° — Hyperostose............................. 230

Des tumeurs fongueuses ossifiantes ou des tumeurs ostéoïdes. 231

CHAPITRE II. DU CANCER............................. 241

Remarques générales sur le cancer..................... id.

PREMIÈRE SECTION. De l'aspect général du cancer et des éléments qui le composent..................... 242

I. — Des caractères extérieurs du cancer tels qu'on les observe à l'œil nu............................ 243

§ II. — Des éléments microscopiques du cancer....Page 254

§ III. — De la composition chimique des tumeurs cancé‑
reuses... 268

§ IV. — Des diverses formes du cancer.............. 270

   1° — De l'encéphaloïde........................ 271

   2° — Du squirrhe............................. 278

   3° — Du cancer gélatiniforme................. 281

   4° — Du cancer mélanique.................... 283

   5° — Du cancer hématode..................... 285

   6° — De l'infiltration cancéreuse............. 286

§ V. — De l'infection cancéreuse.................. 287

§ VI. — Des cancroïdes........................... 291

§ VII. — Du développement du cancer.............. 292

DEUXIÈME SECTION. Du cancer dans les divers organes.... 295

§ I. — Du cancer du sein......................... id.

   1° — Tumeur squirrheuse peu volumineuse de la glande
mammaire..................................... 298

   2° — Squirrhe ulcéré du sein ; infection cancéreuse gé‑
nérale ; mort ; cancer dans la plèvre et dans les pou‑
mons, tubercules pulmonaires.................. 300

   3° — Cancer du sein s'étendant jusqu'à l'aisselle et in‑
filtrant le sternum ; tumeurs cancéreuses dans le mé‑
diastin et dans le foie......................... 303

   4° — Squirrhe de la mamelle................... 305

   5° — Squirrhe de la mamelle................... 307

   6° — Squirrhe du sein ; infection cancéreuse ; infiltra‑
tion squirrheuse du sternum; tumeur cancéreuse dans
le médiastin, tubercules pulmonaires........... 308

   7° — Squirrhe de la mamelle renfermant une matière
d'apparence tuberculeuse...................... 311

   8° — Cancer encéphaloïde énorme du sein renfermant
des concrétions minérales qui ressemblent au tissu os‑
seux... 313

   9° — Tumeur encéphaloïde du sein.............. 315

   10° — Tumeur encéphaloïde du sein chez un homme... 317

   11° — Cancer ulcéré ; cancer dans la veine cave supé‑
rieure, la sous‑clavière et l'axillaire du côté droit.... 319

§ II. — Du cancer du testicule.................... 324

   1° — Cancer encéphaloïde du testicule.......... 330

2° — Cancer du testicule renfermant un abcès phlegmo-
     neux et des épanchements sanguins............Page 332
3° — Tumeurs encéphaloïdes du testicule........... 333
§ III. — Du cancer de l'utérus.................... 334
  1° — Cancer encéphaloïde occupant presque la totalité
       de l'utérus................................. 337
  2° — Cancer du fond de l'utérus................. 338
  3° — Cancer de l'utérus; emphysème pulmonaire;
       pneumonie chronique avec induration; tympanite... 339
  4° — Cancer encéphaloïde de l'utérus............. 341
  5° — Ulcère rongeant du col de l'utérus........... 342
§ IV. — Quelques remarques sur le cancer de diverses
     parties des organes génito-urinaires............. 343
  1° — Cancer encéphaloïde des reins............... 344
  2° — Cancer du rein avec apoplexie cancéreuse; tumeurs
       cancéreuses dans le foie, dans les poumons et dans
       une côte................................... 345
§ V. — Du cancer de la voûte palatine.............. 352
     Tumeur enkystée encéphaloïde de la voûte palatine.... id.
§ VI. — Du cancer du tube digestif et du foie........ 354
  1° — Cancer de l'œsophage..................... 361
  2° — Squirrhe de l'estomac..................... 364
  3° — Squirrhe du pylore........................ 366
  4° — Cancer encéphaloïde enkysté de l'estomac...... 368
  5° — Ulcère cancéreux de l'estomac.............. 369
  6° — Cancer encéphaloïde de l'estomac et du foie.... id.
  7° — Cancer du pylore et du foie................ 372
  8° — Cancer encéphaloïde du foie et du pylore...... 373
  9° — Cancer de l'estomac, du foie et des poumons... 375
  10° — Cancer gélatiniforme du cœcum............. 376
  11° — Cancer gélatiniforme du rectum............. 380
  12° — Squirrhe du foie......................... 381
  13° — Cancer hématode du foie.................. 382
  14° — Tumeur du foie et du pylore; infection purulente. 386
§ VII. — Cancer du péritoine et du mésentère........ 388
§ VIII. — Du cancer des organes de la respiration..... 390
§ IX. — Du cancer de l'œil...................... 394
§ X. — Du cancer de la lèvre, de la joue et de la face en
     général................................... 396

1° — Cancer de la lèvre...................Page 400

2° — Cancer de la lèvre........................ 401

3° — Tumeur cancéreuse de la joue et des lèvres..... 402

4° — Tumeur encéphaloïde enkystée de la joue....... 402

5° — Ulcère cancroïde du nez................... 404

§ XI. — Du cancer des os...................... 405

1° — Tumeur encéphaloïde du tibia.............. 407

2° — Tumeur encéphaloïde de l'os maxillaire supérieur. 415

3° — Cancer des os ; fracture ; cancer de la peau, des plèvres, de la rate et du foie ; granulations tuberculeuses grises dans les poumons................. 416

RÉSUMÉ GÉNÉRAL SUR LES TUMEURS............ 418

1° — Tumeurs de bonne nature................. id.

2° — Tumeurs cancéreuses..................... 426

MÉMOIRES DIVERS.

I. MÉMOIRE SUR LA FORMATION DU CAL................. 435

Première partie. Observations..................... id.

Seconde partie. Théorie générale de la formation du cal.. 457

Résumé.. 468

II. MÉMOIRE SUR LA TEIGNE...................... 477

III. MÉMOIRE SUR LES HYDATIDES DU FOIE RENFERMANT DES ÉCHINOCOQUES................................. 498

IV. QUELQUES REMARQUES SUR LES FORMES PRINCIPALES SOUS LESQUELLES SE MONTRENT LES GLOBULES ÉLÉMENTAIRES DANS LES PRODUITS PATHOLOGIQUES.................... 504

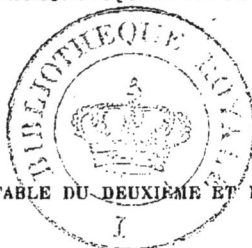

FIN DE LA TABLE DU DEUXIÈME ET DERNIER VOLUME.

www.ingramcontent.com/pod-product-compliance
Lightning Source LLC
Chambersburg PA
CBHW060915220326
41599CB00020B/2970